Evolution
前歯部インプラントの最新プロトコル

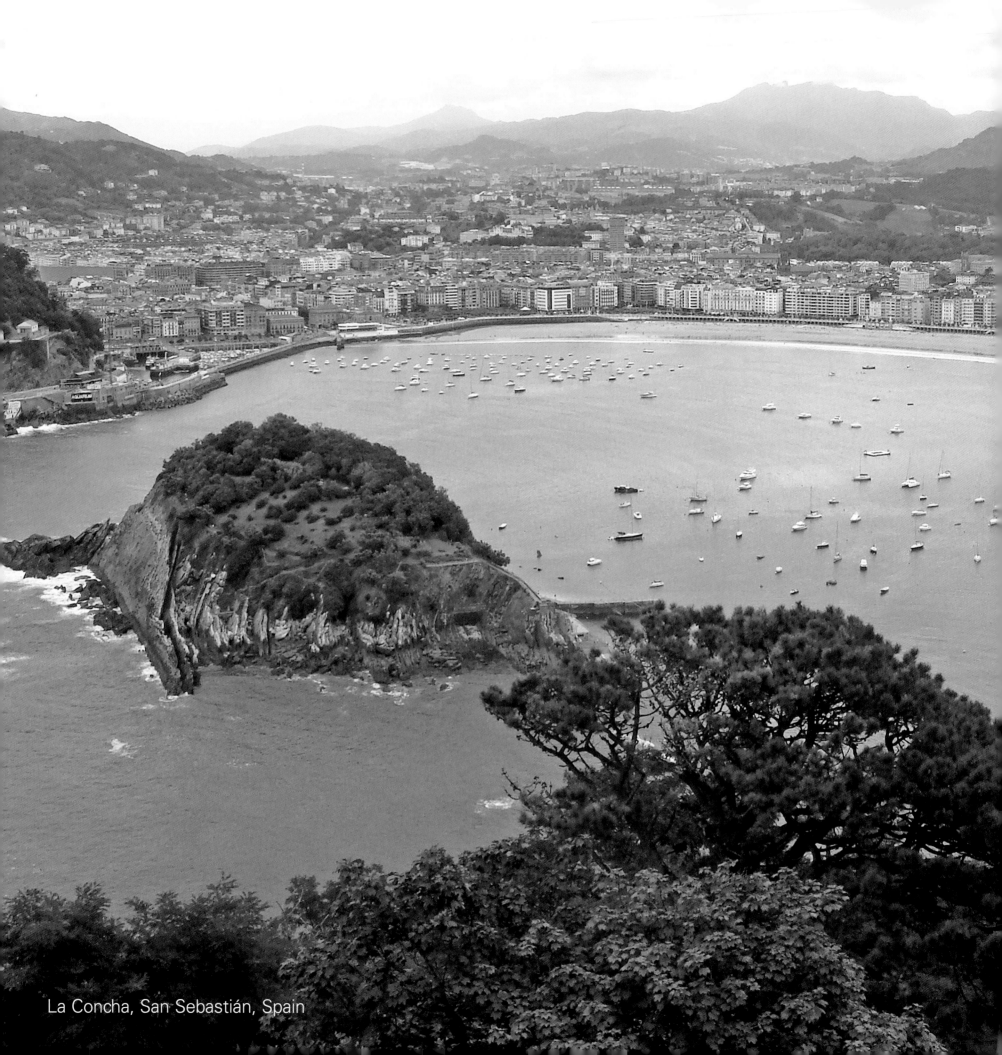
La Concha, San Sebastián, Spain

evolution

前歯部インプラントの最新プロトコル

著　Iñaki Gamborena／Markus B.Blatz

監訳　和泉雄一／山﨑長郎

クインテッセンス出版株式会社　2015

Tokyo, Berlin, Chicago, London, Paris, Barcelona, Istanbul, Milano, São Paulo, Moscow, Prague, Warsaw,
Delhi, Bucharest, and Singapore

Library of Congress Cataloging-in-Publication Data

Gamborena, Iñaki, author.
 Evolution : contemporary protocols for anterior single-tooth implants / Iñaki Gamborena and Markus B. Blatz.
    p. ; cm.
 Includes bibliographical references.
 ISBN 978-0-86715-496-2
 I. Blatz, Markus B., author. II. Title.
 [DNLM: 1. Dental Implants, Single-Tooth. 2. Clinical Protocols. 3. Dental Implantation--methods. WU 640]
 RK667.I45
 617.6'93--dc23
                               2014026922

5 4 3 2 1

© 2015 Quintessence Publishing Co Inc

Quintessence Publishing Co Inc
4350 Chandler Drive
Hanover Park, IL 60133
www.quintpub.com

All rights reserved. This book or any part thereof may not be reproduced, stored in a retrieval system, or transmitted in any form or by any means, electronic, mechanical, photocopying, or otherwise, without prior written permission of the publisher.

Editor: Leah Huffman
Design and production: Ted Pereda

Printed in China

献辞

Milaへ

— Iñaki Gamborena

Ulrike、Anna、Linus、Lillian、そしてAmelieへ

— Markus B. Blatz

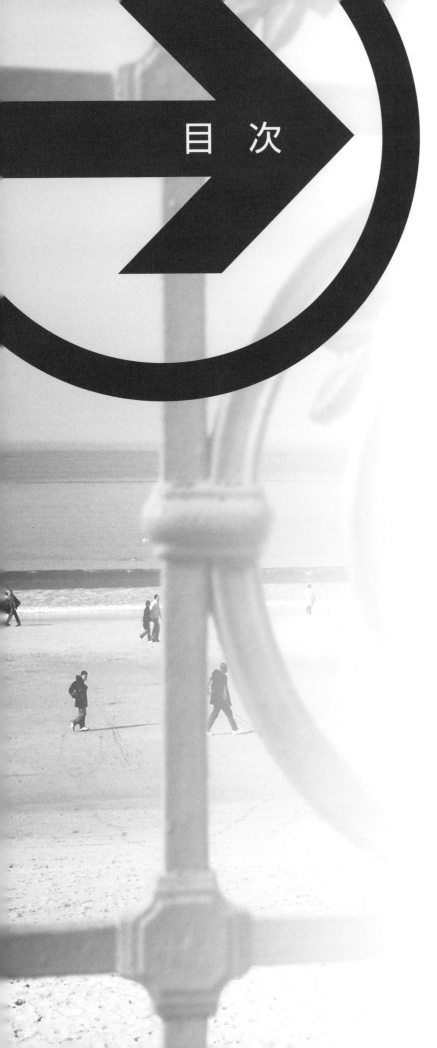

目 次

現代デンタルインプラントロジーへのアプローチ ... 1
1. 審美性と軟組織の検討 ... 3
- 前歯部インプラント修復に対する審美的パラメータ ... 5
  → Research：審美的パラメータ ... 6
- インプラント周囲軟組織の特徴 ... 9
  → Research：インプラント周囲軟組織 ... 10

2. インプラント、アバットメントおよび補綴デザインに対する生物学的影響 ... 37
- プラットフォームシフトコンセプトの臨床プロトコル：遅延インプラント埋入 ... 39
- プラットフォームシフトコンセプトの臨床プロトコル：即時インプラント埋入 ... 47
  → Research：プラットフォームシフティング ... 54
- プラットフォームシフトコンセプトの臨床結果 ... 57
  - プラットフォームシフトアダプターの結果 ... 59
  - 取り外しによる影響 ... 63
  → Research：取り外しによる影響 ... 64
  - 従来のプラットフォームシフトの結果 ... 71
  - プラットフォームシフトアダプターによる結果の違い ... 75
  - NobelActiveにおけるプラットフォームシフトの結果 ... 79
  - NobelReplace Conicalにおけるプラットフォームシフトの結果 ... 83

インプラント周囲の自然な審美性 ... 87
3. 理想的な三次元的インプラント埋入 ... 89
  → Research：三次元的インプラント埋入 ... 90
- 一般的な考え方 ... 93
  - インプラント選択 ... 95
  - 唇舌的位置 ... 111
  - 近遠心的位置と必要な距離 ... 115
  - 角度 ... 123
  - 深度と方向 ... 127
  - 歯-歯肉角度とエマージェンスプロファイル ... 135
  - 一時的な修復物 ... 147
- ガイデッドサージェリー ... 155

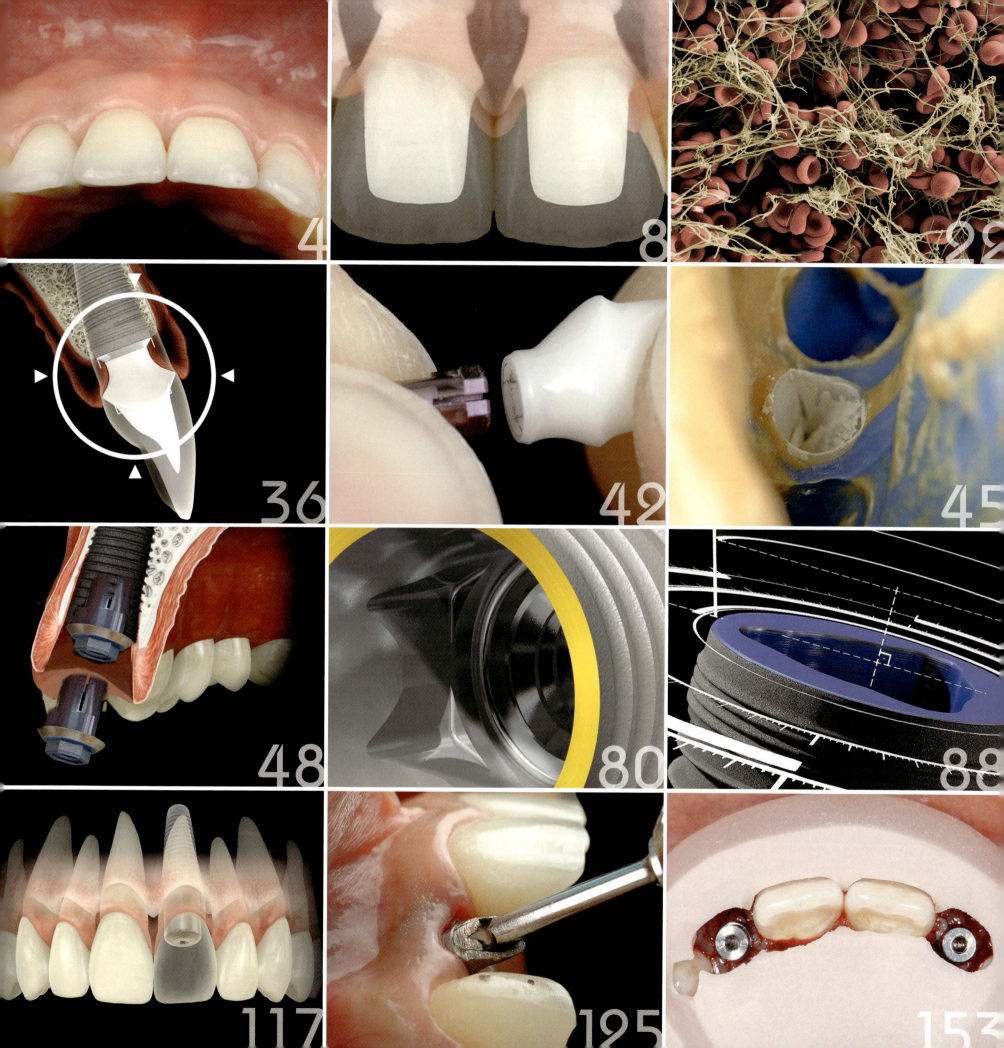

目次

4. 自然な軟組織カントゥアの形成 ... 163
- 骨移植 ... 165
- 軟組織移植術 ... 177
  - ドナーサイトの処置 ... 179
  - → Research：軟組織移植のドナーサイト ... 180
  - → Research：組織移植の臨床結果 ... 196
  - レシピエントサイトの処置 ... 203
  - → Research：ソケットグラフト ... 254
- プロビジョナルレストレーションを用いた補綴的な軟組織カントゥアの形成 ... 267
  - アバットメントデザインとプロビジョナルレストレーションの製作 ... 287
  - インプラントアバットメントの選択 ... 295
  - → Research：インプラントアバットメント ... 296
- 軟組織の審美性を高める矯正治療 ... 303
  - → Research：矯正治療 ... 304
  - 矯正的挺出 ... 306
  - 圧下とトルク ... 317

5. 最終修復物のためのラボとのコミュニケーション ... 323
- 印象採得 ... 325
  - カスタムインプレッションコーピング ... 326
  - インプレッションコーピングの製作 ... 328
  - プロビジョナルピックアップ印象 ... 330
- アバットメントを外さない印象法 ... 333
  - 圧排糸 ... 334
  - インプレッションコーピング ... 337
  - デジタルスキャナー／口腔内スキャニング ... 341
- 三次元的エマージェンスプロファイルと歯の形態 ... 347
- 色調とコーピングの選択 ... 353
  - → Research：最終クラウンのマテリアル ... 354
  - ジルコニアコーピング ... 358
  - アルミナコーピング ... 362
- アバットメント素材の選択 ... 367
  - → Research：蛍光性 ... 378

6. 最終修復物 ... 405
- → Research：最終セメント合着 ... 406
- 最新のコンセプト ... 413
  - 補綴治療段階初日からの最終アバットメント ... 414

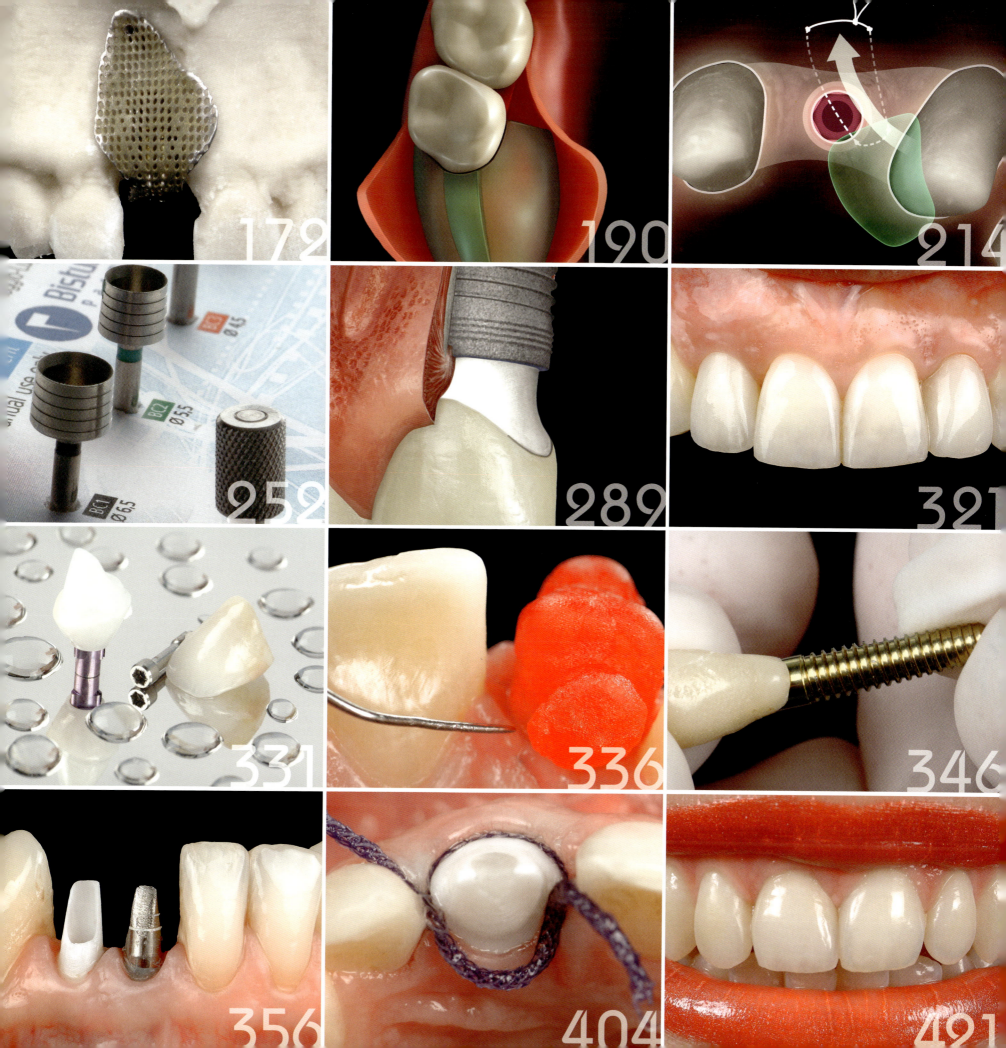

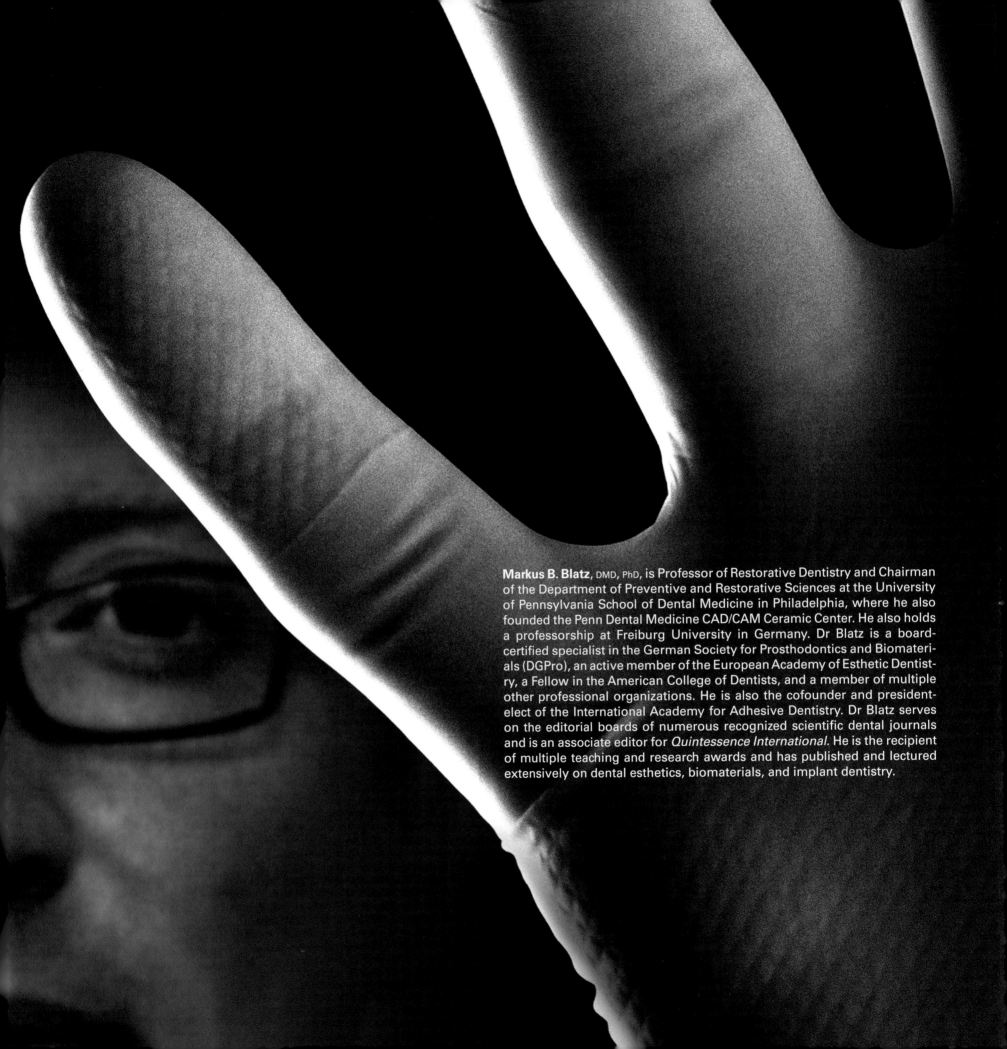

Markus B. Blatz, DMD, PhD, is Professor of Restorative Dentistry and Chairman of the Department of Preventive and Restorative Sciences at the University of Pennsylvania School of Dental Medicine in Philadelphia, where he also founded the Penn Dental Medicine CAD/CAM Ceramic Center. He also holds a professorship at Freiburg University in Germany. Dr Blatz is a board-certified specialist in the German Society for Prosthodontics and Biomaterials (DGPro), an active member of the European Academy of Esthetic Dentistry, a Fellow in the American College of Dentists, and a member of multiple other professional organizations. He is also the cofounder and president-elect of the International Academy for Adhesive Dentistry. Dr Blatz serves on the editorial boards of numerous recognized scientific dental journals and is an associate editor for *Quintessence International*. He is the recipient of multiple teaching and research awards and has published and lectured extensively on dental esthetics, biomaterials, and implant dentistry.

Iñaki Gamborena, DMD, MSD, maintains a private practice in San Sebastián, Spain, dedicated to esthetics, restorative dentistry, and implants. He holds affiliate, assistant, and clinical professorships at the University of Washington Dental School in Seattle, the University of Pennsylvania School of Dental Medicine in Philadelphia, and the Medical College of Georgia in Augusta, respectively. Dr Gamborena is the editor-in-chief of *Quintessence Técnica Journal* (in Spanish), and he is an active member of the European Academy of Esthetic Dentistry and the American Academy of Restorative Dentistry. He is also a founding member of the Ponti Group. Dr Gamborena has received numerous awards for clinical and academic excellence, including the Bolender Contest Award from the University of Washington. He has published numerous articles on the topics of implant restoration and esthetics and lectures on these subjects.

序文

「直感とひらめきが私の信条だ。重要なのは、知識よりも想像力。知識には限りがあるが、想像力は世界全体を包み込み、発展を促し、進化を生み出す。厳密にいえば、想像力は科学研究の実物要因なのだ」

— *Albert Einstein*

歯科治療のコンセプトやテクニック、技術、そして材料は絶えず**進化**しており、患者に最良のケアを提供するという究極の目標に向け私たちができることの限界は広がり、卓越した臨床の境地はさらなる高みへと到達している。なかでも、もっとも急速に著しい発達を遂げている分野のひとつがインプラント歯科学であり、低侵襲手術手技と今までにないインプラントデザイン、審美修復材料、革新的なCAD/CAM技術の導入により、その価値は高められてきた。前歯部におけるインプラントは一般的な治療選択肢となった。しかしながら、この困難だがやりがいのある治療を成功に導く鍵は非常に細かい点にあるというのに、歯科の文献には、最善で長期にわたる審美的・機能的結果を達成したいと願う臨床医の助けとなる詳細な手引きはほとんどみられない。本書の意図は、まさにそうした手引きとなって、最新のテクニックや技術の概略を提供することにある。本書が、従来の概念を超えて新しい発想の枠を広げ、これから先にあるものへの想像力や創造性、好奇心を養う一助となれば幸いである。

この技術主導の時代では、新しい世代の学習者が情報や知識を取得し、収集し、処理する手段は急激に変化する。私たちの教授法や教材は、時代にふさわしいものであり続け、現在と未来の臨床医に適切な情報を届けられるよう、この急速な**進化**に即したものでなければならない。本を書くという行為はいささか古風なイメージを抱かせるものだが、本書では、目まぐるしく移り変わる、またヴィジュアルを重視する読者のニーズを反映し、あえて今までにない概念を取り入れてみた。その理由のいくらかは、おそらく私たち自身が一部の古典的な教本にもどかしさを覚えたからだ。そうした教本は、内容はすぐれているかもしれないが、文章や挿絵、図、参考文献がそれぞれ異なった、または別個の節にまたがって配置されているのがつねであり、読者は必要な情報を得るためにページを行ったり来たりしなければならない。本書の焦点は臨床手技の説明であるから、連続した図や写真に沿ってステップごとに手順を示し、その近くに説明文を記すことにした。再生速度を変えられるビデオ映像をスローモーションで見ているように感じる読者もいるかもしれない。読者は自分のペースでそれぞれのステップを読み進めていき、必要と感じたらいつでもその場で立ちどまって、重要と思えるところを見直したり、成功と失敗を分かつ細かな要因を観察したりできる。手順の説明のなかには2ページ以上にわたるものもあって、最初のうちはこの形式に戸惑うかもしれないので、大小の矢印を用いて臨床図の展開を示すようにした。図が1ページ内で展開する場合には下を向いた矢印を、2ページにまたがって展開する場合には右を向いた矢印を配置した。

歯科治療のほかに多大な**進化**があった分野は歯科研究だ。ここ数年で、臨床での意思決定において、エビデンスに基づく歯科学の理解と実践は大きく進歩した。しかし、高度な臨床試験やシステマティックレビューから関連する科学情報を得ようとすると、確実なエビデンスはほんのわずかしか得られていないと気づかされることが多く、私たちはいまだに初期の段階にいて、まだたくさんの臨床研究が必要だと痛感する。このデジタル時代では、わずかなキー操作で多数の科学文献や出版物、参考文献を手軽に閲覧し、更新できる。それは逆にいえば、印刷された教本に引用された文献のなかには、瞬く間に時代遅れとなるものが出てくるおそれがあるともいえる。それゆえに本書では、多くの参考文献を漫然と集めて一覧にし、文献のレビューをつらつらと述べてページを埋めるのではなく、できるだけ簡潔であることを目指した。いくつかの重要なトピックに対し、文献の綿密な調査で得られた発見を「Research」と題した節に収め、本書のさまざまな個所に配置した。それぞれの「Research」は、1ページに収まるように配慮してあり、裏付けとなる参考文献はもっとも関連性の高いものだけに絞り、可能な場所ではシステマティックレビューで始めている。「Research」はすべて同じ形式で構成されているため、すぐにそれとわかるだろう。参考文献の一覧は文章のすぐ隣に記されているので、ページをめくる必要はない。

最後に大事なことを言い忘れていたが、この本自体も**進化**の産物にほかならない。きっかけは友人どうしの何気ない会話で、数年間協力して論文を発表してきた2人が、外科と修復の観点から、前歯部インプラントの審美性に的を絞った臨床医向けの冊子の必要性について話し合った。当初は歯科開業医向けの簡単な臨床マニュアル兼技術指南と考えていたものが、本書へと姿を変えたのだ。その過程で、インプラントの手順を大まかに記述するだけでは臨床医にとって有意義な手引きとなるには十分ではなく、成功を導くコンセプトやテクニック、材料を、長年の経験と研究を基に、はるかに詳しく述べなければならないと思い至った。たとえば、当初はインプラントの実際の選び方については、非常に概略的な記述や説明に過ぎなかった。しかし、インプラントの性質や特徴、表面や形状、スレッドの構造、デザインは、インプラントの選択と埋入、そし

て最終的な修復に直接的に影響する。特定のインプラントについて詳細に記述されていたり、あるメーカーのインプラントばかりが使用されているのを見て、商業的に偏向していると思う読者もいるかもしれないが、こうした情報は私たちがどのような論拠に基づきインプラントを選び、治療理念を持っているかを理解してもらうのに重要である。得られた成果は、おそらく他のインプラントシステムでも実現できるだろう。加えて、絶え間ない進歩により、過去の症例で用いられているインプラントの中にはすでに入手不可能なものもあるかもしれないし、現在使われているインプラントも将来的には改変されたり、別のものに取って代わられるかもしれない。

基本的なインプラントの選び方と埋入の原則を把握するうえで、硬・軟組織におけるインプラント結合の基本概念を理解することが肝心である。最適化された修復プロトコルに沿った軟組織の審美性と低侵襲手術の重要性は、本書で明示される欠くことのできない特徴である。しかしながら、これらのステップさえもインプラント歯科学の**進化**の過程にあるため、将来には改変あるいは改良されるだろう。

本書が読者の方々の想像力を刺激し、仕事にひらめきをもたらすことを心より望む。楽しむことを忘れずに、好奇心を失うことなかれ！

Iñaki Gamborena

Markus B. Blatz

謝辞

長年私たちの質問に快く答え、創造性を失わずにいさせてくれた師や先生方、つねに最善を目指して支援や努力をしてくれた歯科技工士やスタッフ、インプラント周囲組織について素晴らしい挿絵と説明を提供してくださったPeter Schüpbach先生、そして私たちの人生になくてはならない人たちである、家族や友人──いまもともにある人たちにも、すでに安らかに眠っている人たちにも──感謝申し上げたい。

「大切なのは疑問に思う心をなくさないことだ。好奇心はそれだけで存在する意味がある。永遠や生命、現実の驚くべき構造の神秘に思いをはせると、畏怖を覚えずにはいられない。日々この神秘についてほんの少し理解しようとするだけでもよい。気高い好奇心を失うことなかれ」

——Albert Einstein

翻訳者一覧

【監訳者】（五十音順、敬称略）

和泉雄一 Izumi Yuichi
東京医科歯科大学大学院医歯学総合研究科歯周病学分野・教授

山﨑長郎 Yamazaki Masao
東京都開業、原宿デンタルオフィス

【訳　者】（五十音順、敬称略）

五十嵐　一 Igarashi Hajime
京都府開業、五十嵐歯科医院

今井健二 Imai Kenji
愛知県開業、医療法人修愛会 上前津歯科医院

大多良俊光 Ohtara Toshimitsu
東京都開業、青山通り表参道歯科クリニック

大津杏理 Ohtsu Anri
東京医科歯科大学大学院医歯学総合研究科歯周病学分野

小野　彌 Ono Wataru
東京医科歯科大学大学院医歯学総合研究科歯周病学分野

木津康博 Kizu Yasuhiro
神奈川県開業、医療法人社団木津歯科 オーラル＆マキシロフェイシャル ケアクリニック横浜

鈴木仙一 Suzuki Senichi
神奈川県開業、ライオンインプラントセンター

高橋　健 Takahashi Ken
神奈川県開業、Dental Laboratory Smile Exchange

日髙豊彦 Hidaka Toyohiko
神奈川県開業、日高歯科クリニック 日高オッセオインテグレイション・インプラントセンター

星　嵩 Hoshi Shu
東京医科歯科大学大学院医歯学総合研究科歯周病学分野

松浦孝典 Matsuura Takanori
東京医科歯科大学大学院医歯学総合研究科歯周病学分野

松成淳一 Matsunari Junichi
東京都開業、新宿西口歯科医院

丸山起一 Maruyama Kiichi
東京医科歯科大学大学院医歯学総合研究科歯周病学分野

森岡千尋 Morioka Chihiro
滋賀県開業、医療法人輝翔会 西大津歯科医院

森本太一朗 Morimoto Taichiro
福岡県開業、森本歯科 ワールドインプラントセンター

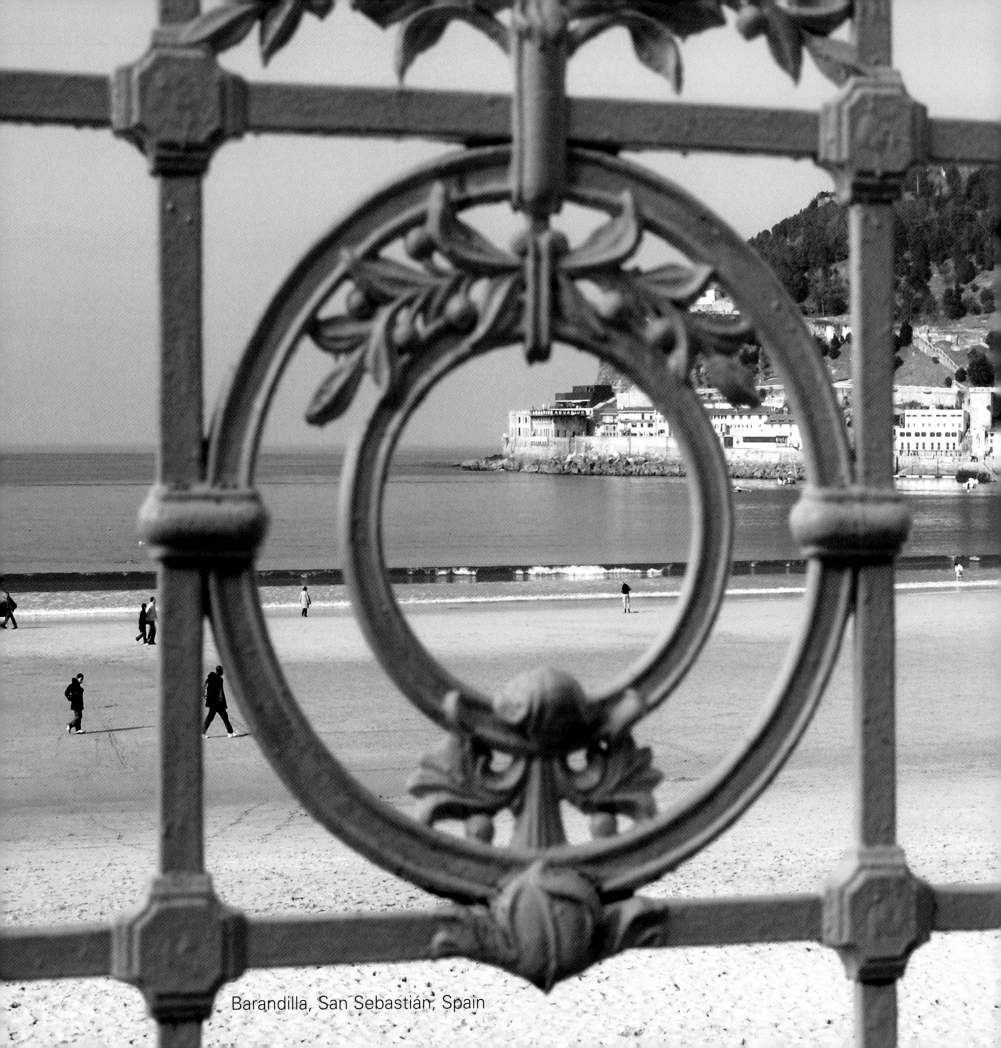
Barandilla, San Sebastián, Spain

現代デンタル
インプラントロジーへの
アプローチ

1. 審美性と軟組織の検討
   - 前歯部インプラント修復に対する
     審美的パラメータ
   - インプラント周囲軟組織の特徴

2. インプラント、アバットメントおよび
   補綴デザインの生物学的影響
   - プラットフォームシフトコンセプトの
     臨床プロトコル：遅延インプラント埋入
   - プラットフォームシフトコンセプトの
     臨床プロトコル：即時インプラント埋入
   - プラットフォームシフトコンセプトの臨床結果

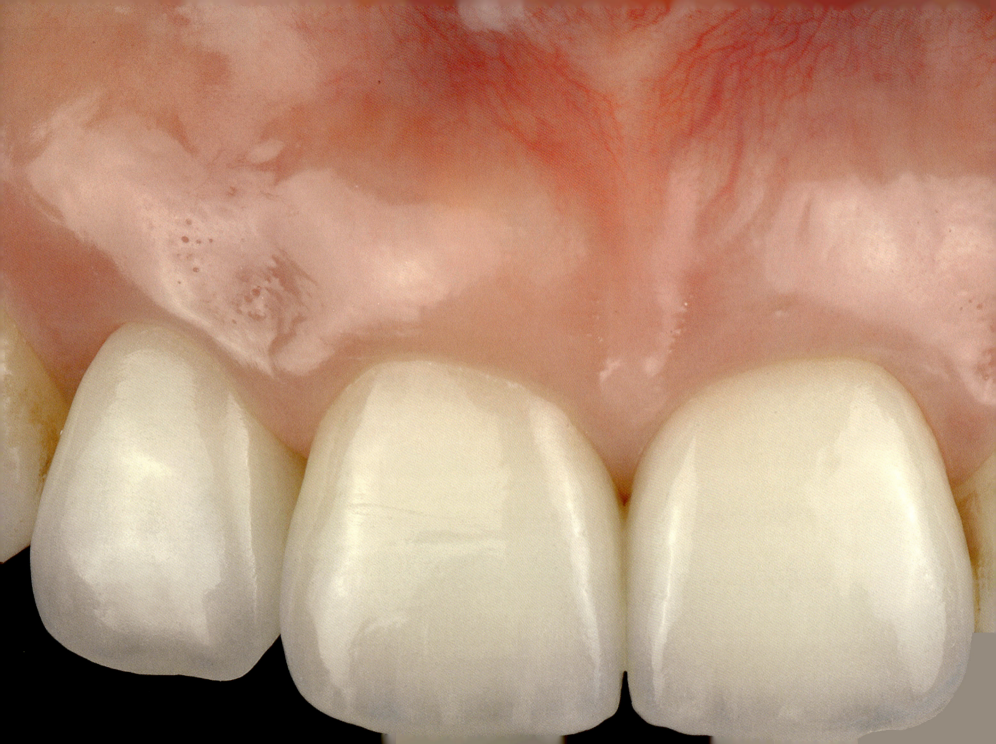

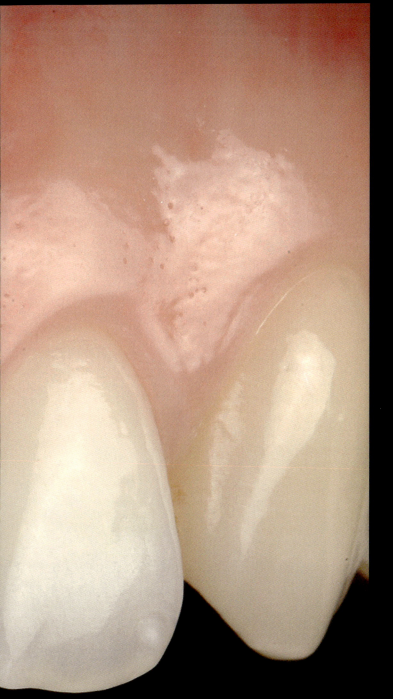

審美性と軟組織の検討

- 前歯部インプラント修復に対する
  審美的パラメータ
  → Research：審美的パラメータ
- インプラント周囲軟組織の特徴
  → Research：インプラント周囲軟組織

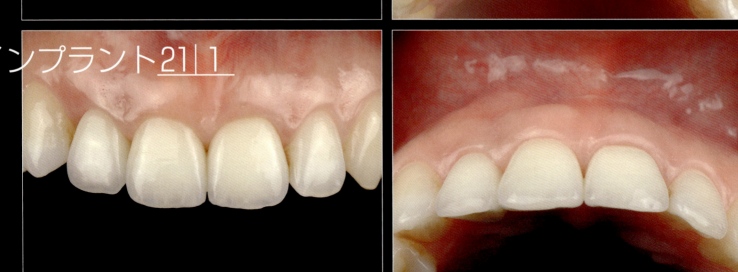

前歯部インプラント修復
に対する審美的パラメータ

歯冠修復や歯の置換の審美的成功は、それ自身が"目立たない"こと、そして周囲歯列との完璧な統合によって判断される。これらの"ホワイトエステティック"は、形状、表面形態、サイズ、調和、色合い、位置および前歯の角度に関係している。しばしば見落とされる他の重要な審美的パラメータとして、形態、質感、周囲歯肉の色、つまり"ピンクエステティック"または"レッドエステティック"がある。軟組織は歯の"自然なフレーム"に役立ち、審美的成功に欠かせないものである。

P.4上段の写真は、理想的な天然歯、それら周囲の対称的な軟組織となめらかなスキャロップ状の歯肉、完璧な歯間乳頭、そして均一な薄いピンク色を示している。咬合面観は、歯を支える自然で対称的な硬・軟組織を示す。

中段の患者の場合は、1|のインプラントによる修復を行っている。軟組織の状態は理想的とは言えない：不十分な乳頭、非対称的な外形および質感、変色、三次元的サポートの不足。十分な軟組織の条件がそろわなければ、良い修復だけで審美的成功を獲得できないことを証明している。

下段の写真に示した3つのインプラント上部構造は、修復的観点からだけでなく軟組織との統合と調和の点においても残存歯に完璧にとけ込んでいる：理想的なスキャロップ状組織、対称性、色、形態、質感、三次元的外形、乳頭の高さ。

これらの審美的パラメータの成功の実現は、すべての修復および外科治療の目標となるべきである。すでに最初の状態が非常に悪いところからインプラント修復を成功させることは特に難しい。

Research

審美的パラメータ

上顎前歯における歯冠修復の審美的成功は、周囲歯列と見分けがつかないくらい統合していることに大きく依存する。そのため、前歯部インプラント修復の最終的な審美的指標は、隣在歯と反対側同名歯である。

もっとも重要な審美的パラメータとして、歯の位置、角度、サイズ、調和、形状、表面形態、色合いがある[1~3]。これらは、患者の全体的な外見、顔、口唇の関係を見なければならない[4]。中切歯の長さや優先度、前歯部外形、凸型のスマイルライン、対称性、安静時の歯の見え方は、最終的な審美的成功と満足できる結果を理想的なものとする際に考えなければならない基本的なパラメータである[1]。

しかしながら、審美性とは厳密な科学ではなく、現在の臨床研究では、文化的かつ個々の好みに関係して見なければならない標準的な評価と共通の指標だけしか提供されない。古典的な文献で示された審美的指標の研究の多くは、測定と標準的な評価をするため、また審美治療計画の立案過程での助けとするために、写真のような二次元の評価ツールを使用している。三次元的（３D）スキャニングやCAD/CAM技術使用の増加にともない、３D評価や審美的パラメータの確立における臨床研究ができるようになり[5]、"目立たない"修復の製作やデザインをするために非常に有益なツールとなっている。

しばしば見落とされる他の重要な審美的パラメータに、形態、質感、周囲歯肉の色調がある[6,7]。硬・軟組織は歯やいかなる歯冠修復に対しても自然なフレームとなるため、審美的成功の軸となる[1,6,7]。軟組織の審美性もまた"ピンクエステティック"または"レッドエステティック"と呼ばれている[1,7]。それらの手技、操作、治癒、最終的な成功は非常に骨が折れ時間もかかり、さらに予想も難しいため、配慮されないことが多い[7]。軟組織の審美的指標は、対称性、カントゥア、スキャロップ、バイオタイプ、乳頭の高さ、形態、表面性状、色を含むさまざまなパラメータを参考にしている[7]。

陶材焼付鋳造冠やオールセラミックスでさえ周囲歯肉の灰色の変色が起きるということが文献に記述されている[8]。加えて、上唇の位置とスマイルラインの高さ[8~10]のような顔貌は、歯肉の見た目の色に影響すると考えられる。「この問題は歯肉辺縁部の灰色の変色と暗い歯間乳頭で強調された"アンブレラエフェクト"をまねき、上唇の前で特に明らかである」と記述されている[8]。治療前に支持する硬・軟組織がすでに損なわれていることがあるという事実のために、上顎前歯部のインプラント修復におけるこのネガティブな"アンブレラエフェクト"が増加している。審美的成果は、補綴コンポーネントや最終修復物のデザインや色ばかりでなく、外科処置やインプラントの選択や埋入位置によっても影響を受ける[11~18]。

上顎前歯のインプラント修復における理想的な外科および修復の成功は、歯科医療従事者全体の大きな挑戦である[12]。しかしながら、最善で最高の審美治療は、歯の見た目や魅力的な笑顔に大きく影響されるわれわれの患者のために、つねに最終的なゴールとして設定されるべきである[19]。

参考文献

1. Chiche G, Pinault A. Esthetics of Anterior Fixed Prosthodontics. Chicago: Quintessence, 1994.

2. Matthews TG. The anatomy of a smile. J Prosthet Dent 1978; 39:128–134.

3. Fradeani M. Esthetic Analysis: A Systematic Approach to Prosthetic Treatment. Chicago: Quintessence, 2005.

4. Passia N, Blatz MB, Strub JR. Is the smile line a valid parameter for esthetic evaluation? A review of the literature. Eur J Esthet Dent 2011;6:338–351.

5. Horvath SD, Wegstein PG, Luethi M, Blatz MB. The correlation between anterior tooth form and gender—A 3D analysis in humans. Eur J Esthet Dent 2012;7:334–343.

6. Bitter RN. The periodontal factor in esthetic smile design—Altering gingival display. Gen Dent 2007;55:616–622.

7. Blatz MB, Hürzeler MB, Strub JR. Reconstruction of the lost interproximal papilla—Presentation of some surgical and non-surgical procedures. Int J Periodontics Restorative Dent 1999;19:395–406.

8. Magne P, Magne M, Belser U. The esthetic width in fixed prosthodontics. J Prosthodont 1999;8:106–118.

9. Vig RG, Brundo GC. The kinetics of anterior tooth display. J Prosthet Dent 1978;39:502–504.

10. Fradeani M. Evaluation of dentolabial parameters as part of a comprehensive esthetic analysis. Eur J Esthet Dent 2006;1:62–69.

11. Gamborena I, Blatz MB. Current clinical and technical protocols for single-tooth immediate implant procedures. Quintessence Dent Technol 2008;31:49–60.

12. Gamborena I, Blatz MB. The grey zone around dental implants—Keys to esthetic success. Am J Esthet Dent 2011; 1:26–46.

13. Holst S, Blatz MB, Hegenbarth E, Wichmann M, Eitner S. Prosthodontic considerations for predictable single-implant esthetics in the anterior maxilla. J Oral Maxillofac Surg 2005;63(9 suppl 2):89–96.

14. Kois JC, Kan JY. Predictable peri-implant gingival aesthetics: Surgical and prosthodontic rationales. Pract Proced Aesthet Dent 2001;13:691–698.

15. Blatz MB, Bergler M, Holst S, Block M. Zirconia abutments for single-tooth implants—Rationale and clinical guidelines. J Oral Maxillofac Surg 2009;67(11 suppl):74–81.

16. Yildirim M, Edelhoff D, Hanish O, Spiekermann H. Ceramic abutments—A new era in achieving optimal esthetics in implant dentistry. Int J Periodontics Restorative Dent 2000;20:81–91.

17. Jung RE, Sailer I, Hämmerle CH, Attin T, Schmidlin P. In vitro color changes of soft tissues caused by restorative materials. Int J Periodontics Restorative Dent 2007;27:251–257.

18. Jung RE, Holderegger C, Sailer I, Khraisat A, Suter A, Hämmerle CH. The effect of all-ceramic and porcelain-fused-to-metal restorations on marginal peri-implant soft tissue color: A randomized controlled clinical trial. Int J Periodontics Restorative Dent 2008;28:357–365.

19. Van der Geld P, Oosterveld P, Van Heck G, Kuijpers-Jagtman AM. Smile attractiveness. Self-perception and influence on personality. Angle Orthod 2007;77:759–765.

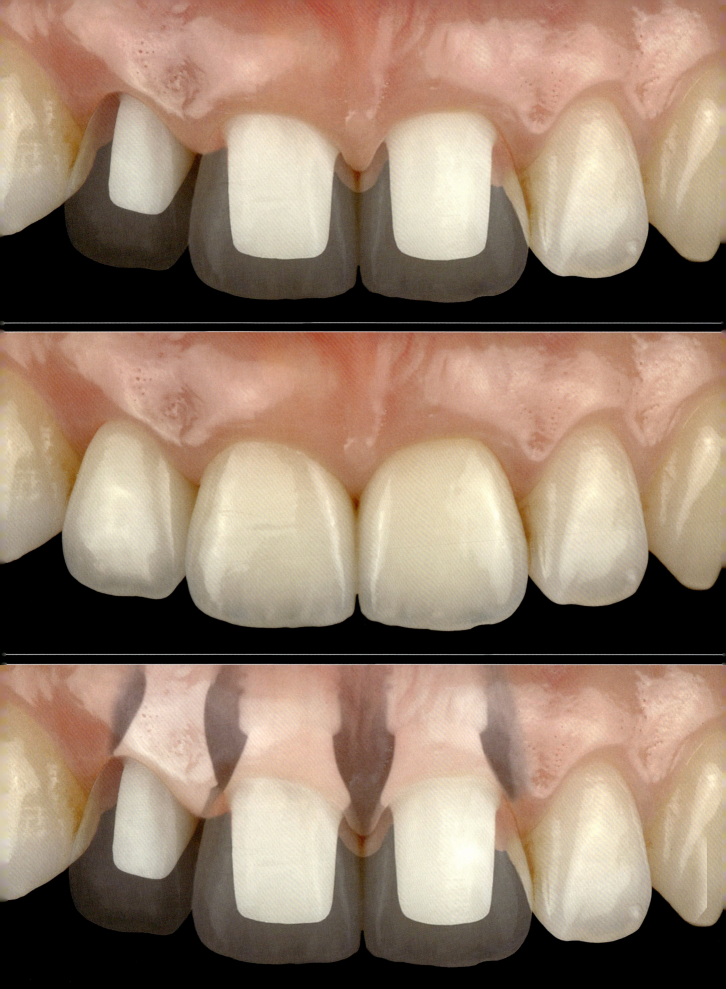

インプラント周囲軟組織の特徴

このセクションはPeter Schüpbach、Dr sc NAT ETH、Zurich、Switzerlandによって寄稿された。

Research

インプラント周囲軟組織

歯槽骨にインプラントを埋入する際、インプラントがオッセオインテグレーションを獲得するであろうことは予想できるが、おそらくそれよりも重要なことは、インプラント周囲粘膜がアバットメント表面に沿って治癒することである。そうすることで、軟組織とその下にある骨の付着と保護という歯周組織の第一の機能が果たされる。この現象が起こるためには、インプラント周囲組織の生体構造の外形が歯肉の構造に適合しなければならない。

Brånemark、Zarb、Albrektssonら[1~3]は、歯根膜によってサスペンションのような固定で歯槽骨に支えられた歯を、しっかりと固定された骨性癒着のような、整った骨とインプラント表面間の直接的な構造と機能的な結合に置き換えられることを世に知らしめた先駆者たちである。彼らの研究から、インプラント周囲の骨内創傷治癒のメカニズムがより理解されるようになった[4~6]。

今日では、滑沢な、機械研磨（旋盤）のインプラント表面に近接しながら骨が形成されることは一般的に許容されており、この現象は「隔離性骨形成」と呼ばれる[4]。反対に、中程度粗面のインプラント表面に沿って直接骨が形成される現象は「接触性骨形成」と呼ばれている[6]。面の粗さ、面のコーティング、生体模倣のアプローチ、細胞増殖因子の供給もオッセオインテグレーションを促す[4,7,8]。

成功した骨内インプラント周囲のインプラント周囲粘膜は、生来の象牙質周囲の粘膜と類似している点が多い。Gouldら[9,10]は、上皮が歯に付着する方法と似たような方法で、チタン表面に上皮細胞が付着することを最初に*in vitro*の研究で示した。その後の動物とヒトでの研究[11,12]では、インプラントの上皮の構造と基底膜は、歯の周囲の構造と違いがないことが組織学的に示されている。

基底板は、ヘミデスモゾームとともに歯の表面と接合上皮との間に上皮性付着と呼ばれる界面をつくる[13~15]。2005年に、BosshardtとLang[12]は、インプラント周囲の接合上皮は、歯の減少したエナメル上皮からではなく、口腔粘膜の上皮細胞から発生することを示した。

上皮性付着の類似性があるにもかかわらず、歯根セメント質がないインプラント表面では結合組織との界面に大きな違いが存在する。天然歯において歯‐歯肉線維は歯根面に対し垂直方向か斜め方向に向き、石灰化したセメント質内にしっかりと固定される一方、インプラント表面は結合組織の適合が起こるだけである。

セメント層がないために、コラーゲン線維はアバットメント・インプラントに対しおおよそ平行に走行し、歯冠根尖側方向か、歯を取り巻くような方向を向く[15~18]。

しかしながら、接合上皮を通過して歯肉溝に移行する顆粒白血球に関しては、天然歯周囲の炎症反応と同一のものがアバットメント／インプラント周囲の炎症反応として認められる[18,19]。

参考文献

1. Brånemark PI, Hansson BO, Adell R, et al. Osseointegrated implants in the treatment of the edentulous jaw. Experience from a 10-year period. Scand J Plast Reconstr Surg Suppl 1977;16:1–132.

2. Brånemark PI, Zarb GA, Albrektsson T (eds). Tissue-Integrated Prostheses: Osseointegration in Clinical Dentistry. Chicago: Quintessence, 1985.

3. Albrektsson T, Zarb GA (eds). The Brånemark Osseointegrated Implant. Chicago: Quintessence, 1989.

4. Puleo DA, Nanci A. Understanding and controlling the bone-implant interface. Biomaterials 1999;20:2311–2321.

5. Puleo DA, Thomas MV. Implant surfaces. Dent Clin North Am 2006;50:323–338.

6. Davies JE. Understanding peri-implant endosseous healing. J Dent Educ 2003;67:932–949.

7. Chang PC, Lang NP, Giannobile WV. Evaluation of functional dynamics during osseointegration and regeneration associated with oral implants. Clin Oral Implants Res 2010;21:1–12.

8. Stanford CM. Surface modifications of dental implants. Aust Dent J 2008;53(suppl 1):S26–S33.

9. Gould TR, Brunette DM, Westbury L. The attachment mechanism of epithelial cells to titanium in vitro. J Periodontal Res 1981;16:611–616.

10. Gould TR, Westbury L, Brunette DM. Ultrastructural study of the attachment of human gingiva to titanium in vivo. J Prosthet Dent 1984;52:418–420.

11. Pöllänen MT, Salonen JI, Uitto VJ. Structure and function of the tooth-epithelial interface in health and disease. Periodontol 2000 2003;31:12–31.

12. Bosshardt DD, Lang NP. The junctional epithelium: From health to disease. J Dent Res 2005;84:9–20.

13. Listgarten MA. Electron microscopic study of the gingivodental junction of man. Am J Anat 1966;119:147–177.

14. Schroeder HE. Ultrastructure of the junctional epithelium of the human gingiva. Helv Odontol Acta 1969;13:65–83.

15. Listgarten MA, Lang NP, Schroeder HE, Schroeder A. Periodontal tissues and their counterparts around endosseous implants. Clin Oral Implants Res 1991;2:1–19.

16. Buser D, Weber HP, Donath K, Fiorellini JP, Paquette DW, Williams RC. Soft tissue reactions to non-submerged unloaded titanium implants in beagle dogs. J Periodontol 1992;63:225–235.

17. Abrahamsson I, Berglundh T, Glantz PO, Lindhe J. The mucosal attachment at different abutments. An experimental study in dogs. J Clin Periodontol 1998;25:721–727.

18. Berglundh T, Lindhe J, Ericsson I, Marinello CP, Liljenberg B, Thomsen P. The soft tissue barrier at implants and teeth. Clin Oral Implants Res 1991;2:81–90.

19. Schüpbach P, Glauser R. The defense architecture of the human periimplant mucosa: A histological study. J Prosthet Dent 2007;97(suppl):S15–S25.

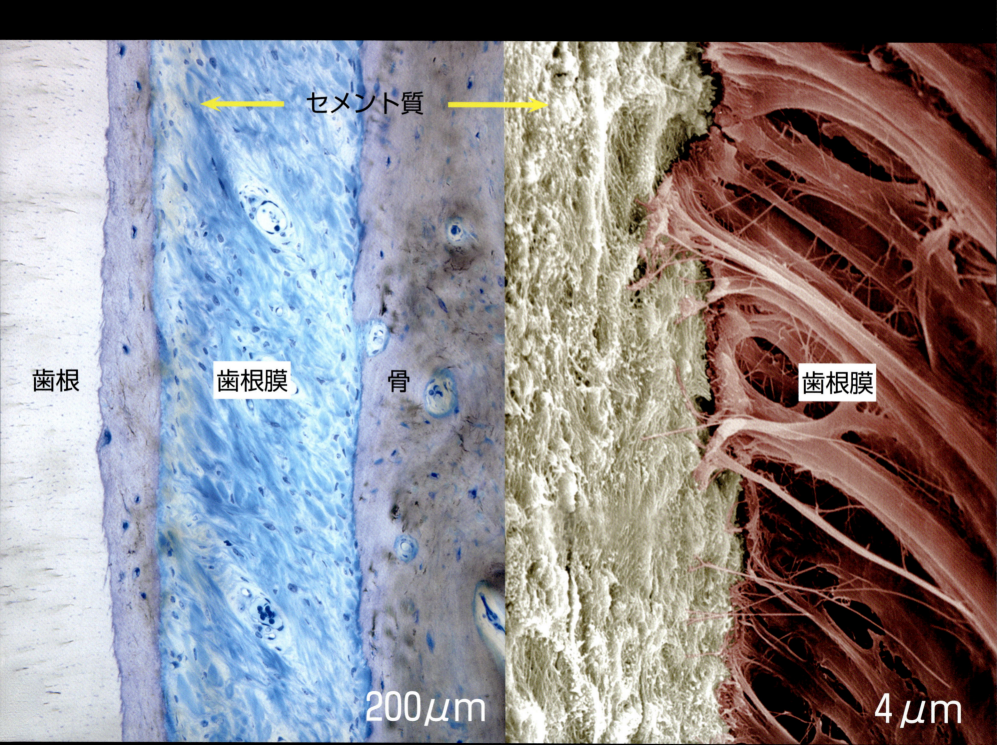

われわれの歯は、実に驚くべき方法で歯槽骨に固定されている。強靭なコラーゲン線維で構成されている歯根膜（PDL）と呼ばれる密集した結合組織は、根面と歯槽骨を結びつける。1つの小線維が密集し束ねられ何百もの線維で構成されたこれらのコラーゲン線維は、歯根と骨の間のスペースを横断する。線維は深く埋め込まれ、石灰化基質であるセメント質と骨に固定される。歯根膜の網状構造は咀嚼時にかかる力に抵抗し、過大な咬合力に反してわれわれの歯を保護する弾力性のあるサスペンションのような機能を果たす。

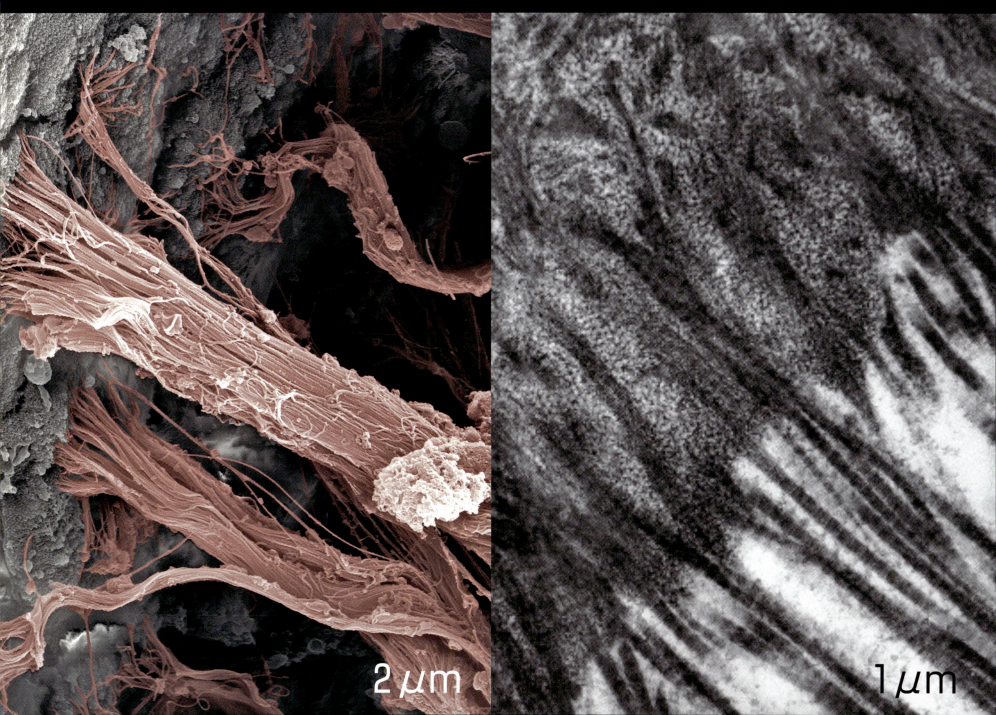

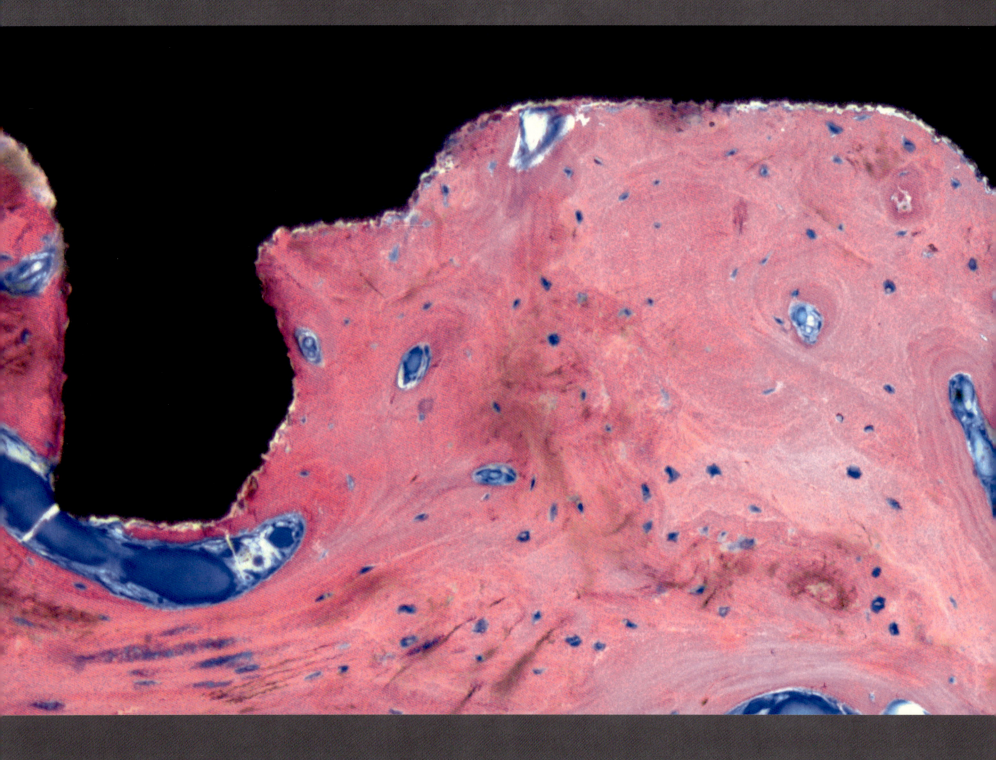

天然歯が非常に複雑な方法で歯槽骨と固定されているのに対し、インプラントはむしろ骨性癒着のような方法で
オッセオインテグレーションを獲得している。

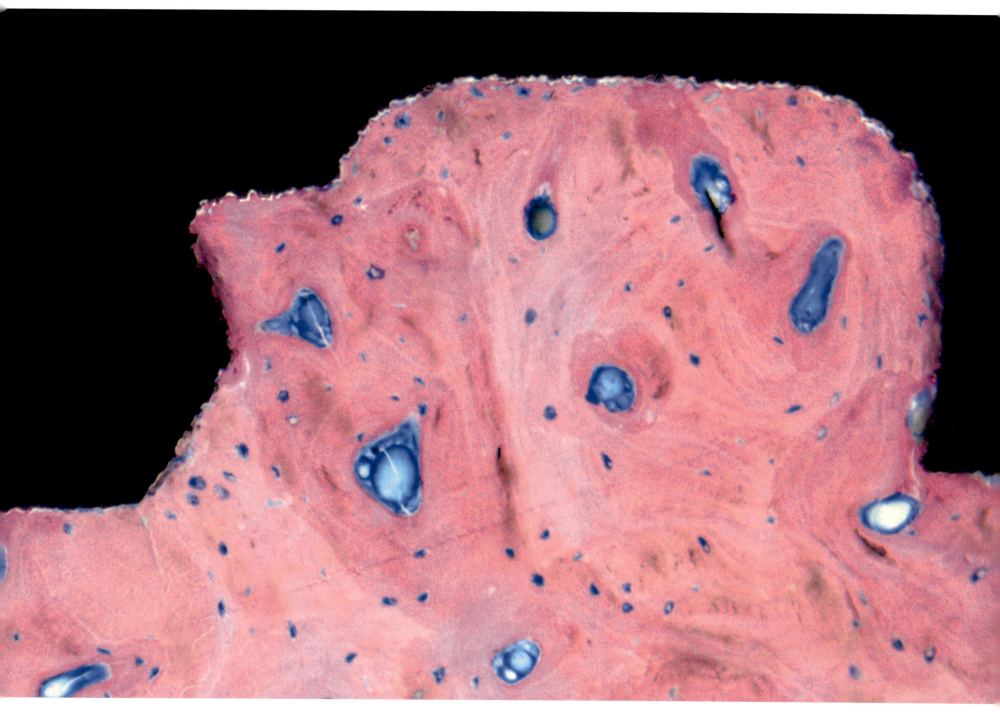

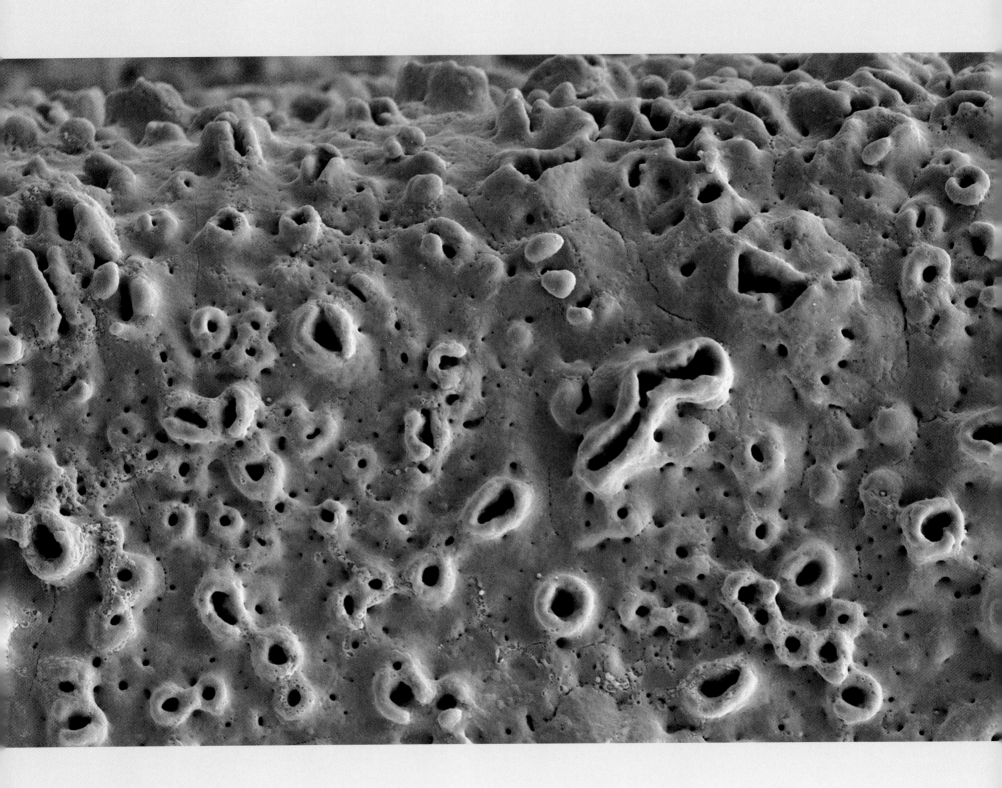

インプラント治療において、血液はインプラント表面に接触する最初の組織である。1mlの血液中に、50億個の赤血球、800万個の白血球、3,000万個の血小板が存在する。血小板は創傷治癒においてきわめて重要である。インプラント埋入直後、多数の扁平な不活性血小板(⇒)がインプラント表面に付着する。

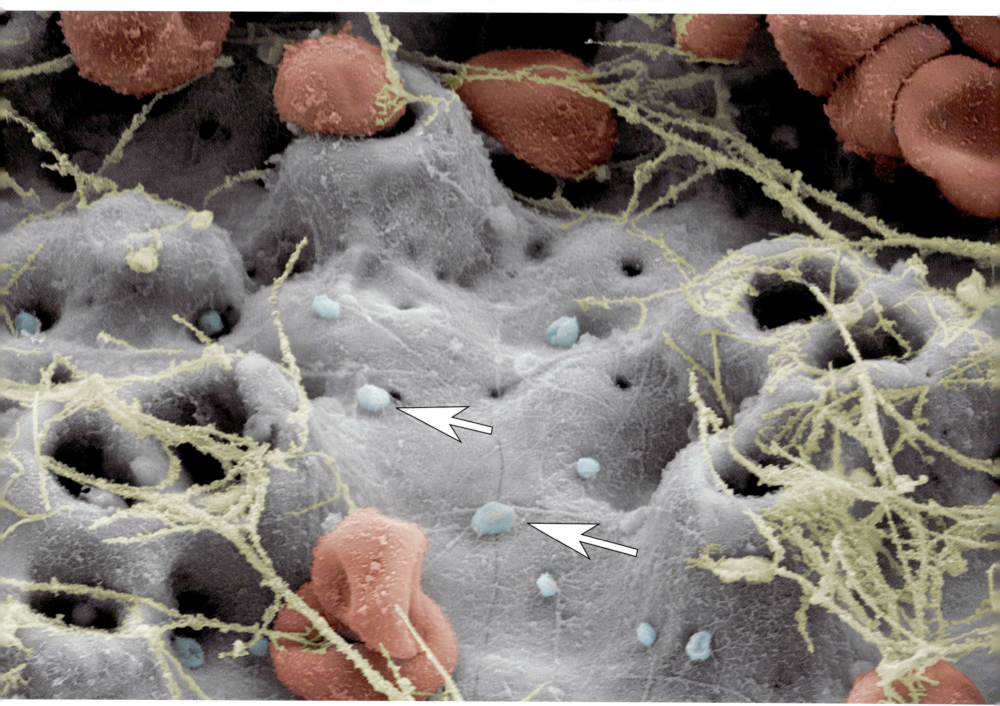

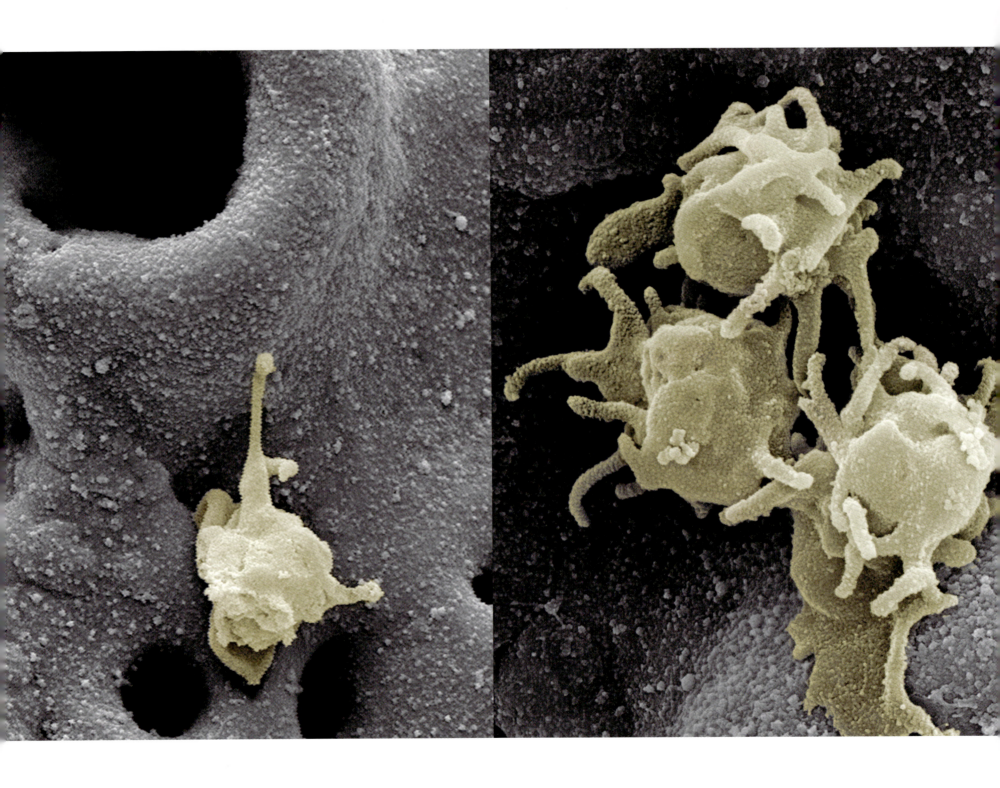

インプラント表面上で、血小板はすぐに活性化され、その形態はより球状となり、表面に偽足が形成され始める。それらはかなり拡大した表面積を持つ放射状の形態を呈する。化学反応は粘着性の血小板表面を形成する。血小板塊は傷の周辺に小さな血管を接続させ、凝集し出血を遅らせる。

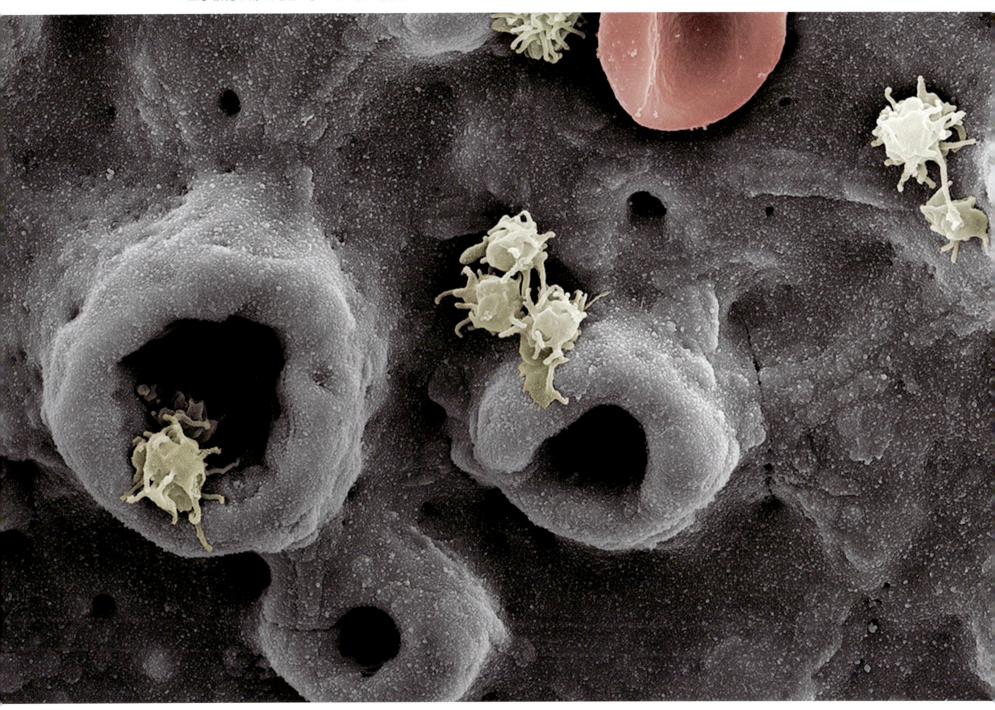

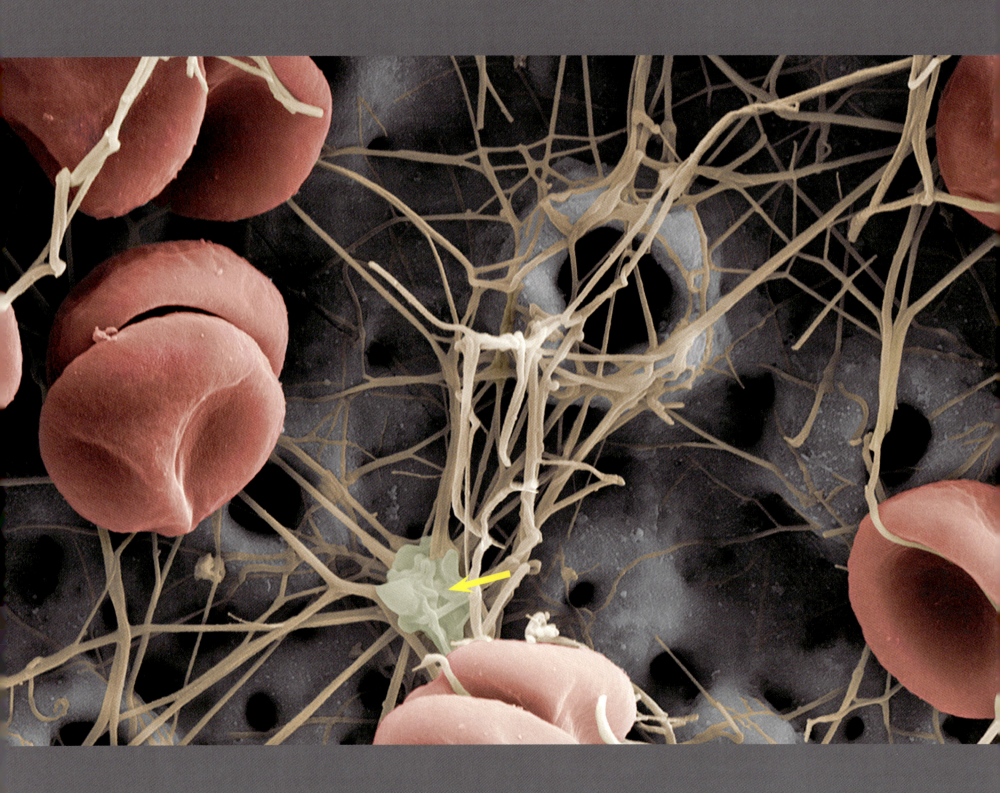

フィブリノーゲンからタンパク質の塊が長い粘着性成分を形成する。フィブリンである。これらのフィブリン成分は活性化した血小板（→）を捕え、フィブリン網を作り出す。強拡大では、多くの酵素と成長因子で満たされた顆粒を血小板上に見ることができる。活性化した血小板は、創傷治癒とそれに続く骨形成に必要なさまざまな細胞を誘発するこれらの成長因子を放出する。

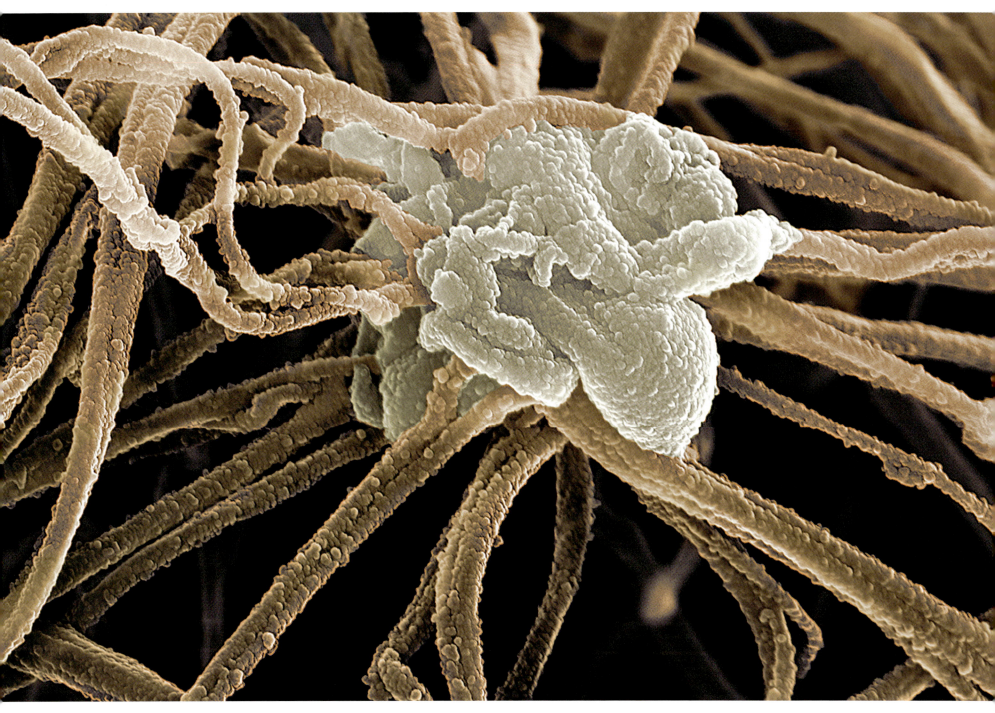

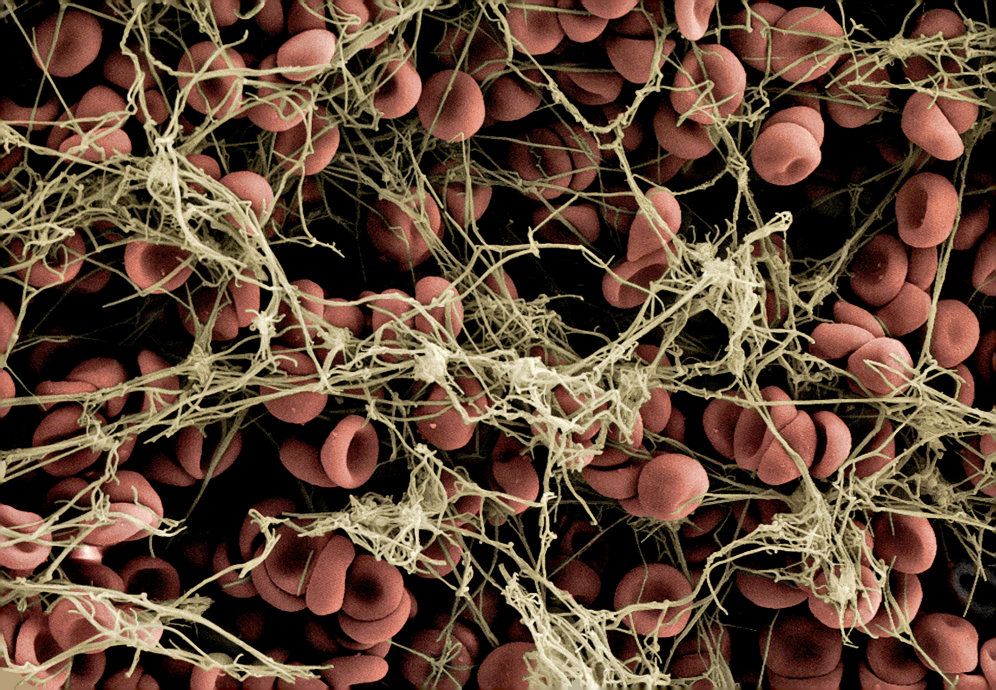

インプラント埋入から数分のうちに、フィブリン成分、活性化血小板，赤血球で構成された血餅（絡まった網のように見える）が形成され、インプラント表面に強固に付着する。血餅の維持はその後に続く創傷治癒の過程で決定的なものとなる。出血が止まり、創傷治癒の第一段階である止血が完了する。

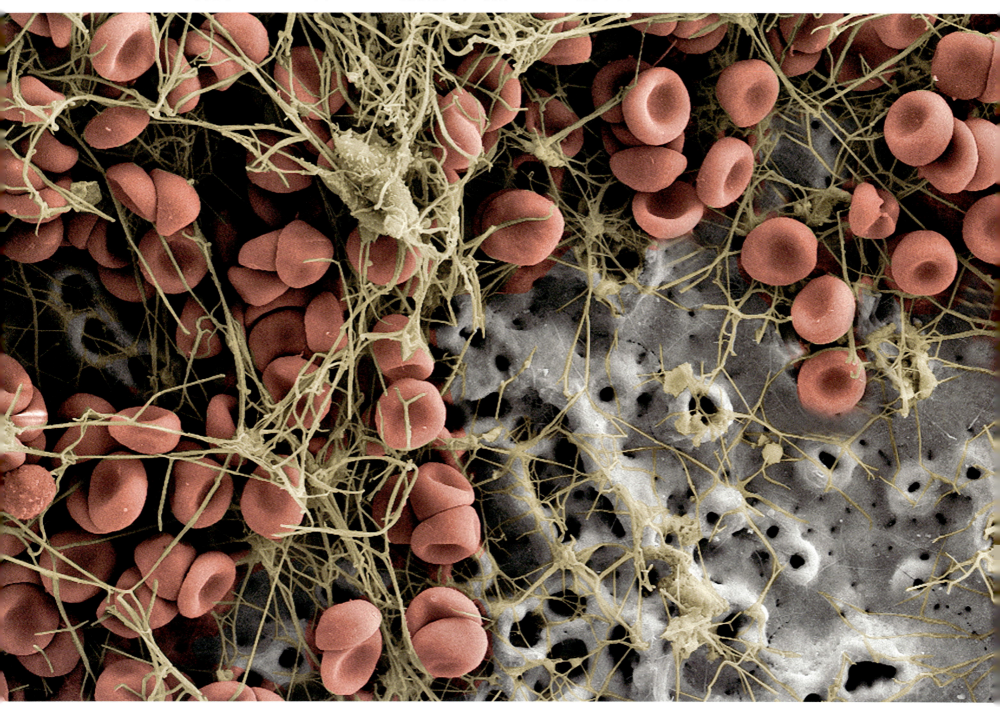

臨床との関連：洗浄はドリリング時に重要であるとはいえ、インプラント埋入時には避けるべきである。インプラント表面上の無希釈な血液は効果的な止血に必要である。

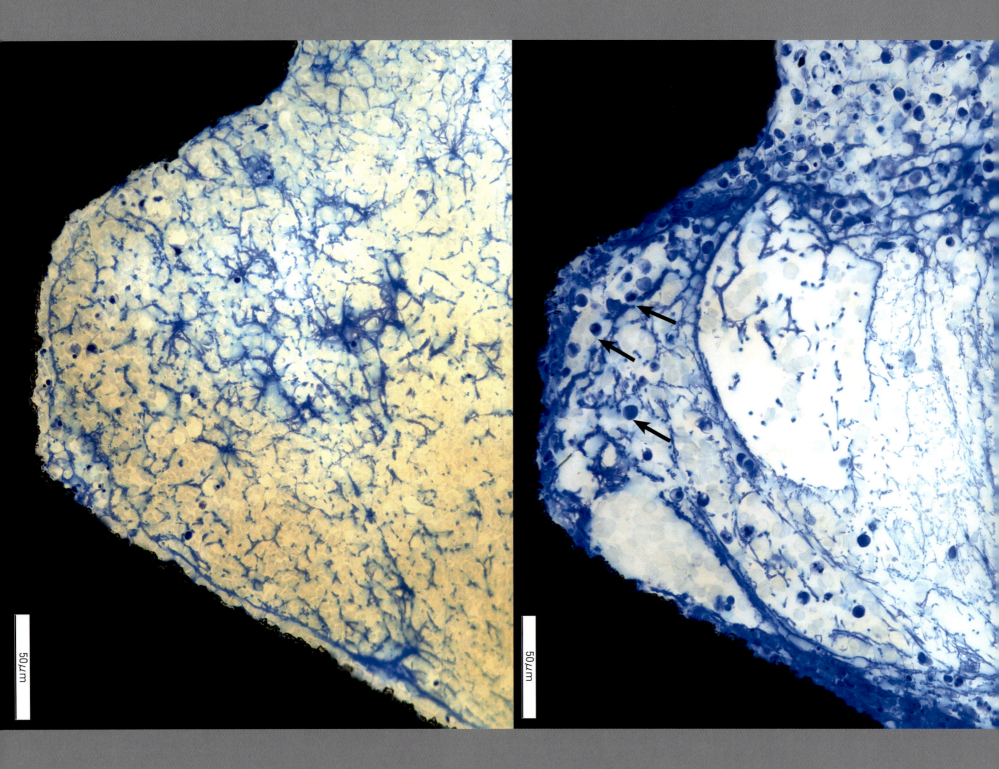

ひとたび出血がコントロールされると、炎症性細胞が創傷部に遊走し炎症過程が活性化される。初期においては白血球（P.24の右のSEM画像に示す➔）がもっとも多い細胞である。白血球は一般的にインプラント埋入後48時間で最高数に達する。白血球は血餅（フィブリン網）の分解に不可欠であり、創傷に対して侵入する細菌や異物の排除を助ける。

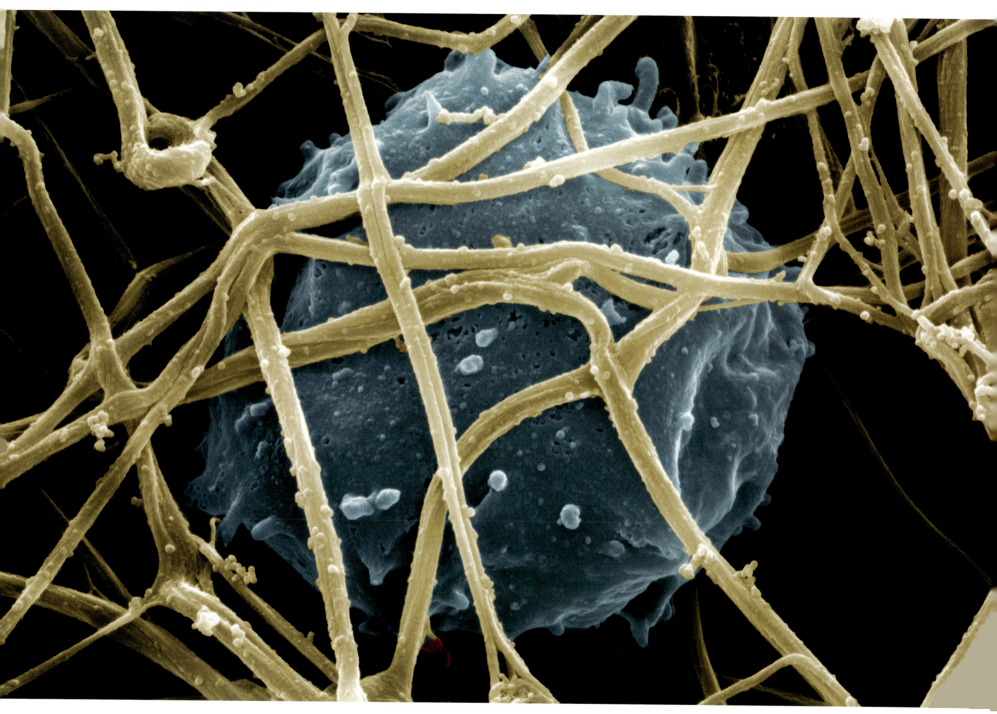

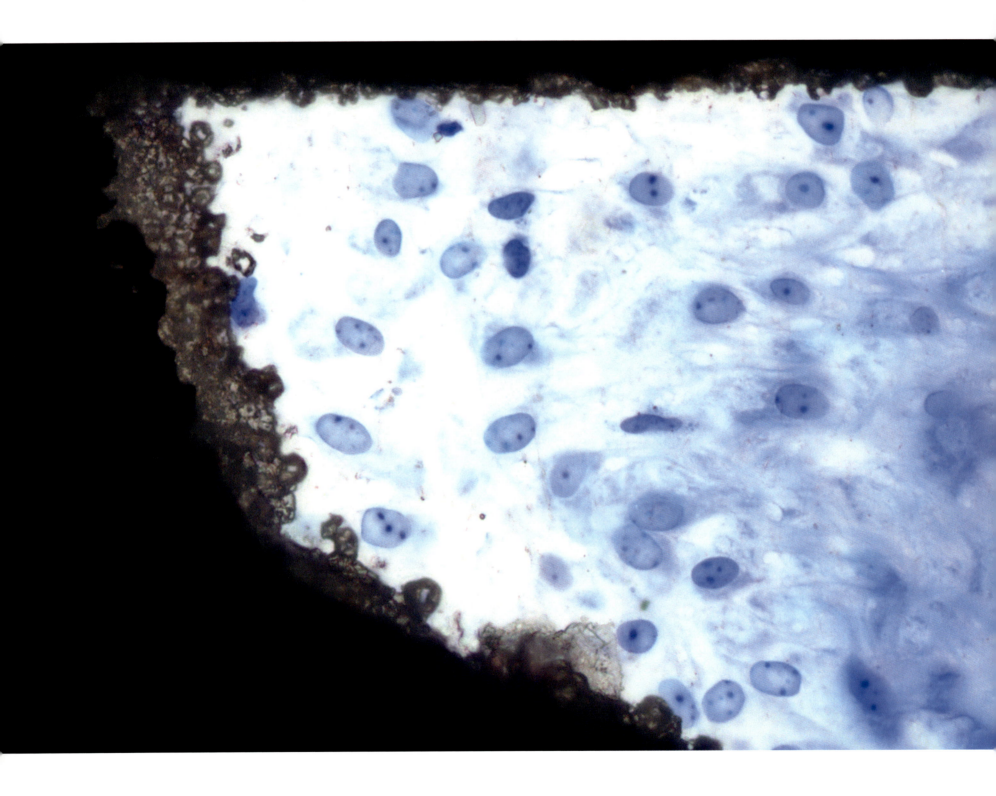

初期に形成された基質外では、骨形成細胞が骨形成を始めるためにインプラント表面に向かって移動する。表面に到達すると、骨芽細胞へと分化する(→)。骨芽細胞は類骨と呼ばれる生体由来のコラーゲン基質を分泌し、最終的に石灰化した骨となる。

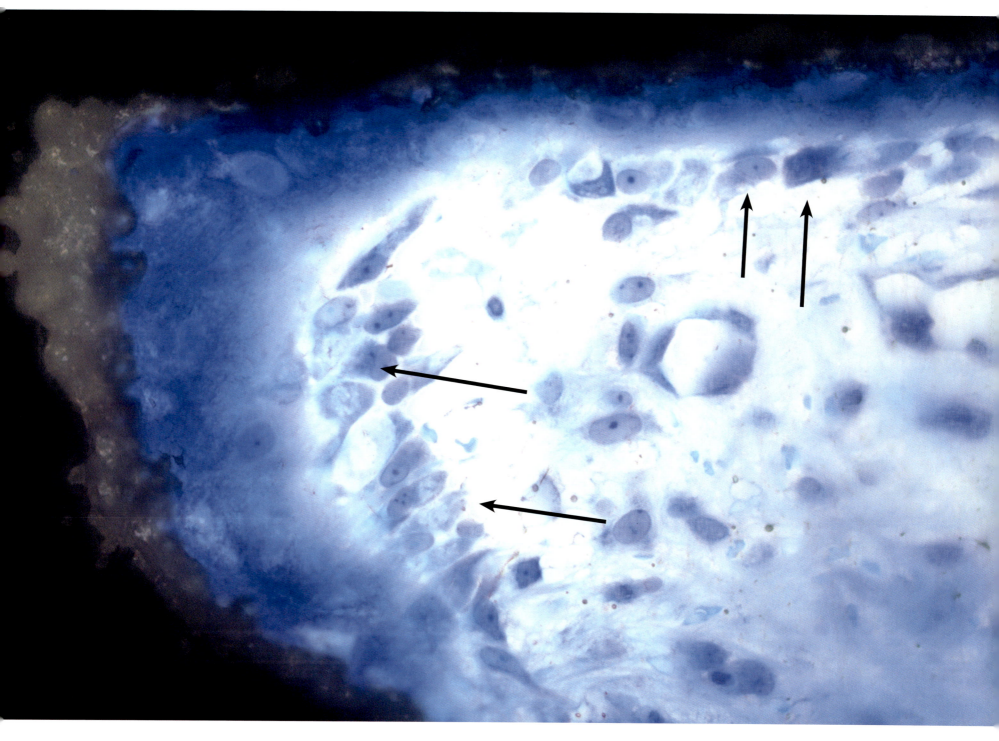

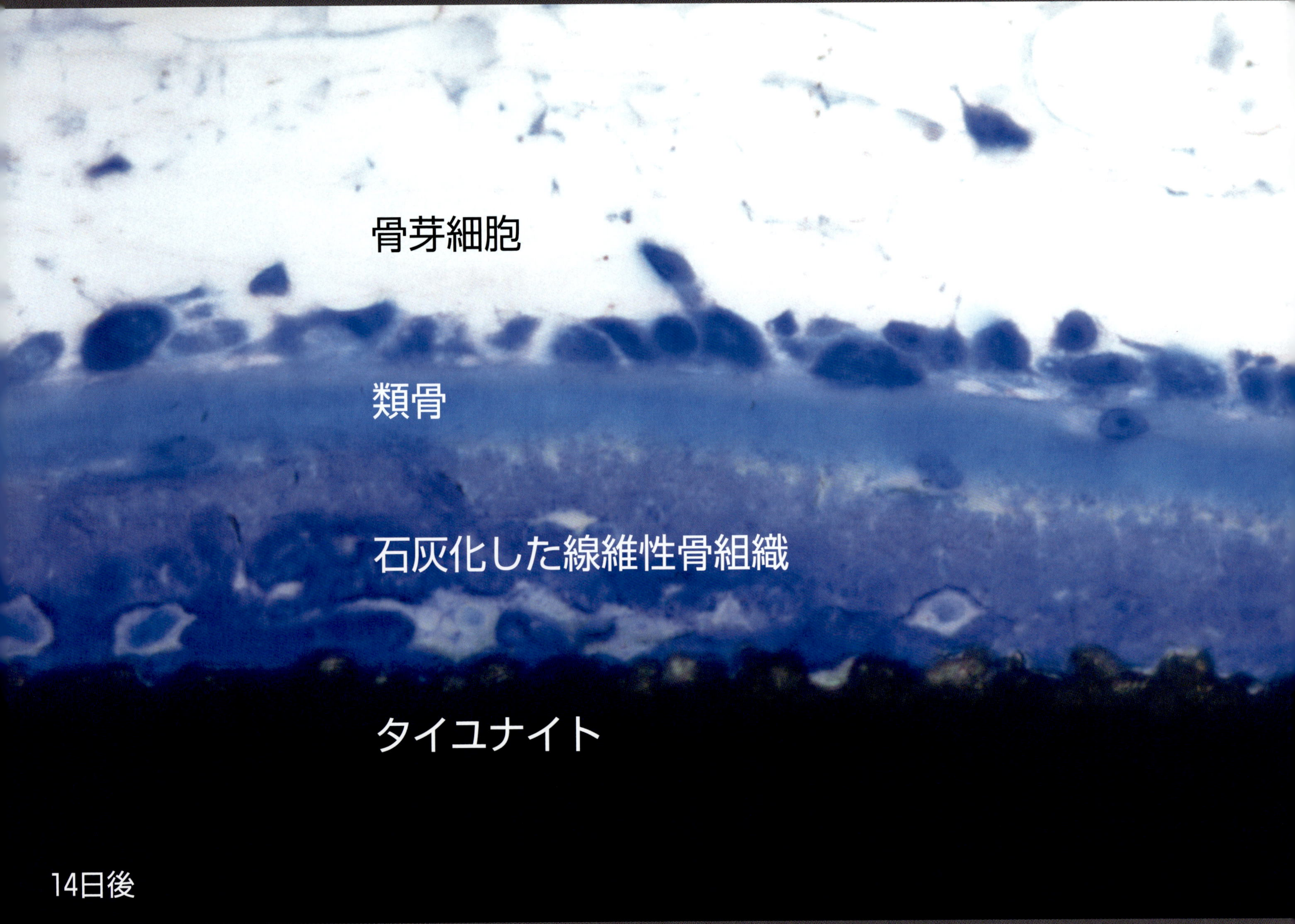

骨芽細胞

類骨

石灰化した線維性骨組織

タイユナイト

14日後

接触性骨形成によって作られた新生骨は、はじめにインプラント表面に沿って薄い帯状に広がる。重要なのは、骨が表面に沿って積極的に移動しているのではないと理解することである。移動している細胞は骨形成細胞あるいは前骨芽細胞だけである。これらの細胞は骨形成の先端を誘導するために活発な運動力で移動し、骨芽細胞へと分化する。そこから分泌を開始し、石灰化して新生骨となる。

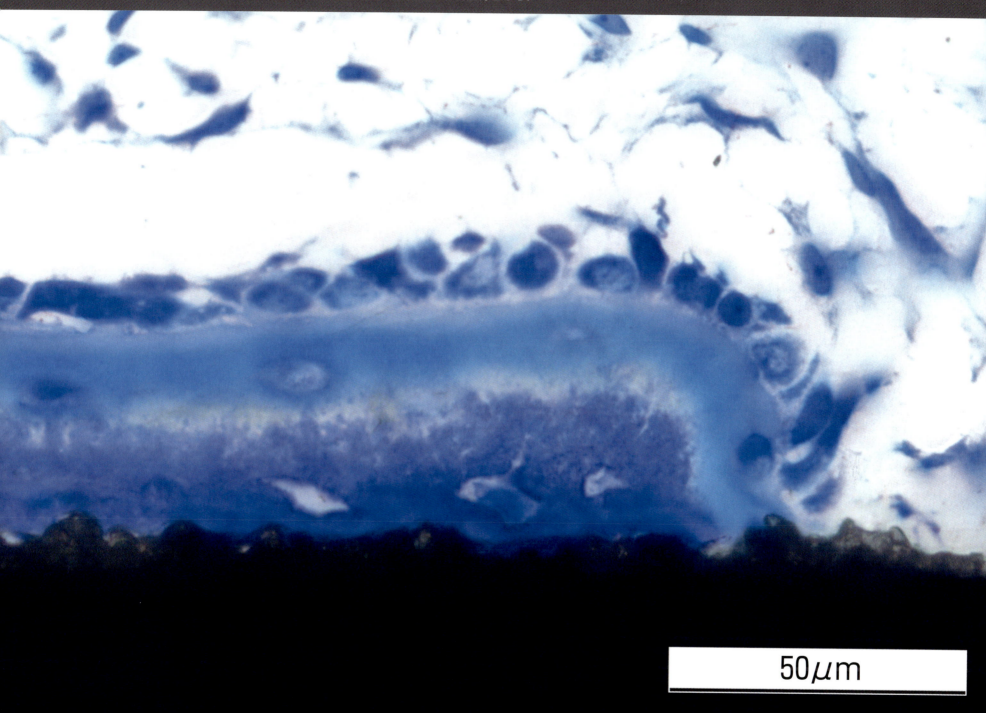

50μm

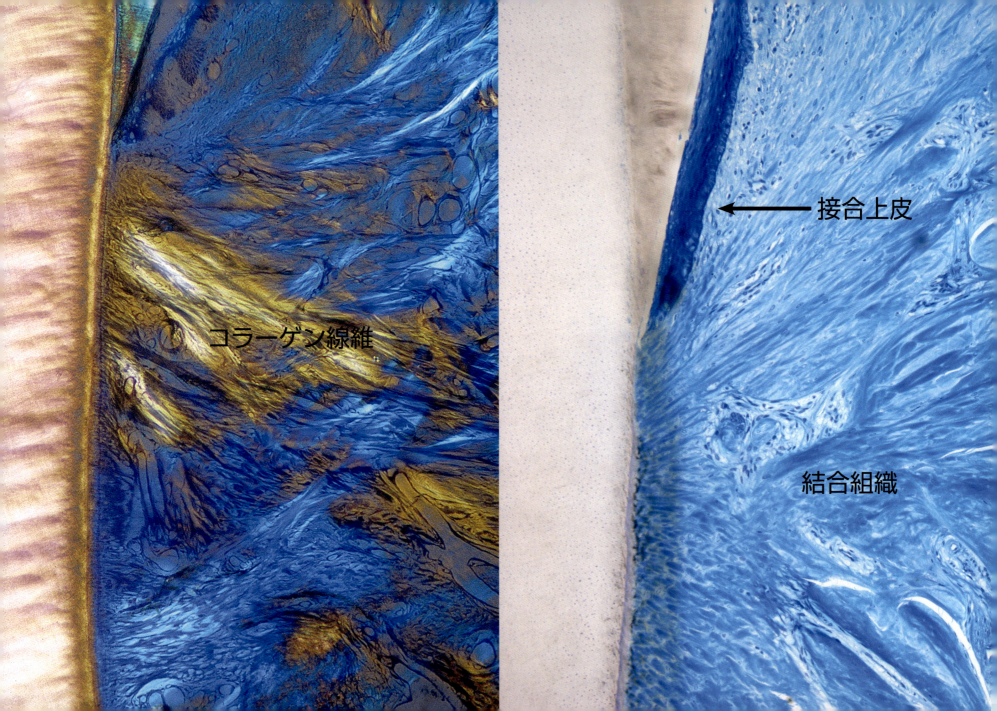

顎骨に歯を固定することとは別に、天然歯列周囲の辺縁歯周組織や歯肉の第一の機能は保護である。歯肉は口腔内の不潔な環境に対し封をし、歯槽骨内の歯の位置を安定させ、咀嚼による摩擦力に抵抗し、細菌の侵入に対して歯と軟組織間の境界を保護している。

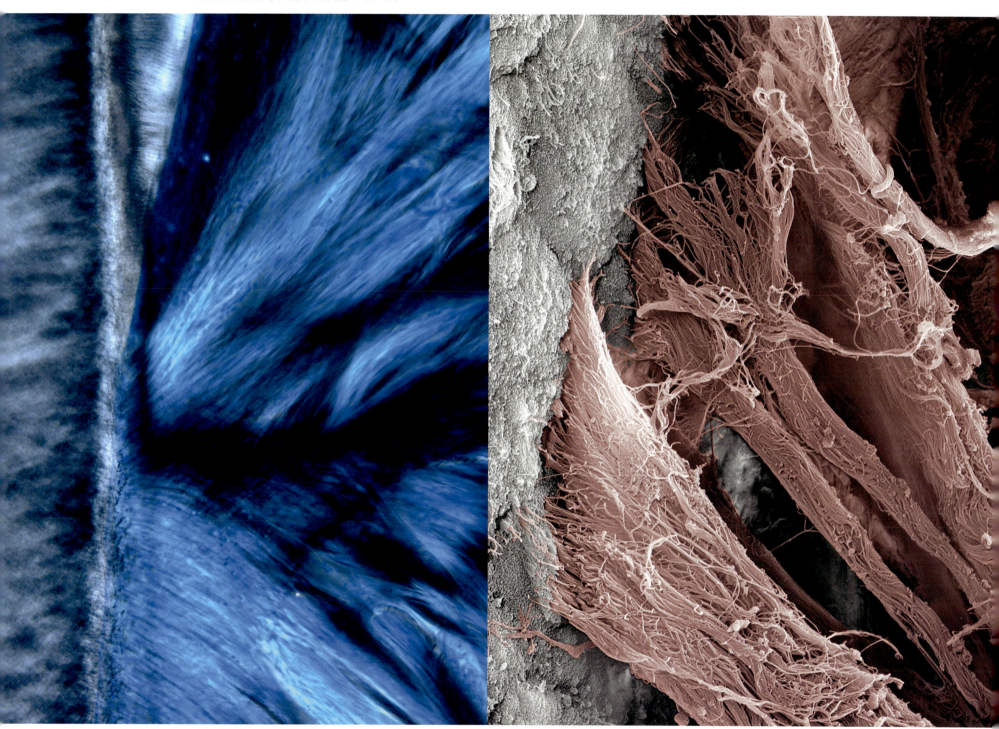

上記の役割を成し遂げる機構は多様でユニークな構造から成る。これらの中には、歯肉を保護し封鎖する接合上皮と呼ばれる非常に特殊な組織がある。他にも、結合組織が歯根の石灰化したセメント質に固定する方法があり、それは歯槽頂線維組織の強靭なコラーゲン線維によって特徴付けられる。

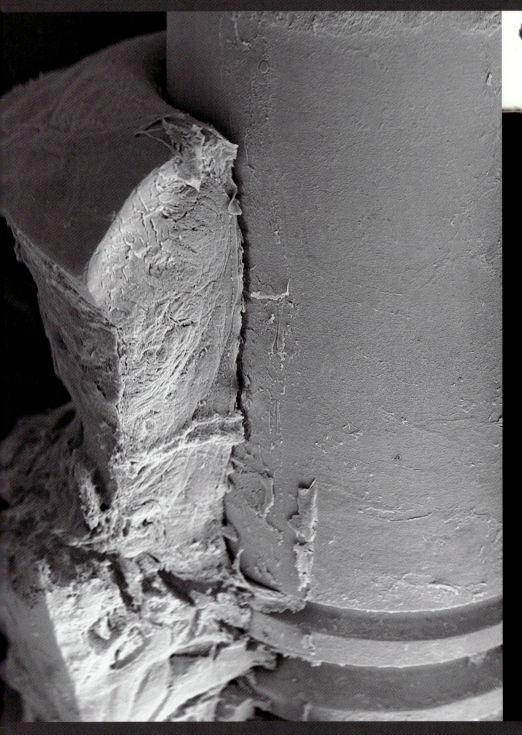 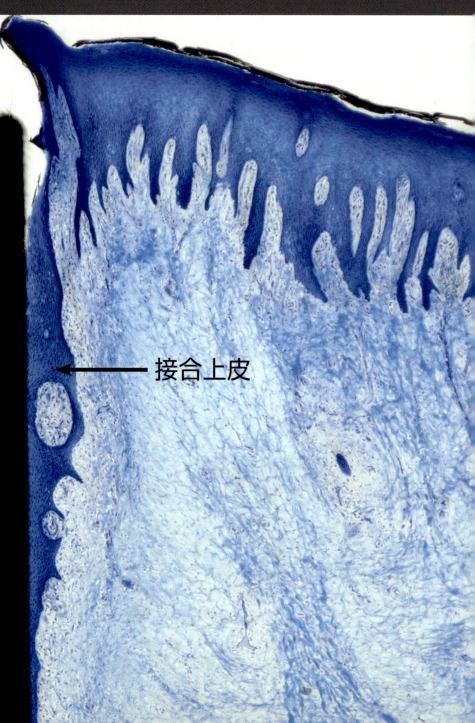

接合上皮

成功した骨内インプラントを囲むインプラント周囲粘膜には、天然歯列周囲の歯肉と多くの類似点がある。インプラントに接する組織としてもっとも近接している接合上皮は天然歯列周囲の構造に調和している。それは歯頸部周囲の内縁上皮を形成し、口腔内を覆う上皮の連続性を維持している。不潔な口腔内と周囲歯周組織との間では、細菌や細菌の産生物から守るために必要であるという、戦略的に重要な共通点を示す。上皮細胞のもっとも内側にある細胞層は、機械加工のアバットメント表面に強固に付着している（下記SEM画像）。

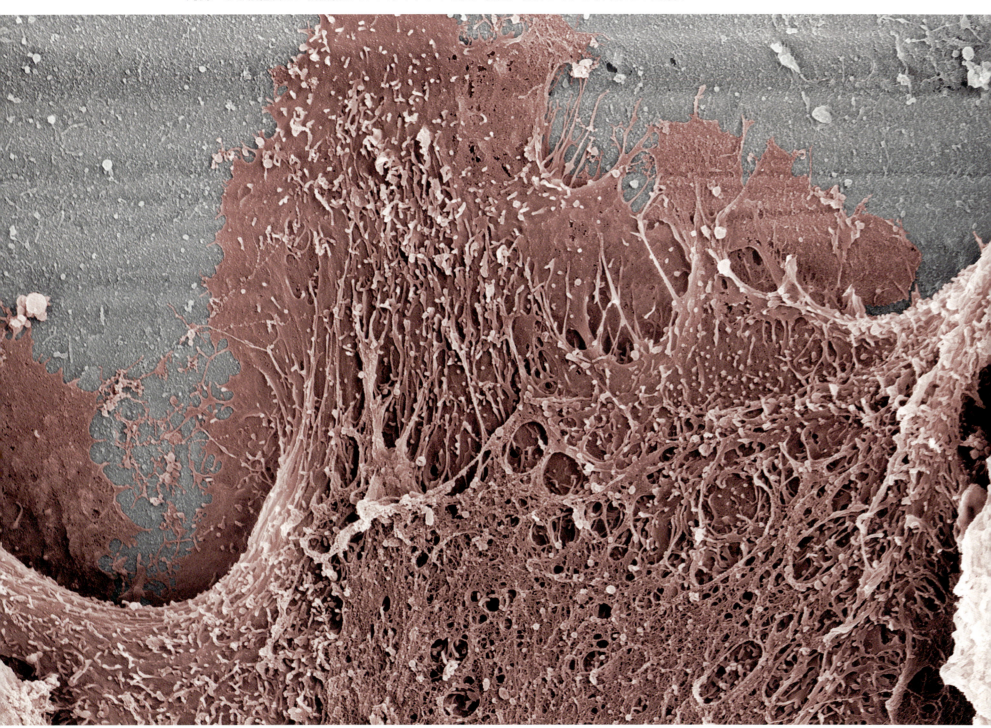

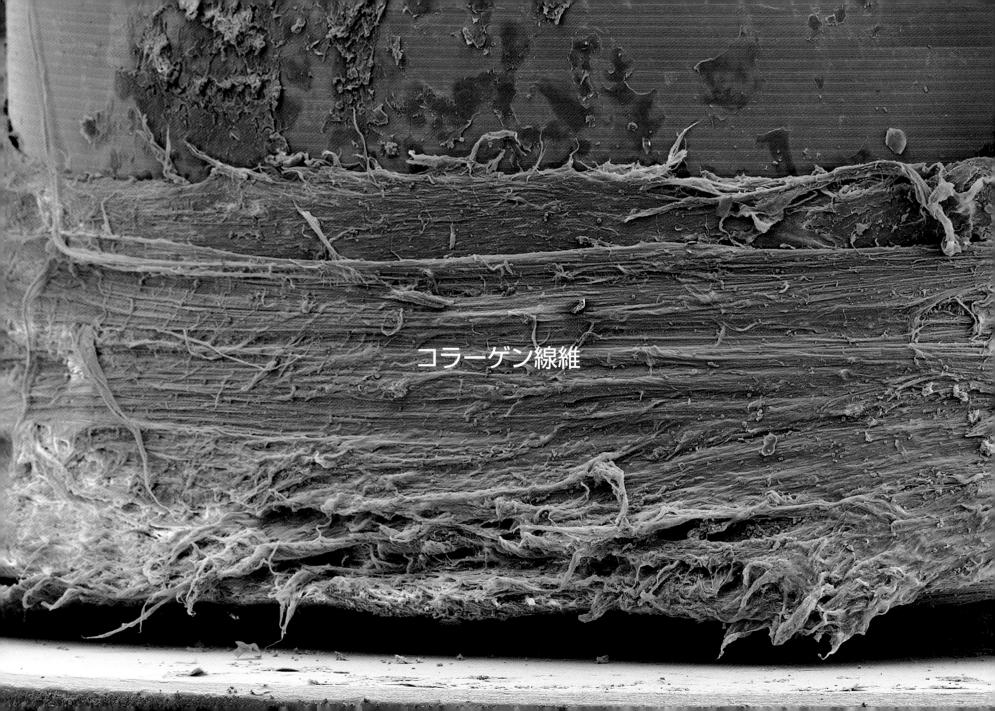

接合上皮の類似性にもかかわらず、結合組織とインプラント表面を接続させる方法には大きな違いがある。インプラントにおいて、表面に定着した機能性重視のコラーゲン線維はまったく存在せず、P.34のSEM画像で見えるように円周方向のコラーゲン線維によって置き換えられる。下の画像では➔で示した。

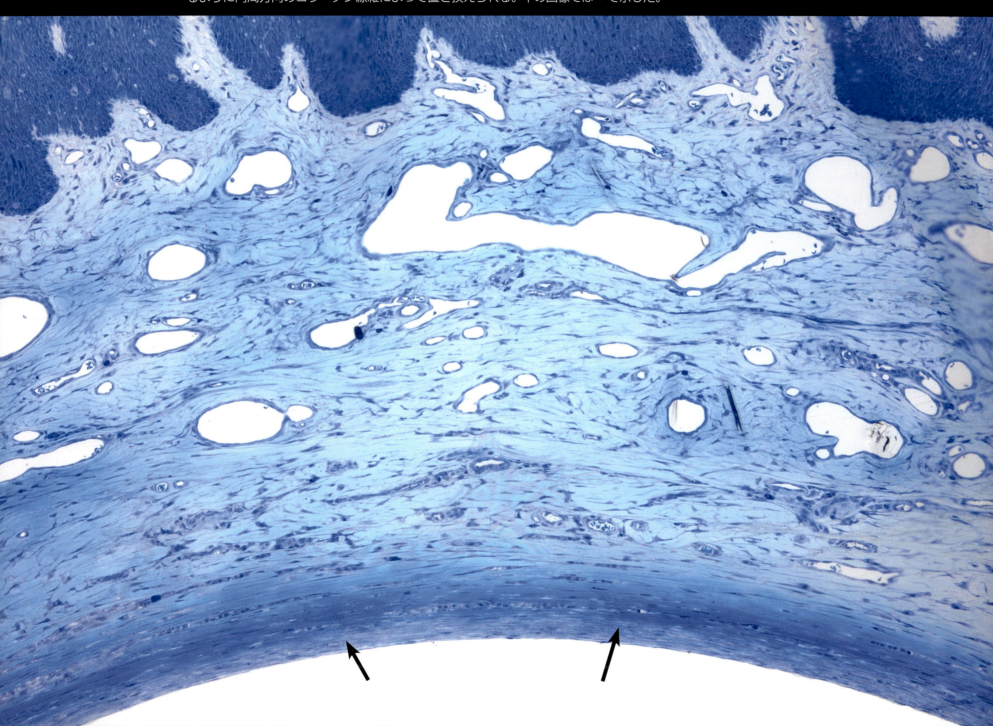

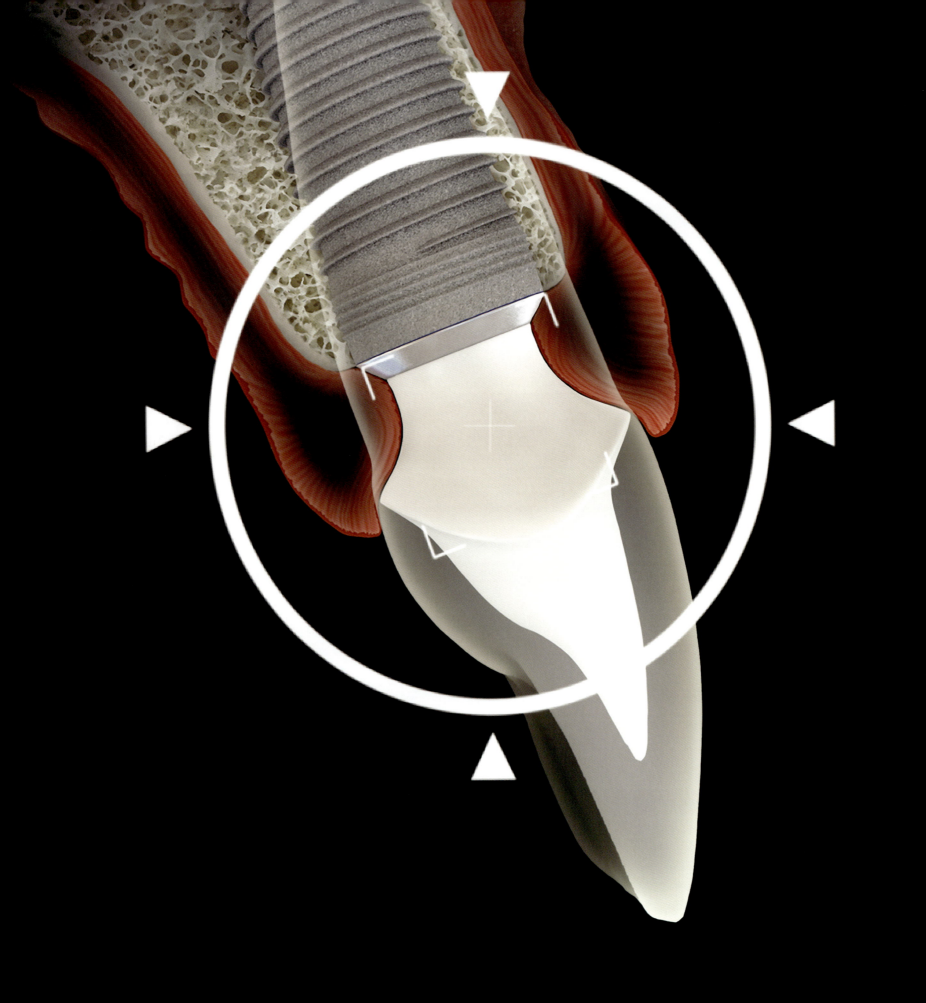

インプラント、アバットメントおよび補綴デザインに対する生物学的影響

- プラットフォームシフトコンセプトの臨床プロトコル：遅延インプラント埋入
- プラットフォームシフトコンセプトの臨床プロトコル：即時インプラント埋入
  - →Research：プラットフォームシフティング
- プラットフォームシフトコンセプトの臨床結果
  - ― プラットフォームシフトアダプターの結果
  - ― 取り外しによる影響
  - →Research：取り外しによる影響
  - ― 従来のプラットフォームシフトの結果
  - ― プラットフォームシフトアダプターによる結果の違い
  - ― NobelActiveにおけるプラットフォームシフトの結果
  - ― NobelReplace Conicalにおけるプラットフォームシフトの結果

38

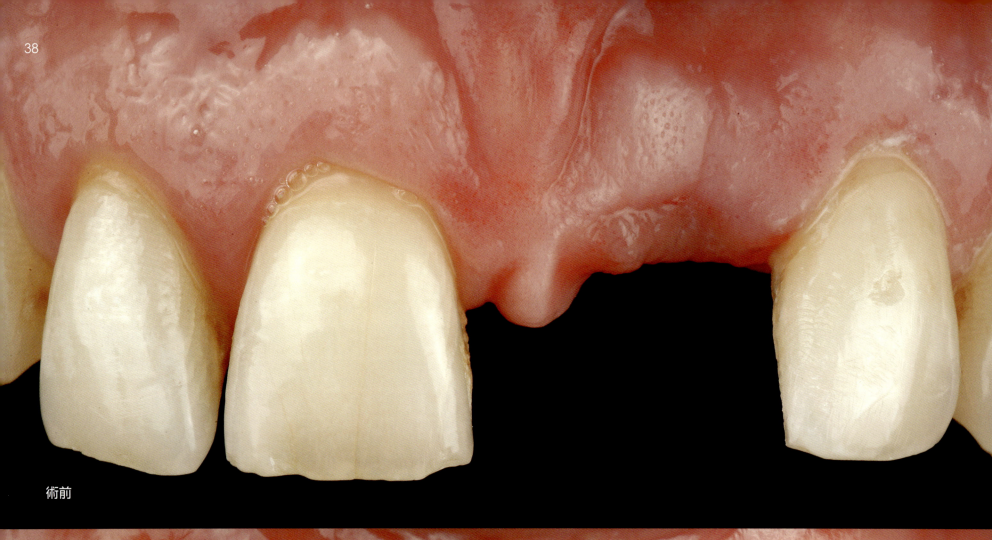
術前

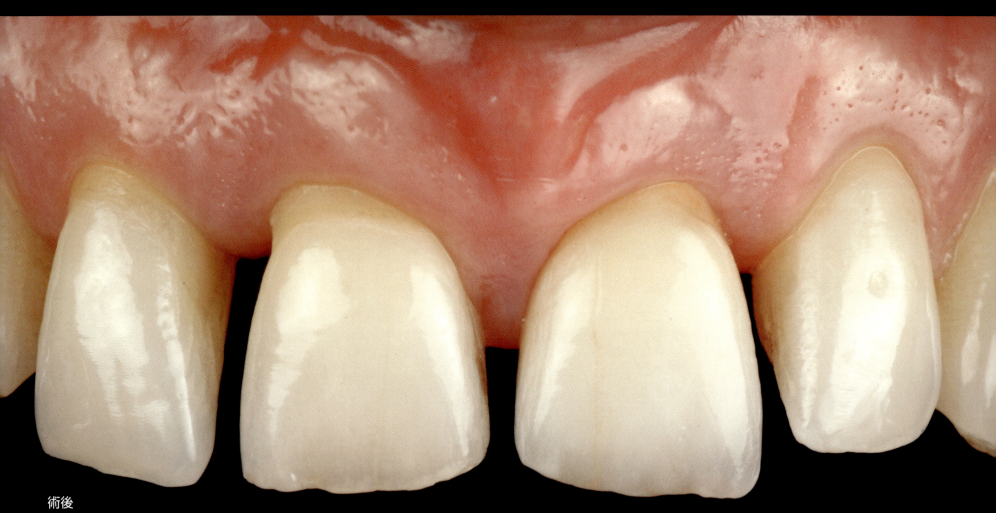
術後

プラットフォームシフトコンセプトの
臨床プロトコル：遅延インプラント埋入

遅延インプラント埋入

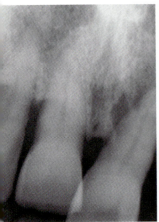
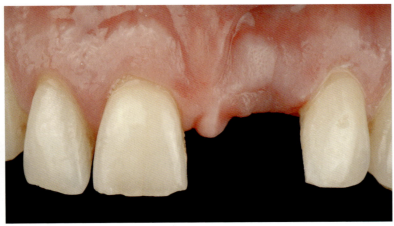
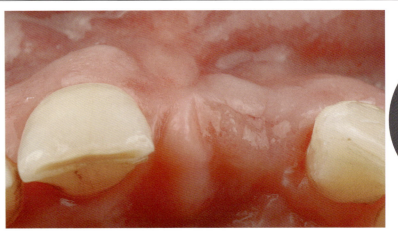

1｜抜歯後3ヵ月の状態。

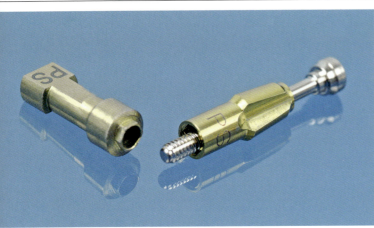
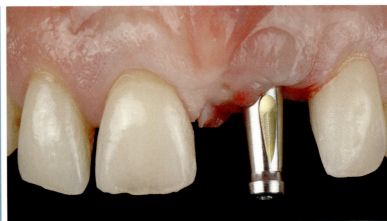
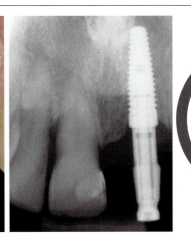

インプラント印象時に用いるインプレッションコーピングと技工用アナログ。

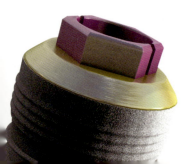

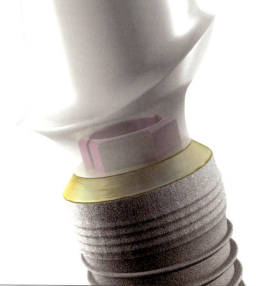

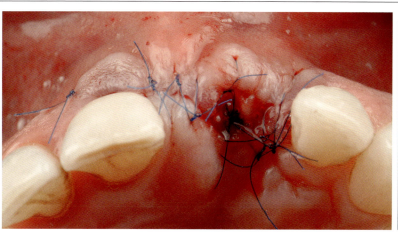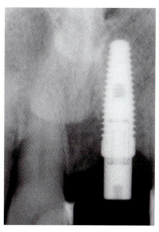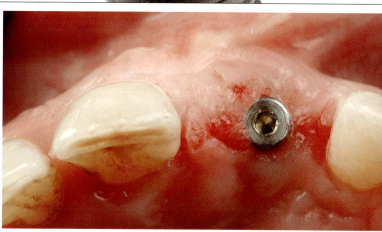

インプラント埋入（4.3×13mm、NobelReplace Select Tapered Groovy、Nobel Biocare）、ナロープラットフォーム（NP）アダプターとNPヒーリングアバットメント（高さ5mm）の装着と同時に結合組織移植（CTG）※。

※以下、本書内の「CTG」表記は結合組織移植術および結合組織移植片の両方を指すものとする。

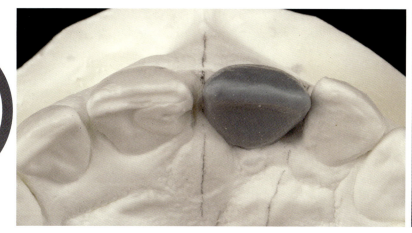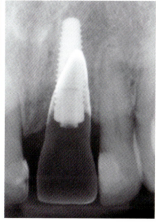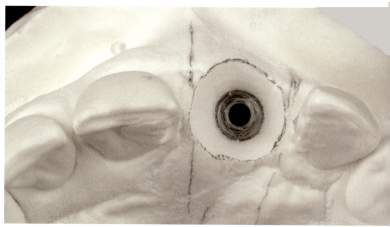

歯科技工所（ラボ）で製作したエマージェンスプロファイルデザイン。ワックスアップは、天然歯の歯根形態を再現し天然歯とインプラントのX線写真を重ね合わせることで、インプラントアバットメントのエマージェンスプロファイルの製作に対する基準とした。石膏上に書かれたラインは最終修復物のワックスアップの立ち上がりラインであり、その修復物の立ち上がりから石膏をカービングすることで適切なエマージェンスプロファイルに再現されたアバットメントが製作される。

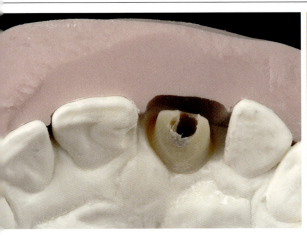 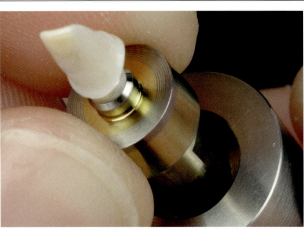 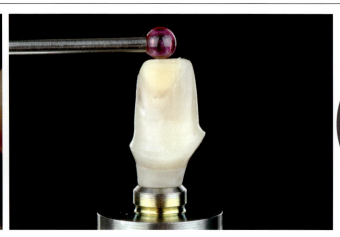

コンポジットレジンのインプラントアバットメントは、フルカントゥアワックスアップからシリコーンインデックスを基準に製作およびデザインされている。コンポジットレジンアバットメントの最終形態は、最終ジルコニアアバットメントを製作するためにスキャンされる。

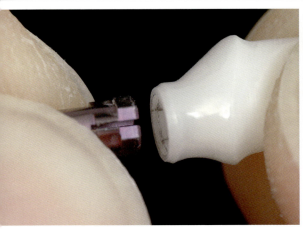 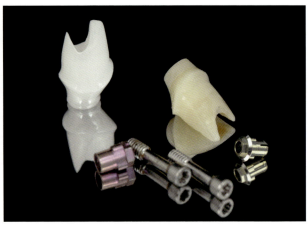 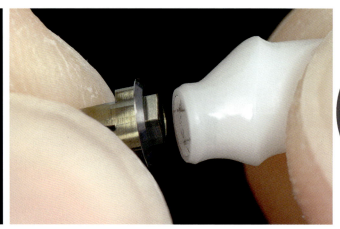

インプラントアダプター連結部の変換。NP補綴の連結部からレギュラープラットフォーム（RP）へシフトするためには、インターナルインプラント連結部からNP-RPアダプターを貫通し、新しいアバットメントに連結するより長いスクリューが必要である。

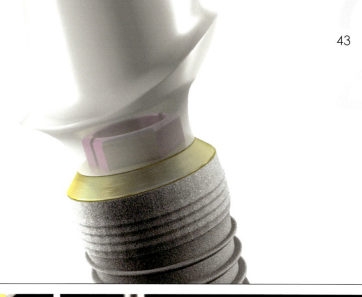

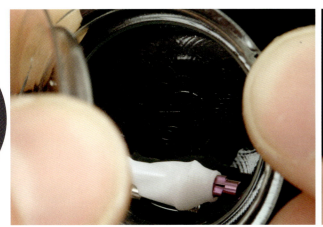
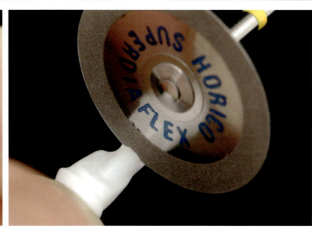
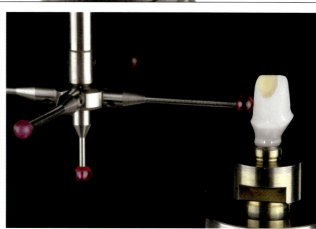

最終修復物のクラウンに対するアルミナコーピングを製作するために最終ジルコニアアバットメントを再スキャンする。

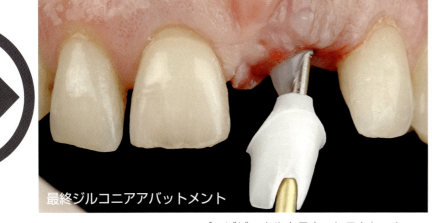
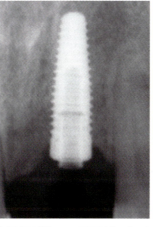
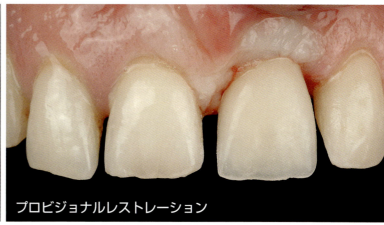

最終ジルコニアアバットメント　　プロビジョナルレストレーション

プロビジョナルクラウンレストレーションと最終ジルコニアアバットメントの装着。まず、アバットメント操作を簡素化するためにNP-RPアダプターを装着する。その後、アバットメントをネジ止めし、裏装されたプロビジョナルクラウンを仮着する。

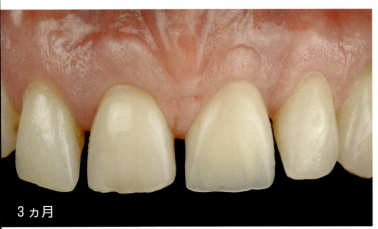
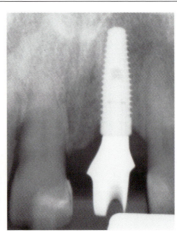
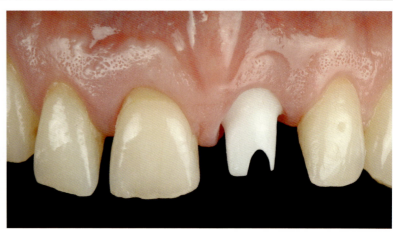

3ヵ月

少なくとも3ヵ月経過した時点で、すでに製作していたエマージェンスプロファイルに対する軟組織の反応を再評価する。

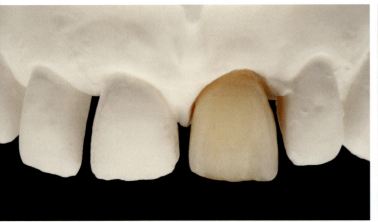
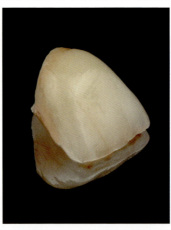
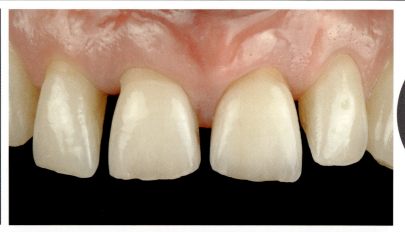

ラボから最終結果へ。アルミナベースクラウンレストレーションはユニバーサル接着性レジンセメントを用いて接着される。

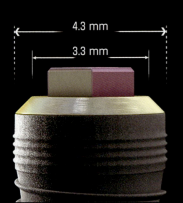

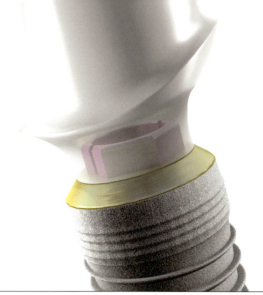

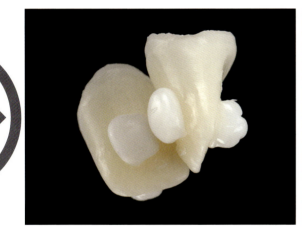 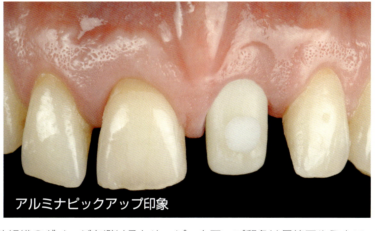 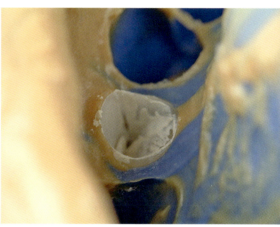

アルミナピックアップ印象

最終印象。インプラント周囲軟組織のダメージを避けるため、ピックアップ印象は最終アルミナコーピングを用いて行う。2つのコンポジットレジンボールは、最終シリコーン印象における保持力向上のためコーピングに接着される。コーピングは安定性と精密な印象のため、ペトローリアムゼリーを混合したプロビジョナルセメントを用いてアバットメントに装着される。

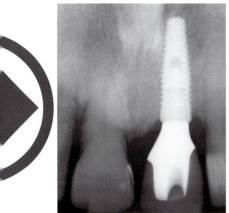 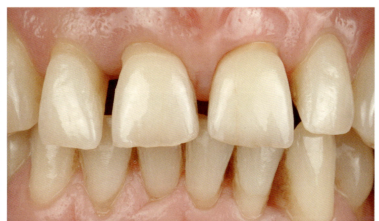 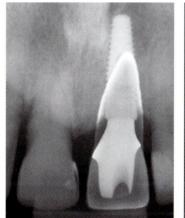

インプラント支持の最終修復物。プラットフォームシフト（PS）コンセプトが適応され、エマージェンスプロファイルと天然歯の歯径が補綴的に再現された。

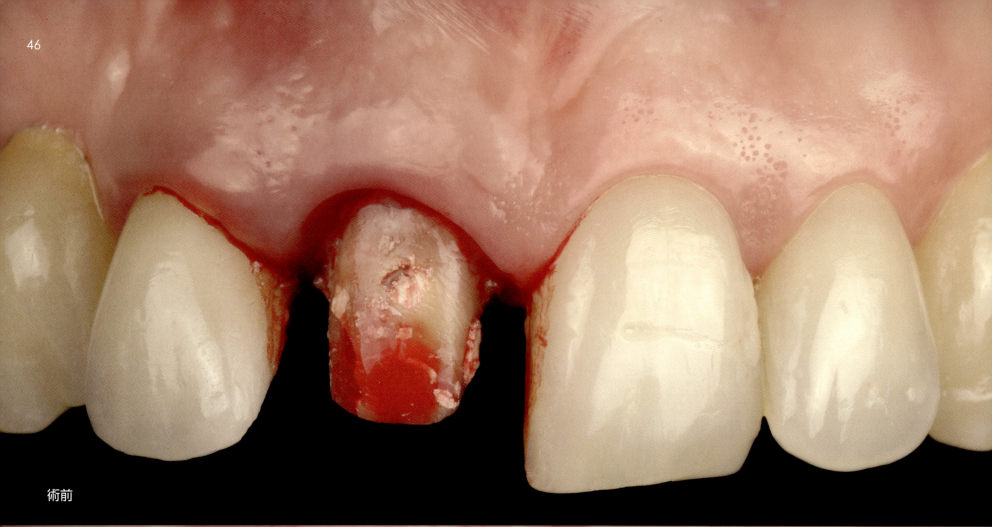
術前

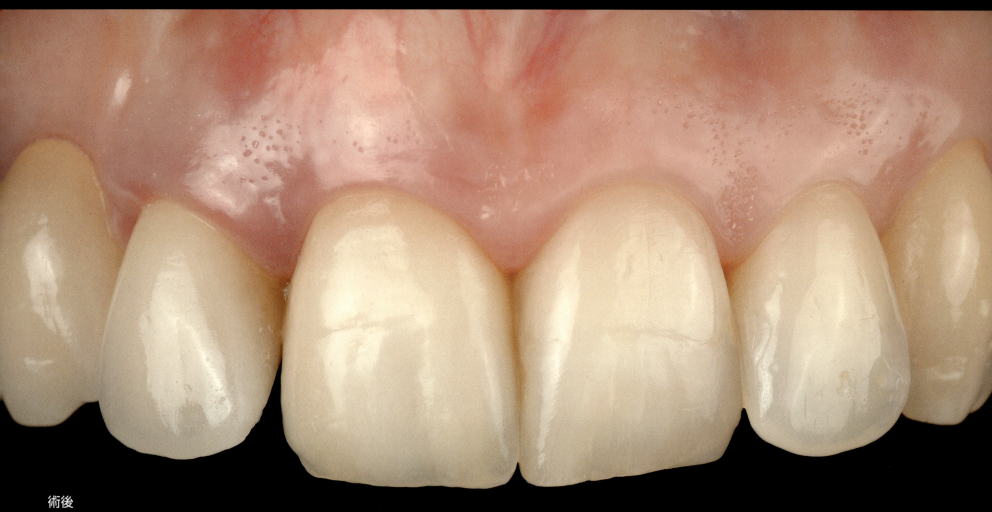
術後

プラットフォームシフト
コンセプトの臨床プロトコル：
即時インプラント埋入

即時インプラント埋入

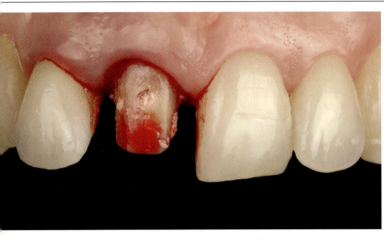
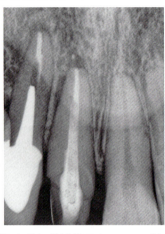
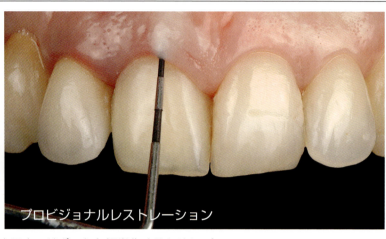

プロビジョナルレストレーション

1)破折の初期状態。即時インプラント埋入の前に軟組織スキャロップとクラウンサポートを視覚化するためにプロビジョナルクラウンを挿入する。天然歯周囲の軟組織は自然なアタッチメント形態を保っている理想的な状態で、即時インプラント埋入と修復物デザインの指標とプランニングツールとなる。

フラップレスでの抜歯後、即時インプラント埋入（5×13mm、NobelReplace Select Tapered Groovy）を行い、RPワイドプラットフォーム（WP）シフトアダプターを挿入する。

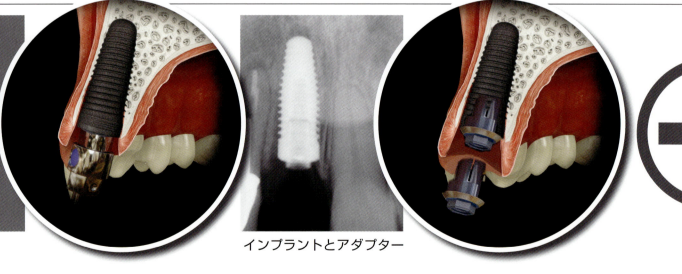

インプラントとアダプター

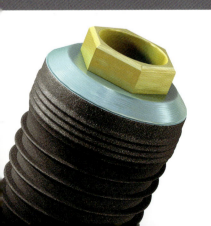

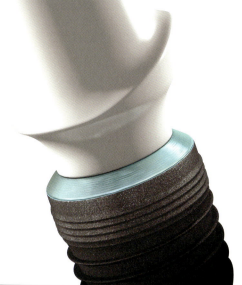

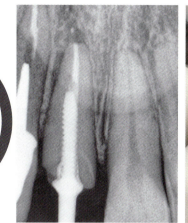 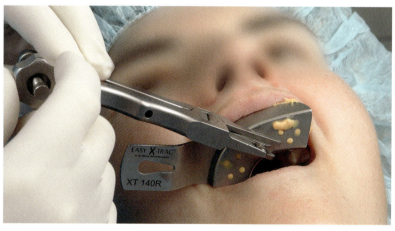 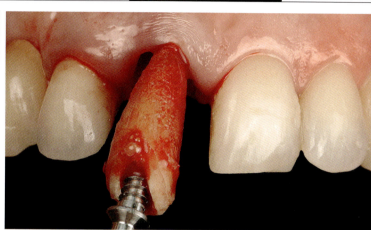

非侵襲性抜歯(Easy X-Trac System、A-Titan insturuments)。

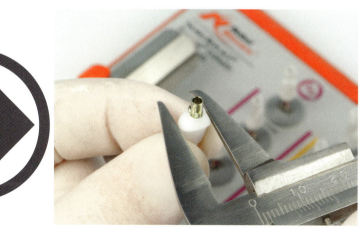 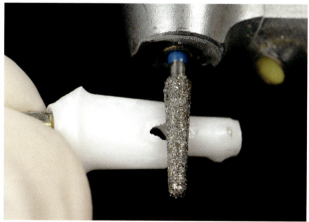 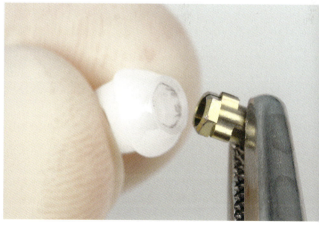

術前のデンタルX線写真にて天然歯の近遠心幅径を計測して選択された既製ジルコニアアバットメント(Nobel-Replace Procera Esthetic Abutment Kit)。スプルーとインターナルRPアダプターが外された。

適合とその確認。既製ジルコニアアバットメントの正確な適合と周囲歯肉とのフィットをデンタルX線写真で確認する。

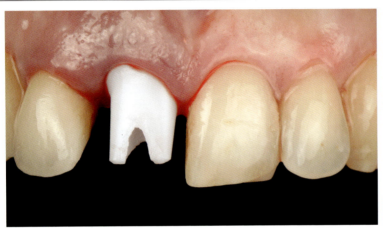
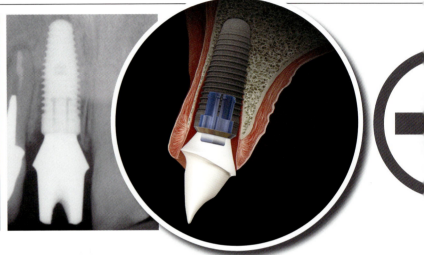

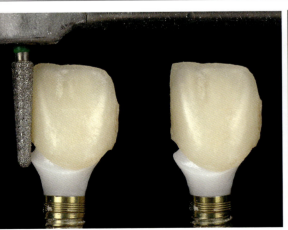
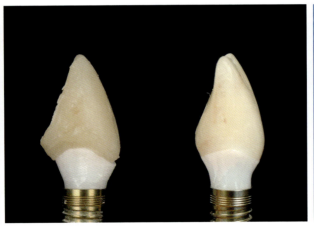
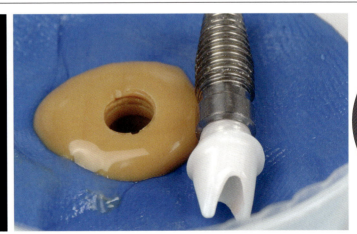

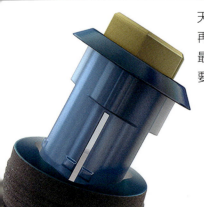

天然歯のカントゥアに基づいて製作されたアバットメントのカントゥアを、インプラントの位置を考慮しながら再調整する。歯肉移植によって軟組織の厚みが改善されるスペースを意識しながら歯肉縁下の凹面に留意する。最終修復物のクラウンに対するコーピングを製作するために、この段階で最終印象を行う。以降の追加印象の必要性がなくなるので、インプラント周囲軟組織に対するさらなるダメージを防ぐことができる。

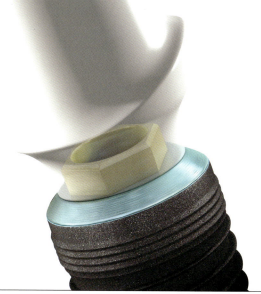

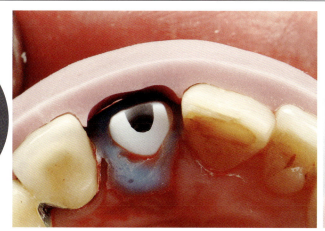 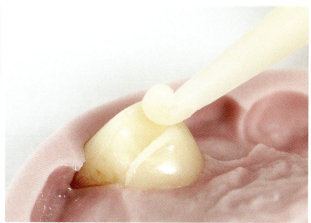 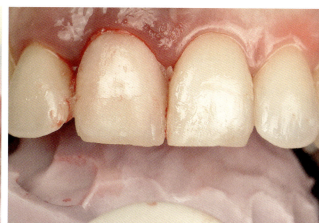

口腔内での既製ジルコニアアバットメントの前処置とプロビジョナルクラウンの裏装。アバットメントを削合することによりシリコーンインデックスとの距離を十分確保し、プロビジョナルクラウンを適切な位置で裏装することができる。

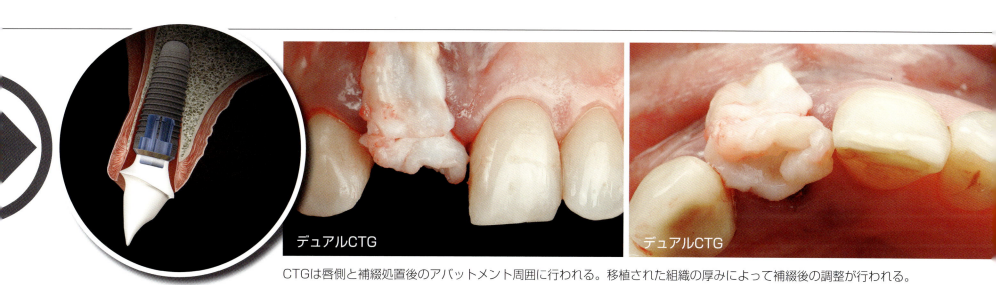

デュアルCTG　　　デュアルCTG

CTGは唇側と補綴処置後のアバットメント周囲に行われる。移植された組織の厚みによって補綴後の調整が行われる。

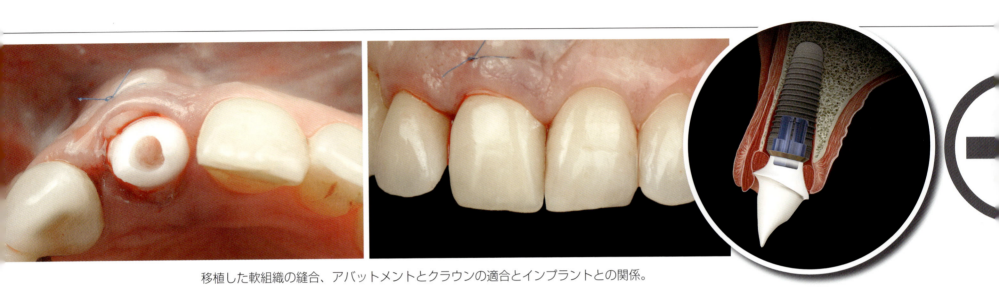

移植した軟組織の縫合、アバットメントとクラウンの適合とインプラントとの関係。

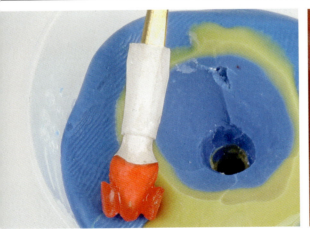 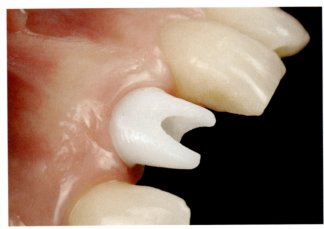 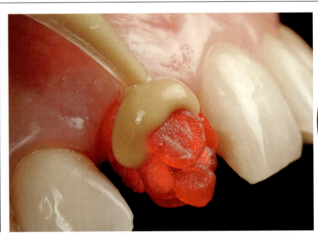

カスタムアクリルインプレッションコーピングを用いた最終印象は、インプラント周囲軟組織に影響を与えないようにインプラント埋入時に行う。

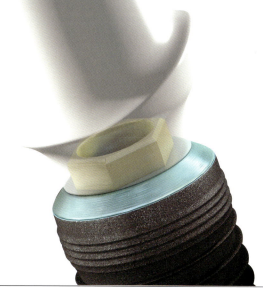

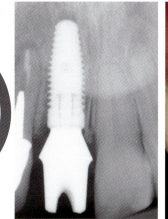 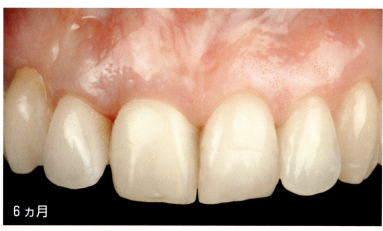 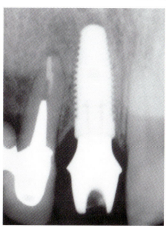

スタート時から術後6ヵ月の治癒過程。

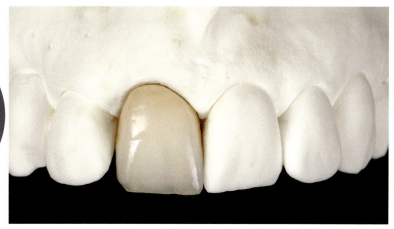 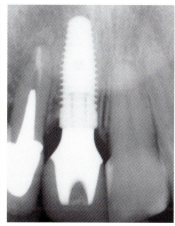 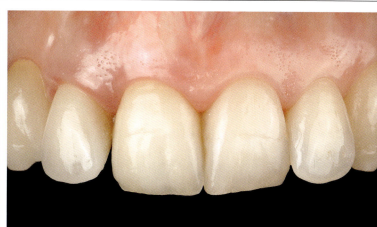

即時インプラント治療とPSコンセプトを応用した最終的な結果。

Research

プラットフォームシフティング

プラットフォームスイッチングの効果、あるいはもっと正確に、プラットフォームシフティングのインプラントの成功とインプラント周囲骨高さに対する影響は絶えず議論されている。臨床実験に基づいた科学的証拠とシステマティックレビューの分析では、PSコンセプトが長期的に有効かどうかについて最終的な結論には達しておらず、有効である可能性を示唆するものと、慎重に考えるべきだとする両方の意見がある[1~5]。あるシステマティックレビューでは、従来の方法で修復されたインプラントにおけるプラットフォームマッチングとプラットフォームシフティングの違いに関して、有効なエビデンス（ランダム化比較試験）を基にインプラントの残存と辺縁骨吸収の観点から評価している。このレビューでは、患者の階層化や研究デザインによる影響も考慮されている[4]。包含基準を満たしていた10件のランダム化比較試験のメタ分析では、インプラント周囲の辺縁骨吸収を制限したとしてPSコンセプトの効果が認められた。インプラント - アバットメントの径の差が大きくなるにつれて骨を温存する効果が高まり、また経時的に安定するようである[4]。Strietzelら[5]は、最近のシステマティックレビューにおける有効な研究に限っていえば、PSテクニックはインプラントとアバットメントが同径のものと比べ、インプラント周囲の辺縁骨吸収を防ぐ、あるいは最小限にする傾向があると結論付けた。しかしながら、異なる22件の研究を含めたレビューによると、著者らは所見については慎重に解釈すべきであるとし、PSが骨内インプラント周囲の辺縁骨吸収に影響を与えているかどうかは甚だ疑問であるとしている。したがって、最終的なエビデンスを提供するにはさらなる臨床試験が必要と思われる。

動物実験[6]では対象が均等に分割されているが、検討されたパラメータの実際の効果よりも、研究デザインや影響を及ぼす変数の（多すぎる）選択、サンプル数が強く関連しており、有意性のある明確な結論を導き出せなかった。

インプラント周囲の骨吸収は機能的荷重後にはある程度共通して起こるもので[7~9]、インプラントの成功を評価するうえで重要なパラメータとなる[10]。歯槽骨のリモデリングに関係するさまざまなファクターが文献の中で議論されている：インプラント周囲炎[11]、生体力学的ストレスと咬合過荷重[13,14]、補綴不適合[15]、アバットメントのマイクロムーブメント[16]、外科手術による外傷[17]、インプラント - アバットメント間のマイクロギャップによる炎症反応[18]、インプラントの三次元的位置[19]、歯やインプラント、骨頂などの隣接した解剖学的構造などが影響しているとされる。

侵襲の少ない手術と即時埋入プロトコルのみならず、PSコンセプトは辺縁骨吸収を制限するという役割において、その重要性が増してきているように思われる[1~5]。実際、最初にこの現象が観察されたのはほとんど偶然で、径の広いインプラントに対してワイドアバットメントが使えないために起こったものであった[20]。これまで不可避であったインプラントとアバットメントのマイクロギャップ[21]を、骨頂からプラットフォーム中心へと動かして引き離すPSコンセプト（実際のインプラント径より小さいアバットメントを使う）の理論は、すぐに臨床医ならびに研究者の興味を引いた。現存の科学的エビデンスを支持するためには十全に設計された長期の臨床研究が必要であるけれども、最新の研究の多くがPSコンセプトの利点を慎重に支持している[1~5]。

PSコンセプトは、遅延インプラント埋入プロトコルよりもむしろ即時インプラント埋入プロトコルと併用することで、辺縁骨の安定により顕著な効果があると思われる。また、現在のインプラントデザインでは主流であるインターナルコネクションの、特にモーステーパージョイントにおいては、PSコンセプトを用いることが辺縁骨吸収を防ぐためにより効果的に働くと考えられる[22]。

参考文献

1. Atieh MH, Ibrahim HM, Atieh AH. Platform switching for marginal bone preservation around dental implants: A systematic review and meta-analysis. J Periodontol 2010;81:1350–1366.

2. Stafford GL. Evidence supporting platform-switching to preserve marginal bone levels not definitive. Evid Based Dent 2012;13:56–57.

3. Al-Nsour MM, Chan HL, Wang HL. Effect of the platform-switching technique on preservation of peri-implant marginal bone: A systematic review. Int J Oral Maxillofac Implants 2012;27:138–145.

4. Annibali S, Bignozzi I, Cristalli MP, Graziani F, La Monaca G, Polimeni A. Peri-implant marginal bone level: A systematic review and meta-analysis of studies comparing platform switching versus conventionally restored implants. J Clin Periodontol 2012;39:1097–1113.

5. Strietzel FP, Neumann K, Hertel M. Impact of platform switching on marginal peri-implant bone-level changes. A systematic review and meta-analysis [epub ahead of print 20 Jan 2014]. Clin Oral Implants Res doi:10.1111/clr.12339.

6. Lee J, Fiorini T, Gamborena I, et al. Effect of platform shift/switch on crestal bone levels and mucosa profile following flapless surgery and crestal/subcrestal implant placement [epub ahead of print 29 May 2014]. Clin Implant Dent Relat Res doi:10.1111/cid.12243.

7. Hermann JS, Buser D, Schenk RK, Cochran DL. Crestal bone changes around titanium implants. A histometric evaluation on unloaded non-submerged and submerged implants in the canine mandible. J Periodontol 2000;71:1412–1424.

8. Laurell L, Lundgren D. Marginal bone level changes at dental implants after 5 years in function: A meta-analysis. Clin Implant Dent Relat Res 2011;13:19–28.

9. Hermann JS, Buser D, Schenk RK, Schoolfield JD, Cochran DL. Biologic width around one- and two-piece titanium implants. Clin Oral Implants Res 2001;12:559–571.

10. Albrektsson T, Zarb G, Worthington P, Eriksson AR. The long-term efficacy of currently used dental implants: A review and proposed criteria of success. Int J Oral Maxillofac Implants 1986;1:11–25.

11. Lang NP, Berglundh T. Peri-implant diseases: Where are we now? Consensus of the Seventh European Workshop on Periodontology. J Clin Periodontol 2001;38(suppl 11):178–181.

12. Maeda Y, Miura J, Taki I, Sogo M. Biomechanical analysis on platform switching: Is there any biomechanical rationale? Clin Oral Implants Res 2007;18:581–584.

13. Naert I, Duyck J, Vandamme K. Occlusal overload and bone/implant loss. Clin Oral Implants Res 2012;23(suppl 6):95–107.

14. Zhang X, Duyck J, Vandamme K, Naert I, Carmeliet G. Ultrastructural characterization of the implant interface response to loading. J Dent Res 2014;93:313–318.

15. Assunção WG, Gomes EA, Rocha EP, Delben JA. Three-dimensional finite element analysis of vertical and angular misfit in implant-supported fixed prostheses. Int J Oral Maxillofac Implants 2011;26:788–796.

16. Yamanishi Y, Yamaguchi S, Imazato S, Nakano T, Yatani H. Influences of neck design and implant-abutment joint type on peri-implant bone stress and abutment micromovement: Three-dimensional finite element analysis. Dent Mater 2012;28:1126–1133.

17. Oh HJ, Wikesjö UM, Kang HS, Ku Y, Eom TG, Koo KT. Effect of implant drill characteristics on heat generation in osteotomy sites: A pilot study. Clin Oral Implants Res 2011;22:722–726.

18. Ericsson I, Persson LG, Berglundh T, Marinello CP, Lindhe J, Klinge B. Different types of inflammatory reactions in peri-implant soft tissues. J Clin Periodontol 1995;22:255–261.

19. Baggi L, Cappelloni I, Di Girolamo M, Maceri F, Vairo G. The influence of implant diameter and length on stress distribution of osseointegrated implants related to crestal bone geometry: A three-dimensional finite element analysis. J Prosthet Dent 2008;100:422–431.

20. Lazzara RJ, Porter SS. Platform switching: A new concept in implant dentistry for controlling postrestorative crestal bone levels. Int J Periodontics Restorative Dent 2006;26:9–17.

21. Koutouzis T, Neiva R, Nonhoff J, Lundgren T. Placement of implants with platform-switched Morse taper connections with the implant-abutment interface at different levels in relation to the alveolar crest: A short-term (1-year) randomized prospective controlled clinical trial. Int J Oral Maxillofac Implants 2013;28:1553–1563.

22. Larrucea Verdugo C, Jaramillo Núñez G, Acevedo Avila A, Larrucea San Martín C. Microleakage of the prosthetic abutment/implant interface with internal and external connection: In vitro study [epub ahead of print 4 Jul 2013]. Clin Oral Implants Res doi:10.1111/clr.12217.

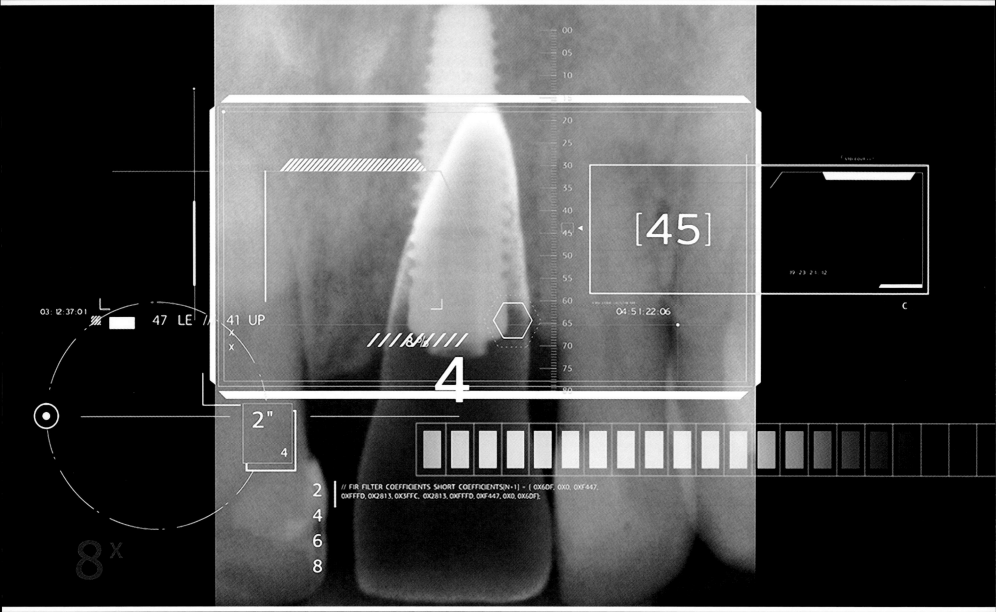

プラットフォーム
シフトコンセプトの臨床結果

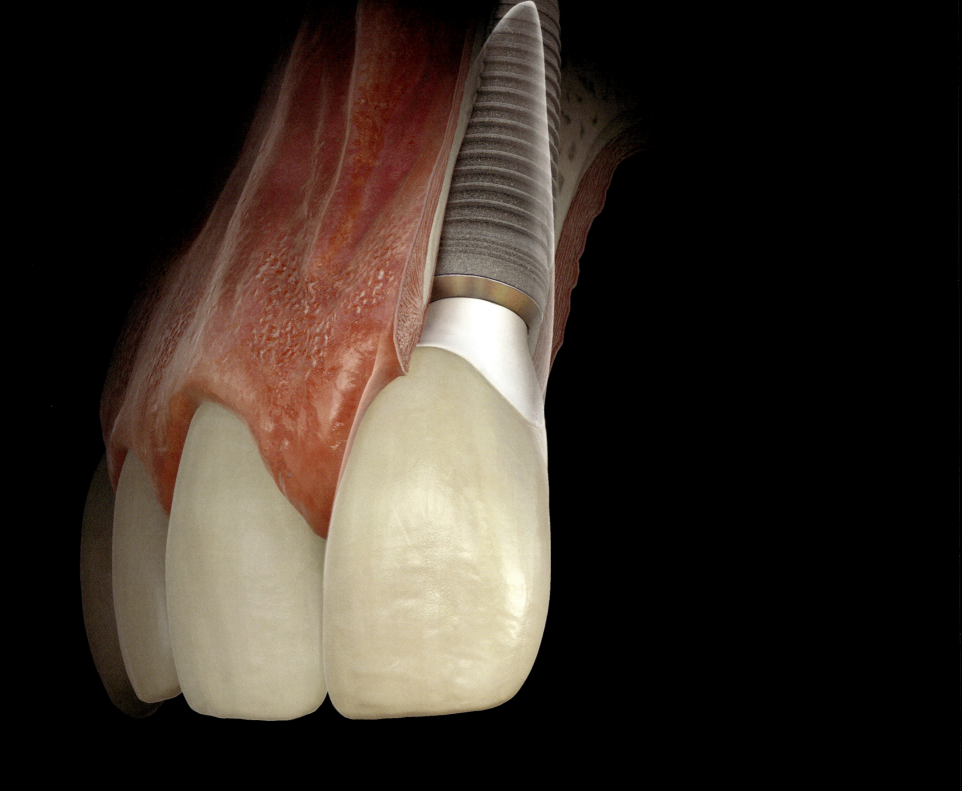

プラットフォームシフトアダプターの結果

遅延インプラント埋入の長期経過（6年）

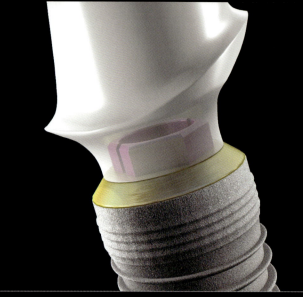

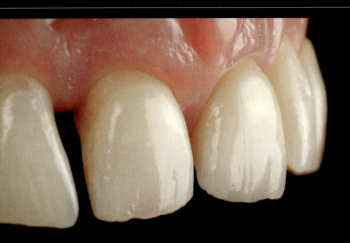 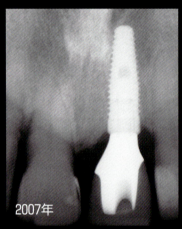 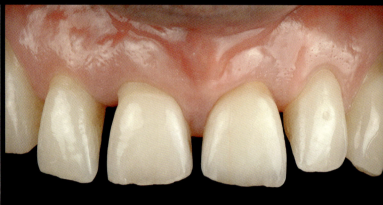

2007年

|1|における遅延インプラント埋入後のインプラント支持クラウンの最終結果。インプラント手術時にCTGを施し、PSアダプターと最終アバットメントを用いてPSコンセプトを適用した。治療完了時の口腔内写真では理想的な軟組織形態が、X線写真では十分な骨支持が認められる。

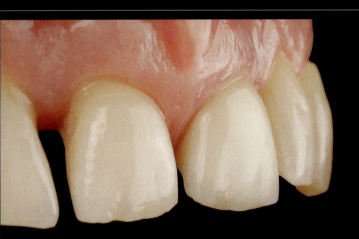 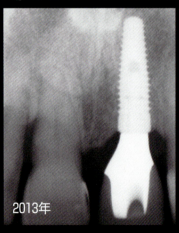 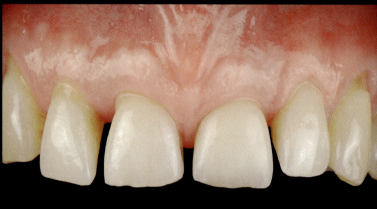

2013年

6年経過後、デンタルX線写真が示すように骨高さの変化は最小限に留まり、きわめて安定している。臨床所見および軟組織形態に著しい変化は認められない。それどころか、軟組織の成熟が長期的結果に良い影響を与えていると考えられる。長期的な成功と安定に寄与した因子がいくつか存在する：それは、最終修復物に対する非侵襲的な印象テクニックと同様に、PSコンセプトの適用とCTGを同時に行った1回法手術である。

即時インプラント埋入の長期経過（5年）

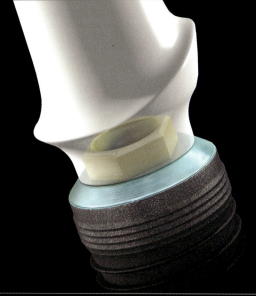

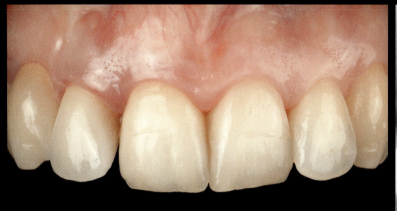
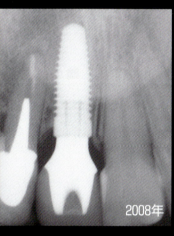
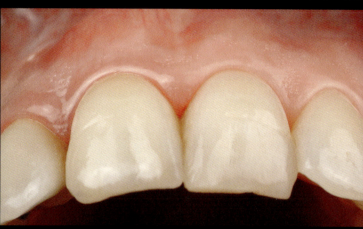

1|におけるインプラント支持クラウン完成後の術後臨床所見。インプラントは抜歯後即時埋入した。それと同時に、PSアダプターを用いて凹状のアバットメントを装着し、付加的に生じたスペースを埋め、軟組織のバイオタイプを厚くする目的でCTGを施した。軟組織のカントゥア、支持、厚み、形態は、天然歯の1|周囲の歯肉に似ている。

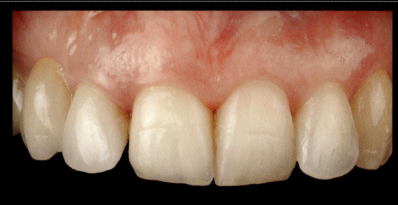
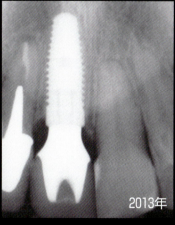
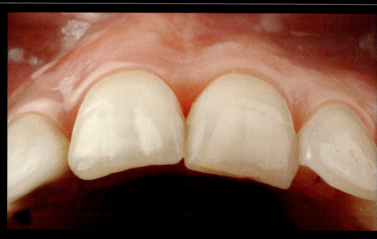

機能開始から5年後、インプラント頸の遠心側にわずかな骨吸収を認める。長期の観察期間にもかかわらず軟組織はどの三次元的位置においても安定を保っている。これは以下の外科および修復のテクニックによるものだろう：すなわち、CTG施術と同様に、PSアダプターおよび凹状のアバットメントを用いたPSコンセプトの即時適用である。

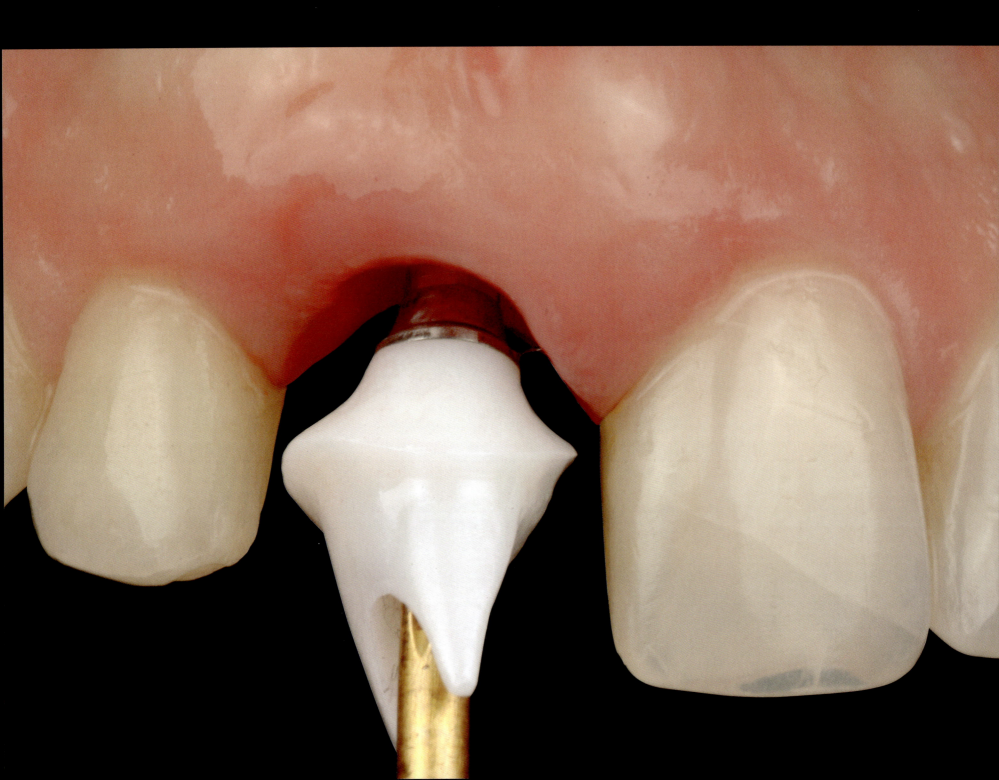

取り外しによる影響

この患者の症例はインプラント周囲の生物学的幅径への侵襲が骨リモデリングに影響を与え、最終的には骨吸収につながる可能性があることを示している。補綴コンポーネントの取り外しと、それによるインプラント - アバットメント界面への侵襲を避けることは即時インプラント埋入後に重要で、特に抜歯後の唇側骨壁吸収を補填する目的のCTGが施されない症例においてはなおさらである。この臨床記録は6年以上に及んでいる。他の症例同様、術後3年で顕著な軟組織退縮が認められる。術後3年というのは、インプラント周囲軟組織が退縮し、粘膜方向へ成熟するのに決定的なタイムスパンとなる。これは、当初は理想的に見えた正常な組織の厚みをもち、抜歯窩がタイプ1の症例においてしばしば明らかとなる。

患者はインプラント周囲の唇側組織に触れながら、中切歯間の「ブラックスペース」について「唾液が出てくる」、「間抜けな感じがする」と不満を口にする。当時、筆者は初期段階における事後の骨吸収を補填するための予防処置を行っておらず、むしろこうした問題が生じてから対処していた。この症例では、術後5年時に唇側のトンネル切開によってCTGが施された。CTG手術の間、最終アバットメントは　切開と部分層弁の剥離を適切に行うために取り外された。最初の5年間の骨高さは安定していたが、アバットメントを取り外して外科処置を施したとたんに第1スレッドまで吸収が進んだことに注目すべきである。たとえほとんど無傷に近い低侵襲手術法であっても、インプラントコンポーネントの取り外しと外科手術が組み合わされることにより骨吸収が引き起こされる。

Research

取り外しによる影響

インプラントとインプラント支持補綴コンポーネントおよび修復物の周囲軟組織に影響を与える要因は複数存在する[1,2]。臨床例とその長期観察により導き出された仮説によると、ヒーリングアバットメント、スクリュー固定式プロビジョナルレストレーション、最終アバットメントあるいは最終修復物といったインプラント補綴コンポーネントを頻繁に取り外すことは、インプラント周囲軟組織の状態の悪化につながるため避けるべきである。複数の動物実験および組織学的調査がこの仮説を裏付けており、インプラント周囲軟組織境界面の機械的破壊が軟組織喪失のみならず辺縁骨喪失にも関連していることが指摘されている[3~5]。しかしながら、どの程度の破壊的事象と「取り外し」が有意な骨喪失につながるのかはまだ明らかになっていない[6,7]。

さらに最近の複数の臨床研究により、いわゆる「ワンアバットメント・ワンタイム」コンセプト、すなわちインプラント手術時に最終アバットメントを装着しそのまま取り外さないでおくことにより辺縁骨吸収が抑制されることが、少なくともいくつかのエビデンスにおいて示されている[8~11]。これは新鮮抜歯窩への即時インプラント埋入症例では特に当てはまるだろう。

Canulloら[8]は、修復物が辺縁骨吸収に与える影響を評価するために、最終アバットメントの即時装着と、後から最終アバットメントに置き換える目的で装着されるテンポラリーアバットメントについて個人開業医院にて行ったランダム化比較試験について報告している。3年間のフォローアップデータは、対照群と比較して「ワンアバットメント・ワンタイム」症例の実験群において、骨吸収が有意に抑制されたことを示した。Degidiら[9]は24ヵ月に及ぶ追跡調査において同様のランダム化比較試験を複数回行い、手術時に装着したアバットメントを取り外さないことが、上顎歯槽骨頂に即時埋入された単独のテーパードインプラント周囲の硬・軟組織治癒の安定性が向上すると結論づけた。また、下顎臼歯部など他部位における比較調査においても同様の結果が得られた[10,11]。ある長期研究によれば、PSインプラントの即時埋入時にアバットメントを装着し、その後一度も取り外さないでおくことにより、ヘビースモーカーにおいても非喫煙者と同等の成功が得られた[12]。

インプラントコンポーネントの頻繁な取り外しが骨や軟組織の安定に悪影響を与えることを示すエビデンスは限られているため、今後のさらなる研究によって明確な臨床プロトコルを確立し、長期にわたって結果を記録していく必要がある。

参考文献

1. Rompen E. The impact of the type and configuration of abutments and their (repeated) removal on the attachment level and marginal bone. Eur J Oral Implantol 2012;5(suppl):S83–S90.

2. Rompen E, Touati B, Van Dooren E. Factors influencing marginal tissue remodeling around implants. Pract Proced Aesthet Dent 2003;15:754–761.

3. Abrahamsson I, Berglundh T, Lindhe J. The mucosal barrier following abutment dis/reconnection. An experimental study in dogs. J Clin Periodontol 1997;24:568–572.

4. Hermann JS, Schoolfield JD, Schenk RK, Buser D, Cochran DL. Influence of the size of the microgap on crestal bone changes around titanium implants. A histometric evaluation of unloaded non-submerged implants in the canine mandible. J Periodontol 2001;72:1372–1383.

5. King GN, Hermann JS, Schoolfield JD, Buser D, Cochran DL. Influence of the size of the microgap on crestal bone levels in non-submerged dental implants: A radiographic study in the canine mandible. J Periodontol 2002;73:1111–1117.

6. Abrahamsson I, Berglundh T, Sekino S, Lindhe J. Tissue reactions to abutment shift: An experimental study in dogs. Clin Implant Dent Relat Res 2003;5:82–88.

7. Hermann JS, Jones AA, Bakaeen LG, Buser D, Schoolfield JD, Cochran DL. Influence of a machined collar on crestal bone changes around titanium implants: A histometric study in the canine mandible. J Periodontol 2011;82:1329–1338.

8. Canullo L, Bignozzi I, Cocchetto R, Cristalli MP, Iannello G. Immediate positioning of a definitive abutment versus repeated abutment replacements in post-extractive implants: 3-year follow-up of a randomised multicentre clinical trial. Eur J Oral Implantol 2010;3:285–296.

9. Degidi M, Nardi D, Daprile G, Piattelli A. Nonremoval of immediate abutments in cases involving subcrestally placed postextractive tapered single implants: A randomized controlled clinical study [epub ahead of print 4 Mar 2013]. Clin Implant Dent Relat Res doi:10.1111/cid.12051.

10. Degidi M, Nardi D, Piattelli A. One abutment at one time: Nonremoval of an immediate abutment and its effect on bone healing around subcrestal tapered implants. Clin Oral Implants Res 2011;22:1303–1307.

11. Grandi T, Guazzi P, Samarani R, Garuti G. Immediate positioning of definitive abutments versus repeated abutment replacements in immediately loaded implants: Effects on bone healing at the 1-year follow-up of a multicentre randomized controlled trial. Eur J Oral Implantol 2012;5:9–16.

12. Romanos GE, Gaertner K, Aydin E, Nentwig GH. Long-term results after immediate loading of platform-switched implants in smokers versus nonsmokers with full-arch restorations. Int J Oral Maxillofac Implants 2013;28:841–845.

2005年　　　　　　　　　　　術後0日　　　　　　　　　　　2006年

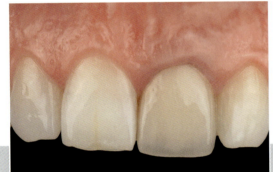
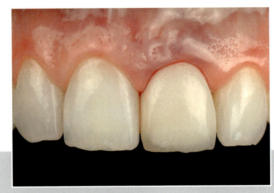
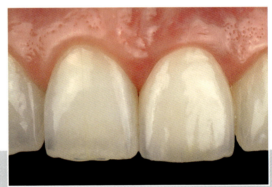
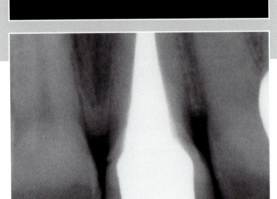
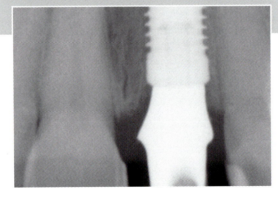
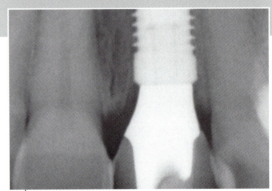

初期状態は歯槽骨頂が正常なタイプ1の抜歯窩で、バイオタイプも正常。理想的な即時インプラント埋入の症例である。補綴の不具合およびフェルールの不足が原因で抜歯後即時インプラント埋入をすることになった。

インプラント最終アバットメントおよびクラウンによる修復物をインプラント埋入と同日に装着。PSコンセプトの適用によりデンタルX線写真における骨および軟組織の安定が示されている。

1年(2007年)

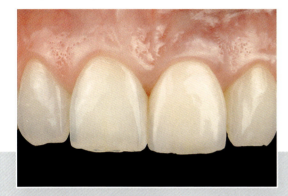

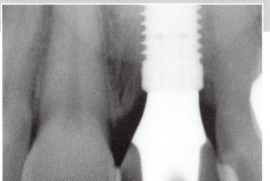

1年後の再評価では、ごくわずかな軟組織の退縮とインプラント界面上部を除くアバットメント隣接部におけるわずかな垂直性骨欠損が認められる。

2年(2008年)

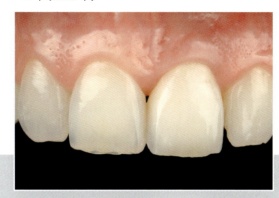

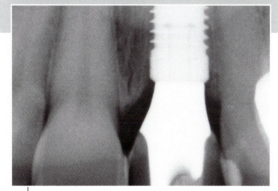

術後2年でも同様の状態であったが、患者は中切歯間の「ブラックスペース」を訴え始めた。患者の満足が得られるまでコンポジットレジンで隙間を埋めた。

3年(2009年)

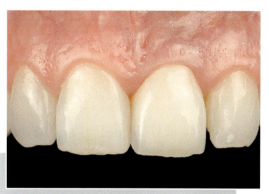

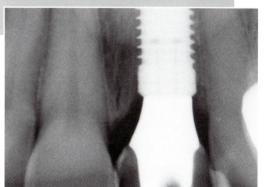

コンポジットレジン修復後1年の状態。

4年(2010年)

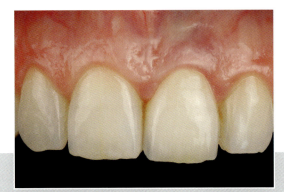
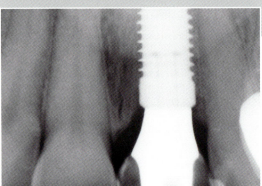

インプラント周囲骨と軟組織は安定しているが、インプラントの暗い影が目立ってきた。

5年(2011年)

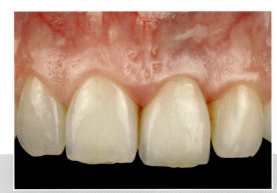
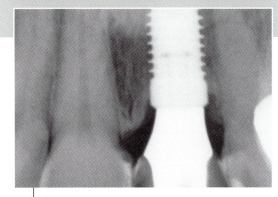

1年後、コンポジットレジン修復が破折し歯間接触が不安定になった。骨の高さは変化していないが、唇側軟組織上の暗い影がより顕著になってきた。クラウンを除去し、フラップレス術式によるCTGを行うこととした。

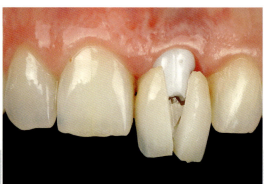
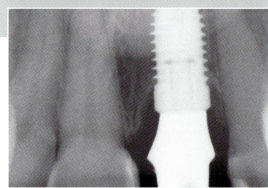

2011年

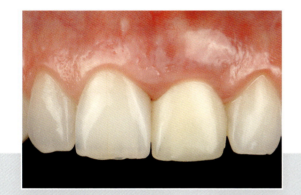

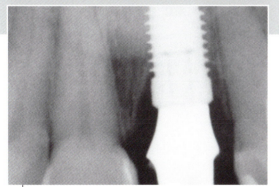

CTGおよびプロビジョナルレストレーション装着後3ヵ月の状態。手術をスムーズに行うためにアバットメントを取り外す必要があり、インプラント第1スレッドに至る骨吸収が認められた。

2012年

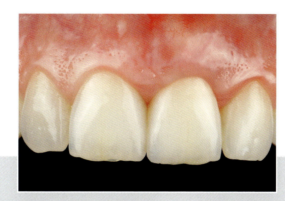

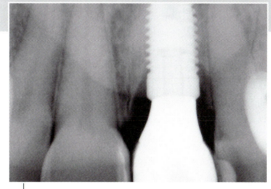

新しいジルコニアクラウンの装着。軟組織は許容範囲であるが、インプラント第1スレッドに至るまで骨が吸収している。

2013年

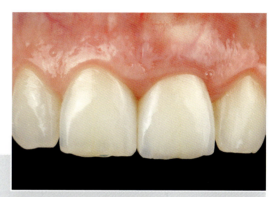

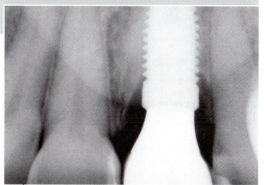

CTG施術後1年の状態。骨の高さに変化は見られず、軟組織は良好な反応を示している。

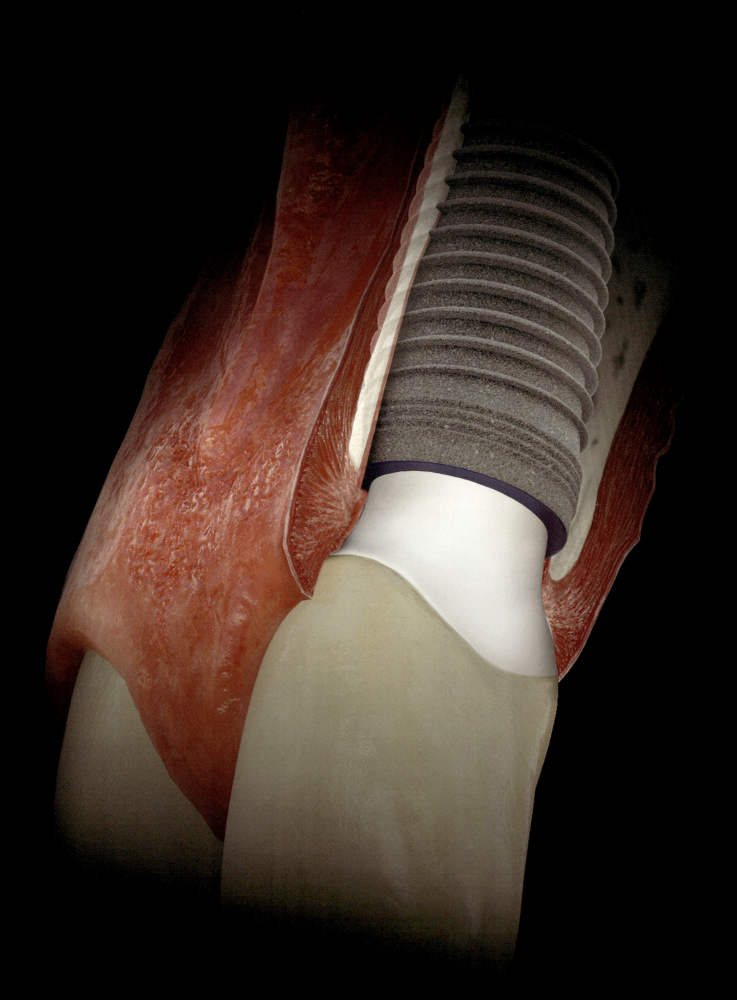

従来のプラットフォームシフトの結果

PSアダプターの背景にある発想―インプラント体に直径の小さなアバットメントを装着するためにインターナルNobelReplaceコネクションの接合部をより小さな形状にする―がインプラントメーカー（Nobel Biocare）と初めて協議されたのは2004年のことである。従来のPSアダプターは、アバットメントとインターナルコネクションのサイズの不一致により両者の間にわずかなギャップがあった。このギャップと重要な接合部における汚染の可能性を避けるため、次世代のPSアダプターは径の小さいアバットメントと径の大きいトライローブインターナルコネクション間のギャップを埋めるためのベベルが設けられた。しかしながら、PSアダプターは世界中のどの国でも入手可能なわけではなかった。アダプターなしでより小さなアバットメントの接合を可能にし、PSコンセプトの適用ができるようになったNobelReplace Conical ConnectionとNobelReplace Platform Shiftが発売されたのはつい最近である。

臨床結果は、2世代目のギャップのないPSアダプターにより大幅に改善された（症例3は従来のPSアダプター、症例4は改良されたPSアダプターにより治療された）。また、アダプターによる影響とは関係なく、即時インプラント埋入と比べ遅延埋入の症例において骨吸収が増大する傾向が一貫して認められた。最終アバットメント装着の時期が関係する因子であると考えられる。即時インプラント埋入において、最終アバットメントはたいてい手術当日に装着される。一方、遅延インプラント埋入においては、機能的かつ審美的な方法でインプラントコンポーネントおよび修復を仕上げるのに先立ち、プロビジョナルインプラントアバットメントおよびクラウンを用いた理想的なエマージェンスプロファイルと軟組織の形成が多くの場合に必要とされる。

遅延インプラント埋入

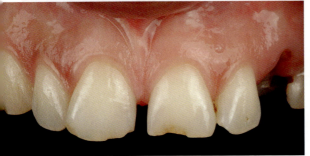
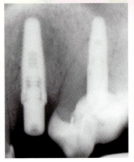
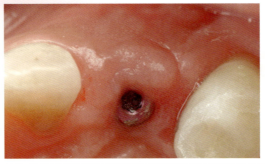
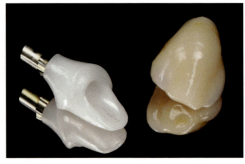

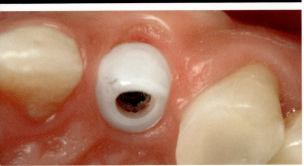
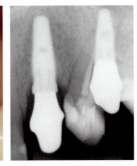

|3 の歯根が抜去され、3ヵ月の治癒期間を設けた。その後、インプラント手術と同時にCTG、およびNPヒーリングアバットメントを装着した。4ヵ月後、プロビジョナルクラウンとテンポラリーアバットメントを装着。それからさらに3ヵ月後、組織が安定するのを待って最終クラウンおよびアバットメント(NobelProcera Zirconia)を装着した。最終アバットメント装着後に撮影したデンタルX線写真では、すでにやや骨吸収が認められる。これはプロビジョナルステージでのインプラントコンポーネントの着脱の繰り返しやPSアダプターとインターナルコネクションとのギャップがもたらした結果ではないかと考えられる。このギャップによってコンポーネントのマイクロムーブメントが顕著になって結果的に不適合となり、犬歯の機能荷重が増大したと思われる。6年間の経過観察では審美的には安定しているものの、顕著な骨吸収が認められる。

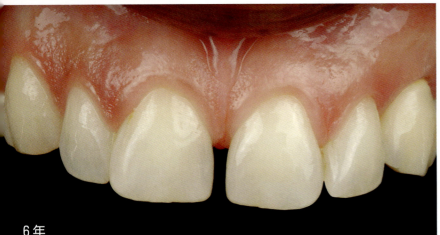
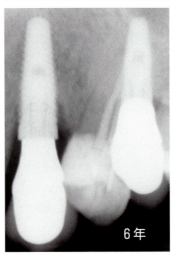

6年

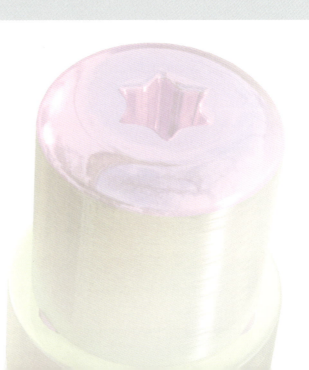

即時インプラント埋入

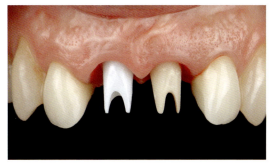
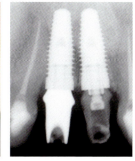
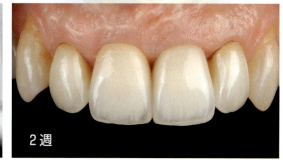

2週

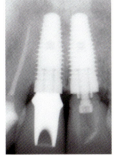
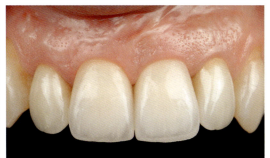

1│1をインプラントに置き換えて即時埋入を行った。しかしながら、外科手術による外傷を減らし最終結果をコントロールしやすくするために埋入は別々の時期に行った。1本目のインプラントを│1に埋入した時、既製ジルコニアアバットメントは入手不可能であったが、6ヵ月後の2本目のインプラント埋入時には1│に既製ジルコニアアバットメントを即時に装着した。インプラントのオッセオインテグレーションが獲得された後にアルミナクラウンを2歯に装着した。インプラントどうしが近接しているにもかかわらず、術後7年の骨高さは硬・軟組織造成がなくても良好である。1つは患者の歯肉のバイオタイプが厚いことが要因として挙げられる。硬・軟組織喪失の程度の差は一目瞭然である。

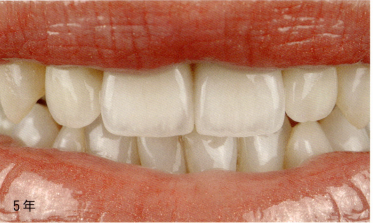

5年

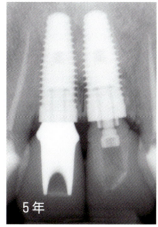

5年

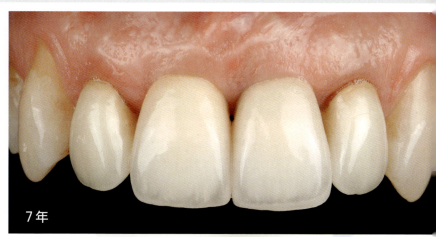

7年

74

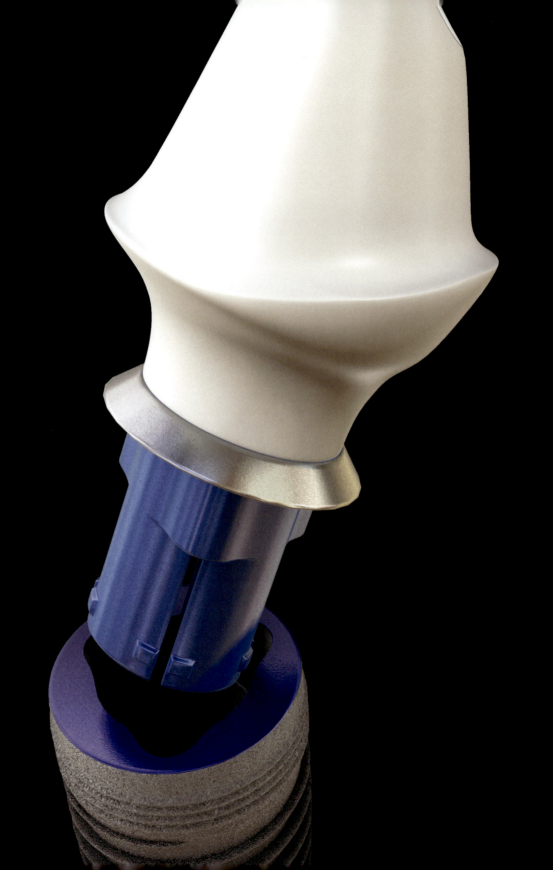

プラットフォーム
シフトアダプターによる
結果の違い

インプラント - 修復物付近における軟組織と特に硬組織のリモデリングは複数因子による現象であり、十分には解明されていない。われわれの説明や介入の多くは、科学的エビデンスというよりはむしろ長期間にわたる臨床観察に基づいていると言うべきで、まだまだ結論は出ていない。

次頁以降に示す患者の症例はいずれもPSコンセプトを用いているが、異なる結果を示している。遅延埋入と即時埋入におけるインプラントおよび修復のプロトコルを比較すると、この結果の違いは特に明らかである。

軟組織のインテグレーションを改善するための「ワンアバットメント・ワンタイム」コンセプトは、遅延インプラント埋入症例との比較でも明らかなように、補綴段階の初日に最終アバットメントとプロビジョナルクラウンを装着することが求められる。特有のスキャロップ状軟組織を反対側の側切歯に似せ、より好ましいエマージェンスプロファイルを付与するために、最終ジルコニアアバットメントを2度取り外し（異なる日に2回訪れてもらうことになる）、唇側フィニッシュラインをより根尖方向に再設定する必要があった。軟組織の高さがやや安定し、好ましいエマージェンスプロファイルが得られているにもかかわらず、生じた骨吸収は補綴操作段階に起因すると考えられる。しかしながら、いくらかの骨吸収はすでに補綴段階以前に生じており、それはおそらくCTGを併用した一次手術内のインプラント埋入あるいは外科手技以前より周囲骨の組織抵抗性が低かったことが原因と考えられる。初代のPSアダプターを用いたPSコンセプトの実施は理想的とはいえないかもしれない。なぜなら、不完全な適合により補綴コンポーネントの金属疲労が引き起こされ、その結果生じたギャップが細菌汚染につながるからである。この症例において、審美的効果は必ずしも損なわれていないものの、PSコンセプトによってインプラント周囲の骨吸収を防ぐことはできなかった。骨の吸収にもかかわらず十分な軟組織が維持されたのは、一次手術時にCTGを施したことがおもな要因であろう。

即時埋入インプラント症例は経時的にも骨の高さが安定することを示している。「ワンアバットメント・ワンタイム」コンセプトの適用、歯肉のバイオタイプが正常であったこと、そして唇側骨壁および抜歯窩の形状が寄与因子となった。

遅延インプラント埋入

PSアダプター、5mmのNPヒーリングアバットメントを用い、かつCTGを同時に施術した遅延インプラント埋入（NobelReplace Groovy RP 4.3×13mm）。補綴前の治癒期間後6ヵ月の臨床所見である。補綴前後のデンタルX線写真により経時的なリモデリングおよび骨吸収が認められる。

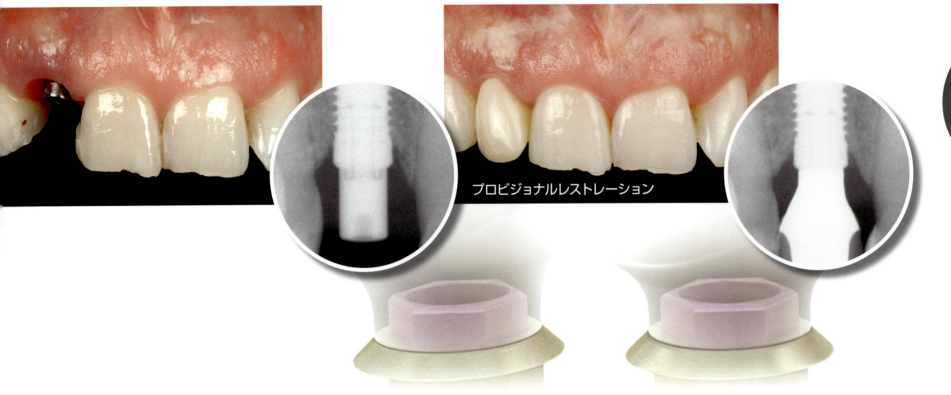

即時インプラント埋入

即時インプラント埋入プロトコルとPSアダプターを用いたPSコンセプトの実現により治療した全症例において、審美的結果と軟組織高さの長期的な安定が認められる。この症例は硬・軟組織の造成をしていないが、5年経過した現在でも安定している。

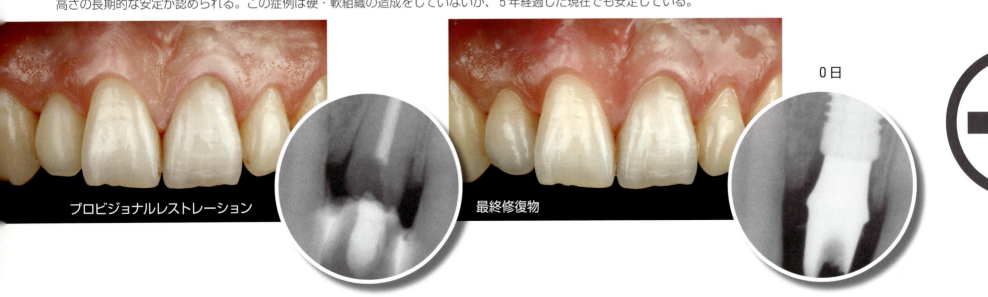

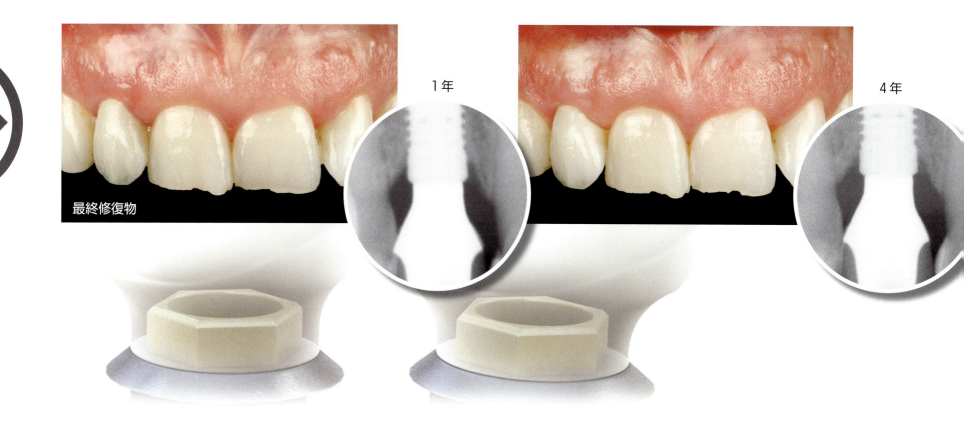

最終修復物　1年　4年

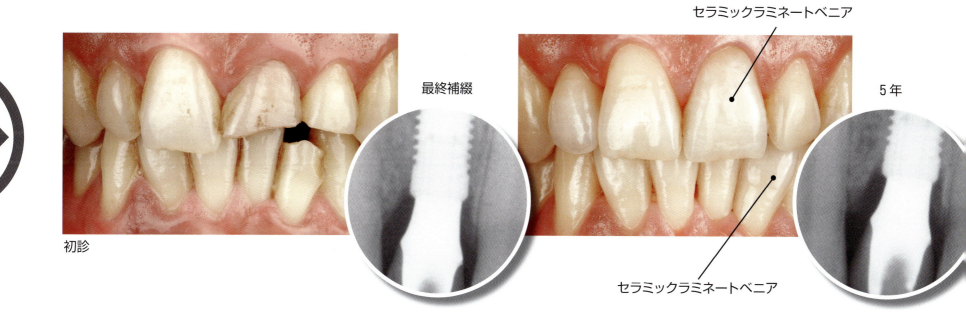

初診　最終補綴　セラミックラミネートベニア　5年　セラミックラミネートベニア

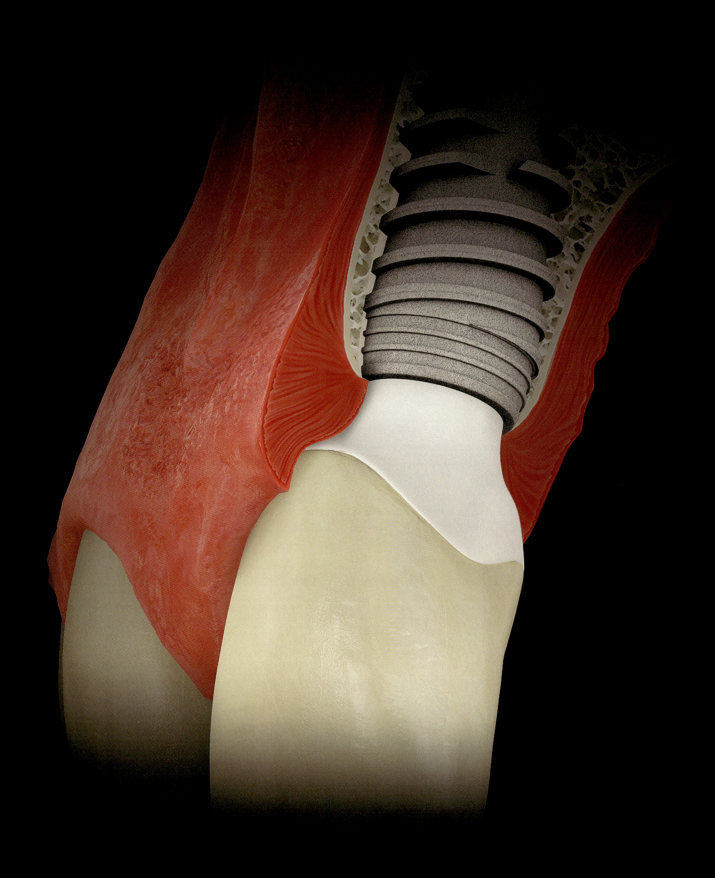

NobelActive における
プラットフォームシフトの結果

特有の先端およびスレッドのデザインを備えたNobelActiveセルフタッピングインプラントは、高い初期固定と理想的なインプラント埋入を可能にする。インターナル・コニカル・コネクションは位置決めを容易にするためのインターナルヘックスを最根尖側部分に設けている。インターナル・コニカル・コネクションは連結部の密着性を高め、PSコンセプトはデザインとしてあらかじめ組み込まれている。多くの症例でインプラント - アバットメント界面における骨リモデリングの増進が観察されており、2つのコンポーネント（PSアダプターを用いた症例）よりも安定した骨の高さが得られている。しかし、遅延インプラント埋入は即時埋入プロトコルと比較すると、インプラント - 修復物間の骨吸収がより多く認められる。これらの臨床結果は期待できるものであるが、最終的な結論を導き出す前に、さらなる長期的な臨床試験が必要である。

遅延インプラント埋入

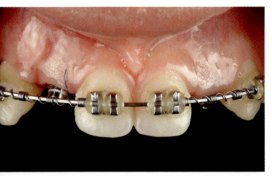
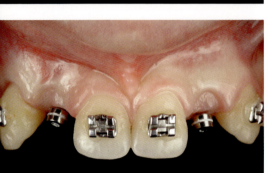
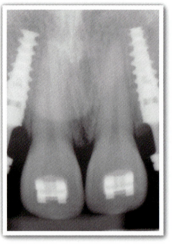
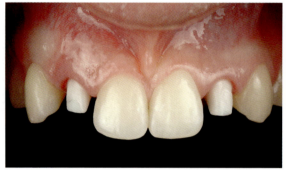
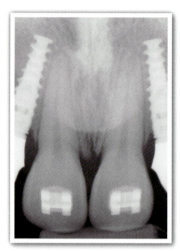

治療の大まかな根本原理は従来のインプラントと同じである。先天性欠損である|2部の回復目的でNobelActive NP3.5×13mmインプラントを埋入。CTGと理想的な創閉鎖に必要なスペースを与えるため、ナローヒーリングアバットメントをインプラント手術時に装着した。

補綴段階では、軟組織マネージメントと自然なエマージェンスプロファイルを与えるため、最終ジルコニアアバットメントおよびプロビジョナルレストレーションを装着した。
矯正担当：Dr. Gorka Loyola

即時インプラント埋入

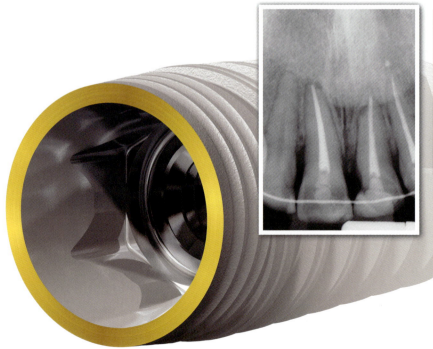
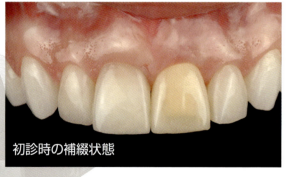
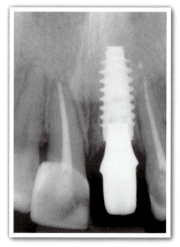
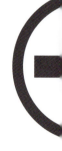

初診時の補綴状態

|1の抜歯後、即時インプラント埋入。骨補填材料（Bio-Oss、Geistlich）をインプラントと抜歯窩の間に挿入した後、上顎結節から採取したCTGを行った。同時に最終ジルコニアアバットメントを装着し、プロビジョナルクラウンにて修復した。

術後1年経過。1|の最終クラウン装着および歯肉切除。

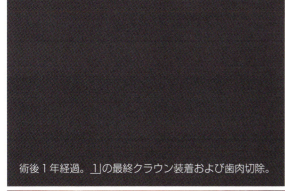
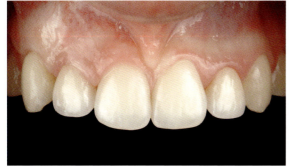
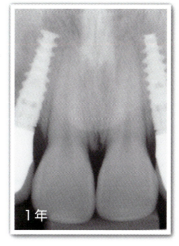

1年

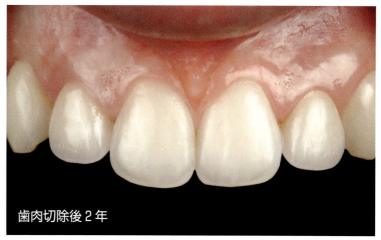

歯肉切除後2年

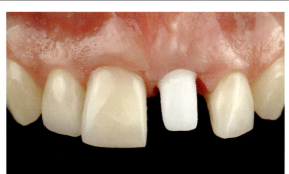
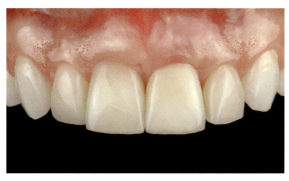
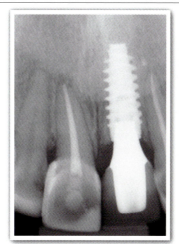

1|の修復、2|2のコンポジットレジン修復、および1|の最終アルミナクラウン装着後の臨床所見。

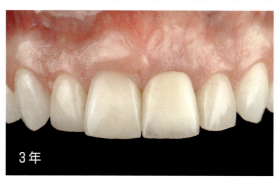

3年

術後3年において硬・軟組織の状態は安定している。

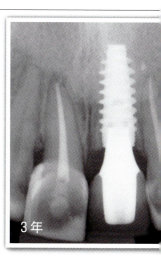

3年

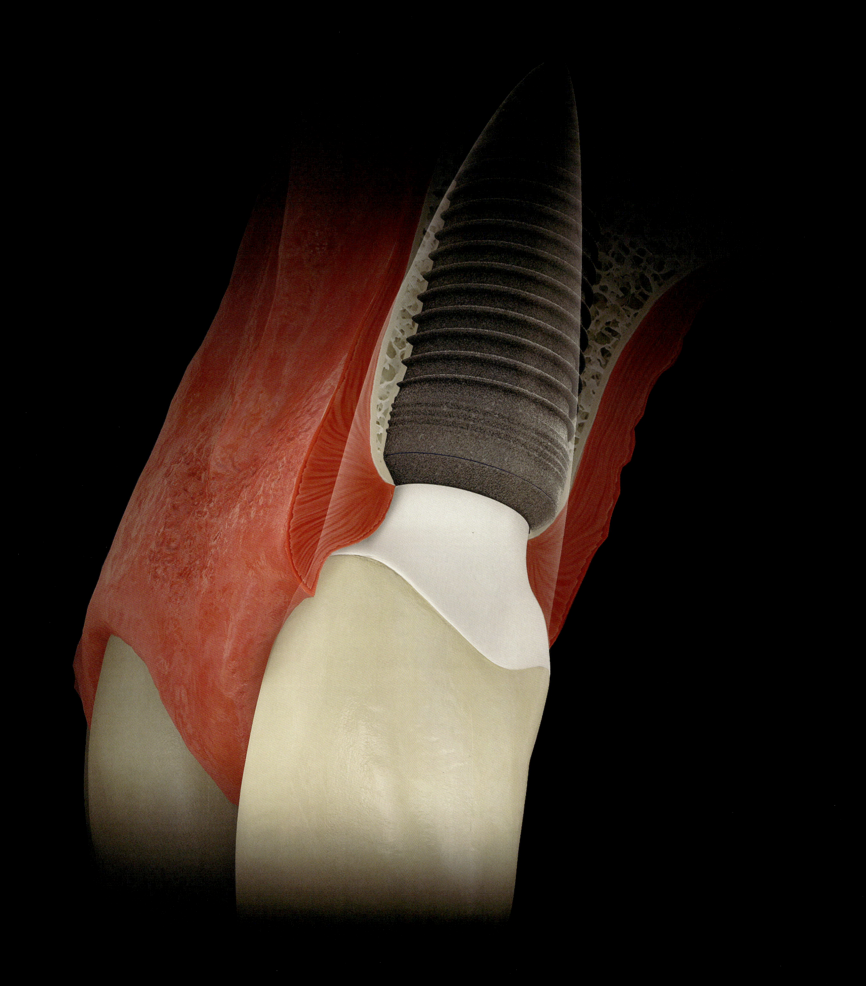

NobelReplace Conicalにおける
プラットフォームシフトの結果

つい最近発売されたNobelReplace Conical Connectionは、定評のあるNobelReplace
インプラントのボディデザインとNobelActiveインプラント特有のインターナル・コニカ
ル・コネクションを組み合わせている。PSコンセプトはそのデザインによってすでに組み
込まれているのである。短期間の臨床試験では、NobelActiveインプラントによって得ら
れた結果と同程度のものが示されている。遅延インプラント埋入症例においても良い結果が
認められるが、それは微細なインプラントスレッドデザインによって埋入手術が低侵襲にな
ることと関係しているかもしれない。

遅延インプラント埋入

2|のプロビジョナルレストレーションは犬歯からのカンチレバーとなっており、ナローテンポラリーヒーリングアバットメント上に設置されている。CTGを行い、NobelReplace Conical Connection 4.3×13mmのインプラントにナローヒーリングアバットメントを装着させてから6ヵ月経過後の状態。

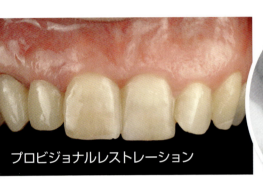
プロビジョナルレストレーション

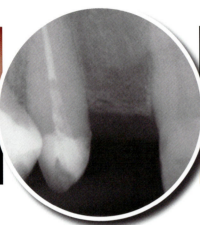

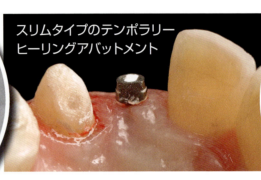
スリムタイプのテンポラリーヒーリングアバットメント

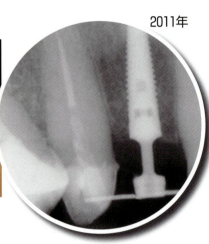
2011年

即時インプラント埋入

抜歯後即時インプラント埋入の理想的な症例。この種の処置後に典型的にみられる吸収を補うため、骨補填材料（Bio-Oss）とCTGを適用した。補綴的には既製ジルコニアアバットメントをカスタマイズし、同部位に適合。それと同時にプロビジョナルレストレーションを装着した。

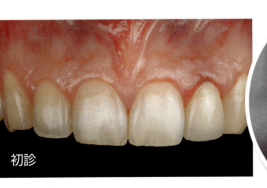
初診

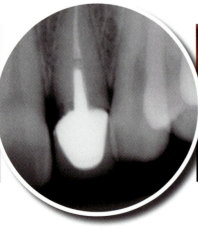

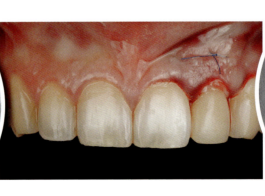

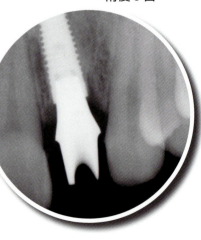
術後0日

補綴段階の初日に最終ジルコニアアバットメントを装着。すでに装着済みのプロビジョナルレストレーションは望ましい軟組織形態が得られるまで調整した。その後、歯およびインプラント周囲に従来型の圧排糸を挿入し最終印象を採得。

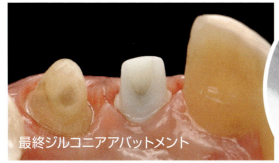
最終ジルコニアアバットメント

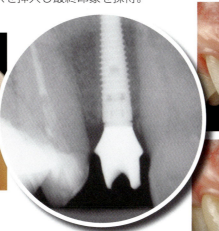

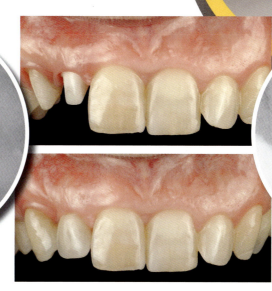

術後所見と最終ジルコニアアバットメントおよびクラウン装着後1年。骨の高さは治療期間を通して安定している。

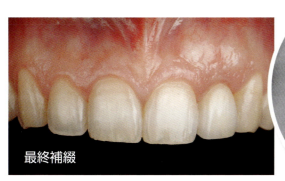
最終補綴

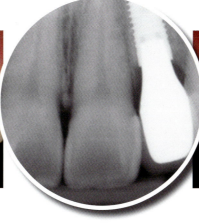

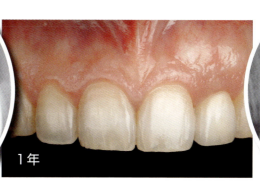
1年

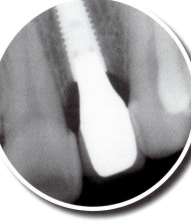

最終ジルコニアクラウンの装着後数週の状態と治療後1年を比較すると、骨の高さや組織の状態は安定している。この結果は期待できるものであるが、より長期のフォローアップ期間が必要であろう。

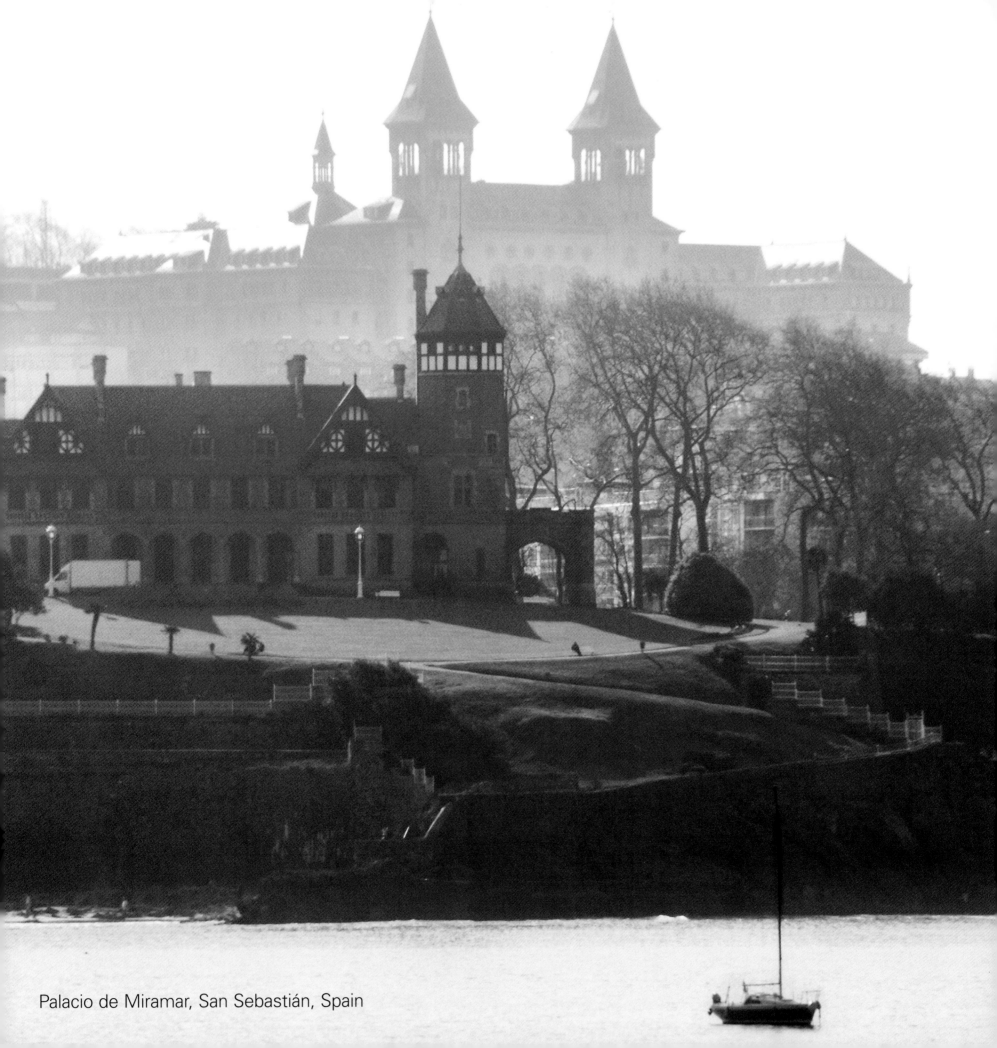
Palacio de Miramar, San Sebastián, Spain

インプラント周囲の
自然な審美性

3. 理想的な三次元的インプラント埋入
   - 一般的な考え方
   - ガイデッドサージェリー

4. 自然な軟組織カントゥアの形成
   - 骨移植
   - 軟組織移植術
   - プロビジョナルレストレーションを用いた
     補綴的な軟組織カントゥアの形成
   - 軟組織の審美性を高める矯正治療

5. 最終修復物のためのラボとのコミュニケーション
   - 印象採得
   - アバットメントを外さない印象法
   - 三次元的エマージェンスプロファイルと歯の形態
   - 色調とコーピングの選択
   - アバットメント素材の選択

6. 最終修復物
   - 最新のコンセプト

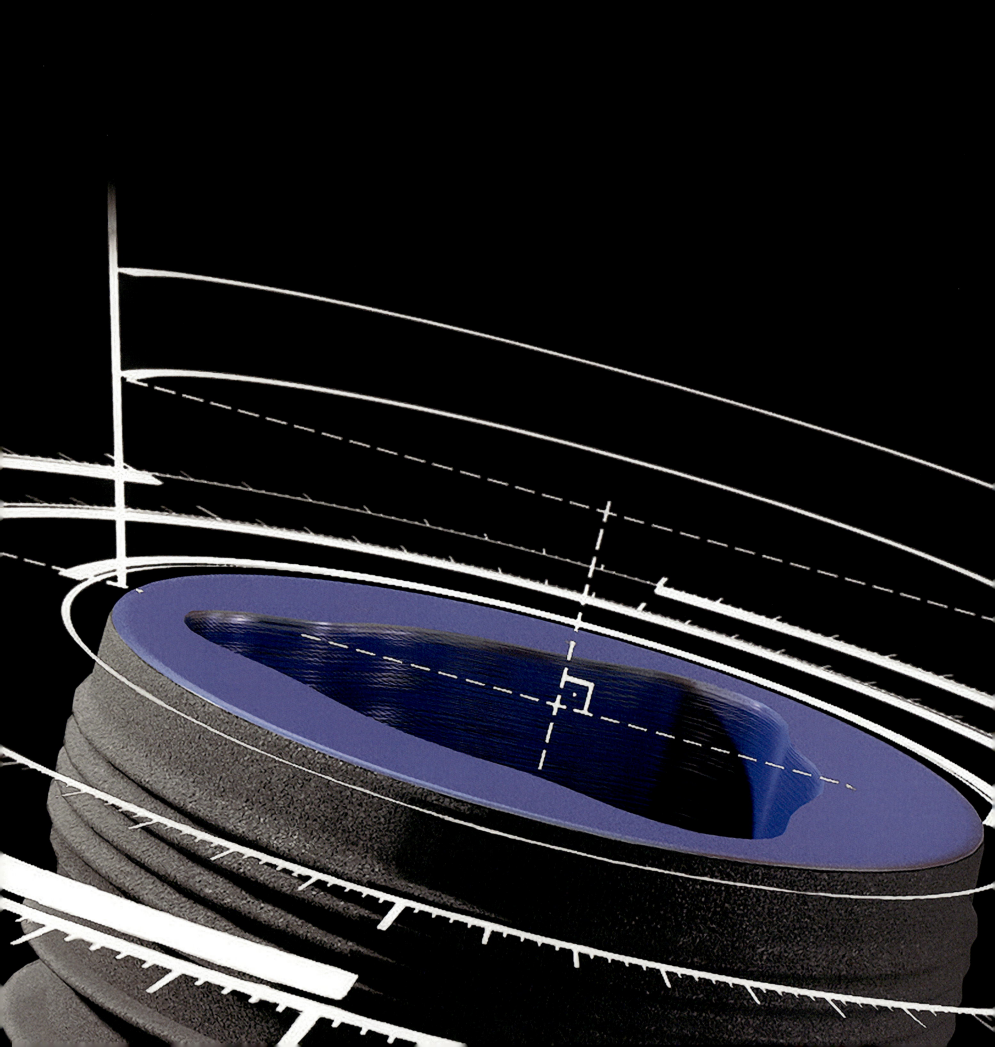

理想的な三次元的インプラント埋入

→Research：三次元的インプラント埋入
- 一般的な考え方
  - インプラントの選択
  - 唇舌的位置
  - 近遠心的位置と必要な距離
  - 角度
  - 深度と方向
  - 歯‐歯肉角度とエマージェンスプロファイル
  - 一時的な修復物
- ガイデッドサージェリー

Chapter ③

Research

三次元的インプラント埋入

自然で審美的なインプラント修復、理想的な軟組織カントゥアおよびインプラントの安定性を得るためには、唇舌的、近遠心的、歯冠根尖側方向の三つの要素に準じた理想的なインプラントの位置づけと角度が必要である[1~6]。今日、システマティックレビュー[7]や信頼性の高い臨床研究から得られたエビデンスでは、インプラントを選択するうえで、特有のインプラントの種類、形状や表面構造を持ったものがすぐれているといった確証は示されておらず、今後の研究課題とされている。これらの要素は正しく調査されたことがなく、ランダム化臨床試験ではこれだけを分離して確かめることができない。しかし、正しいインプラントの選択は良い結果を出すためには非常に重要な要素である[1~5]。そのために、以下の利用できる三次元的(3D)空間に基づいて行うべきである；種類、形状、修復歯のサイズ、そして、支持骨の密度、解剖、形態。

軟組織カントゥアは治療結果において決定的な要素であり、それらは歯槽骨およびインプラント周囲の軟組織の構造によって決まる[9]。隣接面の骨の高さと、唇側骨の高さおよび厚さの2つが解剖学的にはもっとも重要な要素である[1]。軟組織のバイオタイプと厚さは、インプラント埋入後の硬・軟組織の安定性に直接影響する[10,11]。逆に言えば、軟組織の厚さは、ある程度ではあるが、インプラントの三次元的ポジションに影響される。たとえば唇舌的な位置においてインプラントポジションが唇側に傾き過ぎると、唇側軟組織のマージンが薄くなり、歯冠方向に不適切な位置になってしまう[12]。

隣接面の歯間乳頭の量は、隣在歯の支持歯槽骨の量によって決まるが[9,13]、同時に、インプラントポジションと角度付け、特にインプラントショルダーにも影響される[1~5]。隣接面の骨頂と歯のコンタクトポイントの垂直的距離が5mm以下の場合は、完全な歯間乳頭を作るのに適している[14]。6mm以上の垂直的距離がある場合、コンタクト部までを歯間乳頭で完全に覆うのは困難である。インプラントと歯の水平的（近遠心的）距離は約1.5〜2.0mmが適している[15]。隣接するインプラントどうしでは3.0〜3.5mmの距離が理想的である[16,17]。インプラントが隣在歯と近すぎると、隣接部の歯槽骨がインプラント部の歯槽骨頂まで吸収し、乳頭が喪失するおそれがある[18,19]。インプラントどうしの距離が近接しすぎた場合はそれ以上に大きな影響を与える[15]。しかしながら、プラットフォームシフト（PS）コンセプトにおける補綴治療では、インプラント間の距離が2mmでも問題はない[20]。一方で、インプラントどうし、あるいは隣在歯との距離が離れすぎている場合、硬・軟組織の量が不十分になってしまう[15]。深さについては、予想される歯肉辺縁から根尖側へ約3〜4mmの位置にインプラントを埋入するべきである[1~4]。あまりにも埋入深度が深すぎると、不必要な骨吸収および軟組織の吸収を起こす一方、埋入深度が浅いインプラントでは、自然なエマージェンスプロファイルの獲得が困難となる[1]。唇側より離れすぎた場合や角度をつけすぎたインプラント埋入は軟組織の退縮を引き起こす[12]。しかしながら、口蓋側に埋入位置を移したり角度をつけたインプラントでは、自然なエマージェンスプロファイルを有した修復が困難となる[1~5,21]。

以上より、インプラントの埋入はこれらすべての三次元的要素に基づいて修復主導的に行われるべきである[5]。クラウンとインプラント体の三次元的位置のズレが大きくなればなるほど、治療結果は不良で不安定なものとなる[1~5]。

参考文献

1. Buser D, Martin W, Belser UC. Optimizing esthetics for implant restorations in the anterior maxilla: Anatomic and surgical considerations. Int J Oral Maxillofac Implants 2004;19:43–61.

2. Belser U, Buser D, Higginbottom F. Consensus statements and recommended clinical procedures regarding esthetics in implant dentistry. Int J Oral Maxillofac Implants 2004;19:73–74.

3. Higginbottom F, Belser U, Jones JD, Keith SE. Prosthetic management of implants in the esthetic zone. Int J Oral Maxillofac Implants 2004;19:62–72.

4. Belser UC, Schmid B, Higginbottom F, Buser D. Outcome analysis of implant restorations located in the anterior maxilla: A review of the recent literature. Int J Oral Maxillofac Implants 2004;19:30–42.

5. Garber DA. The esthetic dental implant: Letting the restoration be the guide. J Am Dent Assoc 1995;126:319–325.

6. Gamborena I, Blatz MB. Current clinical and technical protocols for single-tooth immediate implant procedures. Quintessence Dent Technol 2008;31:49–60.

7. Esposito M, Murray-Curtis L, Grusovin MG, Coulthard P, Worthington HV. Interventions for replacing missing teeth: Different types of dental implants. Cochrane Database Syst Rev 2007;(4):CD003815.

8. Schropp L, Stavropoulos A, Gotfredsen E, Wenzel A. Comparison of panoramic and conventional cross-sectional tomography for preoperative selection of implant size. Clin Oral Implants Res 2011;22:424–429.

9. Kan JY, Rungcharassaeng K, Umezu K, Kois JC. Dimensions of peri-implant mucosa: An evaluation of maxillary anterior single implants in humans. J Periodontol 2003;74:557–562.

10. Fu JH, Lee A, Wang HL. Influence of tissue biotype on implant esthetics. Int J Oral Maxillofac Implants 2011;26:499–508.

11. Puisys A, Linkevicius T. The influence of mucosal tissue thickening on crestal bone stability around bone-level implants. A prospective controlled clinical trial [epub ahead of print 9 Dec 2013]. Clin Oral Implants Res doi:10.1111/clr.12301.

12. Peng M, Fei W, Hosseini M, Gotfredsen K. Influence of implant position on clinical crown length and peri-implant soft tissue dimensions at implant-supported single crowns replacing maxillary central incisors. Int J Periodontics Restorative Dent 2013;33:785–793.

13. Blatz MB, Hürzeler MB, Strub JR. Reconstruction of the lost interproximal papilla—Presentation of some surgical and non-surgical procedures. Int J Periodontics Restorative Dent 1999;19:395–406.

14. Choquet V, Hermans M, Adriaenssens P, Daelemans P, Tarnow DP, Malevez C. Clinical and radiographic evaluation of the papilla level adjacent to single-tooth dental implants. A retrospective study in the maxillary anterior region. J Periodontol 2001;72:1364–1371.

15. Tarnow DP, Cho SC, Wallace SS. The effect of inter-implant distance on the height of inter-implant bone crest. J Periodontol 2000;71:546–549.

16. Tarnow D, Elian N, Fletcher P, et al. Vertical distance from the crest of bone to the height of the interproximal papilla between adjacent implants. J Periodontol 2003;74:1785–1788.

17. Kois JC. Predictable single-tooth peri-implant esthetics: Five diagnostic keys. Compend Contin Educ Dent 2004;25:895–896,898,900.

18. Esposito M, Ekestubbe A, Gröndahl K. Radiological evaluation of marginal bone loss at tooth surfaces facing single Brånemark implants. Clin Oral Implants Res 1993;4:151–157.

19. Thilander B, Odman J, Jemt T. Single implants in the upper incisor region and their relationship to the adjacent teeth. An 8-year follow-up study. Clin Oral Implants Res 1999;10:346–355.

20. Elian N, Bloom M, Dard M, Cho SC, Trushkowsky RD, Tarnow D. Effect of interimplant distance (2 and 3 mm) on the height of interimplant bone crest: A histomorphometric evaluation. J Periodontol 2011;82:1749–1756.

21. Tarnow DP, Eskow RN. Considerations for single-unit esthetic implant restorations. Compend Contin Educ Dent 1995;16: 778,780,782–784.

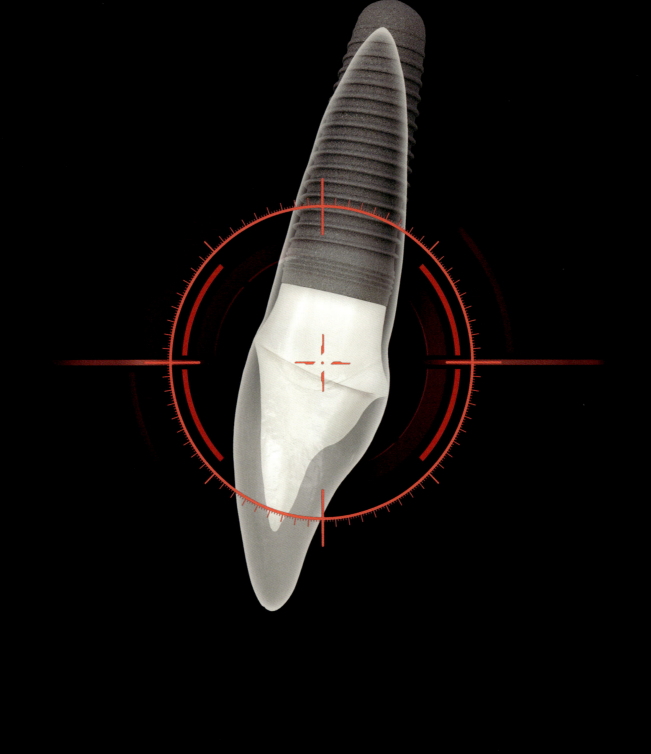

一般的な考え方

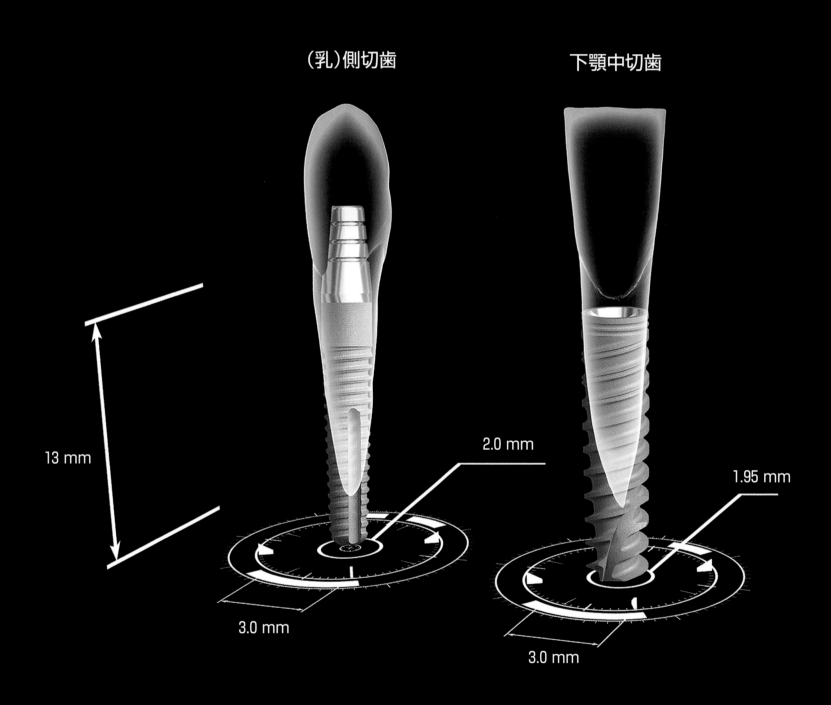

インプラントの選択

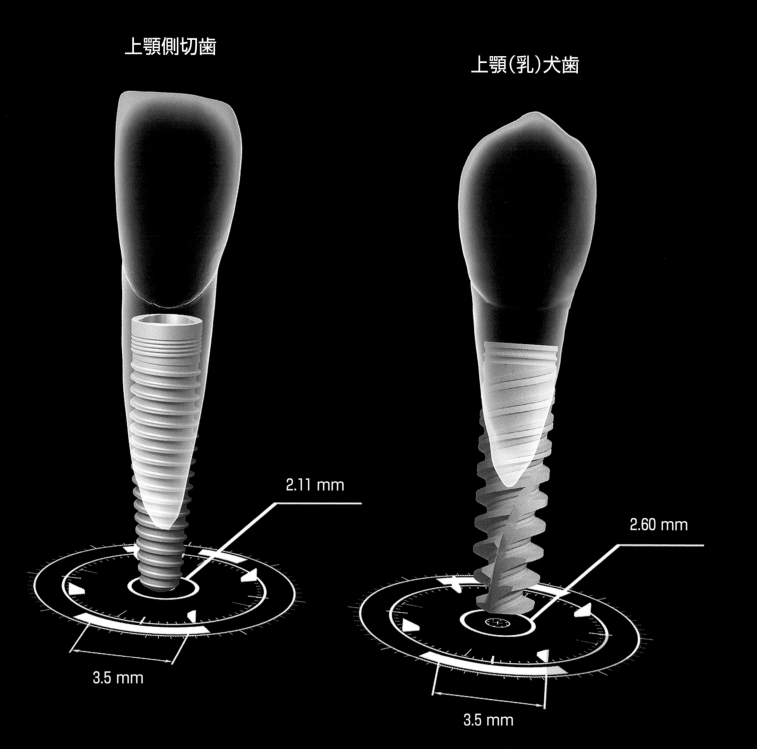

インプラントのサイズ

インプラントのサイズは、インプラントを選択するうえで考慮すべき重要な要素であるが、インプラントメーカーによりつねに用意されるものではない。たとえば、歯間乳頭部の審美性のために必要なインプラント頸部は具体的に設計されるが、体部と先端部はそうでない場合がある。これら2つの要素は、隣在歯の歯根が近接している際に考慮すべきことである。オッセオインテグレーションの成功および歯根の先端が傷つかないためには最低でも1mmのスペースを必要とする。そのために、正しいインプラントの選別が必要不可欠である。なぜならインプラント治療は、外科的な要素を含む補綴治療だからである。最初の選別のステップとして、最終クラウンのために無歯顎部の近遠心的な距離を測定し、そして根と根の間の根尖部の距離を測る。最後のステップは、ピンクエステティックパラメータである歯間乳頭の高さ、スキャロップ、厚さ、自然な色などを注意深く考慮したクラウンへの置換である。

このセクションでは、インプラント頸部と先端部を計測し、具体的な症例に適した理想的なインプラントの選択について紹介する。NobelActive 3.0(Nobel Biocare)はもっとも細い先端を持ち、NobelReplaceはNobelActive NP より細い先端を持つ。すべてのインプラントの体部は円錐状であり、計画時とインプラント選別の時点ではインプラント体のサイズを考慮する必要はない。

頚部と先端部のサイズ(mm)	インプラントタイプ	最小の近遠心距離	最適な近遠心距離	適応
3.0 / 2.0	NobelDirect 3.0（1ピース）	5.0 mm	5.5〜6.0 mm	・小さい上顎側切歯（乳側切歯） ・下顎中切歯
3.0 / 1.95	NobelActive 3.0	5.0 mm	5.5〜6.0 mm	
3.5 / 2.6	NobelActive NP	5.5 mm	6.0〜7.0 mm	・上顎側切歯 ・下顎側切歯
3.5 / 2.11	NobelReplace Tapered NP	5.5 mm	6.0〜7.0 mm	

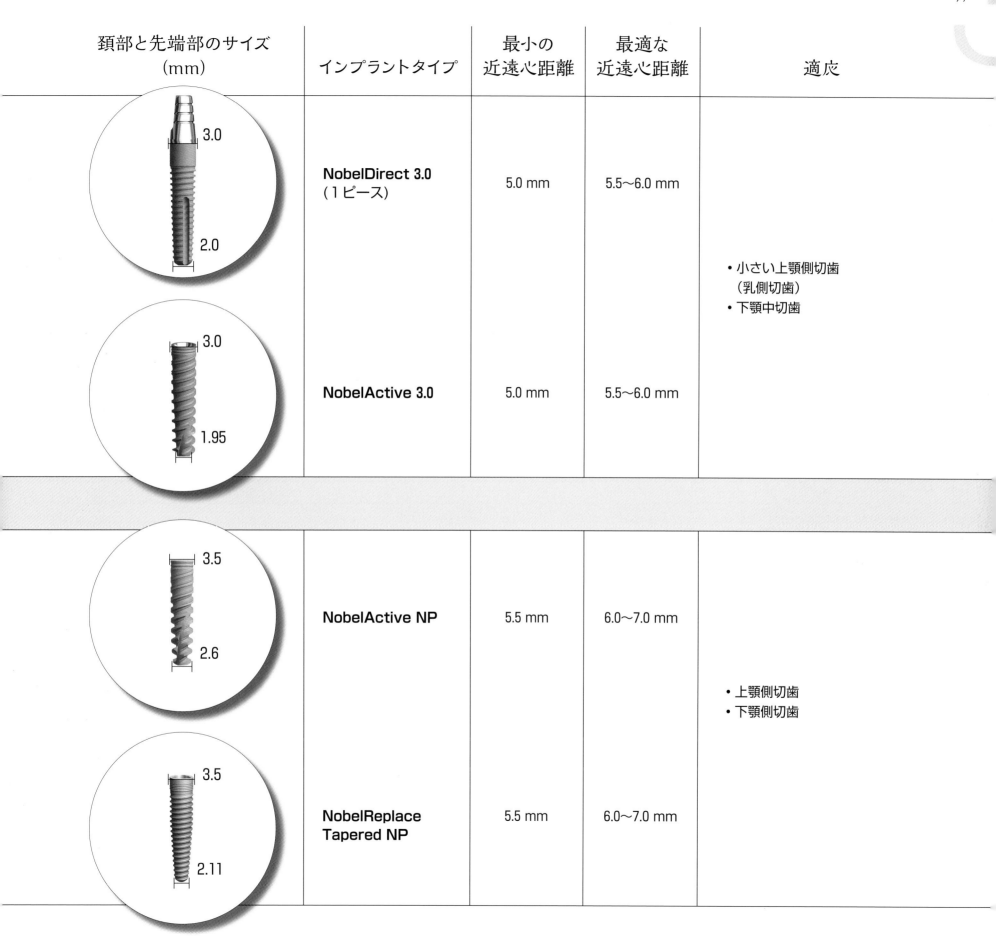

NobelDirect 3.0

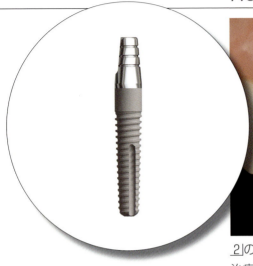
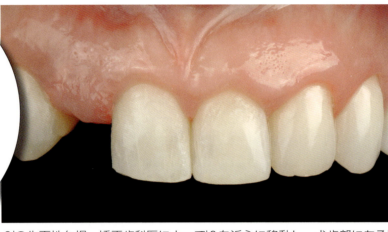
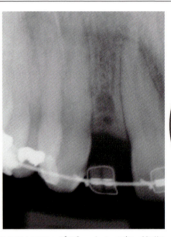

2|の先天性欠損。矯正歯科医によって|2 を近心に移動し、犬歯部にある|4 にはコンポジットレジン修復治療を行った。右側の側切歯部にインプラント埋入のためのスペースを確保した。

NobelActive 3.0

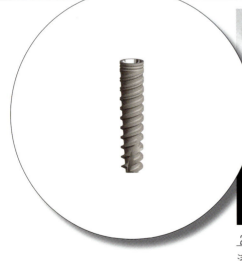
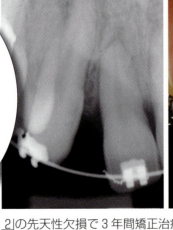
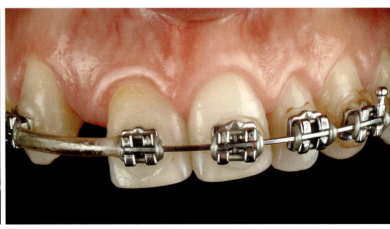

2|の先天性欠損で3年間矯正治療を行ったが、インプラント埋入のための根尖スペースが確保できず、満足しなかった。補綴および外科処置のためのスペースを確保するために、再度矯正治療の計画を立てた。NobelActive 3.0のインプラントが選択された理由は、2ピースインプラントの中ではもっとも細く、強い固定が可能だからである。

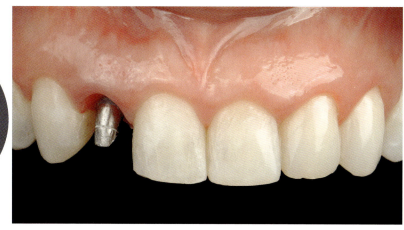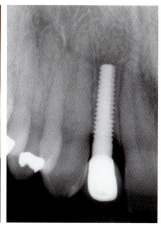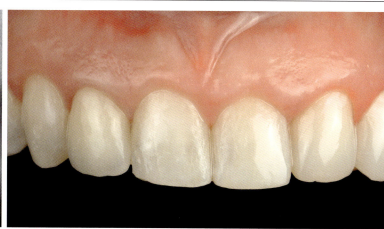

捻出できた最大近遠心径は5mmで、3mm径インプラントの選択となった。この時代、3mm径は唯一NobelDirect3.0の1ピースインプラントであった。サイズの小ささに加え、このインプラントの最大の利点は一体型のアバットメントである。しかしながら、骨欠損が存在しインプラントの埋入角度が必要となるときは、エマージェンスプロファイルを形成するのが難しい。

矯正担当：Dr. Alvarjo Larriu

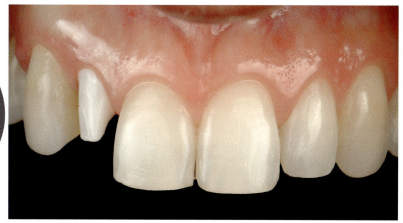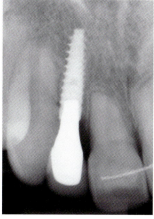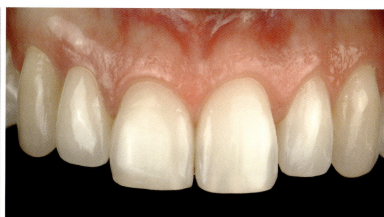

インプラント埋入のための外科および補綴治療を行った後の最終形態。側切歯歯肉の複雑なスキャロップ形状は別にして、自然な修復結果となっている。

矯正担当：Dr. Domingo Martín

NobelReplace Tapered NP

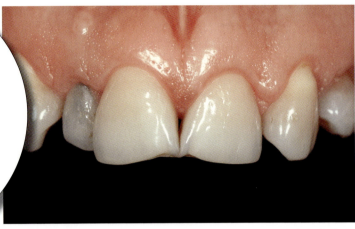
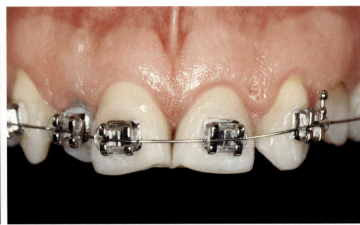

2|が円錐歯、|2 が先天性欠損の患者。矯正によって犬歯を移動させ、側切歯の上部構造のためのスペース確保を行った。上顎前歯部のアーチの形態と歯のサイズを考慮し、従来のナロープラットフォーム（NP）インプラントが適応となった。ネジ山がスムースで、遅延埋入に最適な固定が得られるためにNobelReplace Tapered NP インプラントを選択した。

NobelActive NP

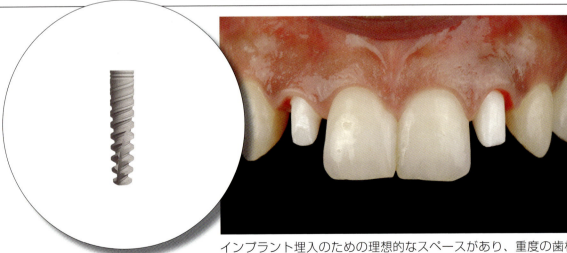
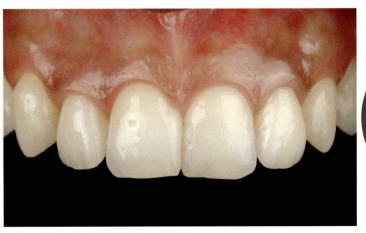

インプラント埋入のための理想的なスペースがあり、重度の歯根吸収をともなう上顎側切歯が円錐歯の患者。スレッドにより即時インプラント埋入時の初期トルクと適切な固定を獲得できるため、従来のNobelActive NPインプラントが使用された。

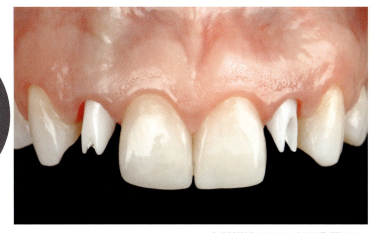 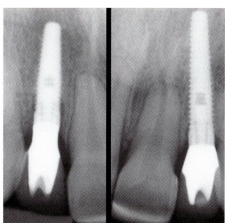 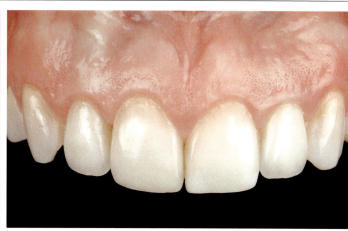

上部構造周囲に歯間乳頭のための理想的なスペースが矯正医によって設けられた（近遠心的に6mm）。審美的ゴールを達成させるために歯の移動が必須となる：歯の中心線が正中にあり、近遠心的なスペースを6mm確保でき、適切な前歯部歯間形態、1級のストリッピングと犬歯関係が作られている。

矯正担当：Dr. Domingo Martín

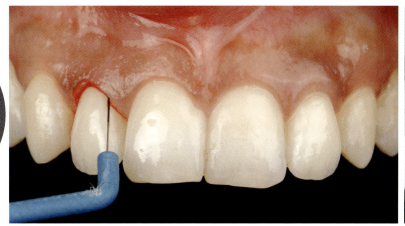 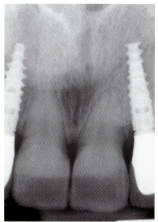 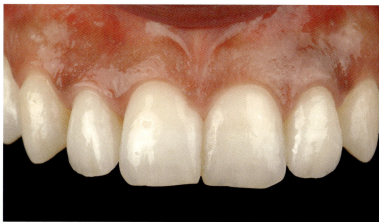

セメント合着後3ヵ月、適切な歯肉高さと軟組織のスキャロップのため2|部に歯肉切除術を行った。

複合ケース

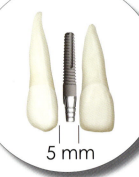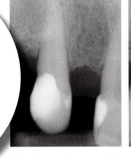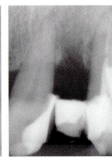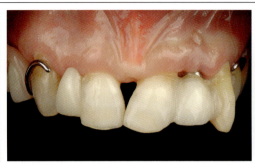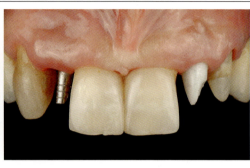

側切歯欠損の本症例では、インプラント選択の重要性を示す。2|部の近遠心的な距離は4.5mmのみで、わずかでもスペースを確保するために隣在歯のストリッピングが必要であった。欠損歯の置換にはNobelDirect 3.0のみが適応であった。|2部は通常の近遠心的距離であったため、2ピースのNobelReplace Tapered NPインプラントにより修復した。

隣接した下顎前歯部への応用

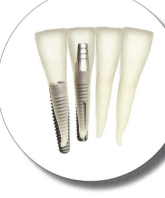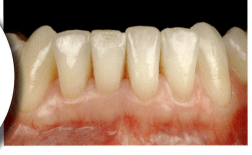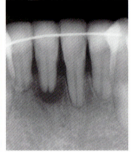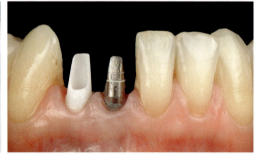

隣接する下顎前歯部へのインプラント修復はおそらくもっとも難しいと思われる。特に歯間乳頭の高さに関するインプラント周囲組織の審美性に必要なスペースを与えるために、当初は欠損した1|とそれに隣接する2|を2本のNobelDirect 3.0インプラントで修復する計画を立てた。しかし、外傷と骨吸収を減少するために別のインプラントを用いて埋入治療が行われた。CTGが1|に行われ、その3ヵ月後、隣接する側切歯部にもう1本が埋入された。先に埋入したNobelDirect 3.0のトルクと固定が不十分であったため、2ピースNobelReplace Tapered NPインプラントを適応した。

隣接した下顎中切歯部への応用

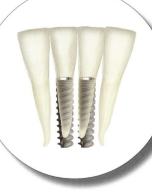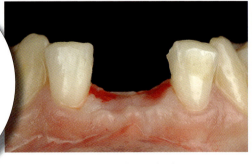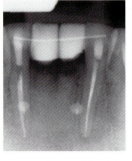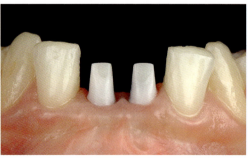

緻密骨に対して埋入を考えた場合、NobelDirect 3.0はグリップ（固定）に限界があるため、本症例では理想的な選択とはいえない。患者が本院に紹介されたとき、NobelActive 3.0が発売されたばかりだった。今回は非常に限られたスペースしか得られなくても、インプラントのスペースと埋入角度に失敗の余地はなかった。欠損の存在と遅延インプラント埋入となったことにより、隣接面の歯間乳頭の高さを再建することがほとんど不可能であった。

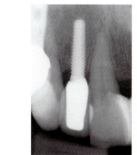 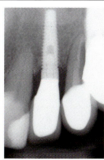 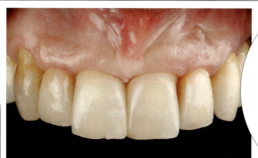 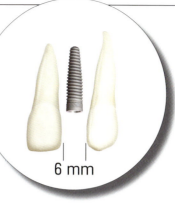

患者は矯正治療を拒否したため、コンポジットレジン修復を両側中切歯に行った。長めのコンタクトポイントによって大きなブラックトライアングルを閉鎖したことにより、インプラント周囲軟組織形態のフラットな歯肉スキャロップと調和した。

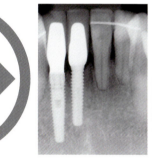 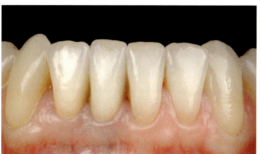 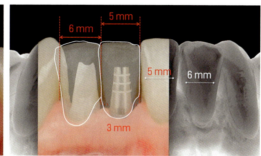

限定されたスペースで最終的なインプラント修復がなされた。隣接するインプラント間の乳頭高さの不足を除き、軟組織形態は保たれている。

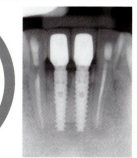 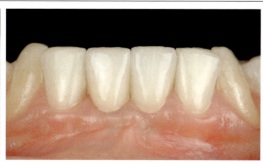 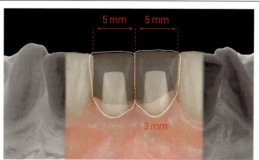

プラットフォームシフト(PS)コンセプトにより、隣接する2本のNobelActive 3.0インプラントを応用した最終的な結果として、十分な軟組織の厚みと長期間の安定性を得ることができた。2本のインプラントは近接しているが、隣接部の歯間乳頭と比較し正中部の歯間乳頭は比較的短い。

隣接したインプラント

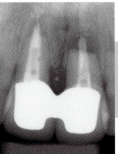
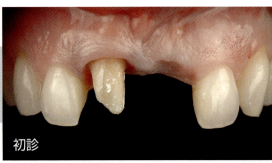
初診
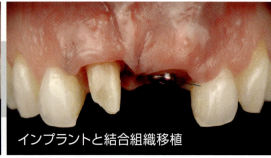
インプラントと結合組織移植
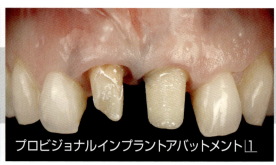
プロビジョナルインプラントアバットメント|1

隣接した部位にインプラントを埋入する際は、必ず難しいほうから始める。これは非常に重要なことで、たとえば隣在歯は即時インプラント埋入による修復治療が可能であり、もう一方が広範な根尖周囲の炎症によって遅延インプラント埋入の必要性がある場合などがそうである。本症例では、まず炎症が生じている歯の修復から行うべきである。隣在歯の修復はそれに引き続いて行い、両方のインプラント埋入部には、垂直的骨吸収および軟組織の吸収を防止するためにCTGを行うことにより、インプラント周囲の審美性を獲得することができる。

隣接したインプラント

患者の1|1には根尖部周囲病変が認められる。できるだけ軟組織の退縮を避け、不揃いな歯肉高さと歯冠長の長い中切歯となることを防止するために、治療方針は慎重に考えられた。最初に|1が抜歯され、3ヵ月の骨治癒を待ってからCTGと同時に3.5×13mmのNobelReplace Tapered NPインプラントが埋入された。その後、唇側のボリュームと軟組織の形成のためにプロビジョナルアバットメントおよびクラウンが製作・装着された。

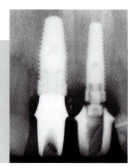
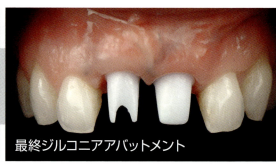
最終ジルコニアアバットメント

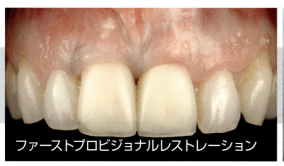
ファーストプロビジョナルレストレーション

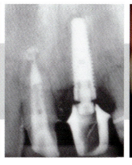

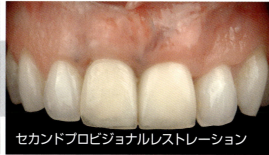
セカンドプロビジョナルレストレーション

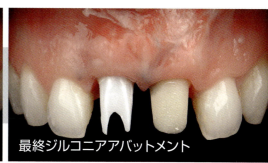
最終ジルコニアアバットメント

遅延インプラント埋入と即時インプラント埋入では、インプラント直径の選択に違いがある。インプラント-隣在歯槽骨間の距離が歯間乳頭の高さを維持するために不可欠であるため、遅延埋入にはつねに直径の小さなインプラントが必要とされる。小さい直径のインプラントは唇舌骨内において完璧な位置づけが必要であり、補綴による軟組織の管理と同様に、血流を保持し、長期間安定し、組織の厚みを確保するためには唇側骨の厚みを最大限に確保する必要がある。

一方、即時インプラント埋入においては、必要な初期トルクと初期固定を獲得するためにより大きな直径のインプラントが適している。正しいアバットメントの選択とPSコンセプトの適応は、CTGのための十分なスペースの確保と、長期間安定し、十分な量の軟組織の支持がある適切なエマージェンスプロファイルの付与に必要となる。

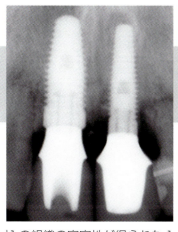

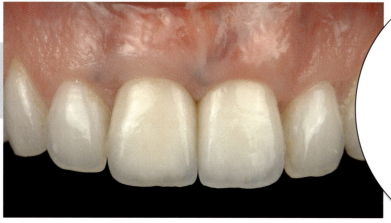

|1 の組織の安定性が得られた1ヵ月後に、|1 へ抜歯後即時インプラント埋入が行われた。抜歯された歯の直径が大きかったため、NobelReplace Tapered WP（ワイドプラットフォーム）5×13mmを適応した。インプラント埋入と同時にCTGを施行し、既製の最終ジルコニアアバットメントを連結した。
|1 に応用された最終プロセラジルコニアアバットメントは、前のコンポジットレジンのプロビジョナルアバットメントと形態およびカントゥアを同様にした。インプラント周囲の骨リモデリングと凹みは明らかであった。
最終的なセメント合着後1年、硬・軟組織の安定性は良好であった。

隣接したインプラントと3ユニットの固定性ブリッジ

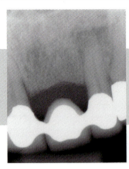 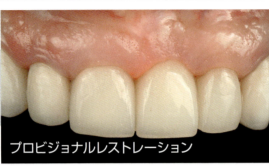 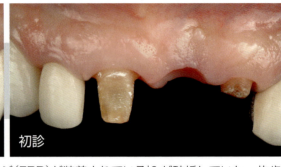 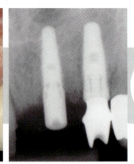

プロビジョナルレストレーション　　初診

この患者は、3ユニットのポーセレン焼付金属で構成された固定性ブリッジ（FPD）が装着されている|2が破折していた。抜歯する歯を評価するためプロビジョナルFPDが装着された。治療計画では、まず|2を抜歯することとなった。インプラントの選択は4.3×13mmのNobelReplace Tapered RP（レギュラープラットフォーム）で、PSアダプターと既製のジルコニアエステティックアバットメントを装着し、引き続いてCTGを施し、天然歯と連結した。治癒後3ヵ月、|1に遅延インプラント埋入を行った；周囲組織の補綴的管理に必要となるスペースを確保するために、細い径のインプラント（NobelReplace Tapered NP 3.5×13mm）を選択した。|1近心の歯間乳頭への外傷や歯肉退縮を防ぐため、切開線は配慮した。

最終補綴（本症例ではプロセラアルミナで製作）に対する理想的なフレームワークを提供するため、軟組織カントゥアとサポートは、プロビジョナルレストレーション時に形成された。

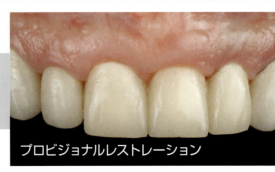 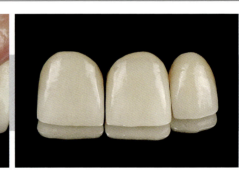

プロビジョナルレストレーション

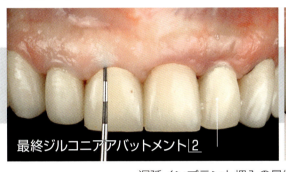 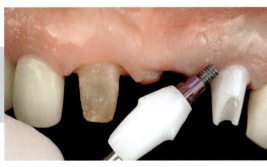 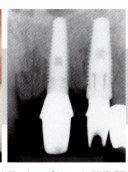 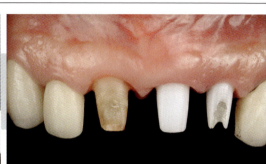

最終ジルコニアアバットメント|2

遅延インプラント埋入の最終手術後3ヵ月、歯肉退縮が起こり、2本の隣接するインプラント間乳頭の高さに影響を与えている。軟組織の高さをコントロールすることは最終結果に必要不可欠である。最終ジルコニアアバットメントを装着し、プロビジョナルレストレーションがアバットメントからインプラントまでの軟組織の高さを調整することとなる。

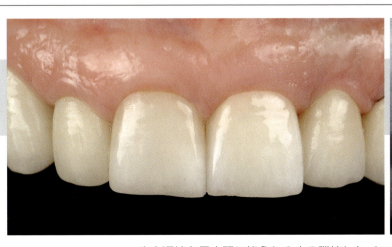 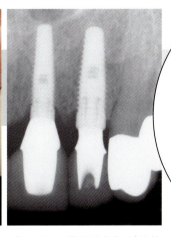

歯肉退縮を最小限に抑えた2本の隣接したインプラントに最終修復物が装着された。臨床的な成功は、連続的なインプラント埋入とインプラント直径の選択、修復治療時の初日に行うアバットメント装着によって決定される。

隣接するインプラントと2ユニット固定性ブリッジ

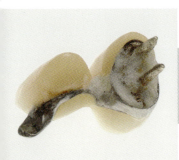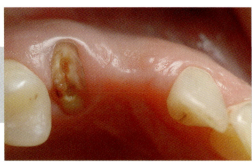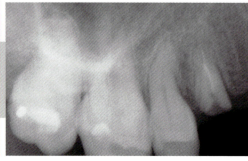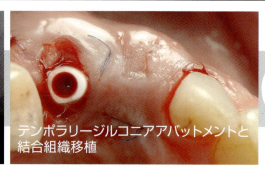

テンポラリージルコニアアバットメントと結合組織移植

カンチレバー付のFPDが脱離した症例。4 3|の義歯で、犬歯部のポンティックと側切歯の咬合レストが付与されている。治療の第一段階として4|に即時インプラント埋入を行った。適正な初期トルクと固定を得るためにNobelActive WP（5×10mm）インプラントを埋入した。CTGと同時に既製のジルコニアアバットメントを装着した。無歯顎部もCTGで造成し、犬歯部に2本目のインプラントを埋入する際の外傷を最小限となるようにした。

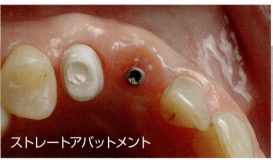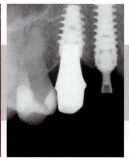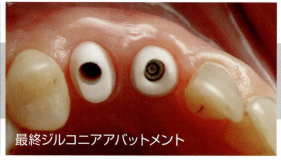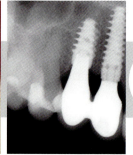

ストレートアバットメント　　最終ジルコニアアバットメント

インプラント埋入と同時に最終アバットメントを装着する即時埋入のプロトコルとは対照的に、遅延埋入の際にはストレートのヒーリングアバットメントをインプラントに装着する。ヒーリングアバットメントは軟組織の成熟期に大きな空間を形成する。続いて、既製アバットメントを使う代わりに、理想的な軟組織で支持されるように最終ジルコニアカスタムアバットメントを製作した。最終的な結果として、隣接部軟組織は最小の退縮のみであった。

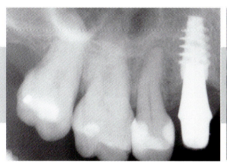
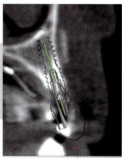
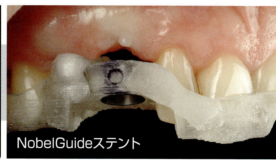
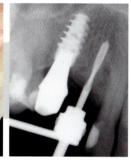

NobelGuideステント

3|の遅延インプラント埋入手術は、可能な限り隣接面歯間乳頭を維持し、審美的結果を損なわないよう非侵襲的に行った。理想的なインプラント埋入（NobelActive RP 4.3×15mm）と外傷を最小限にするためにガイデッドサージェリー（NobelGuide）を使用した。

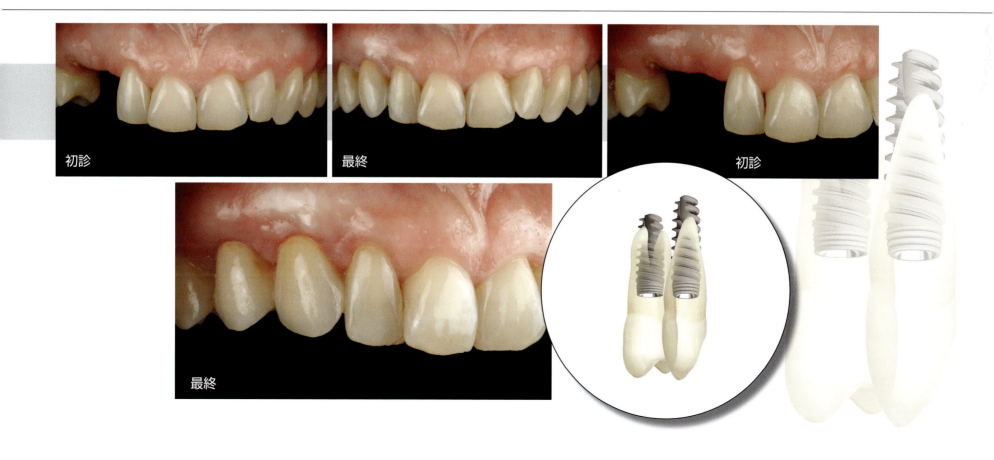

初診　　最終　　初診　　最終

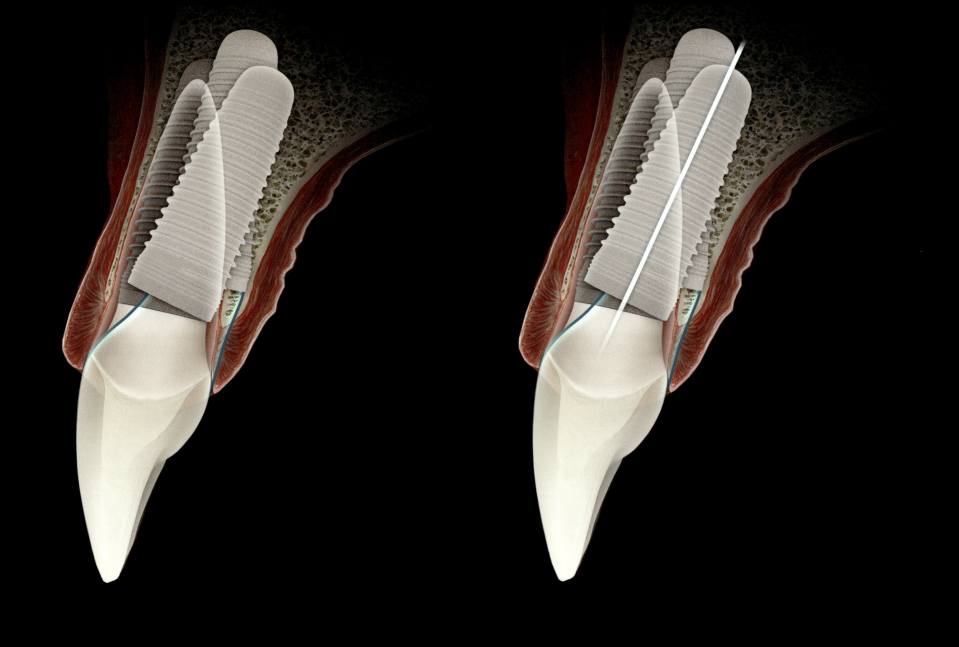

唇舌的位置

唇舌的位置

クラウンとインプラント間の境界を移行的にするために、インプラントは可能な限り唇側に埋入すべきである。考え方としては、歯の切端を参考として歯と同じエマージェンスプロファイルを提供するために、できるだけ唇側に位置させることである。

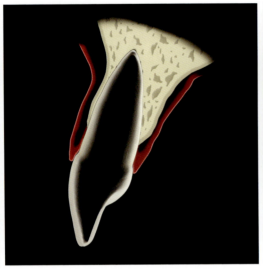
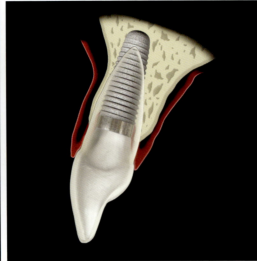
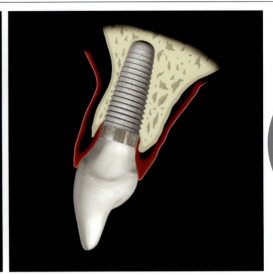

スクリュー固定式上部構造

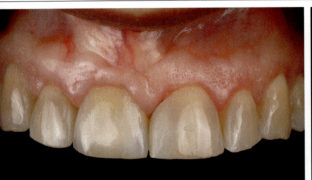
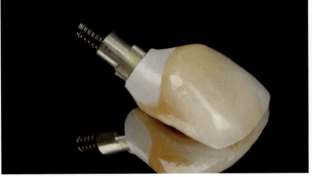
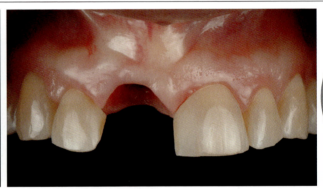

1)におけるスクリュー固定式のインプラント上部構造は、唇側の骨量が欠如していることにより、基底結節に向いている。この症例では、唇側欠損を増大するためにインプラント手術時にCTGを行った。ジルコニアによる修復は軟組織との結合を促進させるために周囲組織と直に接している。

セメント固定式上部構造

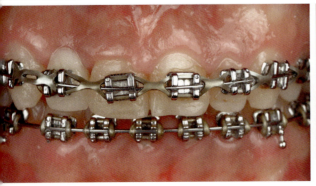
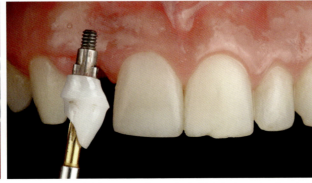
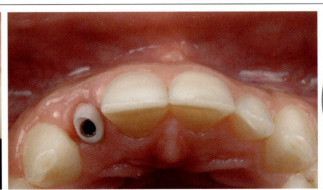

2)の先天性欠損に対し、骨の不足から口蓋側にインプラントを埋入した。セメント固定のインプラントの上部構造は、インプラント周囲骨と軟組織に生態学的反応を引き起こす。

矯正担当：Dr. Doming martín

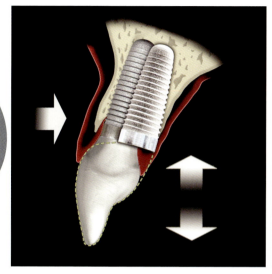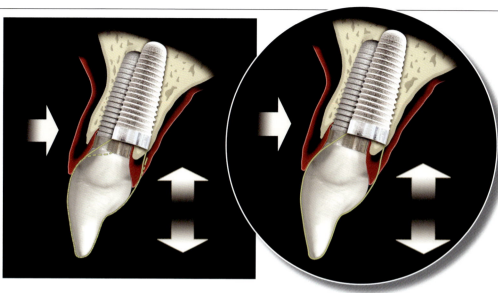

この埋入位置のコンセプトは、長期間にわたる軟組織の安定と審美性をもたらすことである。インプラント体の長軸は、切端および基底結節と一致させ、修復時に問題が生じないようにする。この場合はセメント固定式上部構造が好まれる。

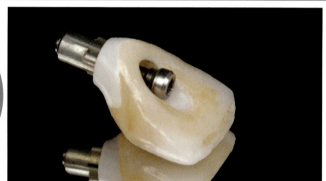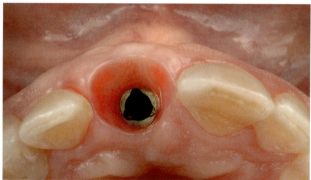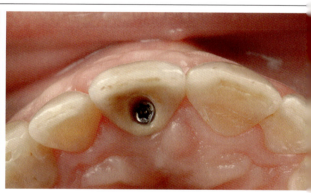

咬合面観では、増大させた部位と口蓋側寄りのインプラントが基底結節部に向いているのがわかる。

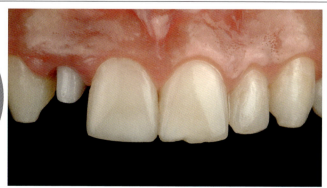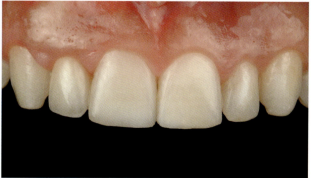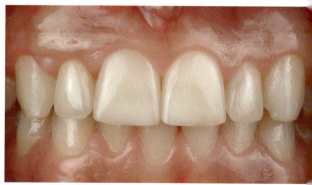

最終的な治療結果では、インプラント部においても良好な調和が認められる。

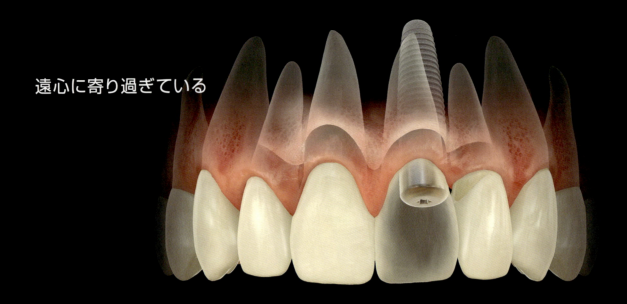

遠心に寄り過ぎている

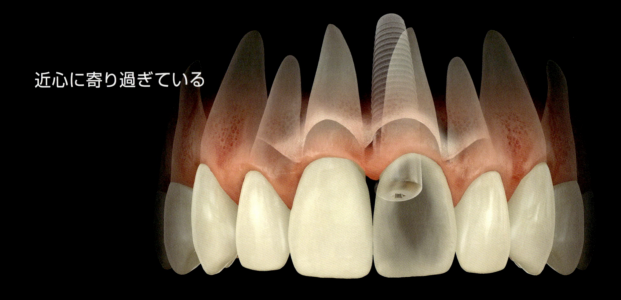

近心に寄り過ぎている

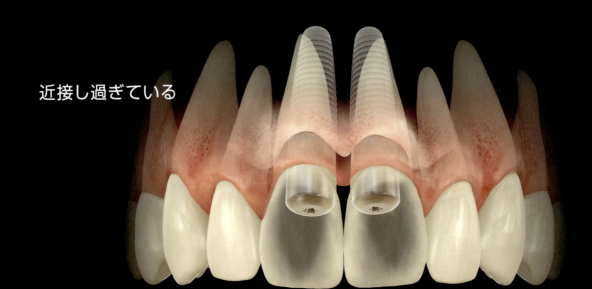

近接し過ぎている

近遠心的位置と必要な距離

基本的なルールとしては、インプラントは近遠心的な許容スペースの中心に位置づけられるべきである。そのルールが適用できない場合、審美的な利点から、わずかに遠心に位置づける。なぜなら、遠心の歯間乳頭は修復歯の唇側カントゥアによって隠れるからである。近心に位置づけることはつねに審美的な問題を引き起こす。隣在歯とインプラントが近接して補綴スペースが不十分となり、歯肉複合体は侵され、隣在歯の骨の吸収が起こり、結果として平滑で審美不良な乳頭となる。インプラント‐天然歯間の距離は最低でも1.5mm（2mmが理想的）必要である。歯とインプラントの距離が大きいほど、隣在歯の歯肉に豊富な血液供給と十分な骨の支持を与えることができ、審美的結果もすぐれたものになる。最終的には、歯間乳頭の高さはインプラント周囲骨ではなく、隣在歯の骨の高さによって決まるのである。

近心に寄り過ぎたインプラント埋入の審美的結果

このように難易度が高い症例では|2の抜歯が必要となり、微小漏洩や審美的な失敗を防ぐために、4本の前歯部陶材焼き付け鋳造冠による修復が必要となる。2|1間および|1 2間の骨高さを調整するため、矯正治療を行った。|2の抜歯後、骨の治癒を3ヵ月待ち、CTGを併用してインプラント (NobelReplace Tapered、PSアダプターおよびNPヒーリングアバットメント付き) を埋入した。インプラントは理想的な位置に埋入されず、|1の遠心寄りになり過ぎた。

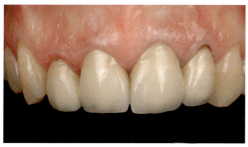
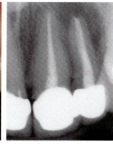
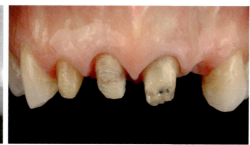
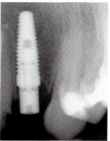
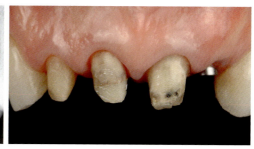

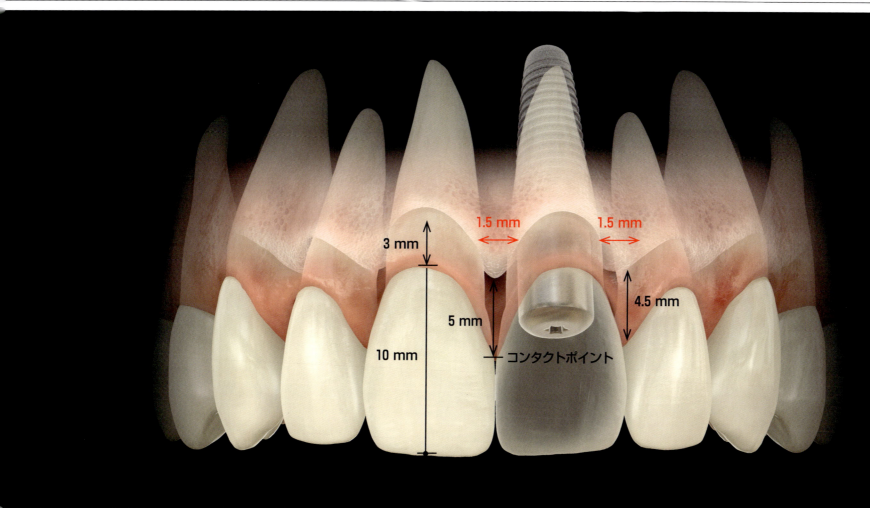

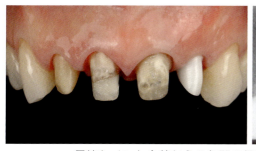
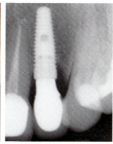
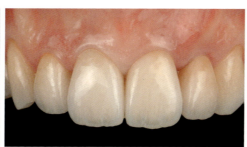
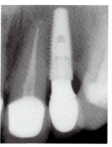
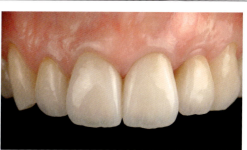

最終セメント合着から5年間の経過観察において、遠心の歯間乳頭は高さも量も減少した。PSコンセプトを適用していなかったら、歯間乳頭の退縮はさらに深刻なものであっただろう。PSが隣在歯の骨へのストレスを軽減したため、骨吸収を制限できたと考えられる。

2本の近接し過ぎたインプラント埋入の審美的結果

1|1 が歯の形態の過度な欠損のため抜歯された。この種の治療では典型的だが、硬・軟組織の吸収を少なくするためにステージ法の即時インプラント埋入を続けて行った。まず、1| にインプラント埋入を行った。しかし、このインプラントは近心に傾き過ぎていて、6ヵ月後に行う2本目の |1 へのインプラント埋入が困難になった。その結果、インプラントどうしが近接してしまった。

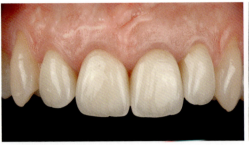 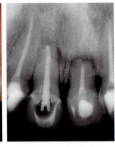 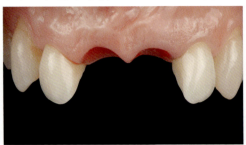 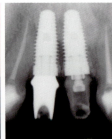 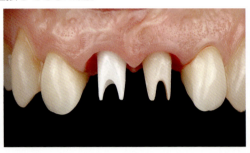

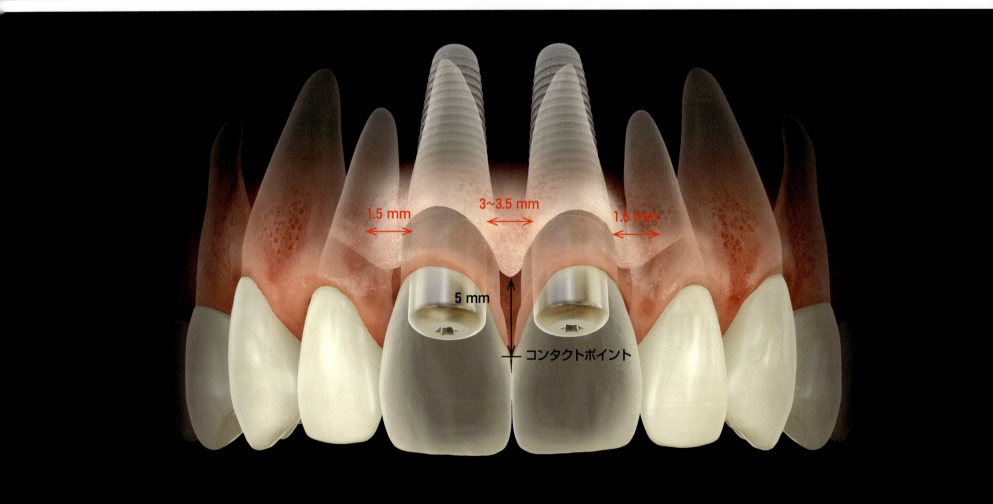

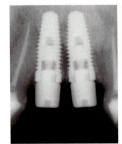 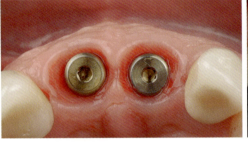 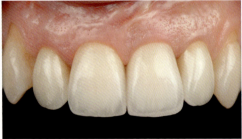 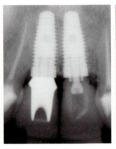 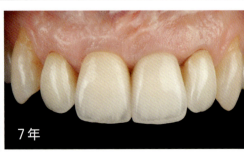

最終修復物はプロビジョナルレストレーション装着後1年に装着された。術後7年の写真とデンタルX線写真では、隣接した乳頭の大きな吸収と平坦化が認められる。

下顎中切歯

歯周炎のため1̅1̅が抜歯となった。即時インプラント埋入のプロトコルに従い、2本のNobelActive 3.0インプラントを埋入し、CTGのためのスペースを最大にするためにカスタムのプロビジョナルヒーリングアバットメントを連結した。

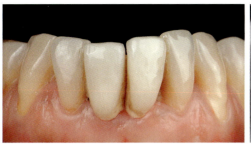
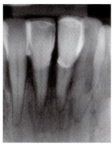
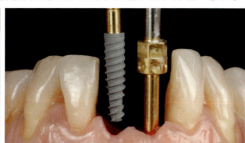
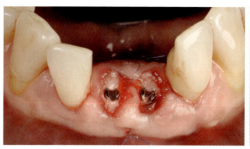
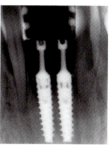

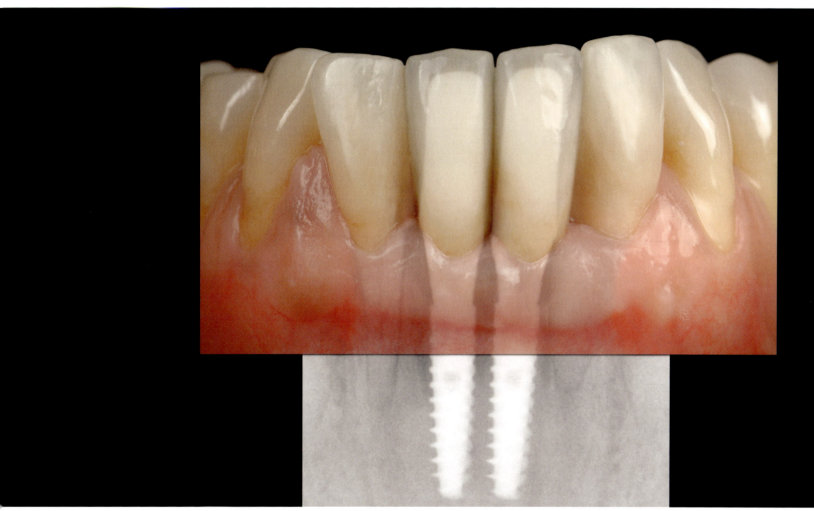

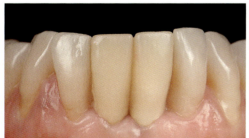
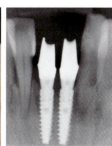
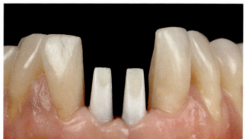
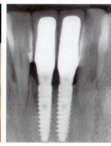
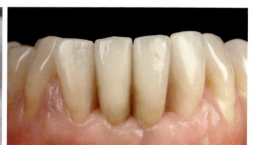

最終ジルコニアアバットメントを暫間修復時の初日に連結した。以降、外すことなく満足できる結果となった。

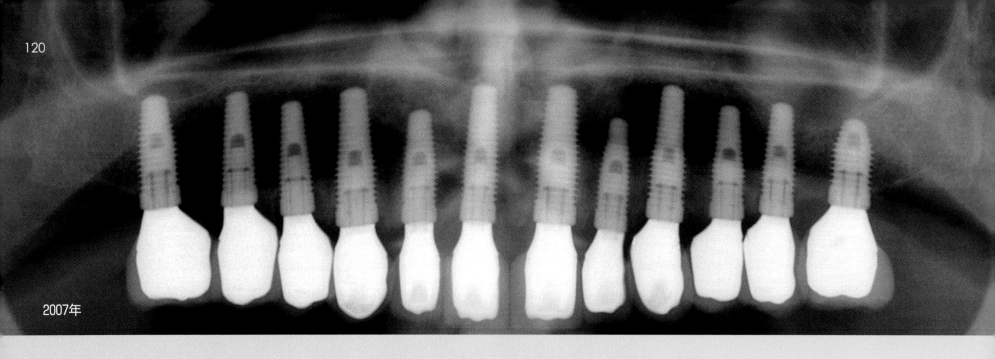
2007年

複数インプラントの埋入

特に全顎的な修復が必要な場合では、治療計画段階での適切な症例選択が決定的な因子となる。厚い組織のバイオタイプで厚い唇側骨を有する患者では、良い結果となることが多い。この患者は残存歯の不十分な形態と機能的合併症から、生体力学的問題が生じていた。1歯あたり1本のインプラント（NobelReplace Tapered）を埋入した。PSアダプターと最終カスタムジルコニアアバットメントを同日に連結し、造成手術は行わなかった。明らかな歯肉退縮は、1 2 にのみ生じた。

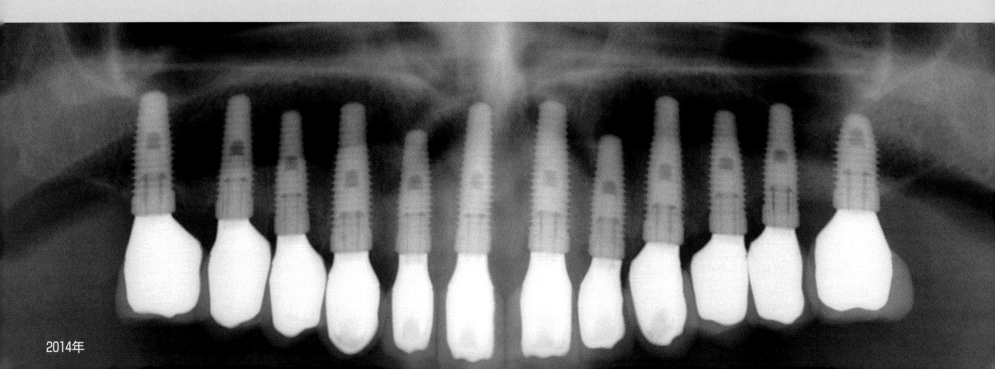
2014年

1年と5年のリコール時のX線写真と臨床写真では、適切な患者選択、フラップレス即時インプラント埋入の非侵襲的手術、そしてPSコンセプトによる同日のアバットメント連結などの相乗効果により、満足できる結果が示されている。

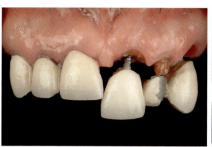
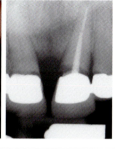
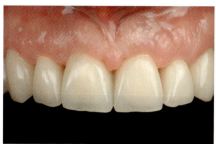
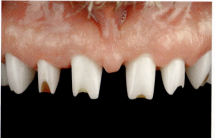
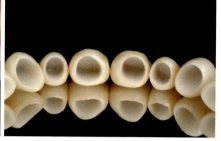

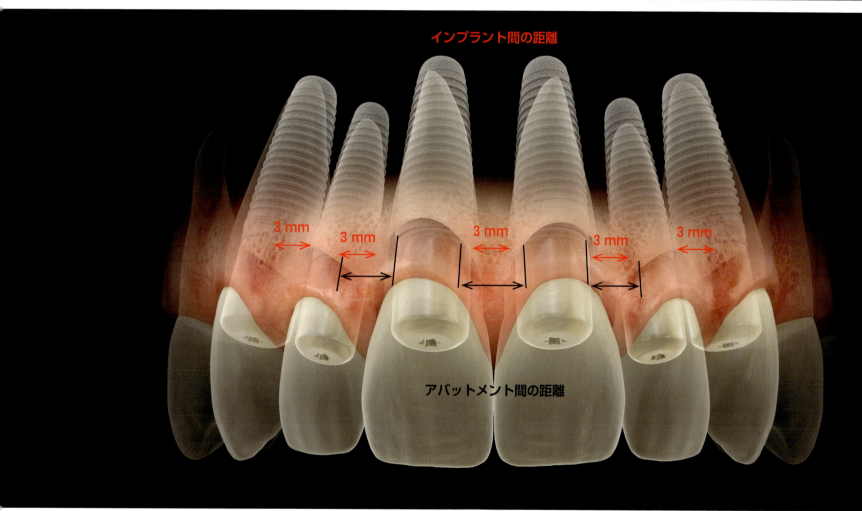

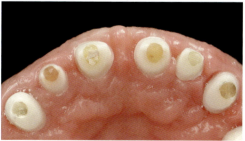
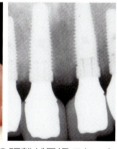
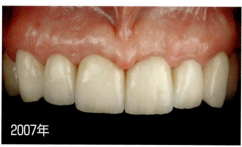
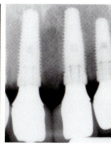
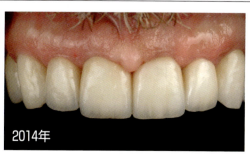

インプラント間の距離が最短であったとしても、PSコンセプトによってアバットメント間距離が広くなり、組織量をさらに確保することが可能となる。そのため、アバットメント-インプラント間の境界部の圧迫が減り、軟組織の血管新生を促す。

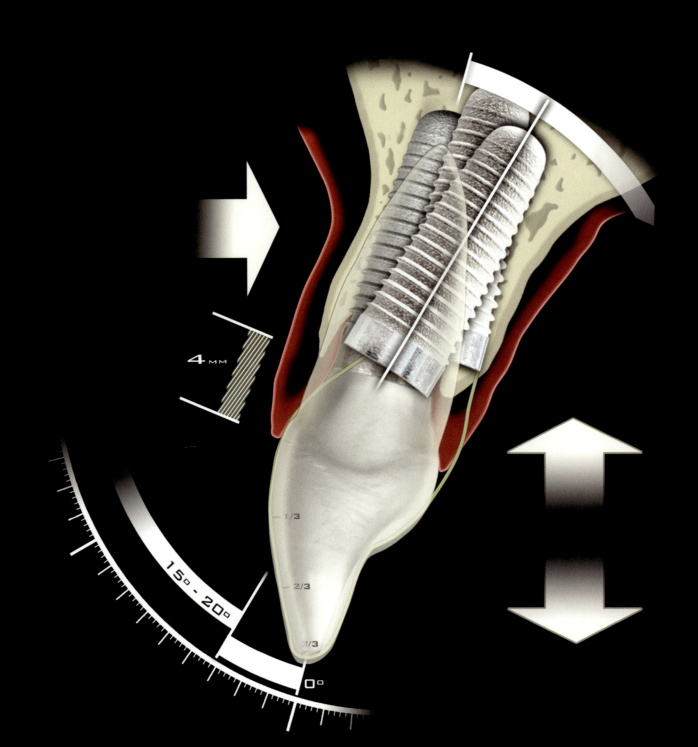

角度

インプラント埋入角度の基準は、修復歯あるいは隣在歯の切端となる。いったんフラップを開けてしまうと、角度決めがもっとも困難となる。手掛かりとして、インプラントを配置しながら角度を視覚化するための最良の方法の1つは、"仮想的に"修復歯または隣在歯の唇側カントゥアを3分割（切端、中央、歯頚部）にすることである。インプラントの長軸は、クラウンの延長である切縁方向に可能な限り近づけるべきである。これは前歯部の天然歯形態に似ているため、自然なエマージェンスプロファイルを作り出すことを容易にする。

インプラントの角度と傾きの軸は唇側寄りに、歯の3分割の切端部より中央部を前にすると補綴的な補償がしやすくなり、角度は仮想の切端方向の位置から15〜20°が適切である。しかし、インプラントの長軸が3分割の歯頚部より前方では、補綴コンポーネントを用いた補償と満足のいく結果は望めない。

この単純で仮想的な歯を3分割する矢状断での確認は、手術時のインプラント埋入の正確な位置決定に有用な方法である。

インプラントの長軸が口蓋側にある場合、歯の適切なエマージェンスプロファイルを獲得するのが難しくなる。口蓋側寄りの角度の場合、インプラントの深さが補綴的失敗を補償できるか否かを決定する重要な因子となる。外科手技の失敗によって理想的でないインプラントの角度と深さになってしまった場合の通常の補償アプローチは、非金属の審美的材料（ジルコニアアバットメントなど）を使うことである。このタイプのアバットメントを使用する前には、機能、構造、形態面の特性を十分に理解しておくべきだろう。たとえばジルコニアは、破折を防止するために最低でも0.8mmの厚さが必要となる。これらの根本的な材料の厚みは一概ではなく、特にやや薄い骨壁を支えることができるスクリューのアクセスホールの位置で必要とされる。これらの基本事項を理解することで、たとえばスクリューのアクセスホールが3分割の歯頚部において唇側から離たところに位置していた場合、ジルコニアに対する必要最低限の厚みが確保できないことがわかる。そのような症例では、強度および生体力学的理由からチタンアバットメントが使用される。スクリュー固定式のインプラント上部構造が材料の厚みに制限されないのは、アバットメントと分離構造になっているからである。この点から、スクリューアクセスホールは口蓋側寄り、理想的には基底結節部に設定すべきである。

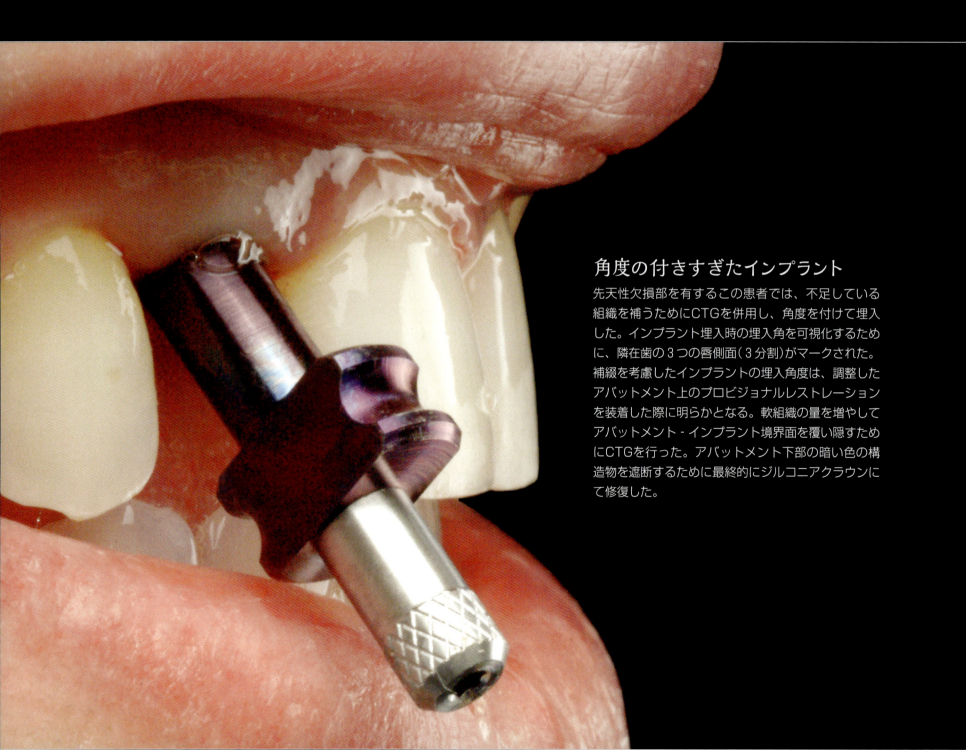

角度の付きすぎたインプラント

先天性欠損部を有するこの患者では、不足している組織を補うためにCTGを併用し、角度を付けて埋入した。インプラント埋入時の埋入角を可視化するために、隣在歯の3つの唇側面（3分割）がマークされた。補綴を考慮したインプラントの埋入角度は、調整したアバットメント上のプロビジョナルレストレーションを装着した際に明らかとなる。軟組織の量を増やしてアバットメント‐インプラント境界面を覆い隠すためにCTGを行った。アバットメント下部の暗い色の構造物を遮断するために最終的にジルコニアクラウンにて修復した。

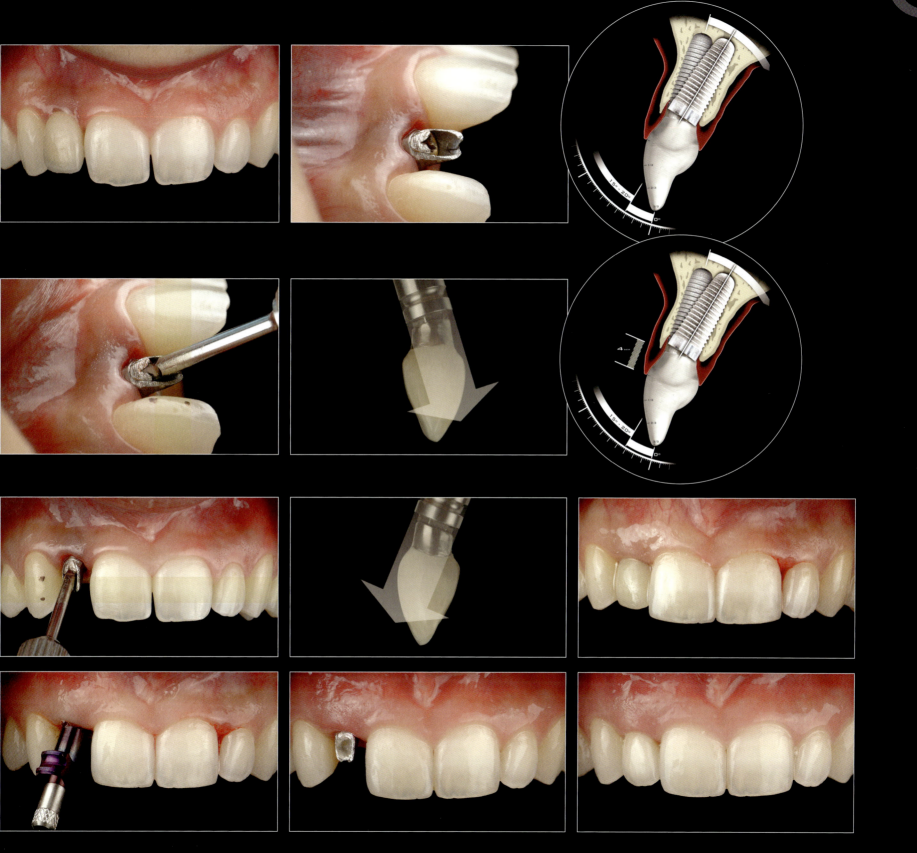

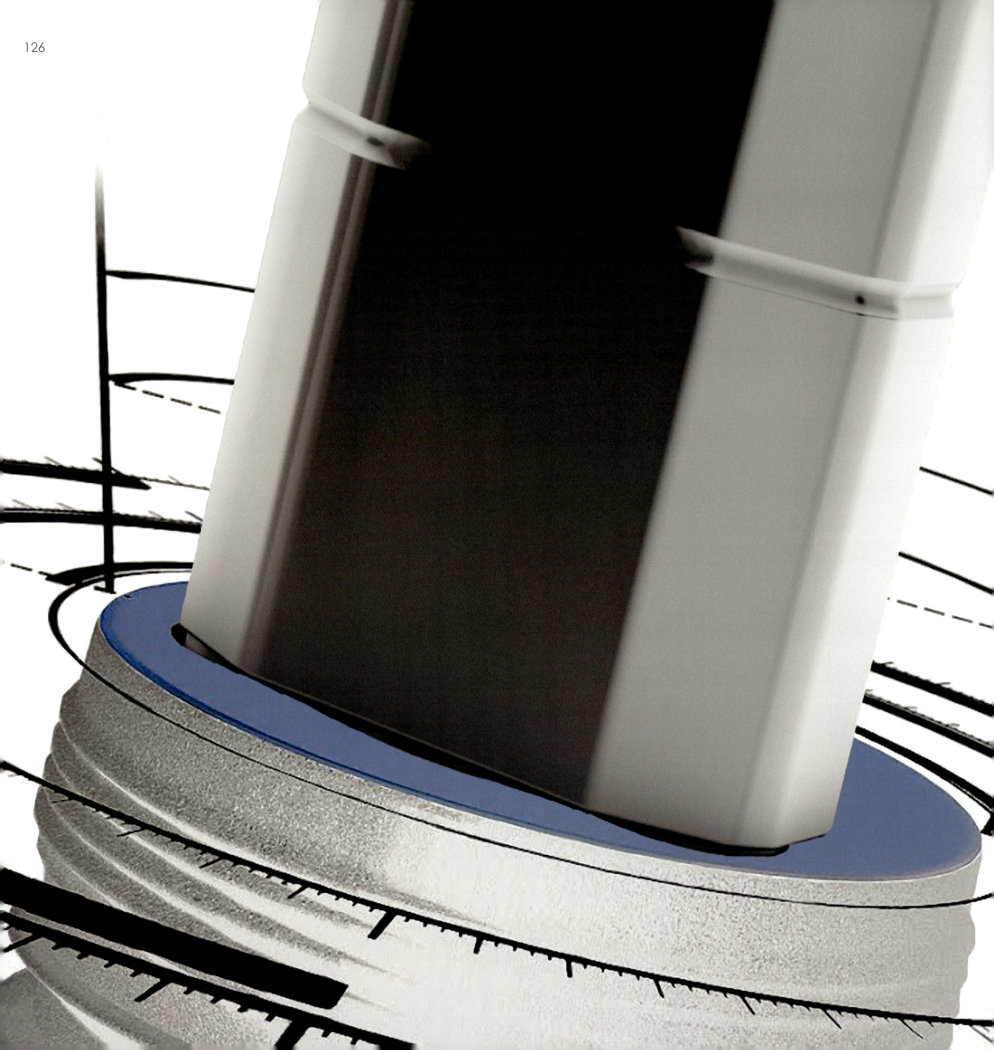

深度と方向

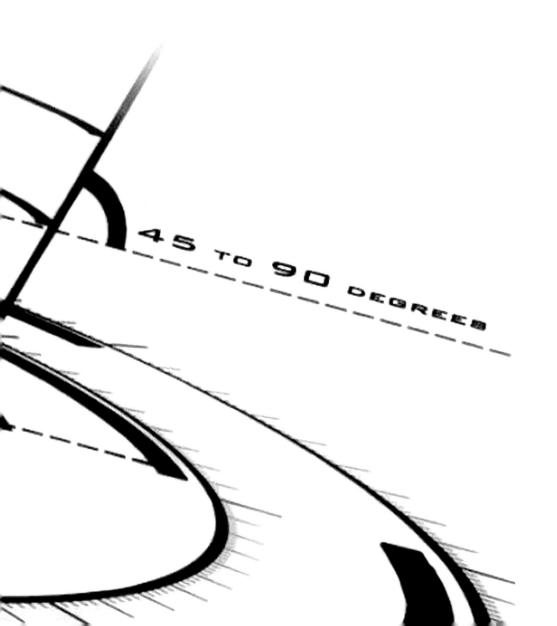

インプラントの深度

インプラントの深度は、機能的および審美的な成功のためのもっとも重要なパラメータの1つであり、治療計画中に決定されなければならない。なぜなら、そこでインプラント連結部のタイプが決まるからである。インプラントは、修復物－インプラント境界面の連結部を隠して覆うため、"快適域"あるいは"安全域"にある組織の下に配置すべきである。インプラントの連結（インターナルまたはエクスターナル）とデザインの種類により、インプラントの埋入深度は異なる。インターナルモーステーパー連結は骨縁下に位置することができるのに対して、従来のインターナルあるいはエクスターナル連結では、インプラント頸部のマイクロデザインによって骨縁または骨縁上に位置しなければならない。

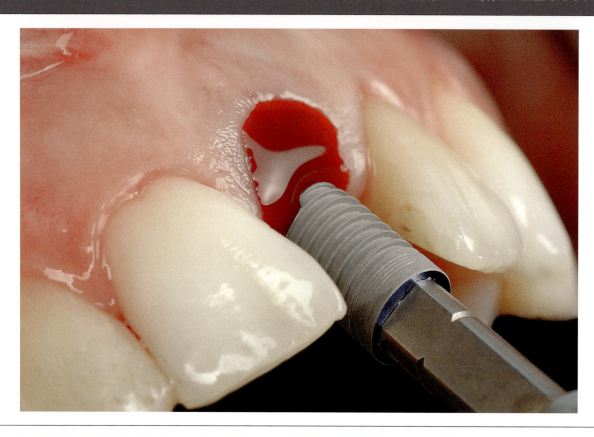 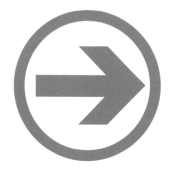

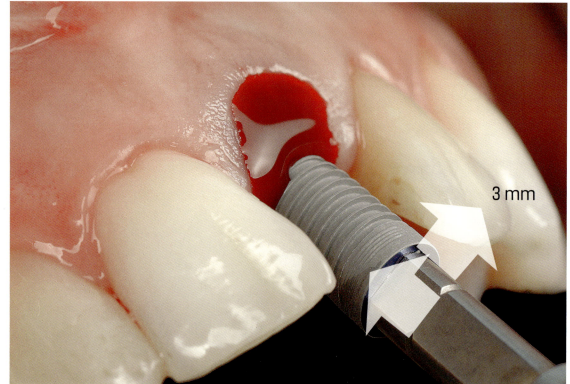 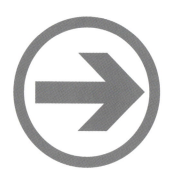

深い位置へのインプラントを埋入すればするほど、隣接する歯槽骨との関係で上部構造の製作がより複雑になる。インプラント頸部は、理想的にはプロビジョナルレストレーションで作り出される歯肉辺縁より3～4mm根尖側に位置すべきである。インプラント埋入の際に用いられる基準は、隣接の中切歯や、反対側の側切歯や犬歯である。骨高さも側切歯の基準とすることができる。しかし、側切歯周囲の歯肉辺縁は通常では中切歯よりも歯冠側にあるので、水平的な対称性を自然に見せるためには、側切歯の位置づけを中切歯と同様の高さにしないことが重要である。

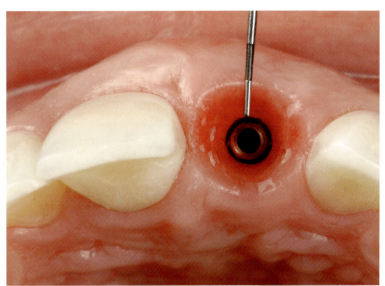
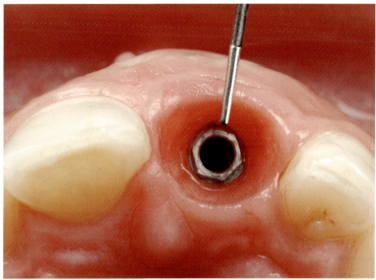
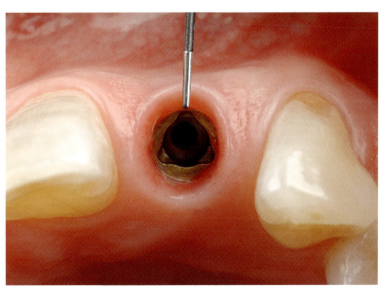
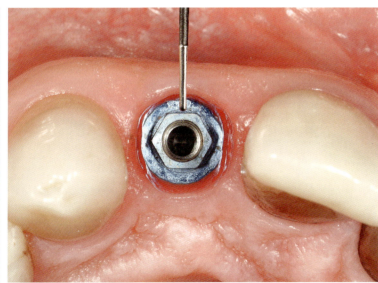

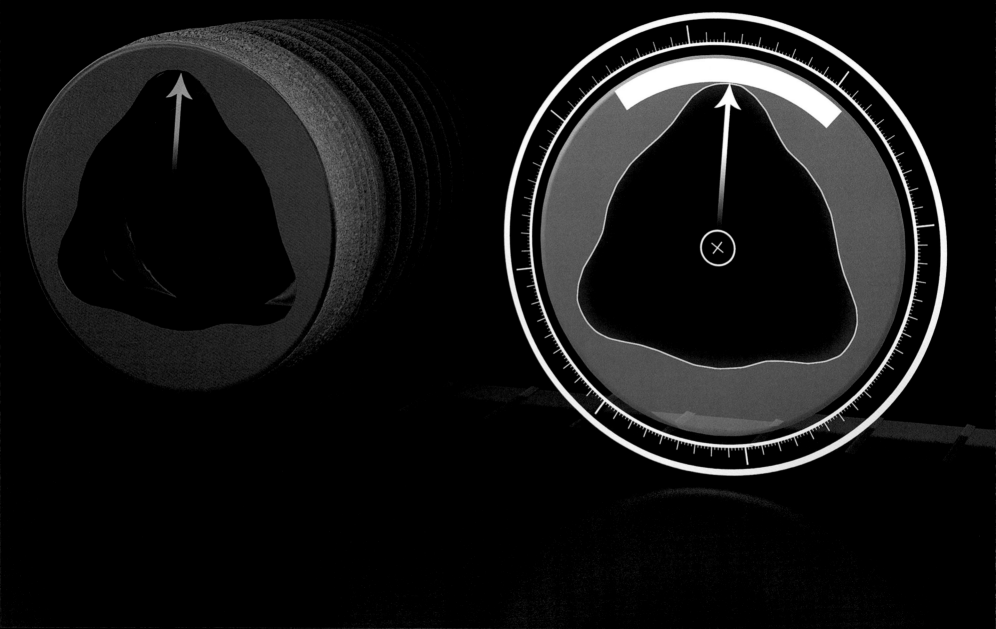

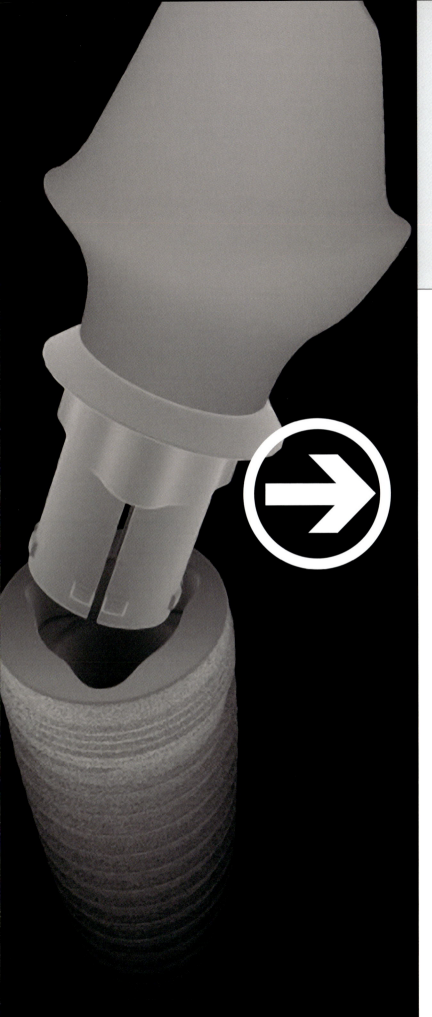

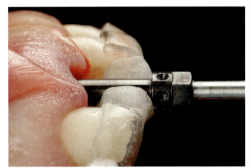
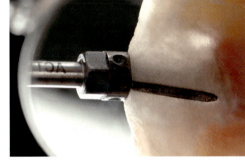
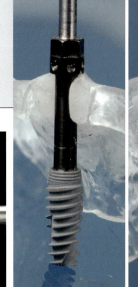
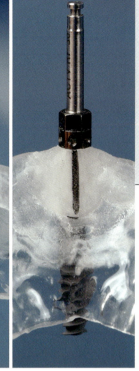
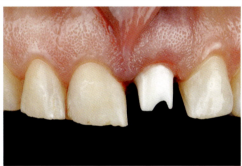

インプラントヘッドの方向

インプラントヘッドコネクションの正確な向きは、たとえどのブランドを利用するにしても、理想的なインプラント埋入に必要不可欠である。NobelReplaceインプラントでは、内部接続の3ローブの1つは唇側面に向かって配置されるべきである。1つの特定の方向にインプラントヘッドの向きを決めることで、印象採得、作業模型およびその後の修復物の製作の過程におけるミスを見つけることができる。正確な向きにすることの最大の利点の1つは、カスタマイズアバットメントを製作できること、あるいは手術前に既製アバットメントを調整できることで、インプラント埋入と同日にプロビジョナルレストレーションを患者に提供することができる。上の写真はNobelActiveインプラントと、最終的なジルコニアカスタムアバットメントである。

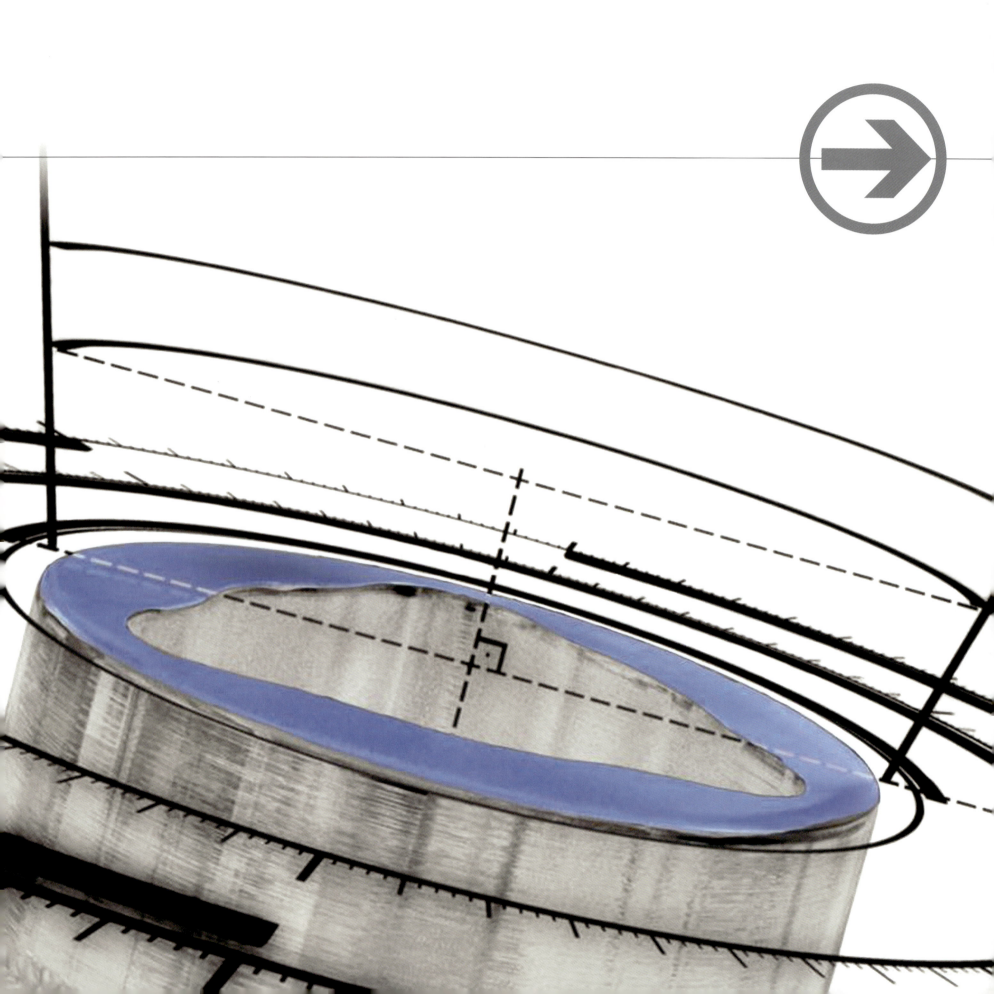

たとえどのタイプのインプラントが選択されても、修復する際にはインプラントヘッドコネクションが上部構造をガイドするように方向づけるべきである。この方法は、即時機能と審美性を患者に提供するために、インプラント埋入と同日に行う最終カスタムアバットメント、あるいは既製アバットメントの装着を容易にする。

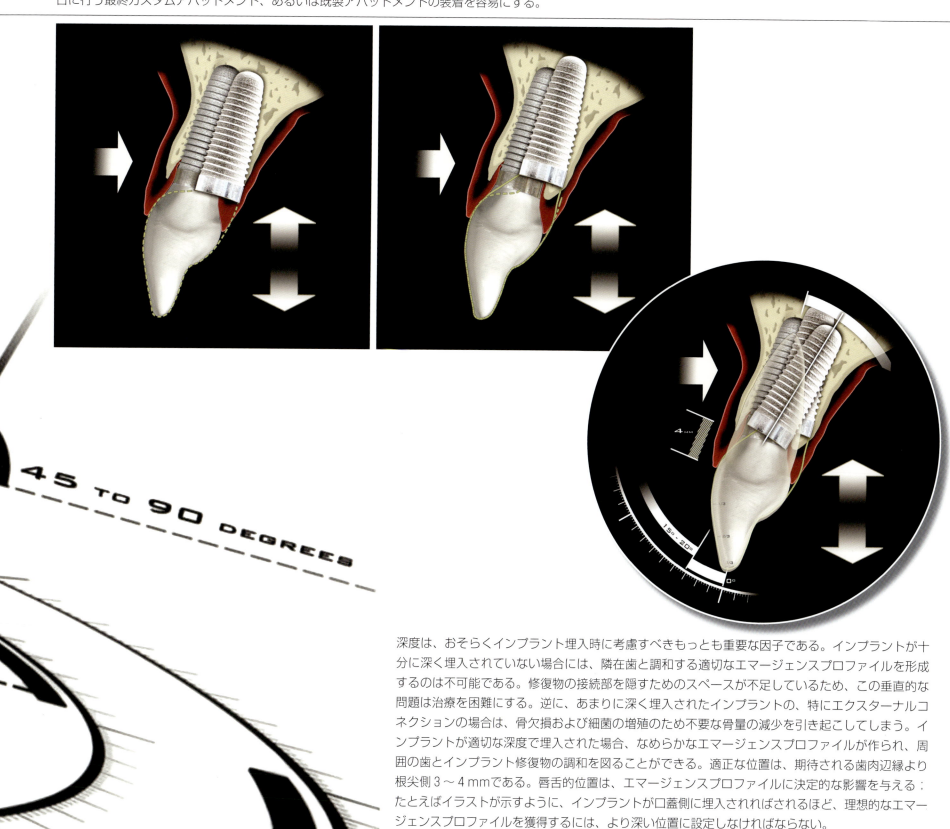

深度は、おそらくインプラント埋入時に考慮すべきもっとも重要な因子である。インプラントが十分に深く埋入されていない場合には、隣在歯と調和する適切なエマージェンスプロファイルを形成するのは不可能である。修復物の接続部を隠すためのスペースが不足しているため、この垂直的な問題は治療を困難にする。逆に、あまりに深く埋入されたインプラントの、特にエクスターナルコネクションの場合は、骨欠損および細菌の増殖のため不要な骨量の減少を引き起こしてしまう。インプラントが適切な深度で埋入された場合、なめらかなエマージェンスプロファイルが作られ、周囲の歯とインプラント修復物の調和を図ることができる。適正な位置は、期待される歯肉辺縁より根尖側3～4mmである。唇舌的位置は、エマージェンスプロファイルに決定的な影響を与える；たとえばイラストが示すように、インプラントが口蓋側に埋入されればされるほど、理想的なエマージェンスプロファイルを獲得するには、より深い位置に設定しなければならない。

初診

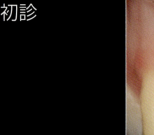

治療前

インプラント周囲軟組織の形成
・術後3ヵ月

治療中

フィニッシュラインの高さ調整
・エマージェンス
　プロファイルのデザイン

治療中

最終

治療終了時

歯 - 歯肉角度と
エマージェンスプロファイル

エマージェンスプロファイルのための理想的な歯 - 歯肉角度は、できるだけ近くにある天然歯の形態に似せるべきである。前歯部における急な角度は、特に隣接する骨高さの潜在的な問題につながる可能性がある。インプラントのための理想的な角度とエマージェンスプロファイルを視覚化するための最良の方法の1つは、固定性あるいは可撤性プロビジョナルレストレーションによって辺縁の位置を評価することであり、治療の最終目標を決定するうえですばらしい診断ツールとなる。インプラント修復の理想的なエマージェンスプロファイルは、360度統一された軟組織のサポートがあり、全体的には10〜20°の角度がついている状態である。そのような理想的なインプラント位置では、補綴用アバットメントが軟組織の90%を支持し、クラウンが残りの10%を支えている。

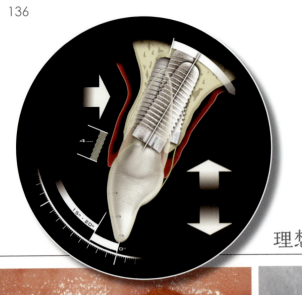

理想的なカントゥア：フラット

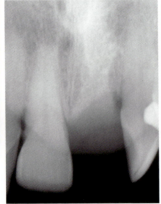
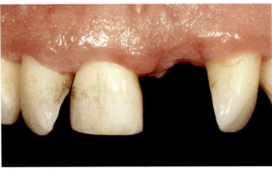
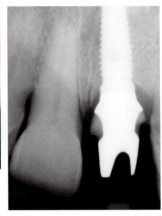

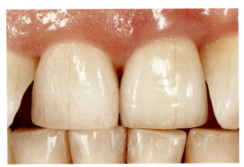
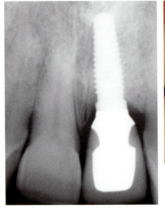
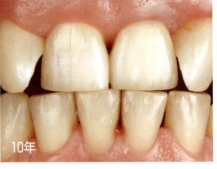
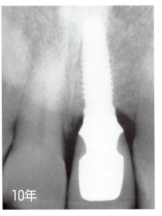

10年後の結果はこのアプローチの長期安定性を示す。おもな変化は、特に中切歯間領域の組織高さであった。X線写真は、インプラントの近心側面においても同様の吸収パターンを示している。

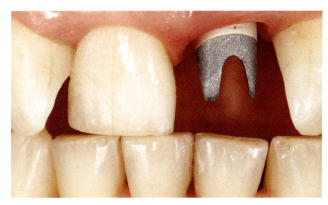
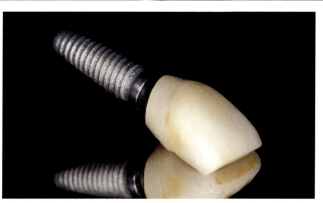

この臨床状況は、フラットなエマージェンスプロファイルの長期安定性を示している。患者は|1にプロビジョナルレストレーションが装着されている。組織欠損を補うためのCTGと同時に、NobelReplaceインプラント（エクスターナルコネクション、4.3×13mm）が埋入された。
スクリューアクセスホールは切端に向けられ、インプラントは完璧な方向を向いている。それにより、フラットなカントゥアが唇側の軟組織を支持している。インプラントヘッドからアバットメント、そして最終クラウン修復物にかけてなめらかな移行部となっている。

この臨床シナリオは、フラットなエマージェンスプロファイルが、リッジラップ型あるいは凹型のエマージェンスプロファイルと比べ、長期的により安定性をもたらすことを示している。今日のトレンドは、軟組織下の凹部エリアにエマージェンスプロファイルを形成することである。これらを取り囲む凹部は、厚くて幅のある軟組織と、アバットメントレベルでのより厚いバイオタイプを提供する"リング効果"を可能とし、最終的にはインプラント周囲組織の安定へとつながる。

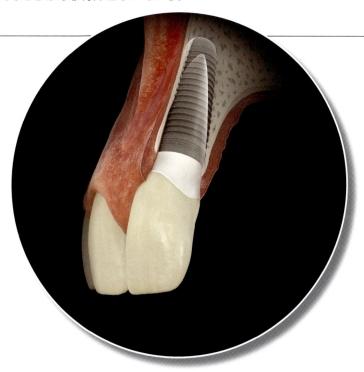

フィニッシュラインとクラウンカントゥア

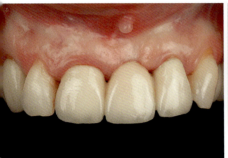
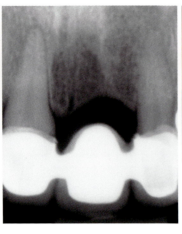
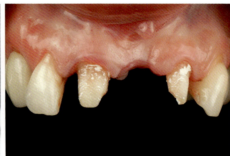
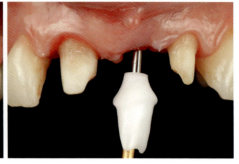

現在のインプラント歯科学において、最終アバットメントは補綴段階の初日に連結することが臨床的に重要であると示唆されている。

スクリューのアクセスホールの向きによってインプラントが適切な位置および角度で埋入されていることがわかる。理想的な角度での埋入がインプラントから補綴コンポーネントへのなめらかな移行部を実現させる。NobelReplace Taperedインプラント(4.3×13mm)が、PSアダプターとCTGを併用して埋入された。

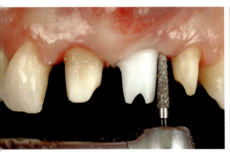
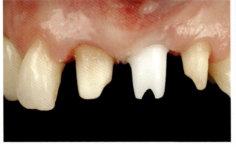
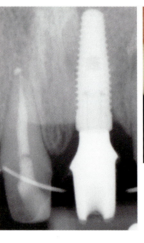
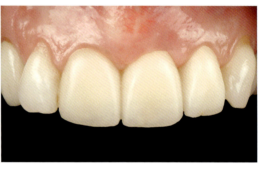

アバットメントの辺縁は、隣在歯辺縁と比較してやや歯肉縁上に設置した。しかし、隣接する天然歯と同様にインプラント周囲組織による支持のため、辺縁は隣在歯よりさらに根尖側に設定する必要がある。根尖側に設定されることで、凹型デザインのアバットメントのために直径が小さくなり、クラウンを3分割した歯頸部の支持が残されたままになる。

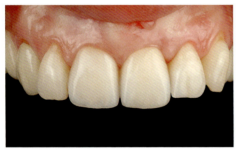
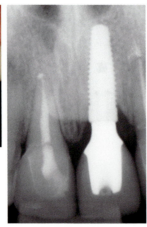
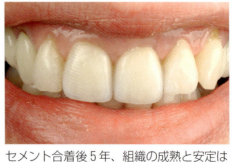
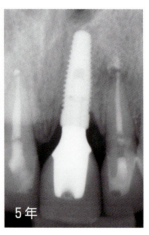

セメント合着後5年、組織の成熟と安定は明らかである。凹型デザインのアバットメント周囲の幅のある結合組織が、インプラント周囲軟組織に安定性を与えている。

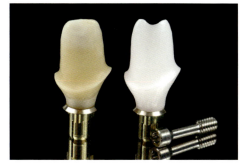 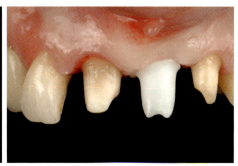 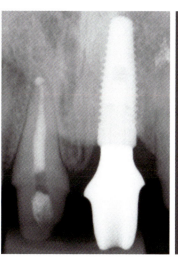

最終ジルコニアアバットメントは作業模型上で作った複合レプリカから製作した。アバットメントはフィニッシラインの下で、取り囲むように凹部のあるデザインとなった。アバットメントの直径は、同様の方法で組織を支持するために、軟組織貫通部における欠損歯の直径にできるだけ近づける。

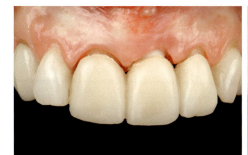 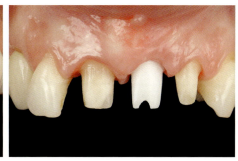 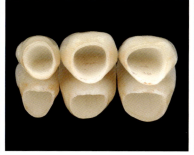 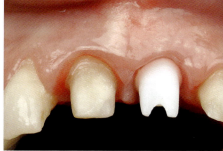

プロビジョナルレストレーションは天然歯と同様になるよう、組織支持のために裏装および再形成を行った。プロビジョナルの段階で辺縁の位置とクラウンのカントゥアを通じて歯とインプラント上の同一のプロファイルを確立する努力をしたにもかかわらず、辺縁は理想的なものよりも深くなってしまった。

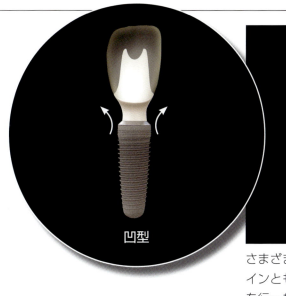 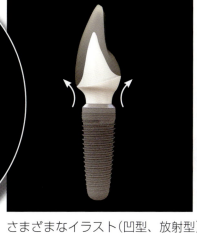 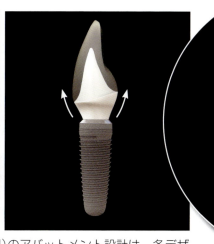 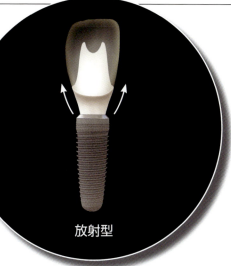

さまざまなイラスト（凹型、放射型）のアバットメント設計は、各デザインともに安定性を維持できるようになっている。凹型は、特に移植を行った際のインプラント周囲軟組織に厚みを与える"ドーナツ効果"として有効である。放射型は薄い組織になるため、機能時の退縮を促進してしまう。

軟組織欠損をともなうエマージェンスプロファイル

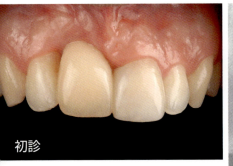
初診

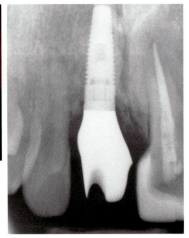

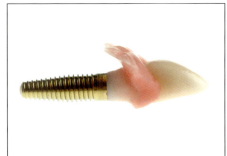

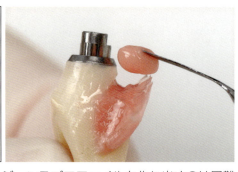

十分な軟組織がない状態で適切なエマージェンスプロファイルを作り出すのは困難である。スクリュー付きハイブリッドの上部構造を決める前に、スクリューのアクセスホール（の角度）、理想的なエマージェンスプロファイルに必要なインプラントの深度、唇側の軟組織を維持する能力を考慮することが重要である。まず、適切なリッジラップ形態の歯肉つきのプロビジョナルレストレーションが製作され、軟組織量の形態学的な欠損を補った。

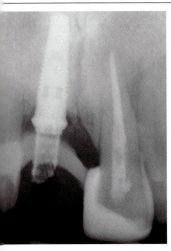

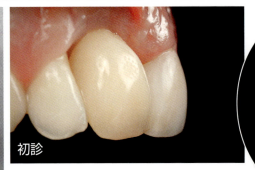
初診

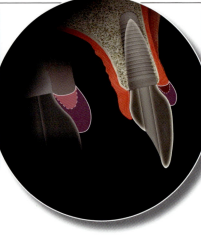

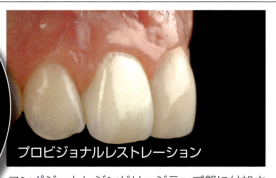
プロビジョナルレストレーション

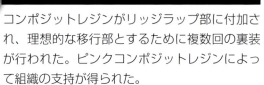

コンポジットレジンがリッジラップ部に付加され、理想的な移行部とするために複数回の裏装が行われた。ピンクコンポジットレジンによって組織の支持が得られた。

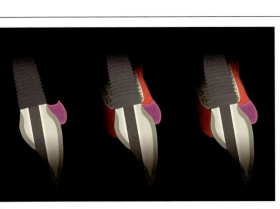

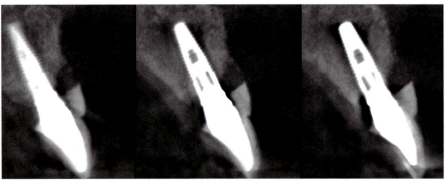

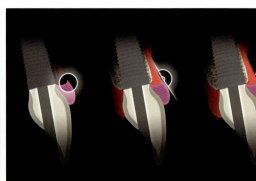

どれほどの軟組織の量が失われ、ピンクコンポジットレジンによって補償されているかを確認するためにCTが撮影された。ピンクコンポジットレジンの唇側セミポンティックによって、正確なサポートが得られ、ハイブリッドの上部構造とインプラント周囲軟組織が混合することで、すべての軟組織の量を垂直的にサポートしている。そのため、見た目は灰色の移行部もなく、周囲軟組織に溶け込んだフラットなポンティックデザインとなった。

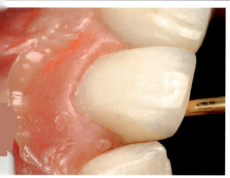 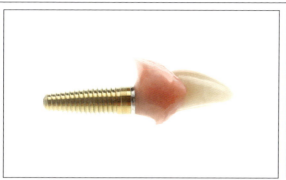 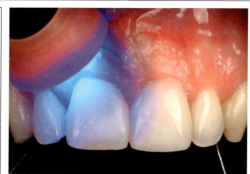 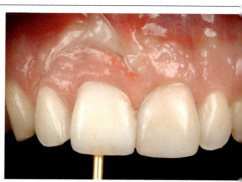

第2段階では、インプラントショルダーから組織の立ち上がりまでの理想的なエマージェンスプロファイルが作り出される。理想的には、なめらかな移行部のために、組織の立ち上がりは少なくとも冠状断でインプラントショルダーと同じ高さにする必要がある。

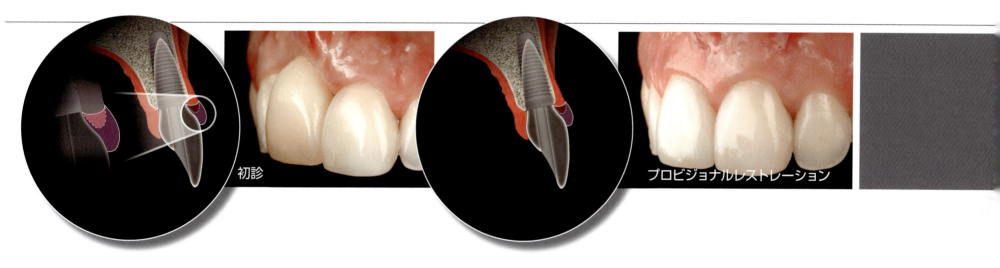

初診　　　プロビジョナルレストレーション

プロビジョナルレストレーションを装着すると、最終修復物製作の精度が向上する。理想的なエマージェンスプロファイルは、患者の自然な組織形態からピンクコンポジットレジンにかけて目立たない移行部を与える。

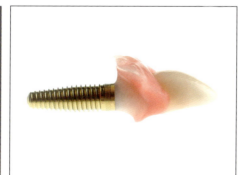 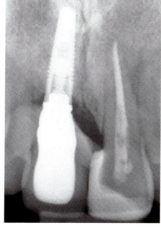 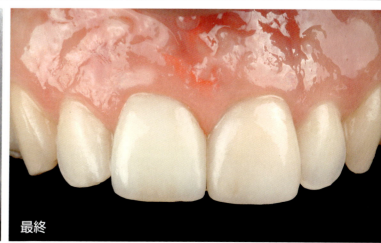

最終

クラウンカントゥアと組織支持

この患者は、2|2が先天性欠損であった。2本のNobelActive NPインプラント（3.5×13mm）が2|2に埋入された。細いテンポラリーヒーリングアバットメントがインプラント周囲の結合組織量を最大化しており、治癒期間における安定したプロビジョナルレストレーションの使用が可能となる。

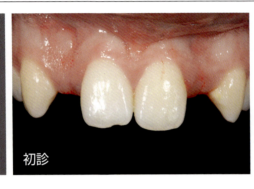
初診

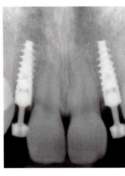

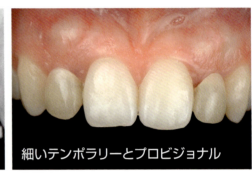
細いテンポラリーとプロビジョナル

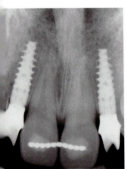

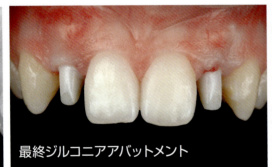
最終ジルコニアアバットメント

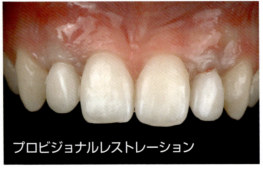
プロビジョナルレストレーション

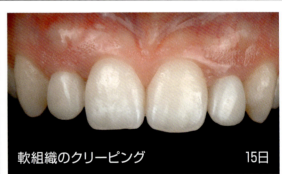
軟組織のクリーピング　15日

アバットメントとクラウンからのカントゥアの量が不足していたため、組織増大を行った15日後、組織の白色化と再形成が生じていることがわかる。

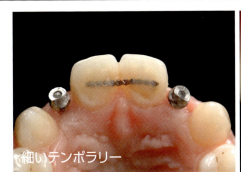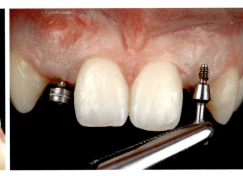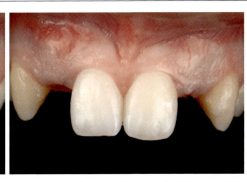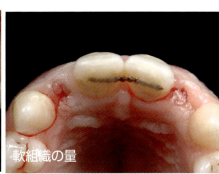

テンポラリーヒーリングアバットメントは印象のために撤去された。形成するための歯冠側軟組織量は確保されていることがわかる。

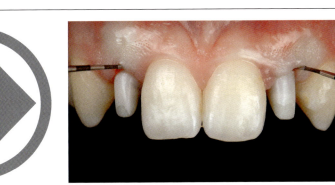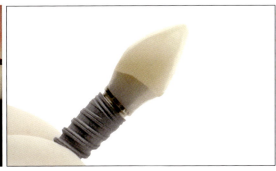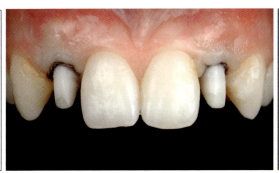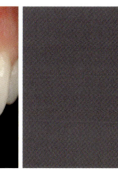

最終ジルコニアアバットメントの選択により、「ワンアバットメント・ワンタイム」コンセプトに従い、クラウンカントゥアを通じて垂直的な力を加える必要がある。再構築された辺縁部分とクラウンのオーバーカントゥアは、必要な軟組織形態と歯肉高さを獲得するために必要である。

 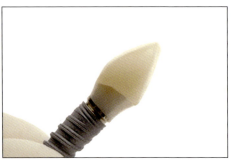 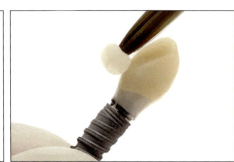 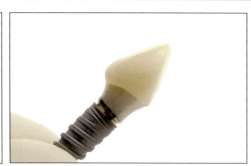

歯周プローブによって形成するフィニッシュラインの垂直的位置を確認した後、最終アバットメントを取り外し、チェアサイドでインプラントアナログが装着された。プロビジョナルクラウンをアバットメント上に装着し、望ましい軟組織カントゥアを形成するためにアクリルを周囲に追加した。

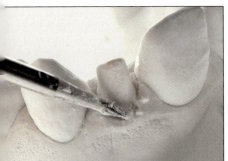 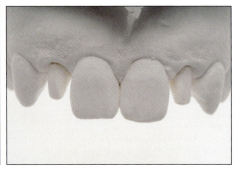 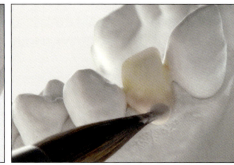 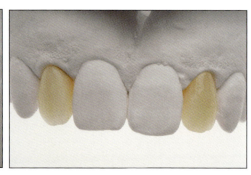

最終PVS印象で石膏模型を製作した。エマージェンスプロファイルを作るための理想的な軟組織カントゥアが石膏上で彫刻されるためには、歯科技工士とのコミュニケーションが必要不可欠である。

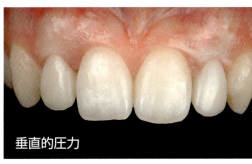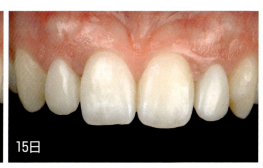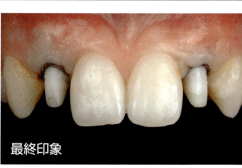

プロビジョナルクラウンが研磨され、暫間的にセメント合着された。組織の分岐部を見るとどれほどの力が加わっているか明らかである。15日後、軟組織カントゥアは満足できるレベルになり、最終印象が圧排糸を使用した従来の方法で採得された。

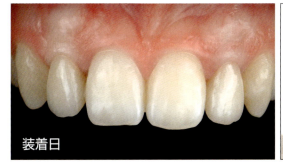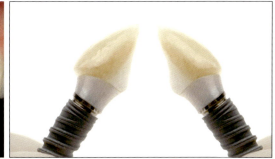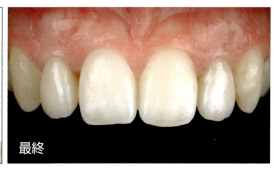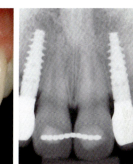

カントゥアを再調整した最終クラウンはつねに唇側組織白化の原因となる。クラウンの唇側面はアバットメントによる支持不足のためオーバーカントゥアとなり、大きくなってしまった。術後1年では、組織と骨のサポートによってまだ何とか安定している。

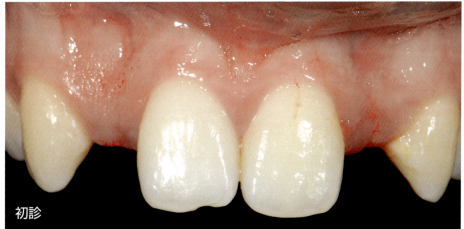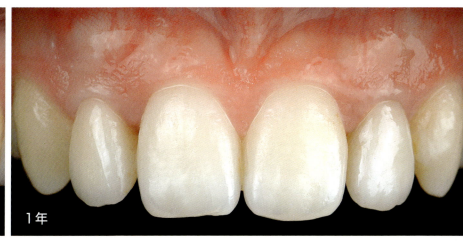

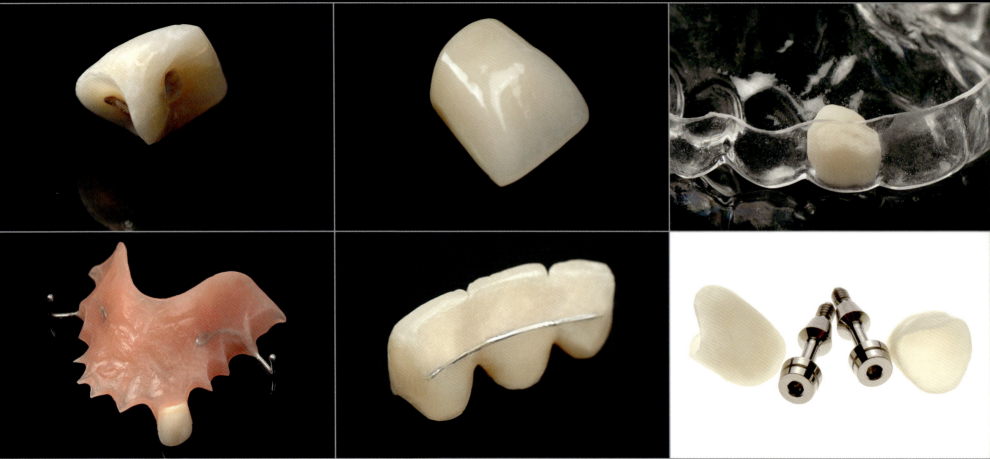

一時的な修復物

一時的な修復物は固定性あるいは可撤性かどうかにかかわらず、インプラント治療の
さまざまな修復段階において、患者に十分な審美性を提供する必要がある。また、一
時的な修復物は重要な診断ツールでもあり、最終修復物の設計や材料選択のための意
思決定プロセスにおいて貴重なガイドとなる。以下の例に概説されるように、多くの
選択肢が存在する。特定の重要事項として、無歯顎堤に対する有害な影響を防止する
ために考慮すべき必要性がある。

一時的な修復物の必須事項：
- 辺縁にかかる垂直的な力を取り除く
- 治癒過程で、リッジラップ型あるいはフラットポンティック型にする
- 近遠心的なスペースと良好なコンタクトを維持する
- 歯のカントゥアと軟組織形態を保護する
- 十分な審美性を患者に提供する
- 恒久性があり、製作およびメインテナンスを容易にする
- 診断時に有用な情報を与える

一時的な修復物とは以下のものを含む：連結歯、バキュームフォームリテーナー、
可撤性ブリッジ（RPD）、プロビジョナル固定性ブリッジ、即時修復物。

複合歯

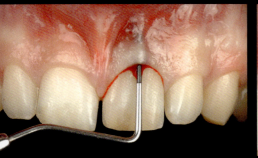
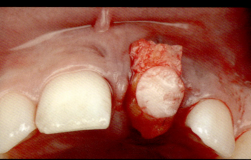
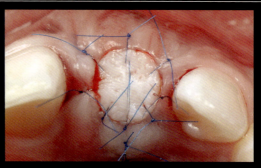

連結した複合歯は抜歯前に製作する。審美性を有し、垂直的圧力を排除し、CTGの保護などを含むいくつかの利点を有している。プロビジョナルクラウンを同じ材料で製作することで隣在歯との接着性を強め、長期的に残存する上部構造を作りあげる。

自身の天然歯

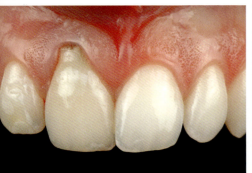
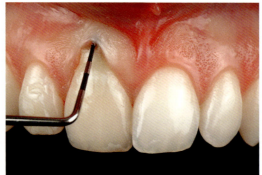
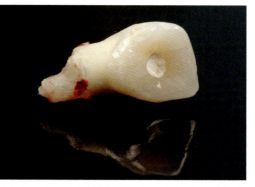

歯根吸収をともなう歯は根尖性歯周炎のため抜歯しなければならなかった。歯根が変形していたため、垂直的圧力を回避し軟組織移植片を保護するためにリッジラップポンティックのデザインを付与した。

矯正とバキュームフォームリテーナ

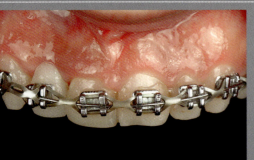
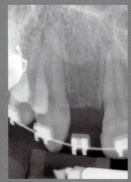
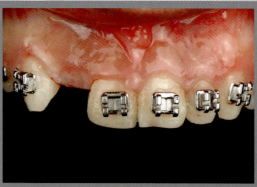
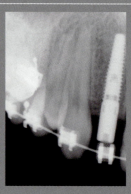

この学際的なアプローチの目的は、矯正治療が行われている間、インプラントと一時的な修復物を配置することである。それにより全体の治療時間を減らすことができる。

矯正担当：Dr. Domingo Martín

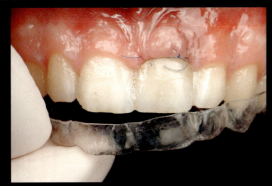 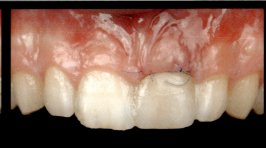 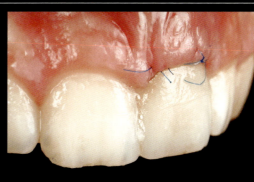

天然歯が破折し歯間空隙が生じたため、強度向上の目的でコンポジットレジン修復を行った。

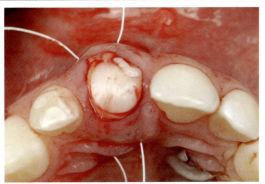 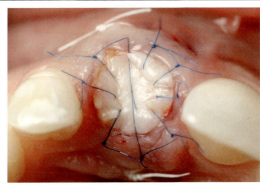 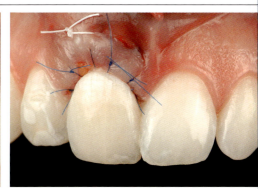

一時的な修復物として患者自身の天然歯を使用することで、元の審美性が維持される。歯は隣在歯のエナメル質とレジン固定をしている。簡便さに加え、製作が容易で耐久力もある点において、将来の軟組織の変化と吸収を同定および評価するために、すぐれた指標と診断ツールとして機能することとなる。

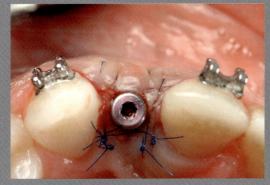 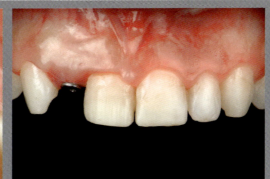 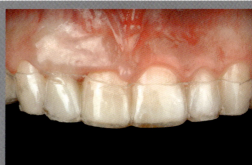

この患者では、インプラント手術の治癒が完了する前に矯正治療が終了した。透明なバキュームフォームリテーナーは、矯正後のインプラント治療中に固定とスペース保持のために従来から矯正医によって使用されており、ここでは一時的な修復物として用いられた。これらは製作が容易であるが、摩耗や破折を起こしやすいため長期間の使用は推奨されない。天然歯、デンチャー、複合歯は、ポンティックのリテーナーとして使用される。適切な形状であれば垂直的な圧力を排除し、衝突することもなく治癒過程でのポンティック周囲の軟組織を保護する。

可撤性ブリッジ

一時的な修復物としてのRPDの最大の欠点は、治癒期間中の無歯顎堤への垂直的圧力である。そのため、RPDは適切に装着できるときのみに推奨される。固定性はそれが可能なときはいつでも使用されるべきである。垂直的な支持が咬合面のボールタイプのインターナルクラスプによって生じ、アクリルレジンの床も良好に適合している。安定性と固定の強化と同様に、かかる圧力を分散させるためにアクリルレジン床は臼歯部まで拡大するべきである。RPDはたとえそれがポンティックだったとしても、間欠的な負荷を与えることで吸収を起こすため、骨移植を計画した場合には推奨されない。

この患者が装着しているRPDはインプラント部位の顎堤に対する圧力が避けられており、すべての要件を満たしている。RPDは喪失した組織量の評価と、外科的アプローチで必要となる組織量の決定に役立つ。

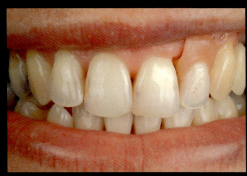
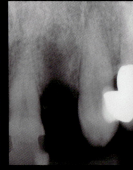
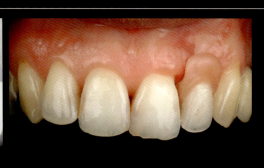

プロビジョナル固定性ブリッジ

インプラントの隣在歯にクラウンもしくは前装の修復物があった場合、FPDによる一時的な修復は、インプラントが治癒するまで使用することができる審美的にも機能的にも理想的な解決方法である。

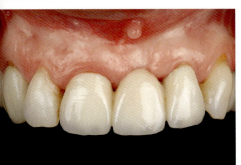
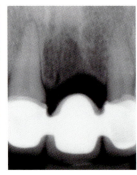
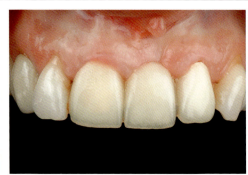

この臨床所見において、インプラント埋入前に3ユニットのプロビジョナルFPDがプロビジョナルアクリルマテリアル（Caulk／Dentsply）によって製作された。PSアダプターを用いてNobelReplace Groovyインプラント（4.3×13mm）と高さ5mmのNPヒーリングアバットメントが、CTGと同時に埋入された。新しく形成される術野の軟組織を適応・成熟させるためにプロビジョナルFPDの裏装を行った。

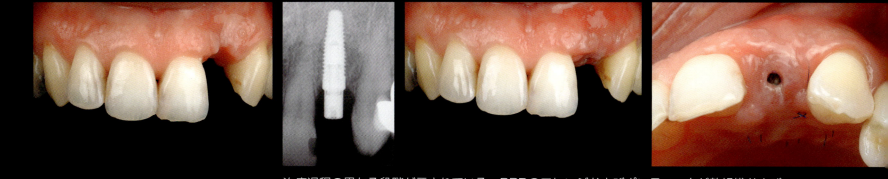

治癒過程の異なる段階が示されている。RPDのフレンジおよびポンティックが軟組織およびヒーリングアバットメントに接しないように設計された。

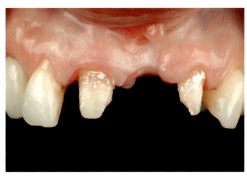
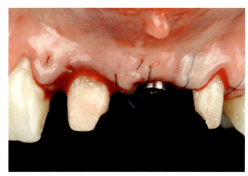
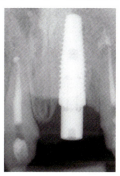
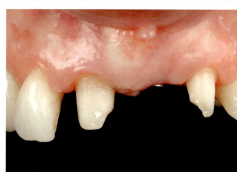

即時荷重：テンポラリーヒーリングアバットメント

細いテンポラリーアバットメントは、35Ncm以上のトルク値でインプラントを埋入する理想的なスペースがあるならば、まったく異なるアプローチを可能にする。このタイプのヒーリングアバットメントは、インプラント周囲にCTG（インプラント治療中の理想的な審美を主要な目的として）を設置できる可能性を持つ即時の修復に適応でき、そして1mm細くなることによっての粘膜面の初期閉鎖が得られる。アバットメントはクラウン保持の目的で、ヒーリングアバットメントの上面（補綴部）に装着された。アンダーカットでの設計のため、シェル状のプロビジョナルレストレーションの裏装の際には注意が必要となる。プロビジョナルクラウンがそこにひっかかってしまうのを避けるために、ヒーリングアバットメント上でアクリル系の材料を重合させないことが推奨される。

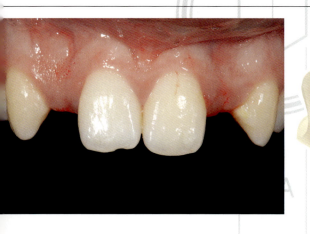
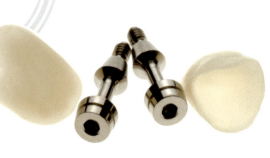
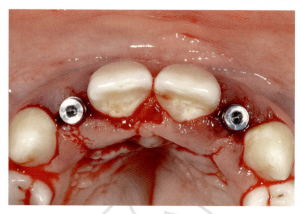
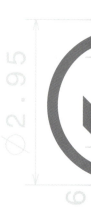
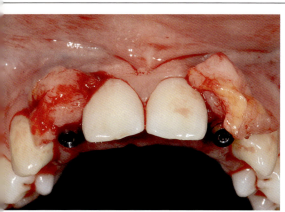
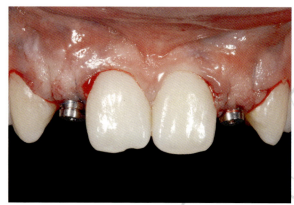
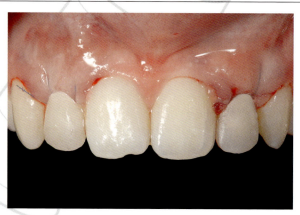

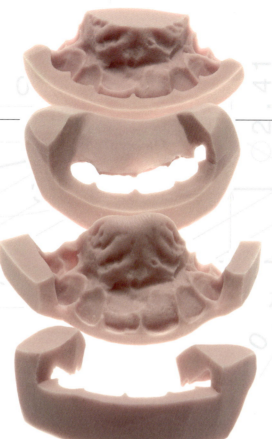

以前の診断用ワックスを基に、全体のクラウンカントゥアと咬合面間のスペースの指標としてアバットメントとインプラントの位置を視覚化できるようにシリコーンマトリックスが製作された。咬合面間が狭い場合にプロビジョナルクラウンを厚くするため、カスタムアバットメントが必要となる。

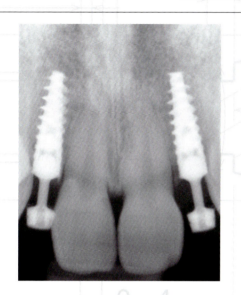

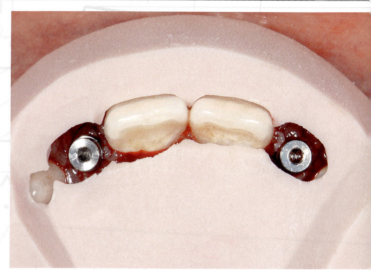

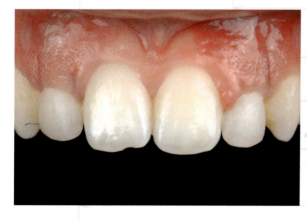

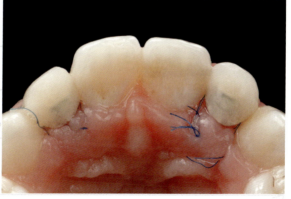

結節から採取したCTGは長期的な組織の安定と審美性のために両部位に設置した。インプラント長軸の中心部と最歯冠側部に多量の軟組織を移植することで、良好な縫合と初期創傷治癒が可能となる。
術後2週、唇側から口蓋におよぶ軟組織の統合と、CTGと一時的なクラウン修復に必要なスペースが示された。他の利点として、つねに隣在歯のエナメル質に外傷を与え、もともとのクラウンカントゥアに対して悪影響を及ぼしてしまう隣在歯とのレジン接着が不要になることが挙げられる。

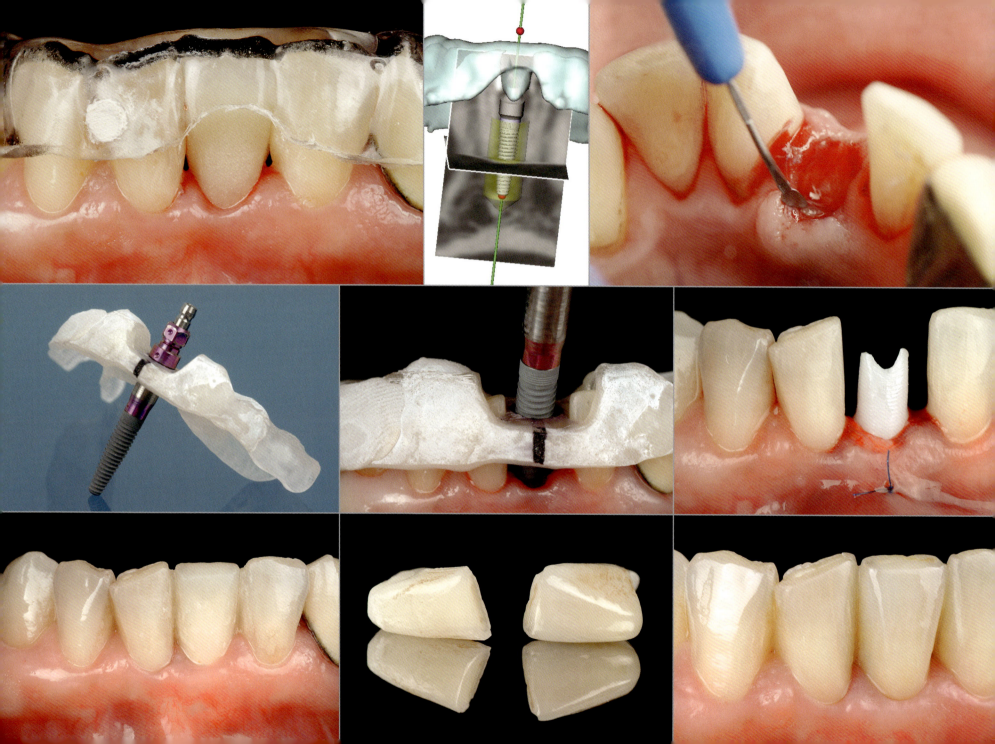

ガイデッドサージェリー

初診時

単独歯症例におけるインプラント埋入にガイデッドサージェリーを正確に使用することは困難である。しかし、隣接した根尖の形状や角度など解剖学的制約が治療結果に対して大きな課題と高いリスクを与えるようなこの症例においても、ガイデッドサージェリーの導入により、自らの臨床にもっとも熟練した外科医の持つ"臨床経験"や感覚、そして精度や正確性を加えることができる。
そのため、ガイデッドサージェリーは外科手技に精度、予知性および安全性を付与する。ガイデッドサージェリーでもっとも重要なことは、十分に適合し、デザインされた外科用ステント(サージカルガイド)で正確なインプラント埋入を確かにするX線撮影用テンプレート(ラジオグラフィックガイド)の適合、フィットおよびデザインである。

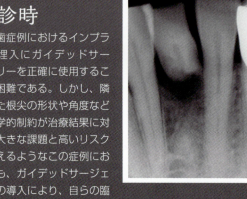
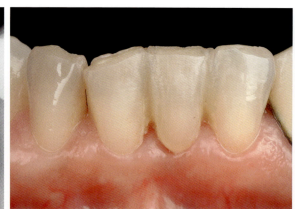
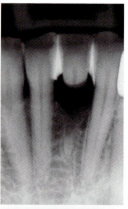
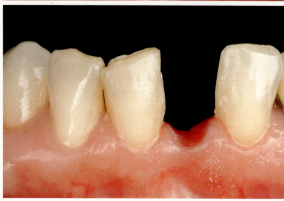
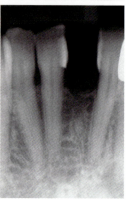

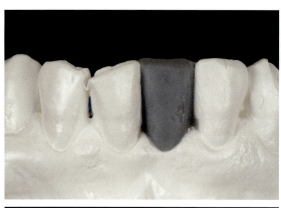
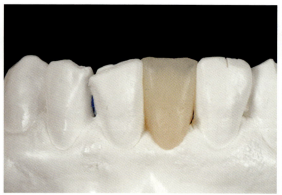
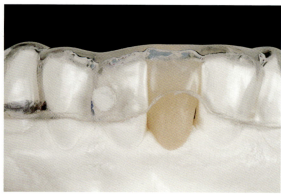
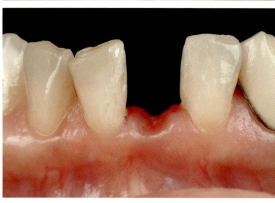
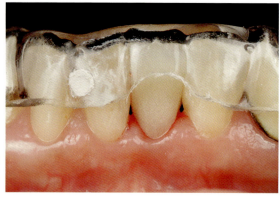

診断

欠損歯の形態や特性を復元した診断用ワックスアップは、正確な作業模型から製作した。診断用ワックスアップと作業模型は、厚さ1mmのポリ塩化ビニール製の透明な熱可塑性のスプリントを製作してから複製した。ワックスアップから製作されたアクリルの歯は透明なスプリントに組み込まれる。

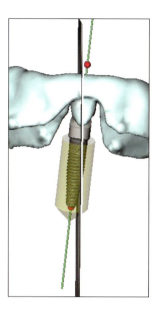 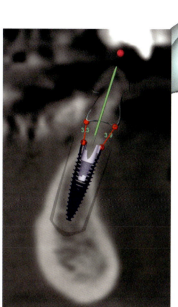 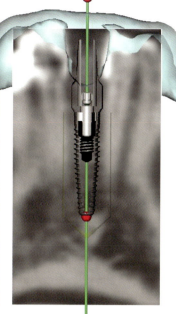 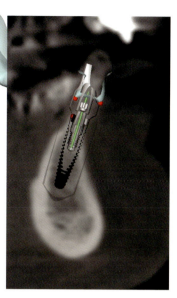 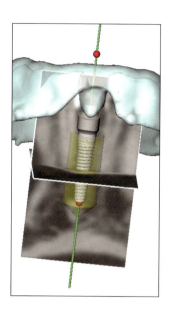

NobelGuideを用いた計画

NobelGuideで患者の口腔内に装着した状態とラジオグラフィックガイド単体を重ね合わせて認識させるために、ステント内に直径1mmのガッタパーチャ・マーカーを配置した。口腔内に装着した際の適合を確認するためにラジオグラフィックガイドによる口腔内試適を行うよう注意する。患者の口腔内に装着して、またラジオグラフィックガイドは単独でCT撮影する。NobelGuideで処理されたデジタル情報は、インプラント治療のための理想的な歯の位置を視覚的に評価しながら、三次元的に適切なインプラントの配置を可能にする。治療計画を立てるうえで、インプラント埋入と同時にアバットメントの選択などを評価できる機能は特に有用である。2ピースのNobelActive NP 3.0が理想的であったが、手術には使用できなかった。したがって、NobelActive NPより先端が小さいNobelReplace Groovy NP 3.5を選択した。

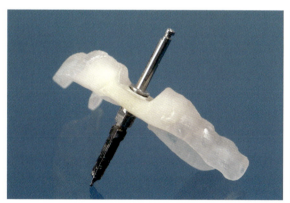 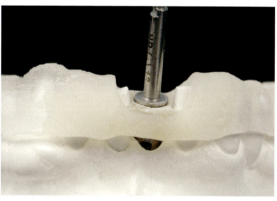

ステントの適合

サージカルテンプレートが製作されると、臨床医に送付される。作業模型にサージカルテンプレートを適合させて、テンプレートに挿入されたガイデッドシリンダーを通して技工用アナログを埋め込む。歯科技工所(ラボ)で製作したインプラントアナログの方向は、インプラント埋入ポジションの決定的な要素となる。NobelReplace Tapered Groovyのインターナルコネクションにおいて、三角形の頂点の1つは唇側面に向けておく必要がある。これは、その位置には黒い線を入れて転写を正確にし、即時に最終ジルコニアアバットメントを提供するためである。

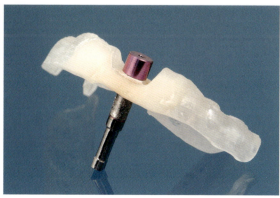 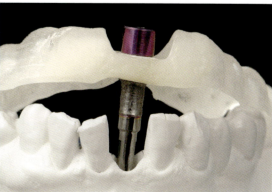 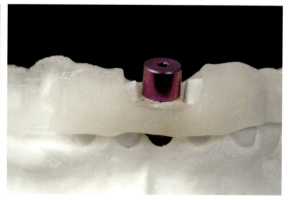

アバットメント製作

プロビジョナルプラスティックアバットメントは、プロビジョナルと診断用ワックスアップを模倣した理想的な形態にするためにジルコニアアバットメントをスキャンしてコンポジットレジンで製作した。アバットメントは、最終埋入前に2％のグルタルアルデヒドで5分間消毒する。

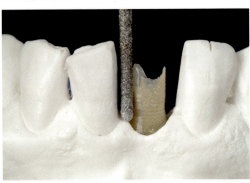
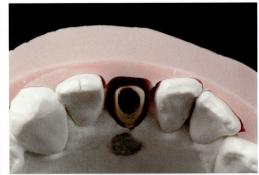
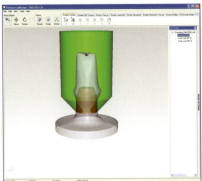
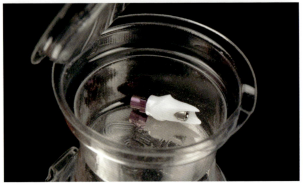

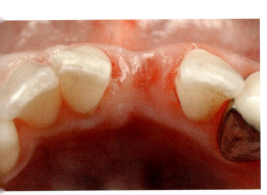
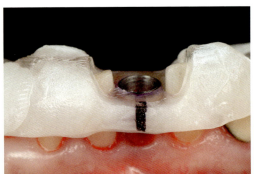
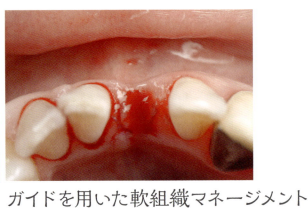

ガイドを用いた軟組織マネージメント

ノーベルガイドのステントを用いた欠損部の軟組織治療は可能であり、予知性も高い。なぜなら、正確なインプラント埋入の位置や角度がわかっているので、ステントを通して組織に1mmの厚いフラップを円形切開で行えるからである。その際に、マイクロサージカルブレードを用いて無歯顎歯槽頂の口蓋側にトンネル切開をし、ドリリング時に軟組織へ損傷を与えることがないよう歯冠歯肉を舌側へと翻転させる（通常は、歯肉の裂傷を避けるためにインプラント埋入時に軟組織を縫合する）。

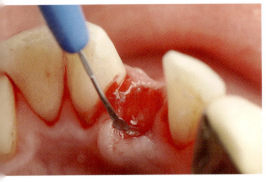
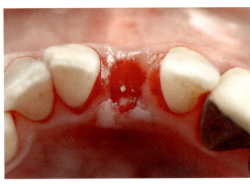

ガイドを用いたインプラント埋入

サージカルテンプレートは、アクリリックレジンで補強した。インプラントの埋入ポジションを確実にするためにドリリング時に撮影したデンタルX線で診断した。サージカルテンプレートの黒い線は、インプラントの三角形の頂点を含む作業模型の情報を正確に伝えるためのものである。埋入深度は重要で、歯肉縁からちょうど3 mm下方の理想的な位置に配置するために、通法どおり埋入した。舌側の欠損を補うために、深度やボリュームが理想的で、インプラントが正しい向きになっているか注意が必要である。

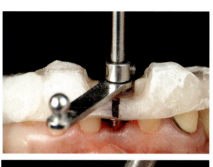
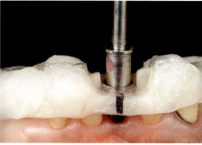
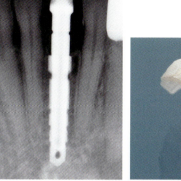
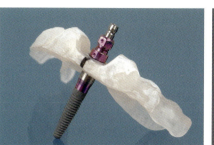
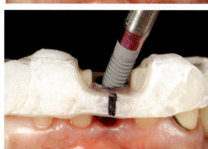
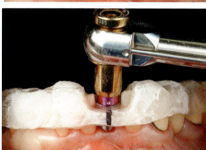
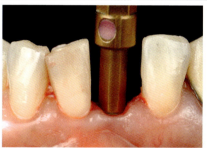
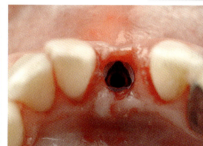

アバットメントと結合組織移植

インプラントを埋入した後、唇側と両隣接部にトンネルを形成し、上顎結節から採取したCTGを挙上して設置し、バイオタイプを厚くする。ジルコニアアバットメントを凹状にすることによりCTGのスペースを確保し、組織の厚みを最大限にする。組織の厚みや量と補綴が可能なスペースの両方のバランスが取れたらCTGを縫合し、アバットメントを連結する。プロビジョナルレストレーションは裏装して調整し、仮着セメント（TempBond、Kerr）で装着した。

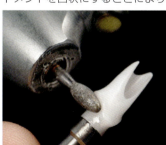
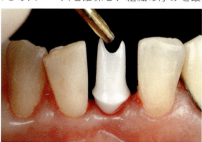
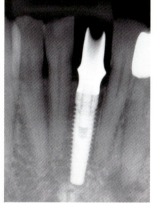
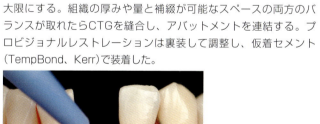
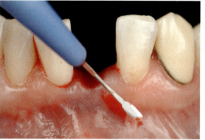
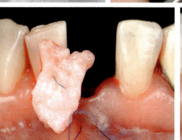
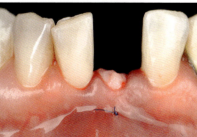
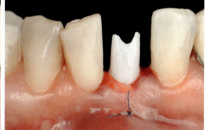
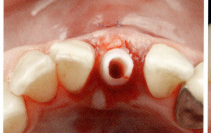
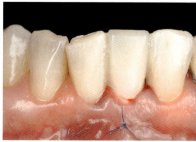

軟組織の治癒

インプラント埋入後、最終ジルコニアアバットメントおよびプロビジョナルレストレーションが装着された。CTGを行った後の治癒過程の口腔内所見を示す。修復物の豊隆によって生じる隙間と移植した組織片のボリュームが適合するよう留意する。

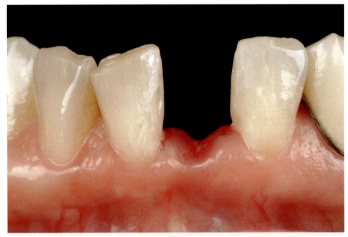
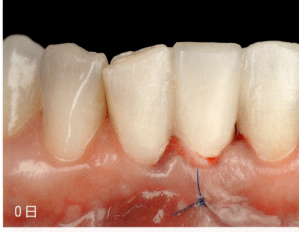

0日

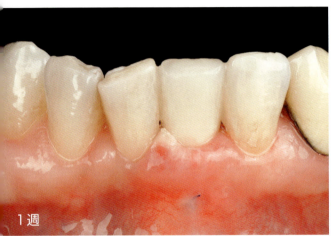

1週

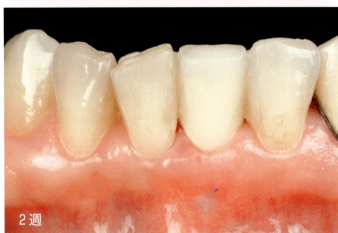

2週

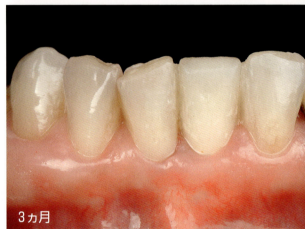

3ヵ月

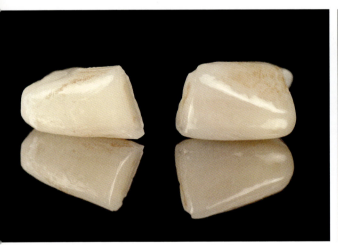
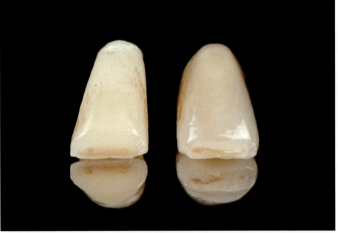
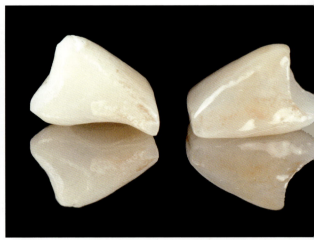

クラウンの適合

天然歯である|1の特徴を模倣した|1のアルミナクラウンによる修復物。

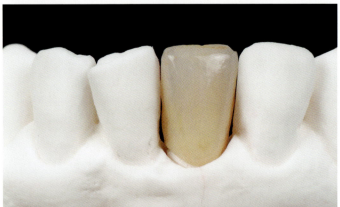
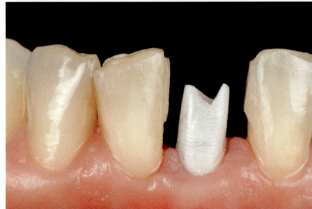

最終結果

NobelReplace Groovy 3.5×13mmのインプラントにアルミナクラウンを被せた|Tの術後1年および3年経過の口腔内およびX線写真。

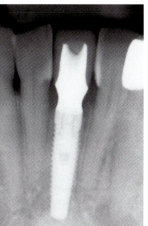
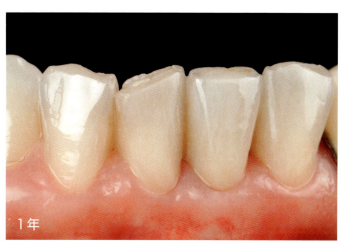
1年
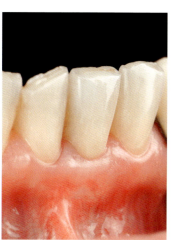
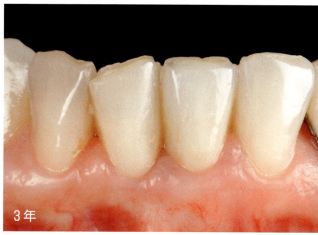
3年

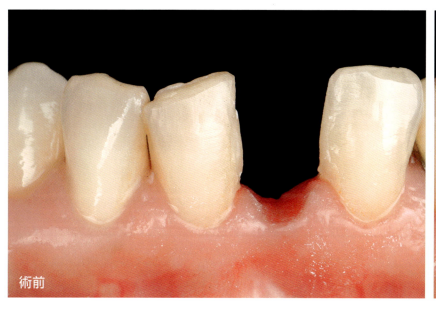
術前

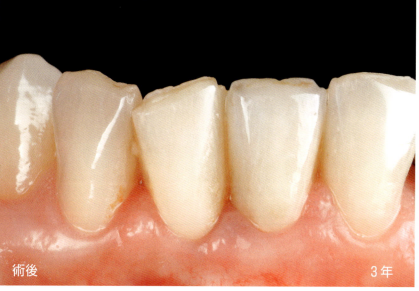
術後　　　　　　　　　3年

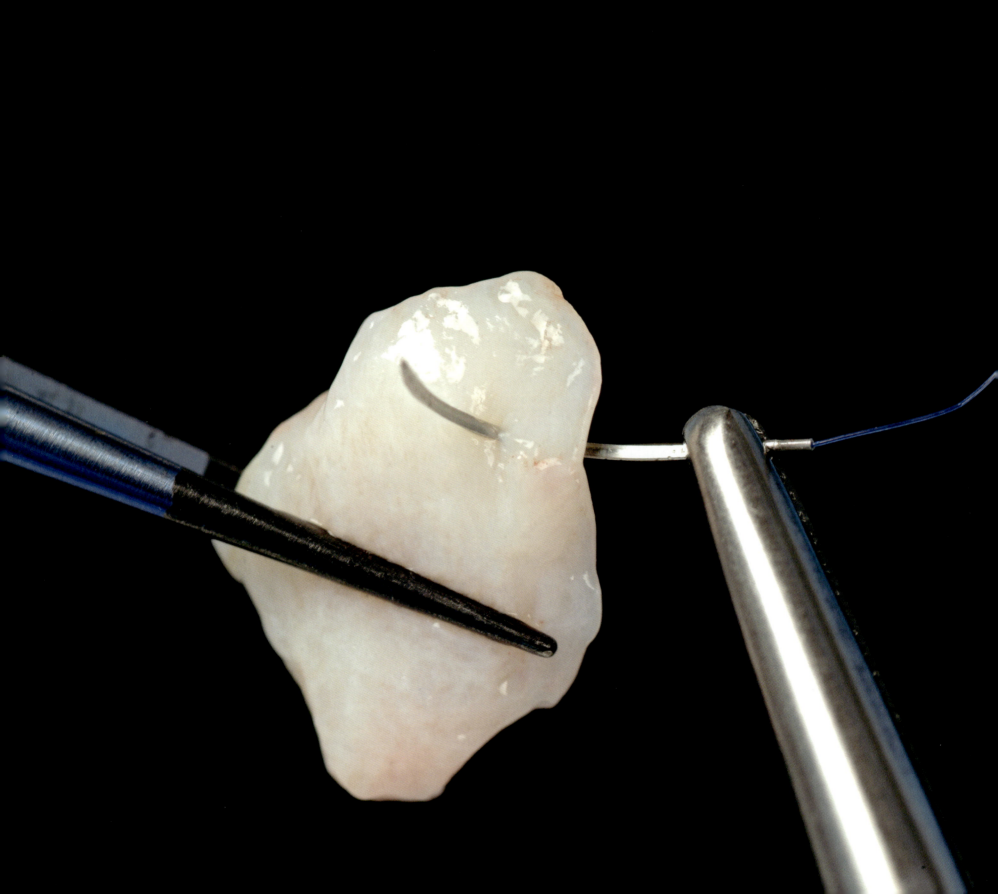

自然な軟組織
カントゥアの形成

- 骨移植
- 軟組織移植術
  - ドナーサイトの処置
  - → Research：軟組織移植のドナーサイト
  - → Research：組織移植の臨床結果
  - レシピエントサイトの処置
  - → Research：ソケットグラフト
- プロビジョナルレストレーションを用いた
  補綴的な軟組織カントゥアの形成
  - アバットメントデザインと
    プロビジョナルレストレーションの製作
  - インプラントアバットメントの選択
  - → Research：インプラントアバットメント
- 軟組織の審美性を高める矯正治療
  - → Research：矯正治療
  - 矯正的挺出
  - 圧下とトルク

Chapter ④

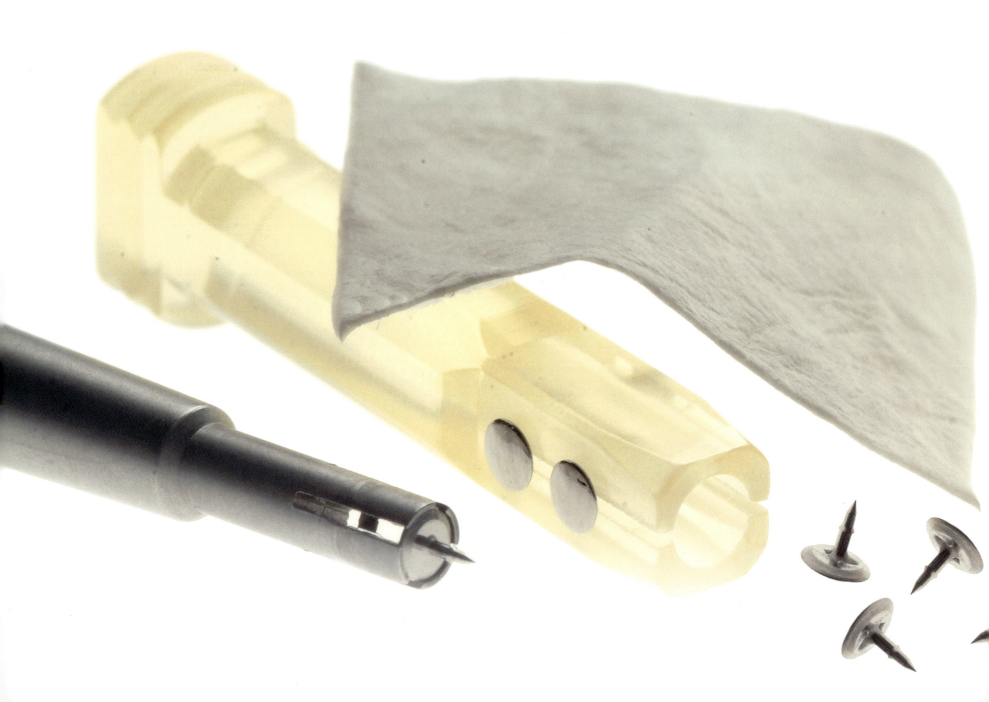

骨移植

自家骨は吸収率が高いにもかかわらず、特に大きな欠損において、インプラント埋入のための三次元的骨造成に使用する骨移植材料として間違いなくもっとも安全かつ予知性の高いものであろう。この章では、特に単独歯のインプラント治療における自家骨に代わる骨補填材料の臨床応用と骨造成テクニックを例示し検討した。小さい骨欠損を再建する際、これらの補填材料にはいくつかの利点があるかもしれない。

外科的テクニックと臨床的な処置が臨床結果の長期的安定性を決定するため、絶えず手技の修正や改善が行われている。以下に続く治療例において、異種骨とメンブレンを用いた手技と、骨形成タンパク質（BMP）とメッシュを用いた手技を比較し、それぞれの臨床プロトコルと結果を示した。

異種骨とメンブレン

この患者は<u>1</u>|にインプラントが埋入されていた。インプラントが側切歯に接触しているためにしびれと不快感が生じ、インプラントの抜去が必要となった。さらに、大きな傾斜と隣在歯に近接していることによって修復物の提供や自然な外観を達成することが不可能であった。患者の審美的要求は高く、歯間離開、歯のサイズのバランス、そして歯間部の骨の高さをコントロールするために、矯正治療が提案された。

167

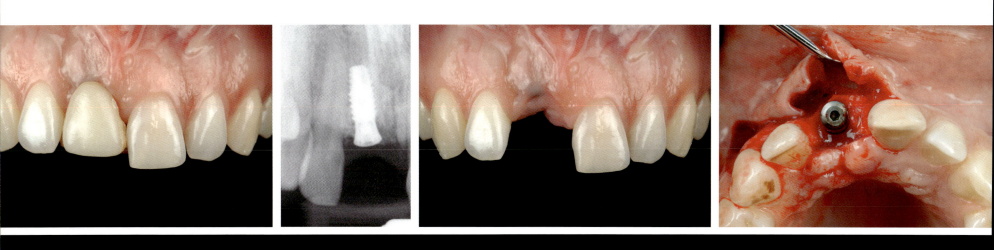

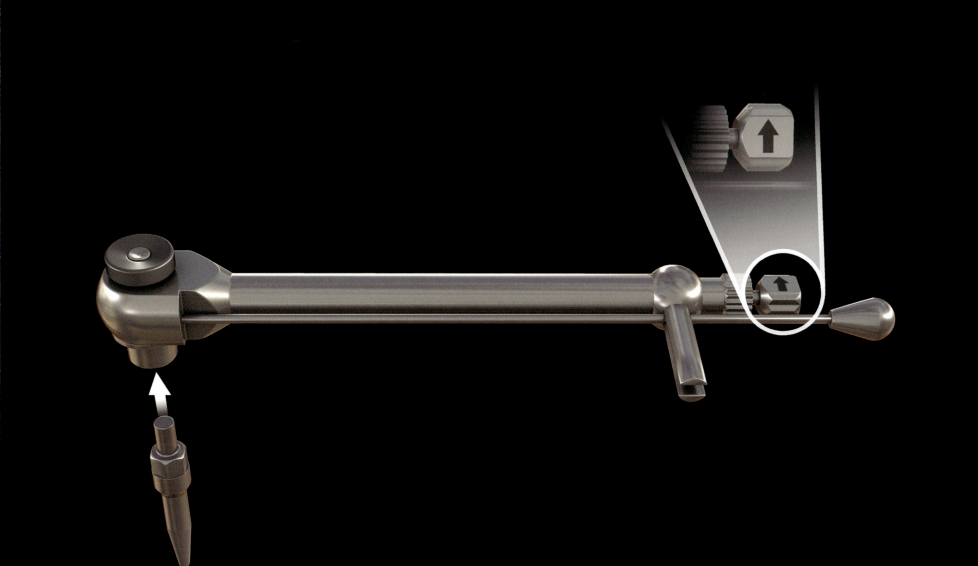

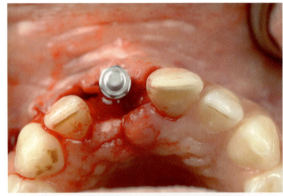 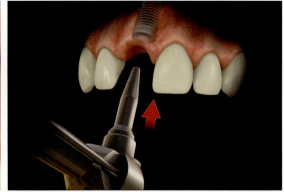 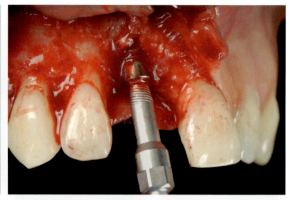

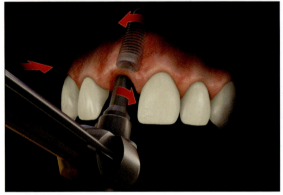 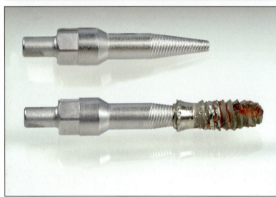

最新のインプラントリトリーバルツールによって、オッセオインテグレーションしたインプラントを容易に撤去できるようになった。このインプラントリトリーバルツールを反時計回りに回転させると器具はインプラント内部に進入し内部連結部にはまり込み、インプラントと骨の界面部の結合を破壊して非外傷的にインプラントを撤去できる。トレフィンバーは著しい骨破壊および骨欠損をまねくので、インプラント抜去に使用するべきではない。

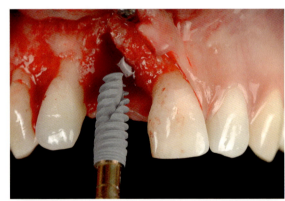 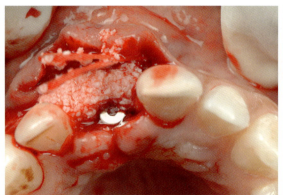 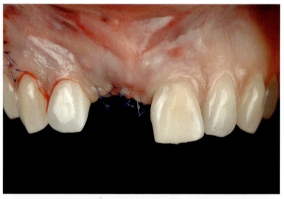

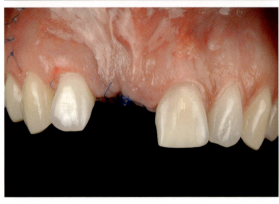 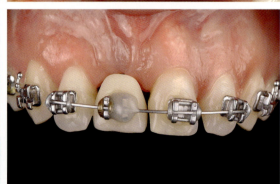

インプラントを撤去した後、インプラント修復の審美性を最大限に引き出せる方向に4.3×13mmのNobel-Activeインプラント（Nobel Biocare）を1本埋入した。軟組織の瘢痕化を回避するために小臼歯部位に垂直切開を1本入れ、露出しているインプラントスレッドを被覆して骨吸収を低下、骨の成熟を維持するためにBio-Ossとその上に2枚のメンブレン（Geistlich）を使用した。その間、適切な歯列を整え、スペースを確保するために矯正治療が行われた。

矯正担当：Dr. Domingo Martín

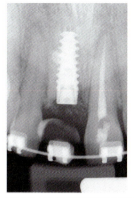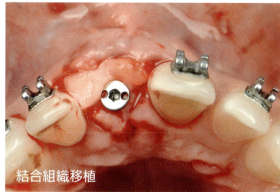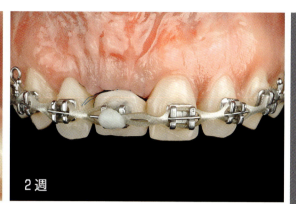

結合組織移植　　　　　　　　　　２週

骨治癒期間後8ヵ月の二次手術時、上顎結節からの移植片を用いたCTGを行った。移植片のためのスペースをより多く得るために、穴の付いた凹状形態のヒーリングアバットメントを連結した。縫合用の穴を使うことによってヒーリングアバットメントの最歯冠側でインプラント周囲組織の厚みを増加させた。

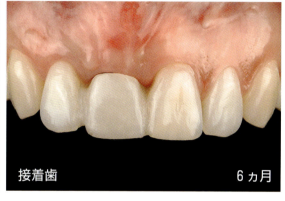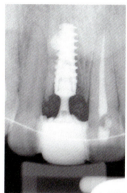

接着歯　　　　　　　　　　６ヵ月

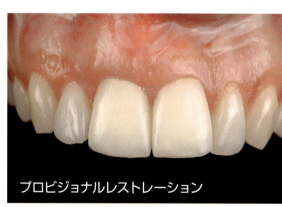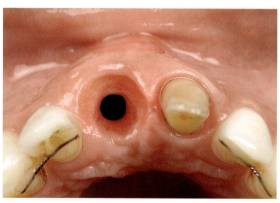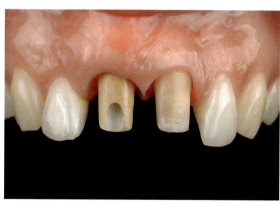

プロビジョナルレストレーション

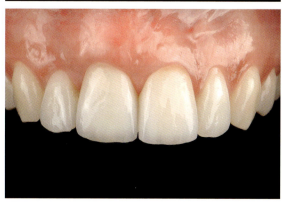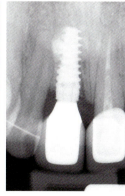

カントゥアと軟組織サポートを改善するために隣接する1|にプロビジョナルレストレーションを装着した。最終ジルコニアアバットメントは、漂白が不可能だった隣接する天然支台歯のシェードに合わせて着色した。天然支台歯とインプラントアバットメントのスタンプシェード(支台歯のシェード)が同じであることによって、どちらも同じ不透過性とシェードが必要となるため、歯科技工所(ラボ)におけるジルコニアクラウンの製作が容易になる。

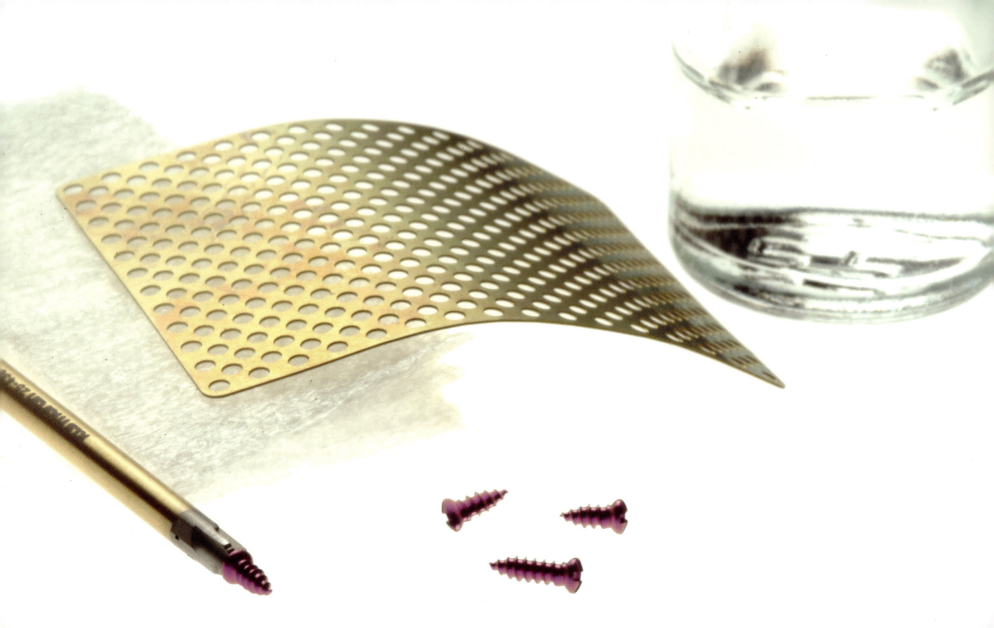

BMP／メッシュの移植

BMP（骨形成タンパク質）は複雑骨折の治癒、脊椎固定、サイナスグラフトおよび歯槽骨造成の管理のために、自家骨、同種骨、人工生体材料やGBR（骨誘導再生法）といった従来の骨造成手技や材料に追加して使用されている。

BMPはトランスフォーミング増殖因子-β（TGF-β）スーパーファミリー（TGF-βタンパク質、成長／分化因子［GDF］、そしていくつかの関連物質を含む）に属する細胞増殖を誘導するモルフォゲン（形態形成因子）である。BMPの反応の程度は、特定の細胞表面受容体との相互作用に依存する。究極的には、TGF-βスーパーファミリーに属する複数の分子が背腹軸形成；中胚葉形成／パターン形成；肢芽、骨および軟骨の形成；そしてさまざまな組織や臓器の発生をつかさどっている。

最初にBMPの発見が報告されたのは1960年代の半ばであった。整形外科、口腔、顎顔面の適応で精製または組換えBMPが開発された。2002年には、アメリカ食品医薬品局（FDA）が脊椎固定と腸骨の骨折修復を含む整形外科の適応症で、組換え型ヒト骨形成タンパク質（rhBMP-2）と吸収性コラーゲンスポンジ（ACS）の複合体を承認した。2007年、FDAはさらに口腔および顎顔面領域への適応を承認した。

現在、rhBMP-2／ACSは、インプラントの埋入とオッセオインテグレーションのための歯槽堤や上顎洞の骨造成を補助するために使用することができるが、rhBMP-2／ACSを用いた骨形成を成功させるための鍵は骨形成部位のスペースの大きさにある。

来院時、この患者は 1| に大きな歯根の外部吸収、歯根周囲の深く陥凹した骨欠損とフィステルを有していた。1| を抜歯し、感染組織と不良肉芽組織を除去した。欠損の大きさを可視化するために歯の三次元スキャンを取り、スキャンデータからコンポジットレジンの作業模型を製作した。使用する部位に適合するようにACSメッシュを丁寧にカスタマイズした。

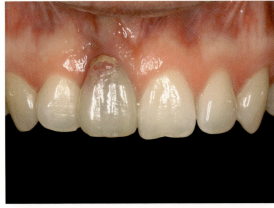
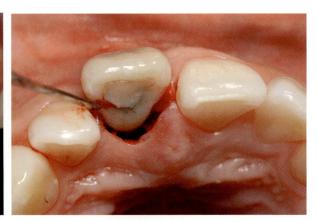

三次元モデル

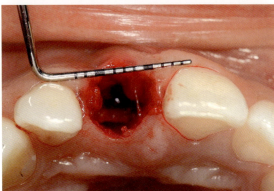

カスタマイズ
チタンメッシュ

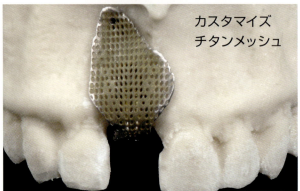

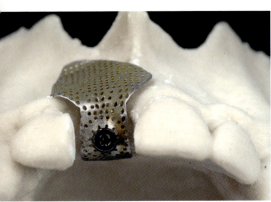
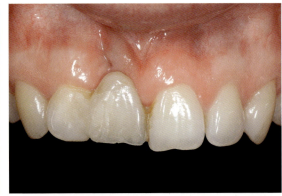

3ヵ月後、中切歯部位の全層弁を剥離した。フラップは垂直減張切開を行わず、第一小臼歯から反対側の側切歯まで延長した。欠損部位を十分に露出し、カスタマイズしたメッシュを設置し、1本の水平スクリューで根尖側に固定した。次に、rhBMP-2をしみ込ませた吸収性スポンジを設置してチタンメッシュで覆い、チタンメッシュを口蓋のボーンスクリューで固定した。

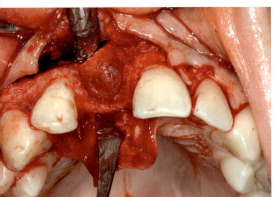
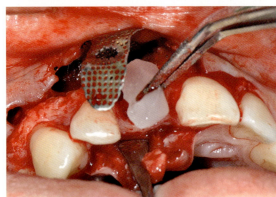
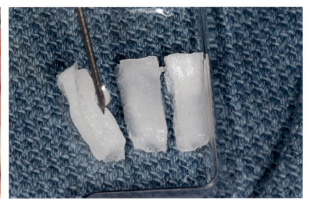

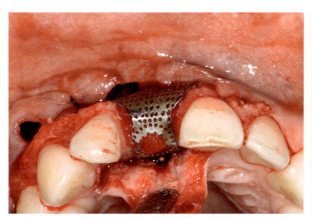
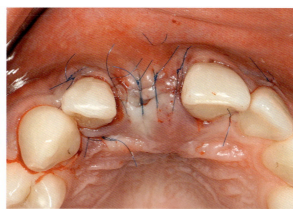

注意深くフラップを元の位置に戻し、創を閉鎖して縫合した。コーンビームCT（CBCT）の画像は、4ヵ月後の骨の治癒状態と骨量、そして軟組織の成熟を示している。

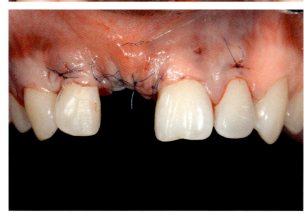

骨手術はDr. U.M. Wikesjöと彼のチーム（Dr. J. Lee、Dr. C. Susin）の監督の下、ジョージア医科大学歯周病科において行われた。

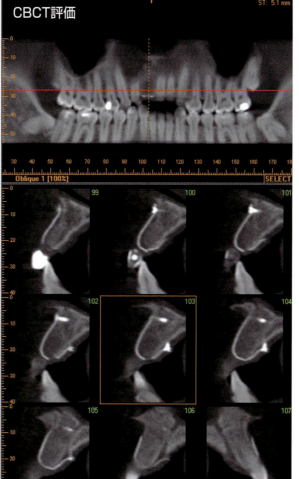
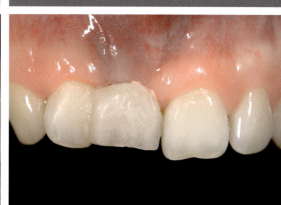

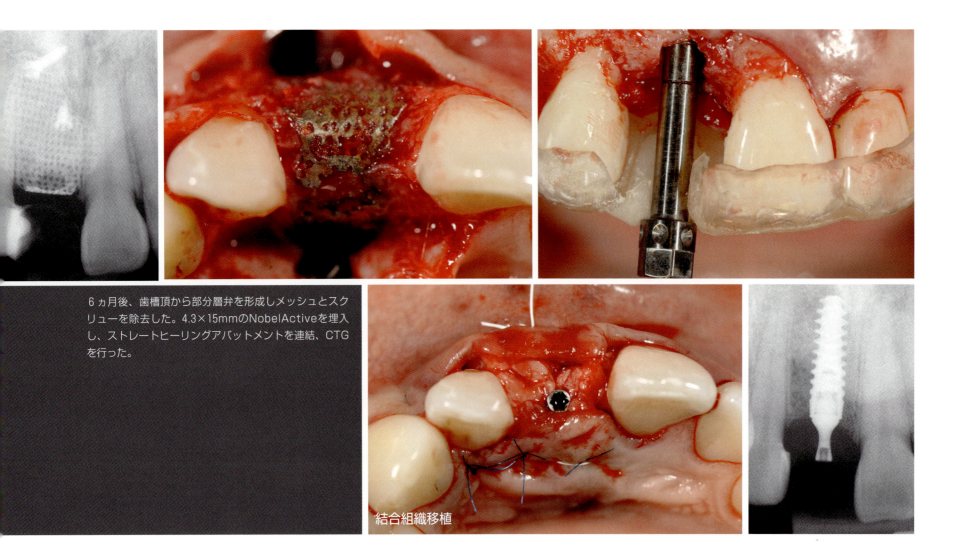

6ヵ月後、歯槽頂から部分層弁を形成しメッシュとスクリューを除去した。4.3×15mmのNobelActiveを埋入し、ストレートヒーリングアバットメントを連結、CTGを行った。

結合組織移植

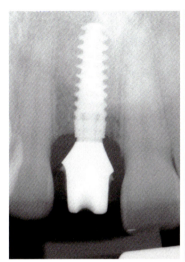
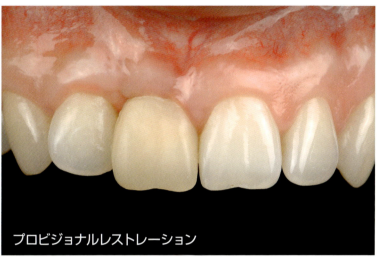

プロビジョナルレストレーション

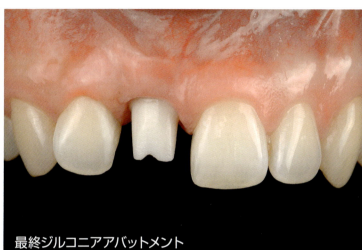

最終ジルコニアアバットメント

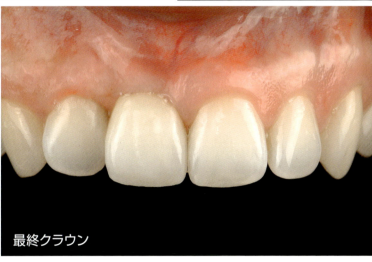

最終クラウン

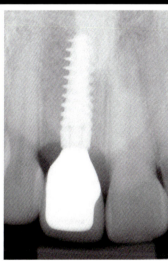

手術後6ヵ月、補綴誘導型の軟組織処置のために最終ジルコニアアバットメントとプロビジョナルレストレーションを設置した。軟組織を3ヵ月間安定させてから最終ジルコニアクラウンを装着した。理想的な結果を達成するためには追加の軟組織移植が必要だったが、患者が再度CTGを行うことに同意しなかった。

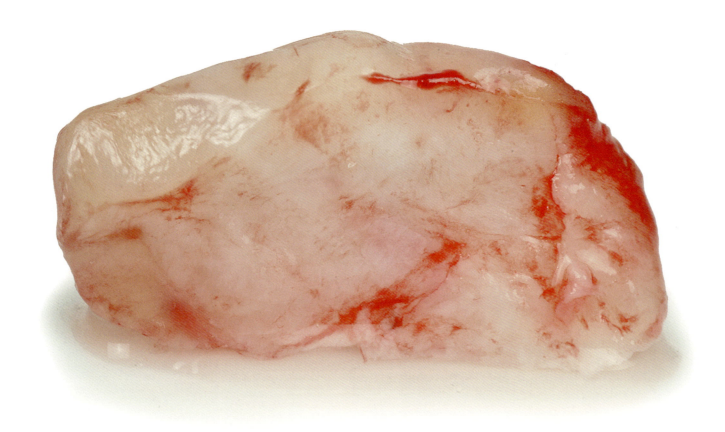

軟組織移植術

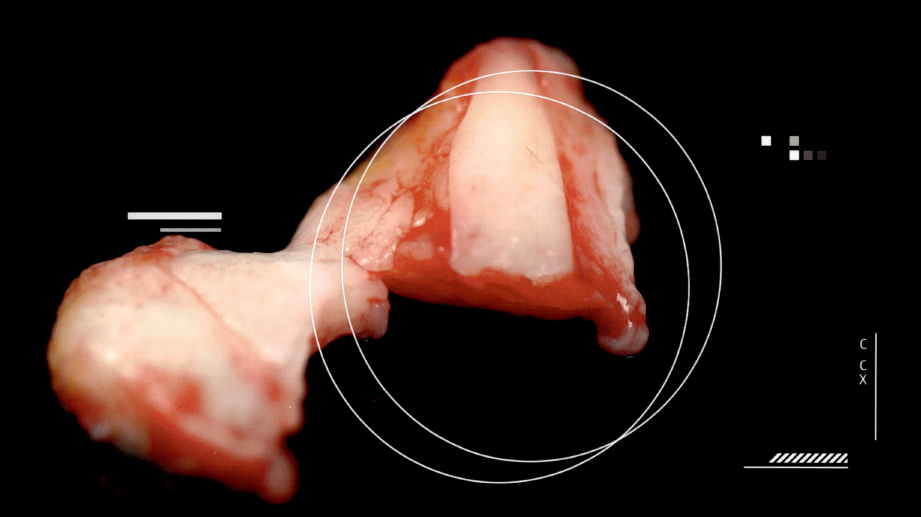

ドナーサイトの処置

Research

軟組織移植のドナーサイト

審美領域におけるインプラント周囲に対する軟組織増大術の有益性に関するシステマティックレビューでは、十分なサンプル数を有する長期的臨床研究の不足と、明瞭な測定結果や量的データ解析の欠如により、どの介入処置においても絶対的な証拠は示されていない[1]。周囲の歯や軟組織の状態や形状を模倣するように審美的に調和したものを作り上げることに関しては、定量化した方法では実際には評価しにくい。

それでも上皮下CTGは、歯肉とインプラント周囲軟組織の退縮を治療および防ぐために好ましい術式で[2~5]、歯肉弁歯冠側移動術[6,7]またはエンベロープフラップ(envelope flap)やパウチ(pouch)[8~10]とともによく用いられる。慣例的に口蓋粘膜は結合組織のドナーサイト(供給側)に向いている[11]。しかし、その厚さは患者によって大きく異なり、大口蓋動脈などの解剖学的構造により制限される[12~15]。特に垂直減張切開が行われ術後も被覆されない状態のままであると、治癒にはかなりの不快感をともなう。低侵襲な治療法であるとされてきたが、臨床的には要求度が高い[16]。Hirschら[17]は、上顎結節の領域に関して、より厚く安定した厚みの組織を獲得できる上皮下CTGのドナーサイトとして初めて紹介した。組織学的、臨床的な記述は後にJungら[18]によってもたらされ、それによると薄いバイオタイプから厚い軟組織バイオタイプへの変化や角化歯肉の獲得と歯肉退縮への被覆の成功とに関連があるとされた。術式や術後止血は口蓋ドナーサイトと比較して単純なようである。この手法はインプラント周囲に応用され、歯肉退縮被覆量と審美的結果に関して臨床的にすばらしい成功を残した[19]。

ドナーサイトと術式の選択はおもに臨床例によって決まり、CTGの応用や予定されるドナーサイトの組織形態に基づく[7,20]。エンド用ファイルやラバー用ストッパーは、それぞれの粘膜の厚さや組織の密度を臨床的に評価するのに推奨されている[20]。結節からの上皮下CTGは、口蓋からのものよりも高密度であり、脂肪分をより多く含んでいる[18,20]。つまり、術後の収縮は起きにくいが、血管が新生しにくい[20]。骨面に骨膜が残っているところに対する部分層弁のフラップパウチ法[8]は、血管新生を最大限に活かすために結節からのCTGが適している。

Dellaviaら[21]は、結節や口蓋粘膜に関する組織学的および分子学的解析を行った。顕微鏡下の評価で、口蓋粘膜は血管を含む疎な結合組織を示した一方、結節からの結合組織は密で血管構造は乏しかった。組織学的、細胞培養の研究ではその他の相違点を示しており、上顎結節からのCTGを組織増大に用いたときの臨床的に異なる結果からもわかる。結節由来のコラーゲン性の高い架橋結合は時間とともに移植片の安定性を維持しているようであるが、大きな軟組織増大術のときに肥厚性反応を示すこともある[21]。

参考文献

1. Levine RA, Huynh-Ba G, Cochran DL. Soft tissue augmentation procedures for mucogingival defects in esthetic sites. Int J Oral Maxillofac Implants 2014;29(suppl):155–185.

2. Langer B, Calagna L. The subepithelial connective tissue graft. J Prosthet Dent 1980;44:363–367.

3. Langer B, Langer L. Subepithelial connective tissue graft technique for root coverage. J Periodontol 1985;56:715–720.

4. Rosetti EP, Marcantonio RA, Rossa C Jr, Chaves ES, Goissis G, Marcantonio E Jr. Treatment of gingival recession: Comparative study between subepithelial connective tissue graft and guided tissue regeneration. J Periodontol 2000;71:1441–1447.

5. Paolantonio M, di Murro C, Cattabriga A, Cattabriga M. Subpedicle connective tissue graft versus free gingival graft in the coverage of exposed root surfaces. A 5-year clinical study. J Clin Periodontol 1997;24:51–56.

6. Burkhardt R, Joss A, Lang NP. Soft tissue dehiscence coverage around endosseous implants: A prospective cohort study. Clin Oral Implants Res 2008;19:451–457.

7. Zucchelli G, Mazzotti C, Mounssif I, Mele M, Stefanini M, Montebugnoli L. A novel surgical-prosthetic approach for soft tissue dehiscence coverage around single implant. Clin Oral Implants Res 2013;24:957–962.

8. Silverstein L, Lefkove M. The use of the subepithelial connective tissue graft to enhance both the aesthetics and periodontal contours surrounding dental implants. J Oral Implantol 1994;20:135–138.

9. Hsu YT, Shieh CH, Wang HL. Using soft tissue graft to prevent mid-facial mucosal recession following immediate implant placement. J Int Acad Periodontol 2012;14:76–82.

10. Cosyn J, DeBruyn H, Cleymaet R. Soft tissue preservation and pink aesthetics around single immediate implant restorations: A 1-year prospective study. Clin Implant Dent Relat Res 2013;15:847–857.

11. Reiser GM, Bruno JF, Mahan PE, Larkin LH. The subepithelial connective tissue graft palatal donor site: Anatomic considerations for surgeons. Int J Periodontics Restorative Dent 1996;16:130–137.

12. Studer SP, Allen EP, Rees TC, Kouba A. The thickness of masticatory mucosa in the human hard palate and tuberosity as potential donor sites for ridge augmentation procedures. J Periodontol 1997;68:145–151.

13. Müller HP, Schaller N, Eger I, Heinecke A. Thickness of masticatory mucosa. J Clin Periodontol 2000;27:431–436.

14. Stipetić J, Hrala Z, Celebić A. Thickness of masticatory mucosa in the human hard palate and tuberosity dependent on gender and body mass index. Coll Antropol 2005;29:243–247.

15. Song JE, Um YJ, Kim CS, et al. Thickness of posterior palatal masticatory mucosa: The use of computerized tomography. J Periodontol 2008;79:406–412.

16. Hürzeler M, Weng D. A single incision technique to harvest subepithelial connective tissue from the palate. Int J Periodontics Restorative Dent 1999;19:279–287.

17. Hirsch A, Attal U, Chai E, Goultschin J, Boyan BD, Schwartz Z. Root coverage and pocket reduction as combined surgical procedures. J Periodontol 2001;72:1572–1579.

18. Jung UW, Um YJ, Choi SH. Histologic observation of soft tissue acquired from maxillary tuberosity area for root coverage. J Periodontol 2008;79:934–940.

19. Roccuzzo M, Gaudioso L, Bunino M, Dalmasso P. Surgical treatment of buccal soft tissue recessions around single implants: 1-year results from a prospective pilot study. Clin Oral Implants Res 2014;25:641–646.

20. Zuhr O, Baumer D, Hürzeler M. The addition of soft tissue replacement grafts in plastic periodontal and implant surgery: Critical elements in design and execution. J Clin Periodontol 2014;41(suppl):123–142.

21. Dellavia C, Ricci G, Pettinari L, Allievi C, Grizzi F, Gagliano N. Human palatal and tuberosity mucosa as donor sites for ridge augmentation. Int J Periodontics Restorative Dent 2014;34:179–186.

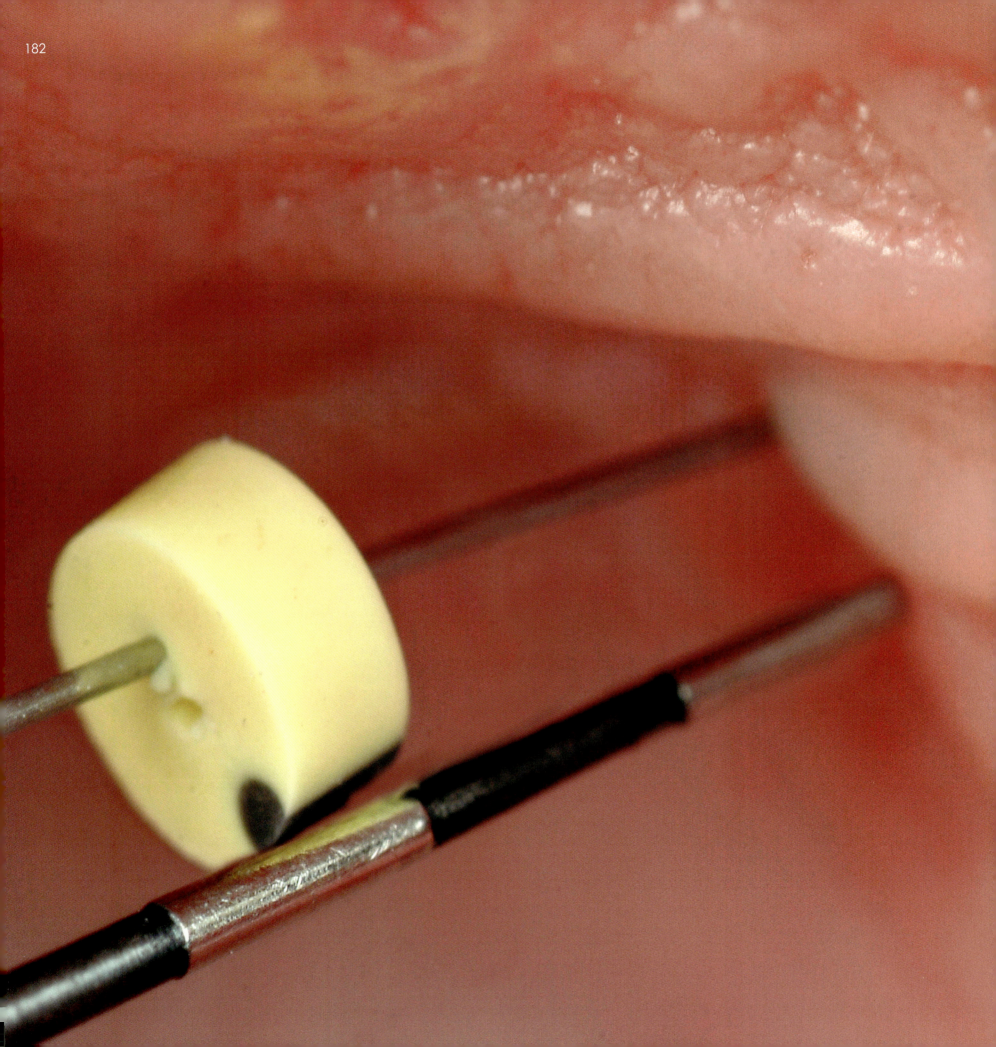

厚みの評価

複数回の、あるいは大がかりな治療介入を防ぎつつ、上皮下CTGの採取可能な最大限のサイズを予測するためには、ドナーサイトとして予定している部位の組織の厚みを把握しておくことが重要である。さまざまなドナーサイトの平均的な組織の厚みは文献でも公表されている。

外科医にとっての情報であるというだけでなく、補綴医にとってもこの厚み情報は適切なドナーサイトを選択するガイドとなる。最近の進歩したX線技術や断層撮影により、よりすぐれた治療計画と予知性のある術式を行うことができるようになった。つまり、CTG部位に外科的に介入する前に、利用できる組織を簡単に定量化できるようになったということである。

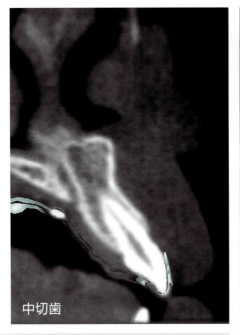
中切歯

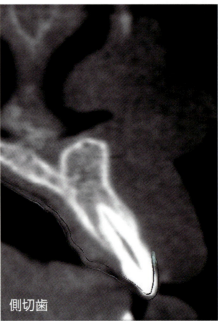
側切歯

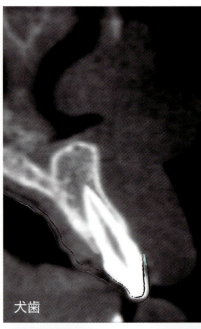
犬歯

口蓋粘膜の厚み

平均的な口蓋粘膜組織の厚みが部位別に示されている。口蓋の解剖、患者フェノタイプ、性別や歯列弓の構造は限定的な要素である。厚い組織は典型的には第二小臼歯部位である。第一大臼歯部位は口蓋根の膨隆があるため、たいていはもっとも薄い。厚めの組織は前歯部と第一大臼歯後方でよくみられる。

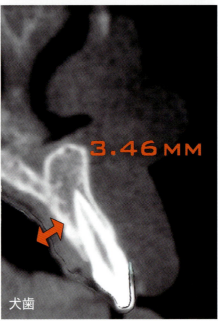
犬歯　3.46mm

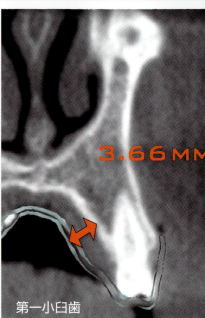
第一小臼歯　3.66mm

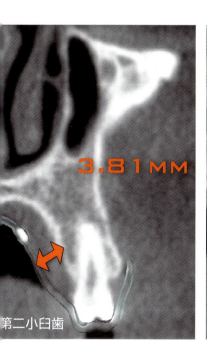
3.81 MM
第二小臼歯

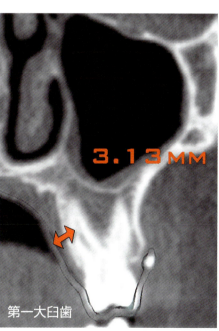
3.13 MM
第一大臼歯

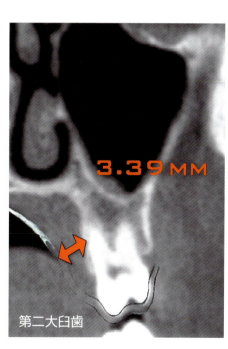
3.39 MM
第二大臼歯

大口蓋動脈は解剖学的に重要なランドマークであり、口蓋から組織を採取するときの手術的限界ともなる。典型的には第二大臼歯と第三大臼歯の間に位置しており、セメントエナメル境（CEJ）から口蓋側へ約14mmのところにある。しかしながら、この数値は絶対的なものではなく、その距離は個々によって異なる。

結節組織の厚み

上顎結節からの上皮下CTGには、高い緻密性を有するなどの利点がある。結合組織の量だけでなく質も長期的増大の成功には重要なので、上顎結節や後臼歯豊隆部位はドナーサイトとしてよく使われるようになってきた。これらは特に智歯の抜歯後に都合の良い部位で、抜歯後約6ヵ月が適していると考えられる。患者の不快感や組織へのダメージは口蓋よりも有意に小さい。実際、結節から採取したCTGは取り扱うのに大きすぎて適した位置に縫合するのが難しいかもしれない。しかしながら、上顎結節からCTGを採取する際に課題となるのは、臼歯部位であることや鉤状突起の存在のためにアクセスが難しくなることである。

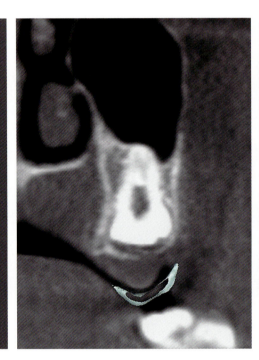
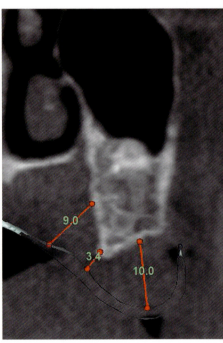

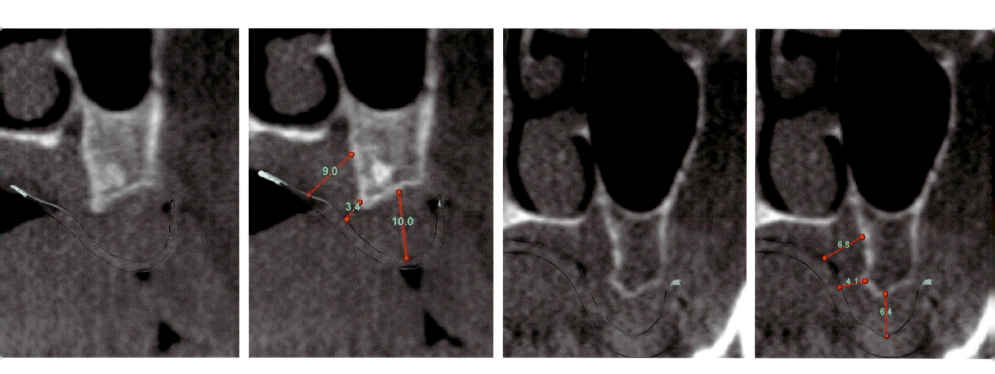

188

外科手技

下顎の後臼歯豊隆や上顎結節は、臨床家にとって特に難しい部位である。一般的には肥厚性組織であり、独特な骨形態を下底に有している。そして、後臼歯部位は脂肪質であり腺性で粘膜性の組織である。歴史的に、歯周外科術式は持続的に発展してきたが、この部位に対しての術式の進歩は停滞したままである。歯肉切除は、さまざまな病的状態や肥厚性組織への治療選択であった。歯肉切除はアクセスや視界が制限され

三角形デザイン

三角形ウェッジは角化歯肉が十分あるところで用いられ、とても短いまたは小さい上顎結節に応用される。最後臼歯から遠心へ12番または15番のブレードを使って三角切開を形成する。三角形組織のウェッジ部分はスケーラー、鍬型スケーラーやナイフで除去する。ウェッジの境から内部組織をブレードで薄く切開し、下方の骨と正しく適応させる。切開の外形、第二ウェッジの除去、骨膜剥離子で骨を露出させるためフラップの剥離を行う。組織の緊張をとるために、はじめの切開の先端に小さな減張切開が必要になることもある。単純縫合で一次創閉鎖が得られる。

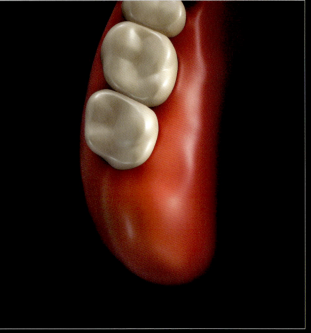
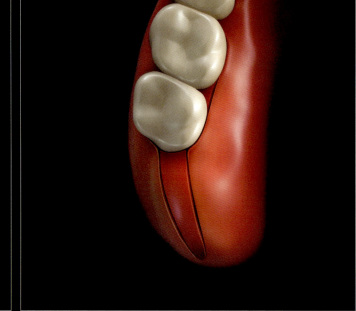
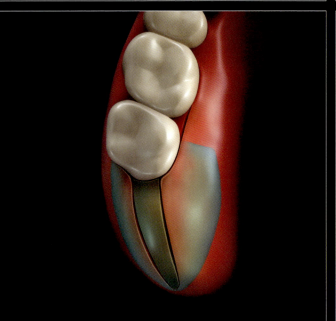
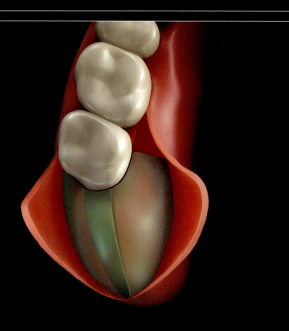

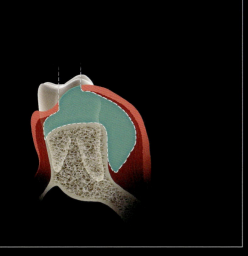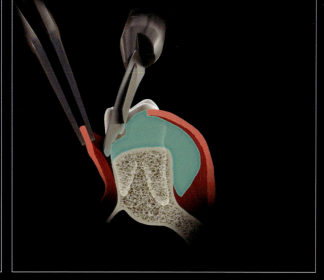
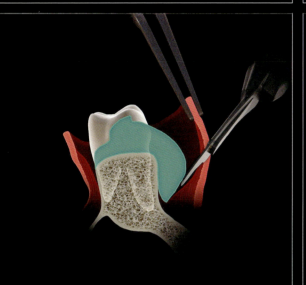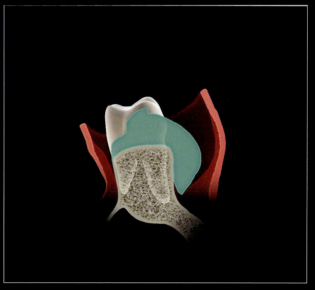
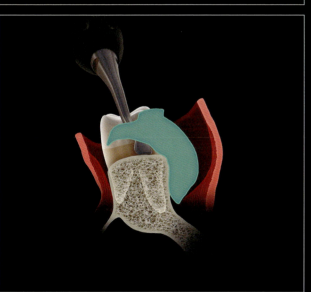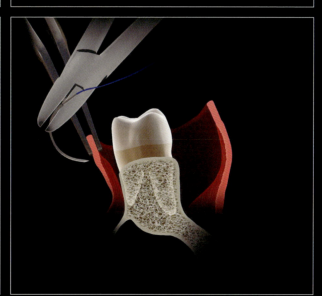
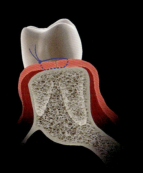

四角形または平行

この術式で大きな角化歯肉の採取と創閉鎖が可能となる。骨形態や、必要があれば最後臼歯の遠心分岐部へのより簡易的なアクセスも得られる。これは長い、または大きな上顎結節のときに適応となる。

最初のステップとして、反対向きの厚みを薄くするために、12番のブレードで2本の平行な切開を加える。欠損部の遠心端部粘膜上のハミュラーノッチ（翼突鉤）から始め、歯へつなげる。さらに減張のための2本の切開を、1本は欠損顎堤の頬側へ、もう1本は口蓋側へ加える。

フラップは頬側と舌側、または口蓋側へ骨膜剥離子で剥離する。カークランドメスやオーベンナイフは骨からウェッジ部分の組織を除去するために使われることもある。骨を露出して組織を薄くし、単純縫合で一次創閉鎖がとれるように取り扱う。

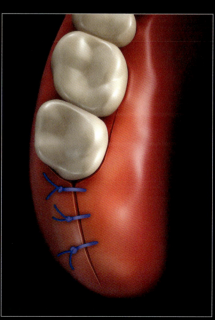

改良型平行法

この術式は上顎結節から最大限に組織を採取できる方法である。最大の組織量は顎堤と結節の口蓋側にある。この手法は大きな量のCTGが必要な場合に用いられるが、言うまでもなく、大きな結節が存在する場合である。

2本の平行切開を12番のブレードで結節の遠心部分（結節の粘膜側にあるハミュラーノッチ）から第二大臼歯の遠心まで引く。頬側切開は斜めで反対方向に、または骨と平行に行い、骨までのばす。口蓋の切開は頬側切開と平行であるが、わずか1～2mmの深さで遠心と口蓋側周囲に続く。歯肉溝切開は内部のフラップを剥離するためのものであり、そのあとに第二大臼歯までの結合組織を除去する。大きなCTGが必要なときは第一大臼歯までまっすぐのばす。

口蓋側の上皮切開は口蓋側から始まり、口蓋の解剖学形態に沿って15番のブレードで注意深く行う。前方部（第一大臼歯までのばすことが可能）の後方から2mmのフラップの厚さを残すことが重要である。カーブのついたピンセットで口蓋歯肉を剥離することが推奨されており、第二大臼歯近心周囲で骨まで到達する垂直切開が用いられる。骨膜剥離子で内部のフラップを剥離して骨を露出させる。平行な頬側切開部分から第二大臼歯をテコの支点として剥離子に力を作用させ、器具を口蓋の中心に傾けることでうまくできる。その後、水平または平行な切開を設けて、内部の二層目のフラップや基底部のCTGを切除していく。それを引っ張り出して、骨を露出させる。フラップを戻して単純縫合を行う。

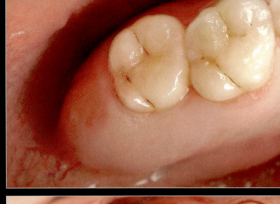
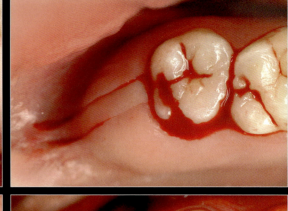
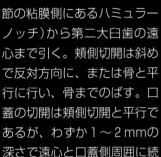
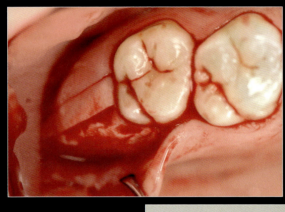
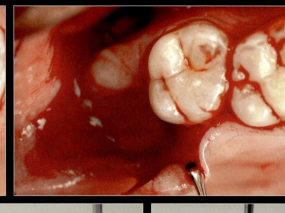
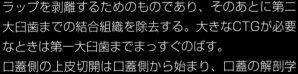
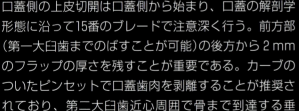
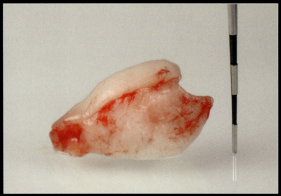
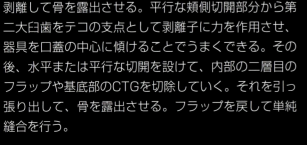
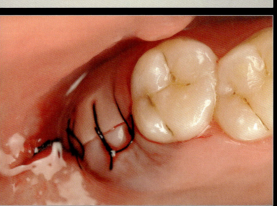

後臼歯豊隆での外科術式

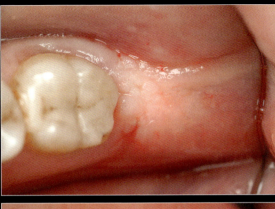
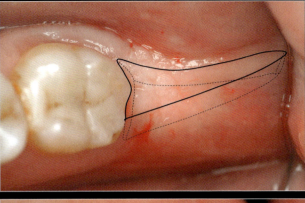
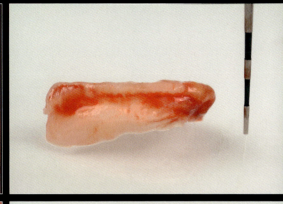
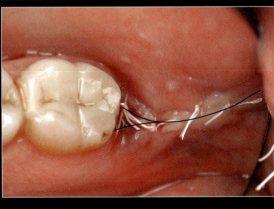
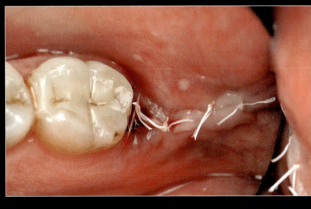
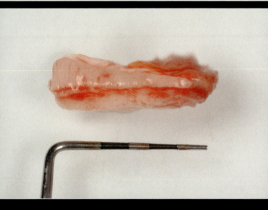

後臼歯領域はおもに粘液腺性なので角化歯肉は少ないことが多い。単純なウェッジ法では該当部位の組織を薄くすることや除去することしかできない。一般的には限られた組織量しか採取できないが、それは下顎前歯や上顎側切歯のような小さな歯に対して十分な量と安定性をもたらすことができる。この部位を移植に用いることについて引用している文献はまだ存在しない。この領域と可撤性修復物の重要性に関してはさらなる研究が必要である。

遠心ウェッジ法は下顎の後臼歯部位に応用できる。歯肉の幅が広く9mmの歯周ポケット深さがあるところはCTGを行える。この領域が理想的であるとは限らないが、たとえば智歯を抜歯するときなどに代替のドナーサイトとして考えられている。2本の平行な垂直切開を骨面まで引き、後臼歯豊隆の端で結合する。ウェッジ切開は、切開線から歯肉歯槽粘膜境（MGJ）まで舌側も頬側もそれぞれ少なくとも1mmの歯肉が必要である。ウェッジ部分は剥離され、垂直切開により切除および除去される。大きな組織はこの方法で採取される。

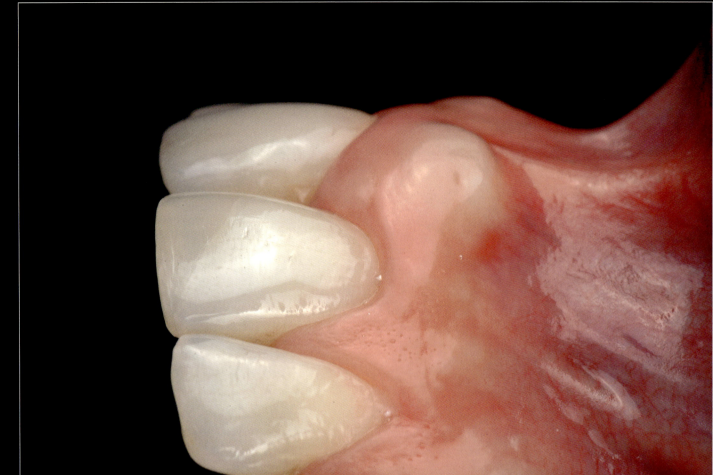
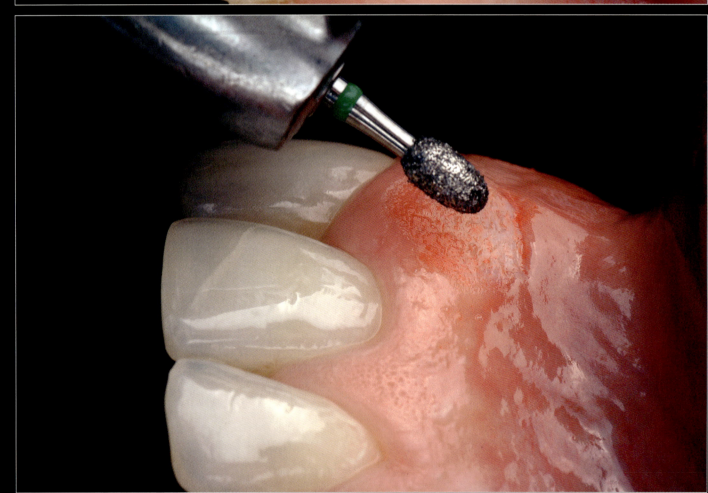

移植の長期的結果

審美領域ではすべてのインプラントにおいてCTGを行うべきである。結節や後臼歯豊隆領域からのCTGの長期的な結果は、口蓋からのCTGや移植を行わない場合と比べて圧倒的にすぐれているようである。ここでは5名の患者の結果と、インプラント治療における新しい治療法の可能性を示している。

1. 肥厚性反応
2. 結節からのCTGのみで喪失した分を修復、5年経過観察
3. 現代の治療方針とともに、CTGなしでのインプラント機能後10年の結果
4. CTGありとCTGなしの方法の比較や、長期的な安定のための解決法や長期的に起こる問題
5. ドナーサイトとしての後臼歯部と長期的結果

Research

組織移植の臨床結果

インプラント周囲の歯肉歯槽粘膜欠損への軟組織増大術に関する臨床的結果における現在の科学的証拠は不確定である[1]。骨造成法、骨移植材料やそれぞれの介入時期に関してはさらにはっきりしていない[2]。今までの臨床研究はインプラント残存や成功率に焦点を当てており、標準化・定量化解析するのが難しい審美性に関してはさらなる研究が求められている。しかしながら高度な軟組織増大術を行えば、単独歯欠損症例における骨造成術の必要性はなくなってきている[3]。

臨床研究ではインプラント周囲の退縮は口蓋からのCTGや部分層弁の歯冠側移動術で対応している[3]。短期的な成功率はすばらしいが、術後6ヵ月の退縮の再発は避けることができない。Zucchelliら[4]は似たような手法をとっていたが、有意に高い成功率を達成した。その研究では、CTGのためのスペースをより作り出して組織の適応をよくするために、手術前にインプラントアバットメントを外して再形成し、研磨を行っていた。

パウチ状かエンベロープ状に設置したCTGは、インプラント周囲の軟組織裂開の治療におそらくもっともよく用いられる術式である。22本の即時埋入インプラントを用いた1年の前向き研究では、3ヵ月後に1.5mmと2.0mmの高度な唇側部の退縮が2症例で認められた[5]。CTGが行われ、退縮は1年後にはどちらも0.5mmとなった。

Grunder[6]は、CTGをインプラント即時埋入と同時に行ったときの効果と軟組織量の増加を報告した。そのメリットは形態的や生物学的な成功だけでなく、軟組織の審美性も改善されたことである[7]。上皮下CTGは治療のどの段階でも行うことができ、薄い軟組織バイオタイプの患者に特に効果的で安定性を獲得できる[8]。

歯槽頂軟組織のもともとの厚みはインプラント周囲の辺縁骨安定性に有意な影響を及ぼすようである[9]。2.0mmやそれ以下の薄いインプラント周囲軟組織は、より大きな歯槽骨吸収につながるかもしれない[9]。臨床研究によると、インプラント周囲の軟組織退縮は進行するもので1年後でも止まらない[10,11]。薄い組織のバイオタイプよりも厚い組織のバイオタイプのほうが唇側歯肉の変化が有意に小さく、インプラント埋入後の経過期間でそれぞれの値は−0.25mm対−0.75mm（1年）と−0.56mm対−1.50mm（4年）であった。一般的に、薄い歯肉のバイオタイプは組織の退縮が起こりやすいようであるが、厚いバイオタイプであっても退縮しやすいこともある[12]。薄いインプラント周囲組織は厚いバイオタイプより脆く、血管組織も少ない[11,13]。術後の組織退縮は、特にインプラント即時埋入・即時荷重症例でよくみられる[14~16]。

つまり、バイオタイプの改善と上皮下CTG[17~20]を用いた軟組織増大はすべてのインプラント治療、特にインプラント即時埋入においては、厚い組織のバイオタイプであっても考慮されるべきである。理想的には、インプラント埋入と同時に移植を行うべきである[17~20]。

参考文献

1. Levine RA, Huynh-Ba G, Cochran DL. Soft tissue augmentation procedures for mucogingival defects in esthetic sites. Int J Oral Maxillofac Implants 2014;29(suppl):155–185.

2. Kuchler U, von Arx T. Horizontal ridge augmentation in conjunction with or prior to implant placement in the anterior maxilla: A systematic review. Int J Oral Maxillofac Implants 2014;29 (suppl):14–24.

3. Burkhardt R, Joss A, Lang NP. Soft tissue dehiscence coverage around endosseous implants: A prospective cohort study. Clin Oral Implants Res 2008;19:451–457.

4. Zucchelli G, Mazzotti C, Mounssif I, Mele M, Stefanini M, Montebugnoli L. A novel surgical-prosthetic approach for soft tissue dehiscence coverage around single implant. Clin Oral Implants Res 2013;24:957–962.

5. Cosyn J, DeBruyn H, Cleymaet R. Soft tissue preservation and pink aesthetics around single immediate implant restorations: A 1-year prospective study. Clin Implant Dent Relat Res 2013;15:847–857.

6. Grunder U. Crestal ridge width changes when placing implants at the time of tooth extraction with and without soft tissue augmentation after a healing period of 6 months: Report of 24 consecutive cases. Int J Periodontics Restorative Dent 2011;31:9–17.

7. Speroni S, Cicciu M, Maridati P, Grossi GB, Maiorana C. Clinical investigation of mucosal thickness stability after soft tissue grafting around implants: A 3-year retrospective study. Indian J Dent Res 2010;21:474–479.

8. Linkevicius T, Apse P, Grybauskas S, Puisys A. The influence of soft tissue thickness on crestal bone changes around implants: A 1-year prospective controlled clinical trial. Int J Oral Maxillofac Implants 2009;24:712–719.

9. Wiesner G, Esposito M, Worthington H, Schlee M. Connective tissue grafts for thickening peri-implant tissues at implant placement. One-year results from an explanatory split-mouth randomised controlled clinical trial. Eur J Oral Implantol 2010; 3:27–35.

10. Kan JYK, Rungcharassaeng K, Cosyn J. Immediate placement and provisionalization of maxillary anterior single implants: A 1-year prospective study. Int J Oral Maxillofac Implants 2003;18: 31–39.

11. Kan JYK, Rungcharassaeng K, Lozada JL, Zimmerman G. Facial gingival tissue stability following immediate placement and provisionalization of maxillary anterior single implants: A 2- to 8-year follow-up. Int J Oral Maxillofac Implants 2011;26:179–187.

12. Evans CDJ, Chen ST. Esthetic outcomes of immediate implant placements. Clin Oral Implants Res 2008;19:73–80.

13. Lee A, Fu JH, Wang HL. Soft tissue biotype affects implant success. Implant Dent 2011;20:e38–e47.

14. Kan JYK, Rungcharassaeng K, Morimoto T, Lozada J. Facial gingival tissue stability after connective tissue graft with single immediate tooth replacement in the esthetic zone: Consecutive case report. J Oral Maxillofac Surg 2009;67:40–48.

15. Kan JYK, Rungcharassaeng K, Umezu K, Kois JC. Dimensions of peri-implant mucosa: An evaluation of maxillary anterior single implants in humans. J Periodontol 2003;74:557–562.

16. De Rouck T, Collys K, Cosyn J. Immediate single-tooth implants in the anterior maxilla: A 1-year case cohort study on hard and soft tissue response. J Clin Periodontol 2008;35:649–657.

17. Cornellini R, Brone A, Covani U. Connective tissue grafts in postextraction implants with immediate restoration: A prospective controlled clinical study. Pract Proced Aesthet Dent 2008;20:337–343.

18. Bianchi AE, Sanfilippo F. Single-tooth replacement by immediate implant and CT graft: A 1 to 9-year clinical evaluation. Clin Oral Implants Res 2004;15:269–277.

19. Redemagni M, Cremonesi S, Garlini G, Maiorna C. Soft tissue stability with immediate implants and concave abutments. Eur J Esthet Dent 2009;4:328–337.

20. Chung S, Rungcharassaeng K, Kan JY, Roe P, Lozada JL. Immediate single tooth replacement with subepithelial connective tissue graft using platform switching implants: A case series. J Oral Implantol 2011;37:559–569.

長期的な移植の結果

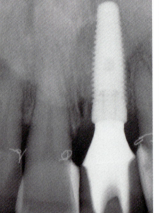

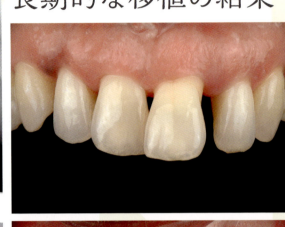

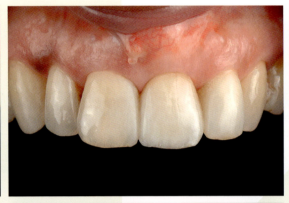

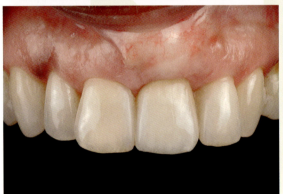

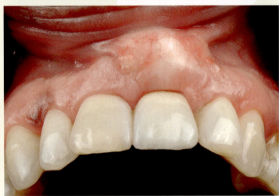

患者概要1

患者は歯周病を患っており、1⏌は抜歯しなければならなかった。骨の治癒後3ヵ月、4.3×15mmのインプラント(NobelReplace Groovy)、レギュラープラットフォーム(RP)からナロープラットフォーム(NP)までプラットフォームシフト(PS)アダプターがあり、NP 5mmのヒーリングアバットメントと結節からのCTGを併用し、インプラントが埋入された。6ヵ月後、理想的な軟組織カントゥアを付与して最終ジルコニアアバットメントとプロビジョナルレストレーションを装着した。最終アルミナクラウンがセメントで装着された。1年経過後、クラウン装着日にはなかった腫脹が認められた。これは肥厚性反応であり、患者によっては起こり得る。歯肉形成術で組織をならすことを勧めたが、患者はさらなる外科処置は望まなかった。

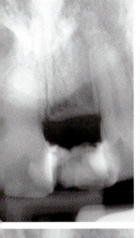
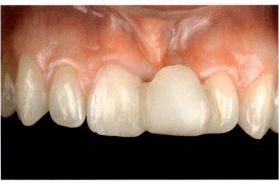
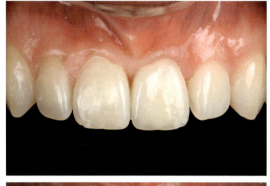
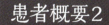

患者概要2

結節からのCTGは安定した予知性のある結果をもたらす。CTGは中等度の1歯から2歯欠損の症例に適している。骨露出を避け、骨吸収を最小限にすることが重要である。
つまり、垂直減張切開を加えない部分層弁が推奨される。最終修復物装着日からセメント装着後5年の組織レベル（組織が元々のエマージェンスプロファイル上に増殖している）の違いは明らかであった。この成長は次のうちいずれかの結果である：（1）患者の遺伝成長因子がさらなる成長を促した、あるいは（2）欠損よりも移植組織量が大きかった。

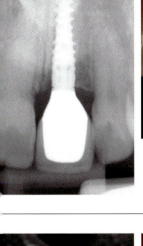
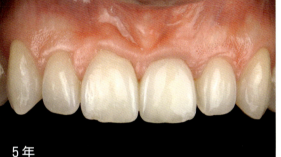

5年

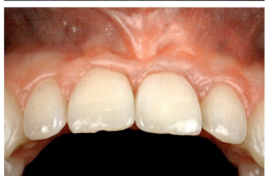

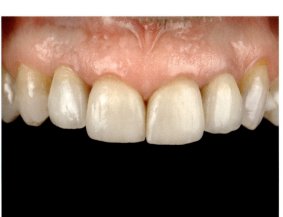
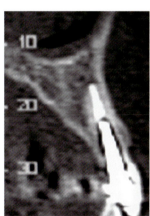

患者概要3

患者は10年前に|2をNobelReplace エクスターナル5×13mmのインプラントで修復された。移植をしていない影響は明らかである。その後、反対側同名歯に対して抜歯とインプラント治療が必要となった。
インプラントが|2 に埋入された。|2は唇側のサポートを改善するためにCTGによる増大が行われ、両方のインプラントのエマージェンスプロファイルを同じように作り上げた。治療後2年の結果を示す。

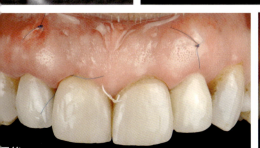
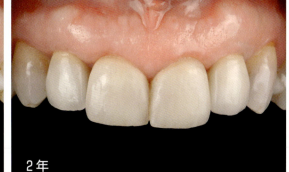
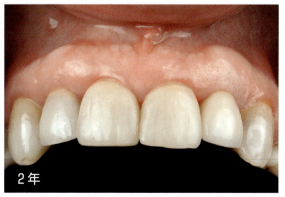

週後
のプロビジョナルレストレーションと
合組織移植

2年

2年

患者概要4

2|2 先天性欠損の患者。犬歯を矯正的に前方へ移動し、歯冠側形成術とレジン充填によって側切歯へと変えた。犬歯部にNobelReplace Groovy 4.3×13mmのインプラントが埋入された。3|にCTGは行わなかったが、|3には結節からのCTGを行った。その違いは明らかである。1年後、広範な肥厚性反応がみられた。

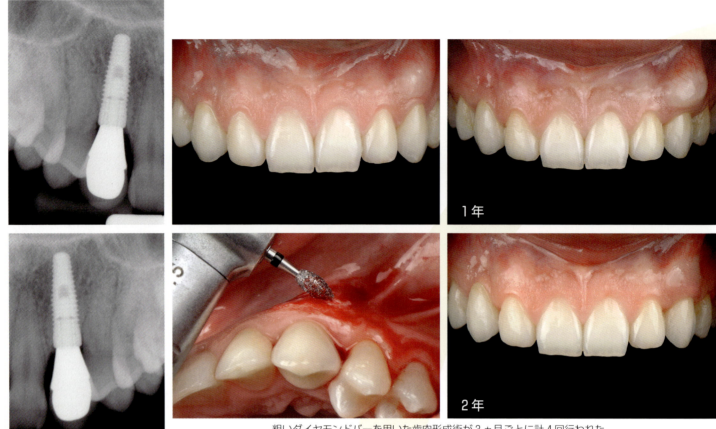

粗いダイヤモンドバーを用いた歯肉形成術が3ヵ月ごとに計4回行われた。2年後の結果を示す。

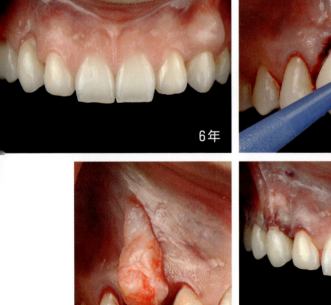
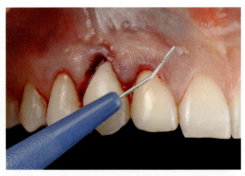
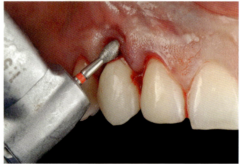
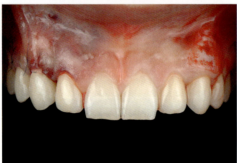
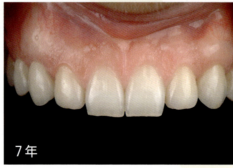

術後1年で 3|の歯肉退縮が再び起きた。|3周囲組織についても違和感があった。CTGを 3|に行い、|3は外科的に平坦に整えた。インプラントクラウン唇側でもっとも歯冠側にCTGを設置するために、歯肉溝切開をインプラント部位と両方の隣在歯に行い、MGJを越えてフラップをトンネル状に形成した。表面をなめらかにしてさらにCTG用のスペースを確保するために、クラウンとアバットメントを細かいダイヤモンドバーで修正した。歯冠側での必要量を獲得するために結節からの移植片を縫合固定し、移植片を覆うようにフラップを歯冠側に縫合した。最終手術後4年とセメントにて修復物装着後7年の状況を示す。

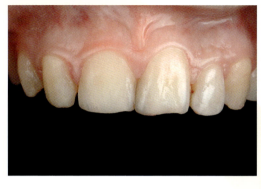
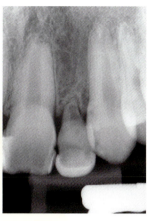
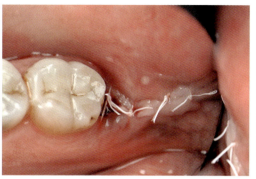
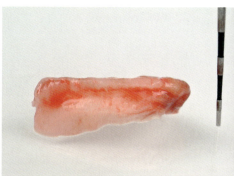

患者概要5

|Bは抜歯が必要で、NobelActive NP 3.5×13mmのインプラントを埋入された。インプラント埋入前の数回の歯周外科処置により利用できる組織が限られていたため、後臼歯部からCTGが行われた。遠心ウェッジ法が第二大臼歯遠心に加えられ、後臼歯部全体が移植された。インプラントの唇側をトンネル状に形成し、CTGを挿入し縫合した。

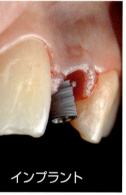
インプラント

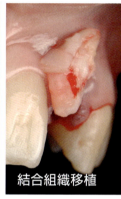
結合組織移植

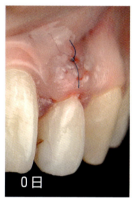
0日

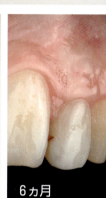
6ヵ月

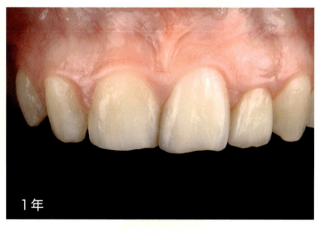
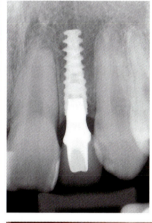

1年

術後1年と3年の組織反応評価。結節ドナーサイトからのCTGの組織安定性の比較。

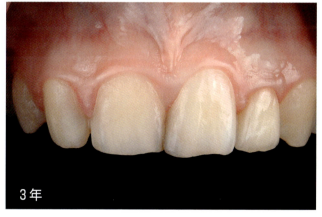
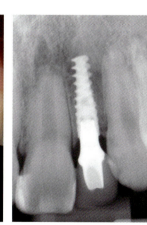

3年

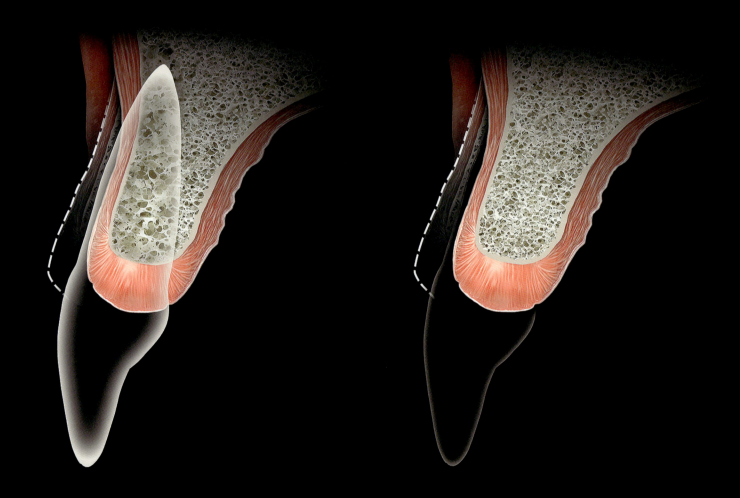

レシピエントサイトの処置

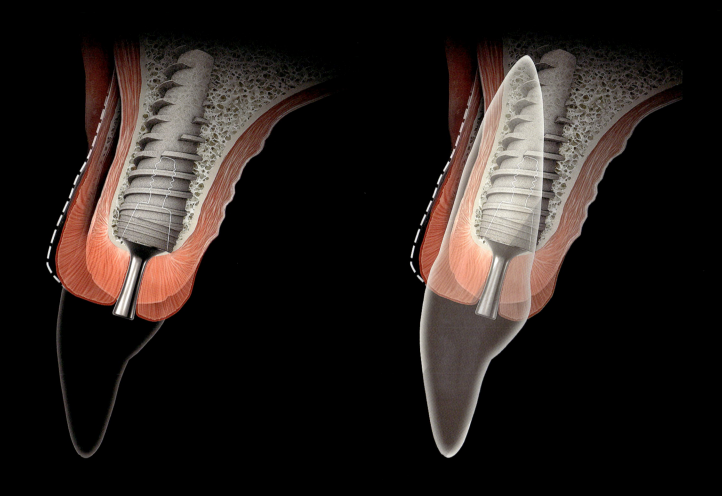

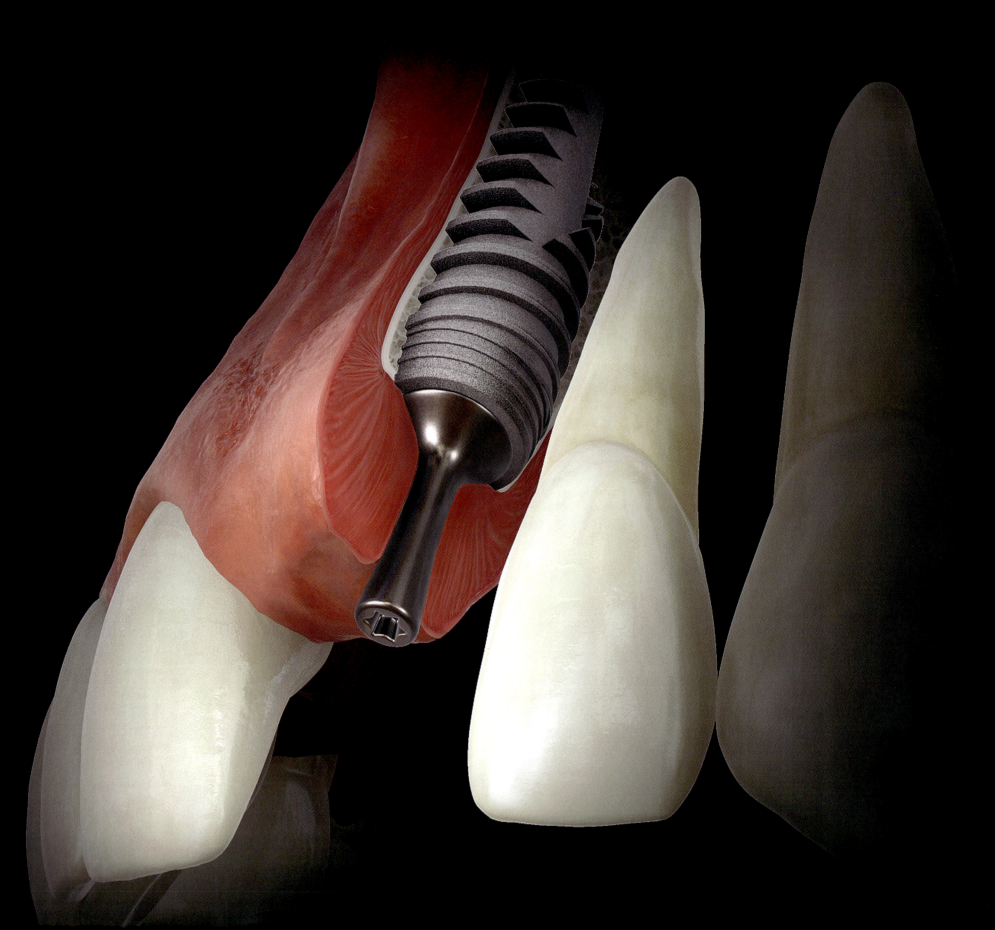

手術の目的と基準

インプラント治療を計画するときには包括的な外科手技が必要となる。どのインプラント治療にも良好な最終結果を獲得するには5つの因子が重要である：

1. 切開とフラップデザイン
2. ヒーリングアバットメントの選択
3. 結合組織移植のドナーサイトの選択
4. 移植片の取り扱い
5. 縫合テクニック

切開とフラップデザイン

低侵襲外科の有益性はこの本の中で説明、強調してきた。一般的に、外傷が小さいということは、治癒が早い、痛みが少ない、予知性が高い、長期で安定することを意味する。低侵襲外科は非侵襲的な切開法と無駄のない切開から始まる。したがって、外科器具の選択は重要である。組織の裂開や変形を最小限にする鋭利なメスや外科用ブレード（マイクロ外科器具が好ましい）のみが、低侵襲で無駄のない切開を可能とする。これらの器具を初めて使用した臨床家たちは、出血が有意に減少することにおおいに驚くことだろう。マイクロ外科器具は、外科用ルーペやマイクロスコープを用いた拡大治療が要求される。

切開の概要やフラップデザインは、特に部分層弁の利用増加によってここ数年で劇的に変化してきた。たとえば、垂直減張切開は現代の低侵襲インプラント学においては必要ではない。より簡単なアクセスは得られるが、その他は有害であると考えられ、剥離したフラップへの横方向の血流を遮断し、その可動性を減少させ、不要な瘢痕を残す可能性がある。今日の低侵襲な外科方法では骨の露出をできるだけ少なくすることが推奨され、骨移植が必要なときのみ移植部位を露出させる。部分層弁はその他すべての状況でも必要であり、骨膜が骨に付着したままなので血流供給の持続とフラップ壊死の可能性の減少が考えられる。十分にフラップを剥離して一次創閉鎖と組織を適合するために垂直減張切開が行われない場合、隣在歯を越えたフラップの延長が重要である。いったんフラップが十分な可動性をもつと、過度の出血をともなわずにインプラントを埋入できる一方、外科医にとっては組織の適合と閉鎖のための広い明視野をもたらす。

ヒーリングアバットメントの選択

ヒーリングアバットメントのデザインや高さ、直径は、インプラント周囲軟組織の管理と、特に上顎結節からの厚く緻密なCTGの設置のためには重要な因子である。インプラントを予想される歯肉縁高さから3mm下のところ、または隣在骨レベルに埋入したとき、フラップを剥離できる目安となるので、ヒーリングアバットメントの最低の高さは5mmとするべきである。ヒーリングアバットメントの直径は、隣在歯とヒーリングアバットメント間の組織量と必要なスペースに直接関係している。細いヒーリングアバットメントには、厚いCTGに対するスペースや、有害な緊張がない一次創閉鎖を可能とする独自の利点がある。

結合組織移植のドナーサイトの選択

上顎結節からの上皮下CTGはすばらしい結果をもたらすが、外科的には実行しにくい。組織再生誘導法のためのメンブレンのように、結節からのCTGは高い密度のコラーゲン線維と乏しい血液供給のために壊死のリスクが高いので口腔へは露出させるべきではない。口蓋からのCTGは安定性に欠き、長期的な予知性がないのでインプラント部位には適さない。なぜなら、コラーゲンを十分に含んでおらず、むしろ脂肪組織が多すぎるからである。さらに口蓋からのCTG採取とドナーサイトの術後治癒は患者にとって痛みをともなうものである。

移植片の取り扱い

細いヒーリングアバットメントは移植を行うにあたって、特に厚く緻密な組織が用いられる場合はより大きなスペースを提供する。利用できるスペースによって、移植片や適合は治療特定部位とその必要性に合わせていく。移植片の可動性を抑え、骨や骨膜への緊密な適合を確立するために移植片をまず縫合し、フラップをその上から覆い適合させる。最終的な縫合は安定した一次創閉鎖と治癒のための鍵である。

縫合テクニック

すぐれた縫合テクニックは患者の不快感を抑え、治癒の促進と瘢痕の減少をもたらす。しかしながら、これは学習しつねに実践する必要がある習得技術である。小さな直径の縫合のときには特に明らかで、少なくとも3.5倍の外科用ルーペやマイクロスコープ下での適した拡大率において取り扱わなければならない。手術部位のほとんどは狭く限られたところ（視界にも限界がある）で、2本の手用器具により行われるものなので、高倍率下での縫合は通常のマクロ手術とはかなり差が出る。そのため、挫折を避けながら熟達していかなければならない。

縫合糸に使う材質の一般的な決まりは次のようなものである：小さな直径は低侵襲である。もちろん、縫合する組織のタイプや厚み、フラップにかかる緊張度に対してふさわしくなければならない。その点ではフラップを適切に形成して緊張がかかりすぎないように抵抗なく適合させる7-0や6-0サイズの縫合糸はすばらしいバランスを有している。縫合糸のサイズは一般にアメリカ合衆国薬局方（USP）により定義されている。6-0 USP指定の縫合糸は非吸収性の材質で0.07mm直径に相当し、一方で7-0縫合糸は0.05mm直径である。筆者はモノフィラメントのポリエチレン縫合糸（たとえばプロリン［Ethicon］）が好みで、十分な強さを持っているが非吸収性で疎水性であり、他の材質よりもプラークを集積しにくい。大きな緊張をかけないといけないときは、ゴアテックス（W.L.Gore）の登録商標で人気となったポリテトラフルオロエチレン（PTFE）でできた縫合糸はすばらしい生体適合性、適応性、切断への強さ（たとえばサイトプラストPTFE縫合糸［Osteogenics Biomedical］）をもつ。針のサイズと形は症例の必要性や組織の厚みにより合わせるべきである。たとえば、大きな針は唇側と口蓋側の歯間乳頭を合わせるときに必要で、小さな針は薄い組織のフラップをよく適合させるのに使われる。長さ12〜15mmの三角形の針が筆者の好みである。

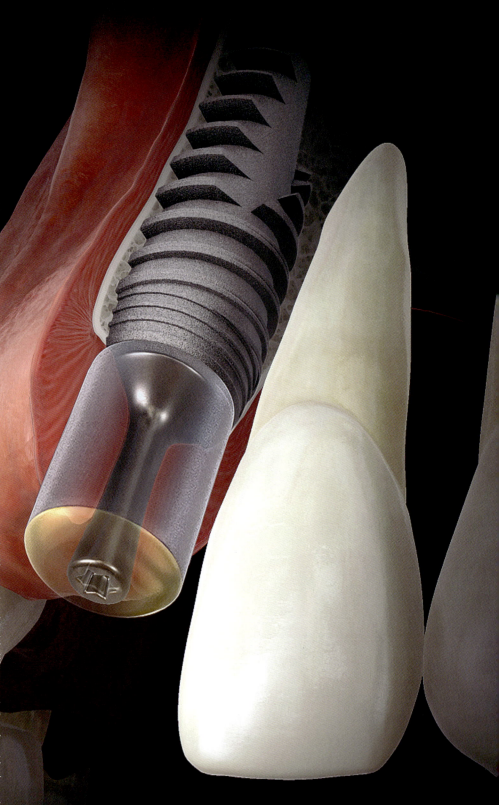

外科基準

インプラント治療の成功には外科医と補綴医の間で緊密なコミュニケーションが重要で、共通ゴールと目的を特定し実行することが必須である。インプラント周囲軟組織に関して考慮すべき3つの鍵を以下に示す：

1. 隣接面間組織の高さ
2. 遊離歯肉縁の高さ
3. 唇側組織の量

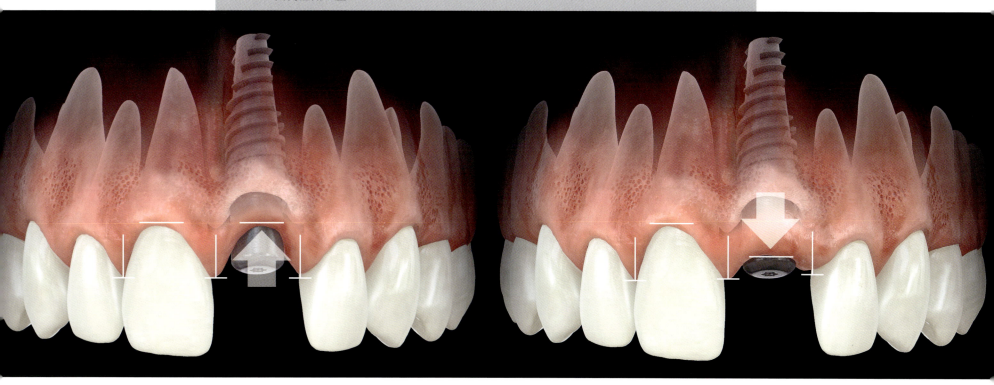

隣接面の組織の高さ

隣接面の乳頭の高さは症例の難易度を決定する：歯間乳頭の欠損が大きいとより難易度は上がる。健康的な状況では、隣接面の乳頭は2本の歯の間の隣接面コンタクトポイントまでのスペースを埋めている。つまり、これは支持歯槽骨縁や隣接面コンタクト部位の場所、サイズや形によるものである。歯肉縁は歯槽骨上にあり、典型的に歯のCEJより歯冠側に約2mmのところに位置している。隣接面コンタクト部位の位置によると、もっとも大きな乳頭は中切歯間にあるものである。隣接面コンタクト部位は前歯部から臼歯部にかけて根尖側にだんだん位置していくので、乳頭は次第に短くなり臼歯部へかけて小さくなる。隣接面の乳頭には唇側と舌側に2つのピークがある。その間の骨縁部はコルと呼ばれる。コルの幅と深さはコンタクト部位のサイズと位置に決定され、前歯部から臼歯部にかけて増えていく。

該当部位をインプラント埋入やその補綴のために評価するとき、隣在歯との関係による妥当性、口腔内両側の反対側同名歯との間の対称性を基に歯間乳頭の高さは評価される。歯の喪失、外傷や炎症は骨と歯間乳頭の高さを失う原因になる可能性があり、軟組織の欠損や非対称性となる。それは欠損部位での欠点であり、つまりインプラント学においてもっとも難しいことである。インプラント部位と天然歯間の乳頭の高さの違いが大きいほど、臨床状況も難しくなる。したがって、慎重に選択した骨保存法と非侵襲的な外科処置の応用が歯間乳頭の高さを維持する鍵となり、違いが目立たないインプラント補綴や天然歯と完全に適合した軟組織のフレームワークを獲得できる。

唇側組織の量

唇側組織量がもっとも多いところは、インプラントの最歯冠側の部位である。ヒーリングアバットメント選択が特に重要な理由の所以である。インプラント学において大切な成功の指針は、おそらく組織の量である。外科切開やフラップの取り扱い、ヒーリングアバットメントの選択、CTGのドナーサイト選択、移植方法や縫合は、唇側組織の量を最大限で理想的なものにするためには欠かすことのできないものである。

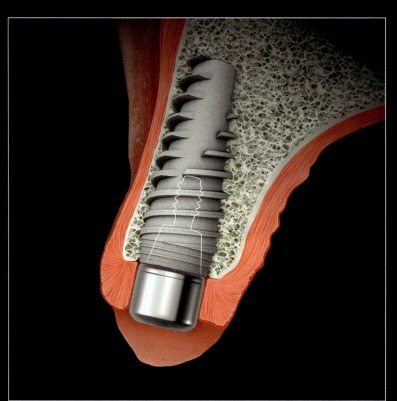

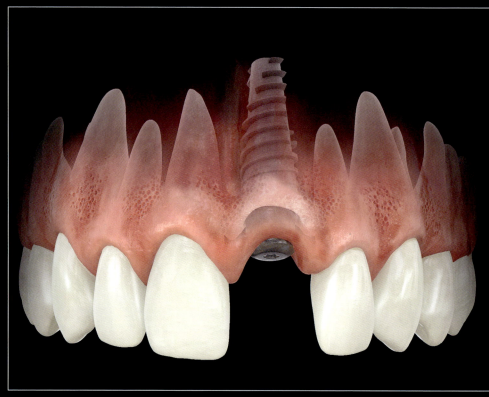

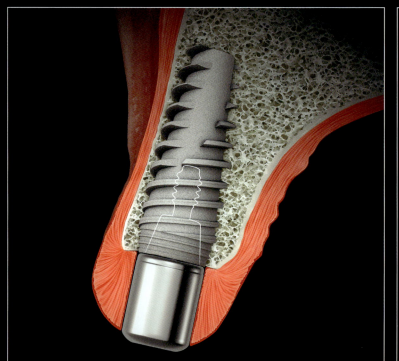

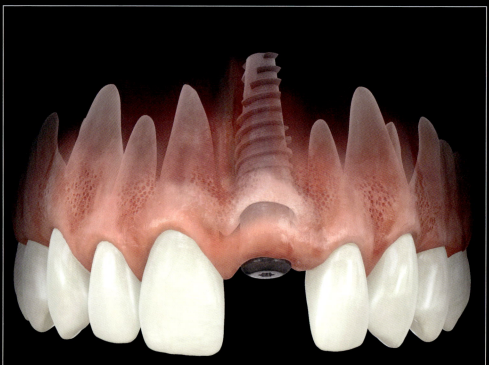

ヒーリングアバットメントの高さ

ヒーリングアバットメントは軟組織のマネージメントには重要である。短いヒーリングアバットメント（たとえば3mm）は歯冠側への十分な組織の移動を行いやすくする。同じ深さのインプラントに5mmの高さのヒーリングアバットメントを使うと、フラップを歯冠側へ移動できる可能性があがる。手術が終わったとき、ヒーリングアバットメント周囲の歯肉縁が隣在歯や参考歯の歯肉縁より少なくとも2mm歯冠側にあるべきである。

高さは歯冠側への組織移動に重要なので、直径は予知性のある最終結果を達成するための重要な因子となる。もっとも細いヒーリングアバットメント（たとえば1mm直径）は厚いCTGへのスペースを十分にもたらし、単純な閉鎖法で安定した長期的な結果を確実にする。

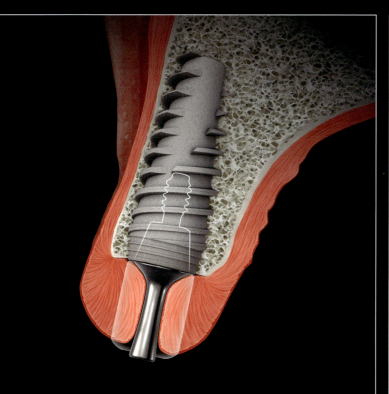
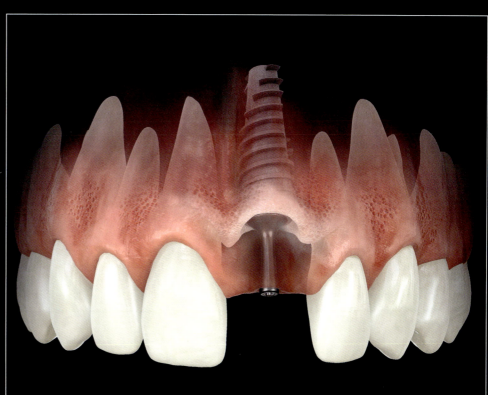
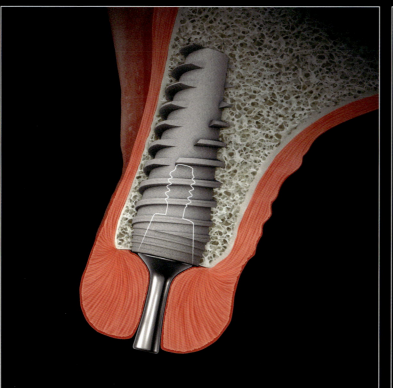
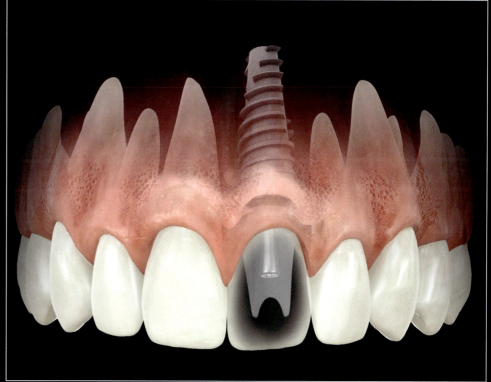

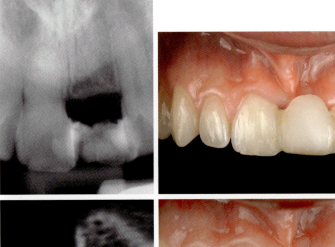
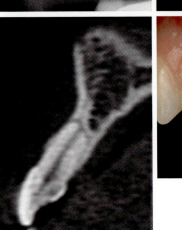
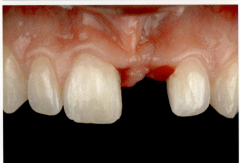
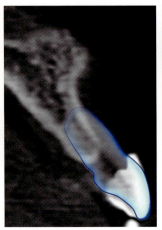
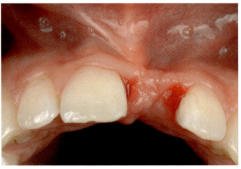

臨床ケース

患者が16歳のとき、|1 がバイク事故により失われた。顎骨の成長が完了するまで(この症例は20歳時であった)、インプラント治療は延期された。デンタルX線写真とCBCTでは、特に隣在中切歯(1|)と比べると骨吸収の度合いが明らかであった。歯間乳頭の高さはほぼ理想的であるが、側切歯の近心乳頭は炎症の兆候がある。大きな唇側欠損は小帯の動きによるものであった。さらなる量的な喪失の原因になるかもしれないので、小帯切除術は禁忌である。

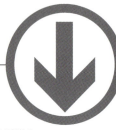

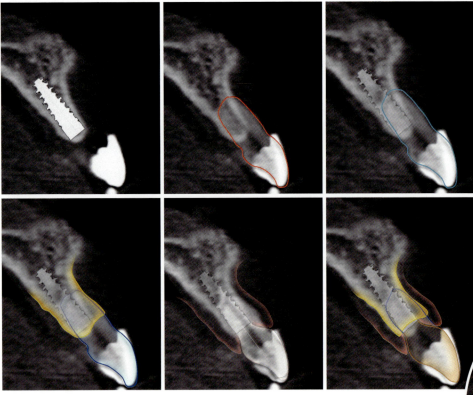

デジタルインプラント計画用ソフトウェアは、既存の骨形態やインプラント埋入の可能性を評価するために用いられる。仮想のインプラント選択と埋入によるとNobelActiveインプラント(3.5×13mm)が好ましかった。独特な形とスレッドデザインのために、この種類のインプラントは前歯部の疑問が残る骨に対してさまざまな利点がある。骨を圧縮し、高い初期固定を得ることができるが、インプラント埋入中に難解な解剖学的状況に適応するために方向を変えることができる。次の課題は、骨欠損部位に骨移植を行うか、軟組織移植のみを行うかの決定であるが、それは多くの要因による。唇側骨を傷つけずにインプラントが計画どおりに正確に埋入された場合、骨移植材料や骨補填材料はインプラントに対してわずかな支持をもたらすのみで、外科的に症例を複雑にしてしまう。

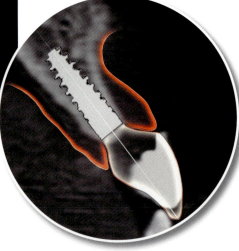

インプラント埋入計画

インプラント埋入とストレートヒーリングアバットメント

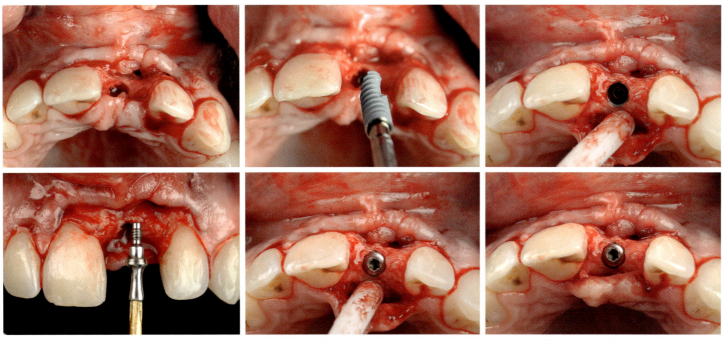

患者の上顎結節はCTGのすばらしいドナーサイトとして十分な軟組織を有していた。上記のすべての理由により、唇側骨の欠損に対してCTGを行うことになった。欠損歯槽堤に歯槽頂切開を加え、部分層弁を剥離した。歯の近遠心周囲に歯肉溝切開を加え、欠損部近くの歯間乳頭を剥離した。最終的に、部分層弁を用いて、歯冠側の希望した位置に達するまでMGJを越えて剥離した。垂直減張切開は用いず、骨膜は骨に付着したままである。インプラントを埋入し、細い（5mm）ストレートヒーリングアバットメントを装着した。

結節からの結合組織移植

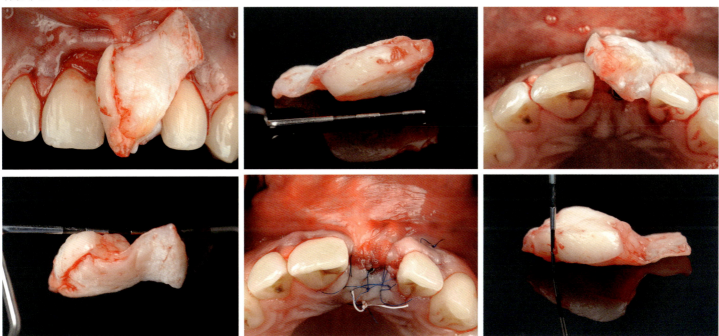

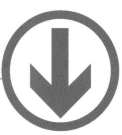

移植組織量を最大限にするために、大きな遊離歯肉を上顎結節から採取し、慎重に上皮を除去した。移植片は約21×9mmであり、インプラント部位で喪失した量を埋め合わせるには十分であった。CTGをフラップの口蓋側で縫合した。創を閉鎖するために、はじめの切開線を正確に合わせるように唇側のフラップを縫合した。組織を安定させるためには2-0 PTFEモノフィラメント縫合糸が必要であり、6-0モノプロピレン縫合糸はもっと精密な創閉鎖に必要である。このような手術は一度に行うよう心がけるべきである。

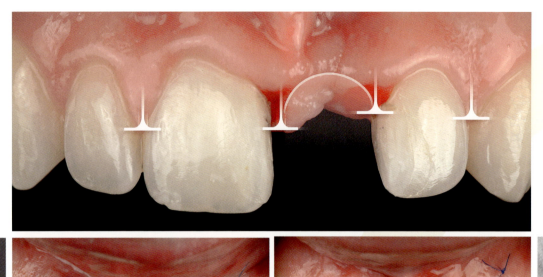

初診から6ヵ月経過までの治癒過程：組織の歯冠側移動術や隣在歯の歯肉縁と比較して十分なボリュームを作り上げることができた。口蓋側骨や組織の支持は唇側の審美性再建や安定性を得るのに重要である。口蓋フラップの捻転や有茎移植は推奨しない。これらの術式は口蓋組織を薄くするので、長期安定性や成功のために必要な唇側の組織を減少させてしまう。インプラント周囲の骨安定性はX線写真で確かめることができる。

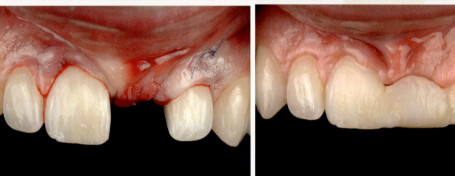
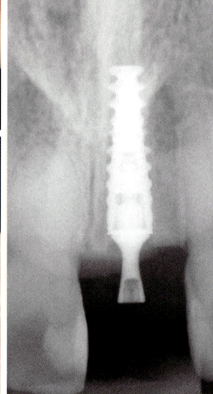
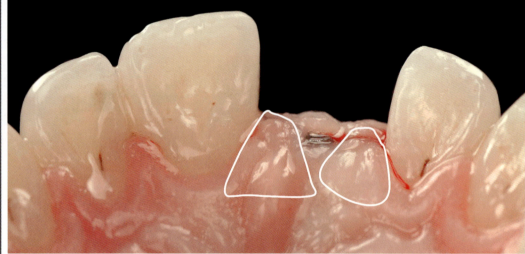
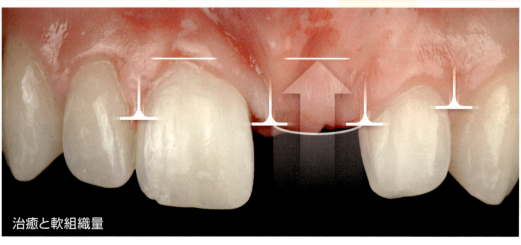

治癒と軟組織量

補綴段階

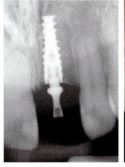
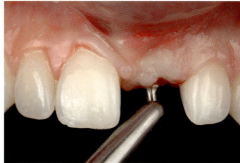
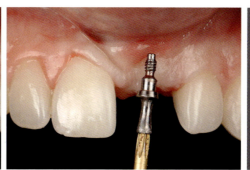

術後6ヵ月、インプラントの印象採得を行った。ヒーリングアバットメントの除去とインプレッションコーピングの装着は、組織量とインプレッションコーピングの直径が大きいので慎重に行う必要がある。最終ジルコニアアバットメントをチェアサイドで裏装したプロビジョナルクラウンとともに装着した。

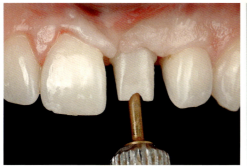
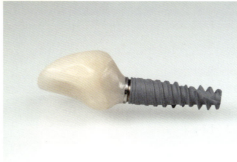
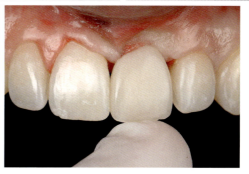
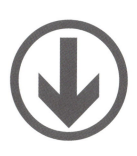

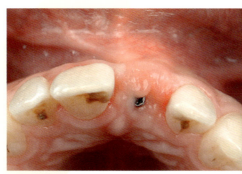
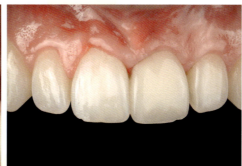
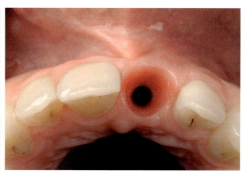

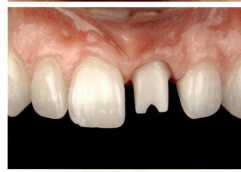
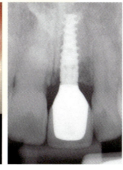
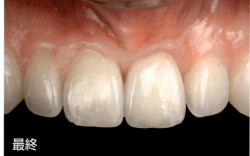

最終

プロビジョナルレストレーション装着後3ヵ月、修復物周囲の軟組織と包括的治療の結果を再評価した。最終ジルコニアクラウンを装着し、小帯を正中部に寄せた。

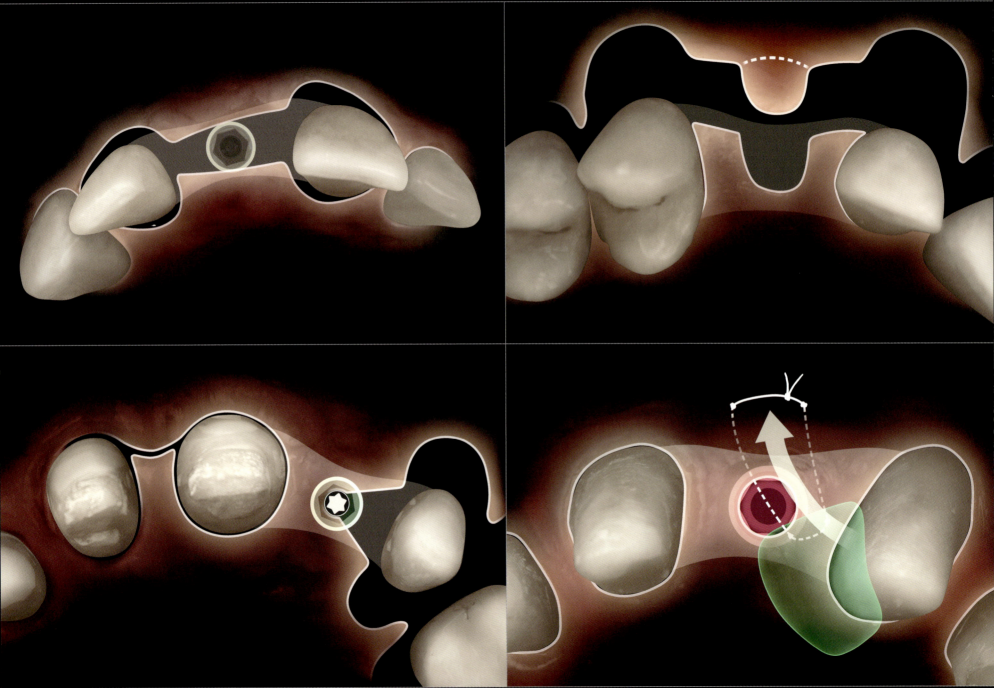

最新の術式

優先すべき考え方は、一度ですべての処置を終わらせることと、わずかな外傷や術後吸収の原因になるような垂直減張切開や骨露出は避けることである。

切開の種類は症例の状態や欠損サイズによって異なる。隣接面間組織あるいは歯間乳頭の高さは切開線を決めるときに重要な因子となる。切開改良法や切開に含まれる（たとえば、隣在歯間乳頭と同じ高さでないとき）場合や、さらに状況が良い場合には単純に保存することもある。インプラントと隣在歯根の近接度が最終的な乳頭の高さに影響することを考慮すべきである。

もう１つの目的は、補綴時の軟組織マネージメントや術後および移植後の退縮を補償するために、遊離歯肉縁を参考歯の高さよりも歯冠側に寄せることである。しかしながら、特有な軟組織フラップデザインや剥離法が必要となる。

インプラント支持修復物のための最善で長期的な審美結果には、唇側組織の量が外科的に一番重要な要因である。ほぼすべてのインプラント部位において追加の軟組織量が必要で、外傷をできるだけ抑え、予知性のある結果や長期的な成功を達成するために特有な外科テクニックが絶えずアップデートされている。

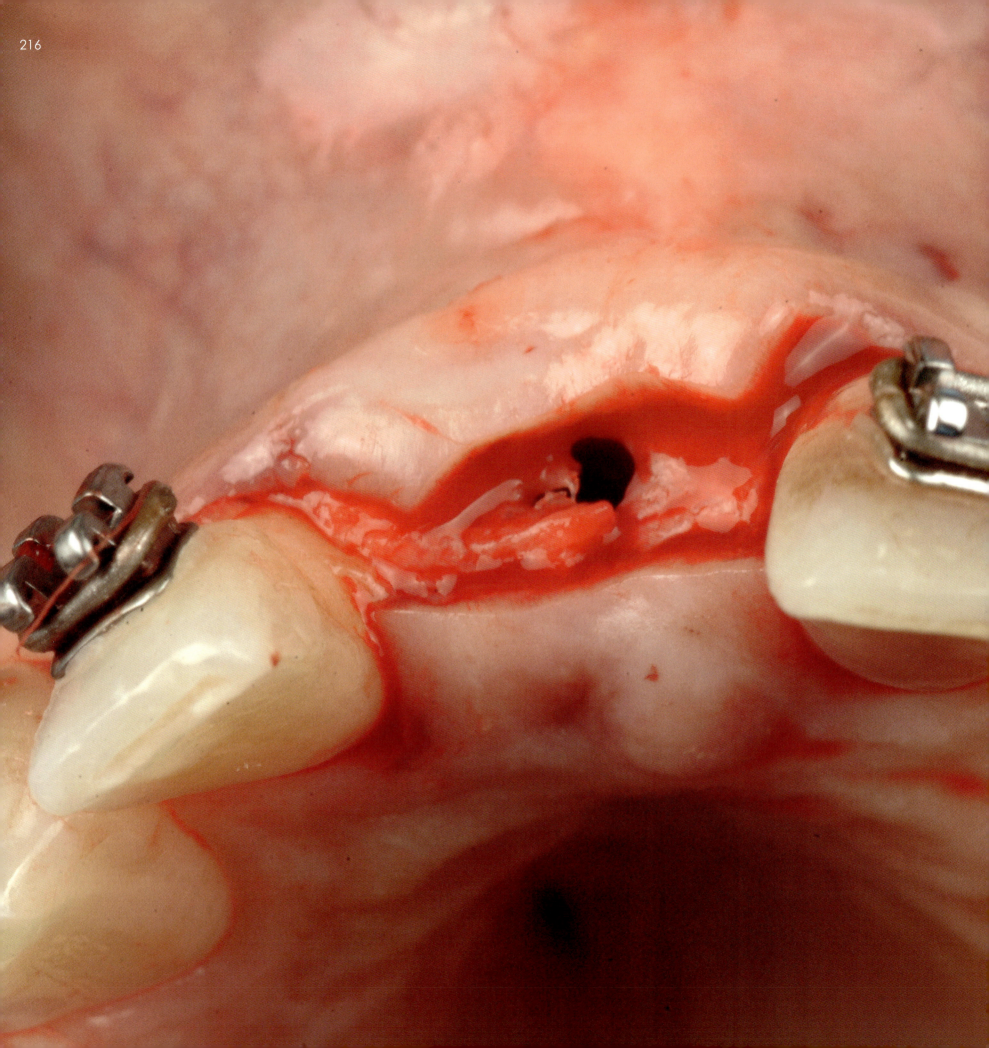

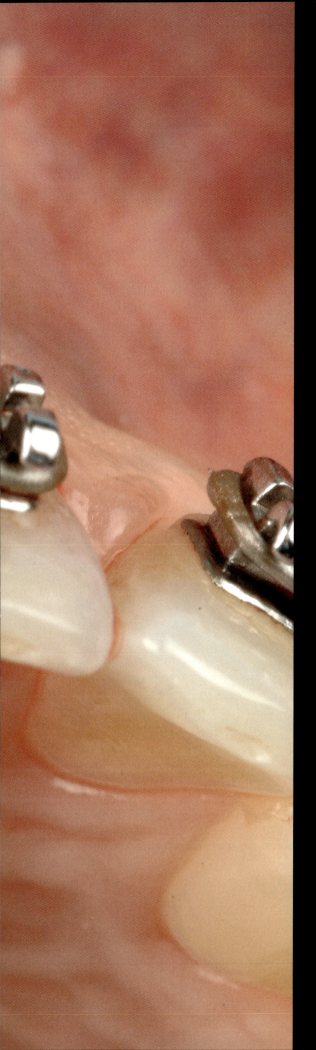

直線的な切開

直線的な切開は、歯間乳頭を含む歯槽頂切開や、歯の片方半分を越えてインプラント部位近遠心まで延長した歯肉溝切開の部分層弁に用いられる。直線的な切開は乳頭剥離や、過度な緊張をかけずにCTGのためのスペースを獲得することができる。部分層弁は慎重に形成、顎堤から剥離される一方、骨膜は血流の確保と移植材料の結合のために骨に付着させたままである。フラップは十分な剥離と移植材料を覆うように一次創閉鎖を得るためにMGJを越えて垂直にのばす。大きな直径のヒーリングアバットメントは抵抗のない創閉鎖と適合を達成するためには弊害となるかもしれない。

適応症：
- 支持骨や骨欠損の可能性を視覚的に評価することがインプラント埋入において必要なとき
- 垂直的または水平的に顎堤や歯間乳頭を増大するとき

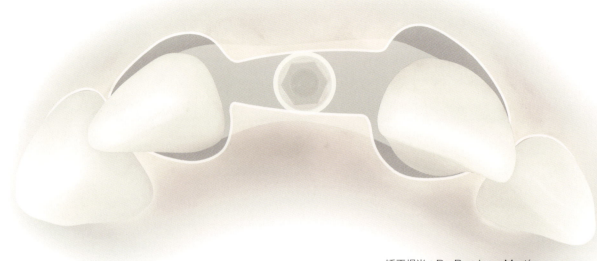

矯正担当：Dr. Domingo Martín

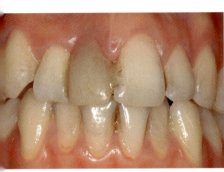 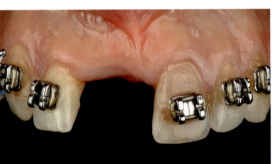 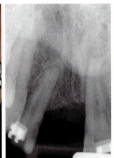 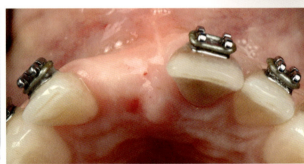

1|は矯正治療前にレジンで接着されていた。根を遠心方向に矯正的に直立させるためにインプラント埋入が計画された。支持骨を確認し、軟組織量を歯冠側や隣接歯間に増やすために直線的な切開デザインが行われた。

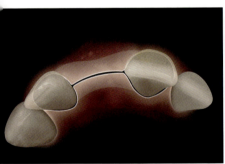 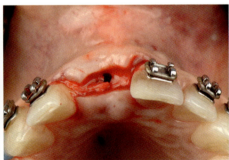 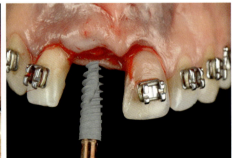 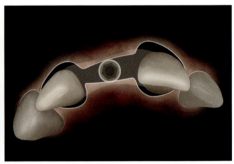

垂直方向はMGJまで、水平方向は隣在歯まで部分層弁を形成し、十分な垂直的フラップ剥離と一次創閉鎖の獲得のために遠心歯間乳頭も剥離した。

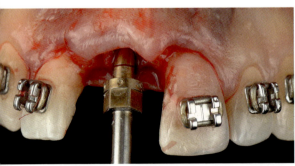 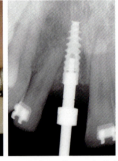 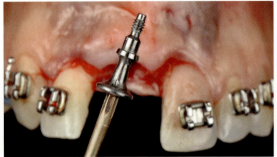 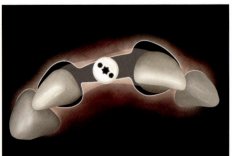

NobelActive NP 3.5×13mmのインプラントを埋入した。2|の根の近心に接触しないよう注意した。その後、CTGを安定させるために穴付きの凹状ヒーリングアバットメントが装着された。

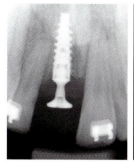 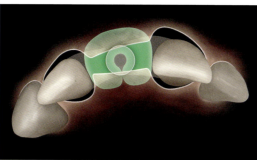 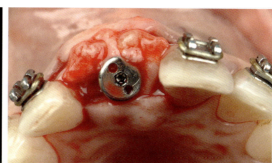 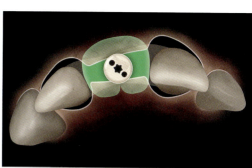

ヒーリングアバットメントが正常に装着されていることをデンタルX線写真で確認した。上顎結節から採取したCTGが行われ、レシピエントサイトに適合するよう形を整えた。

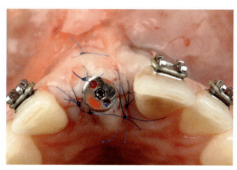 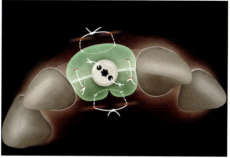 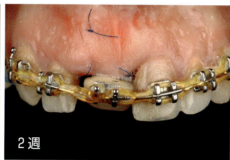 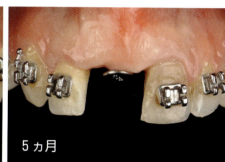

CTGを適切に縫合した。ヒーリングアバットメントの穴は移植片の固定に用いた。フラップは移植部位を覆うように縫合された。

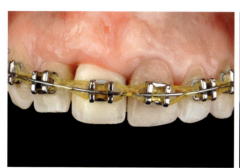 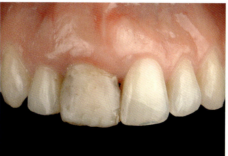 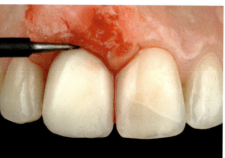 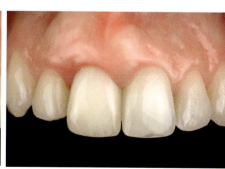

最終ジルコニアアバットメントとプロビジョナルクラウンは術後4ヵ月で装着された。矯正治療終了後、1を調整するために新しいプロビジョナルレストレーションを装着した。

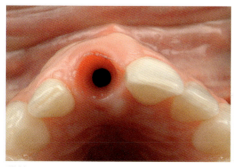 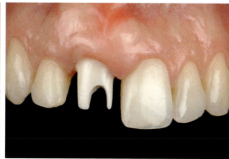 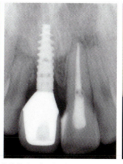 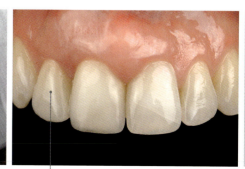 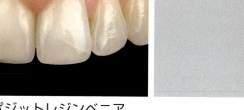

隣接面コンタクトと歯間乳頭の高さを修復するためにコンポジットレジン充填が1の近心に行われた。インプラント周囲軟組織の構造は歯肉切除で対応し、ジルコニアクラウンを最終的に装着した。

コンポジットレジンベニア

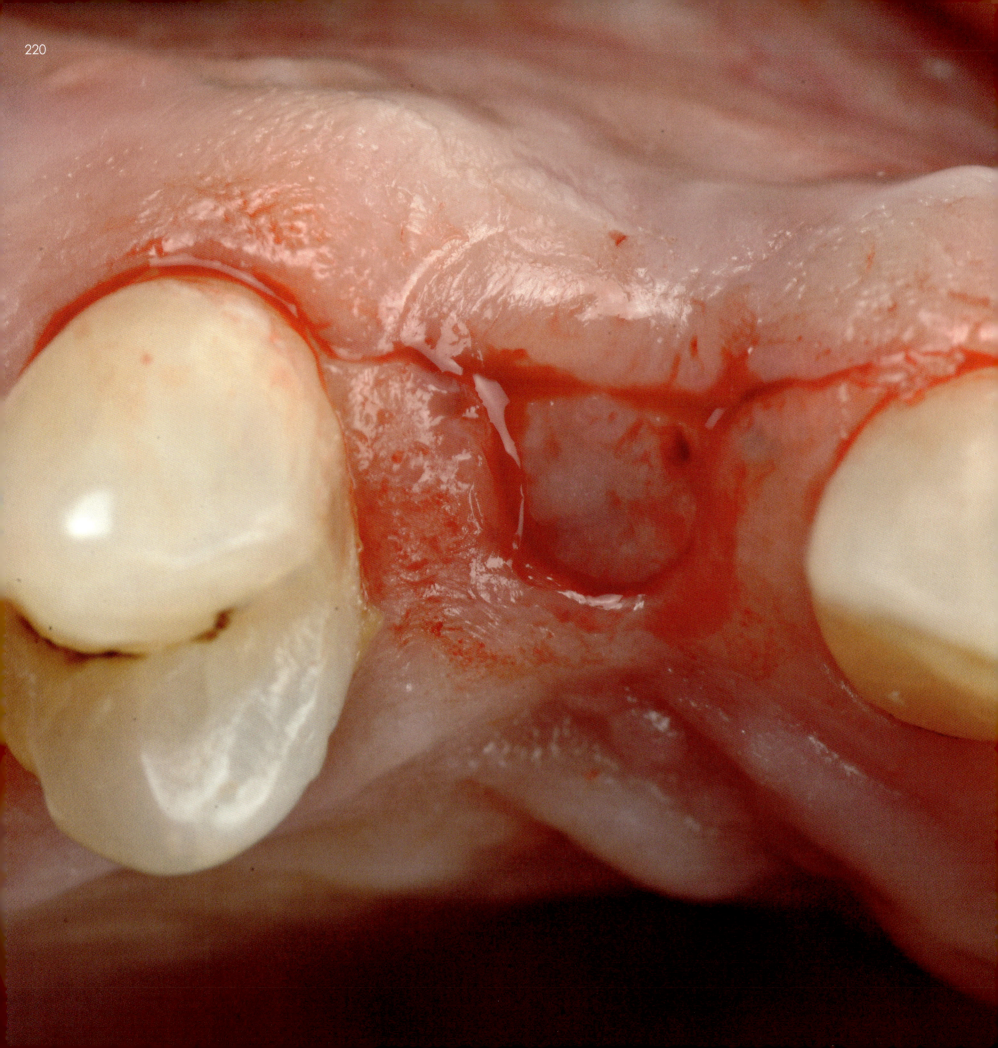

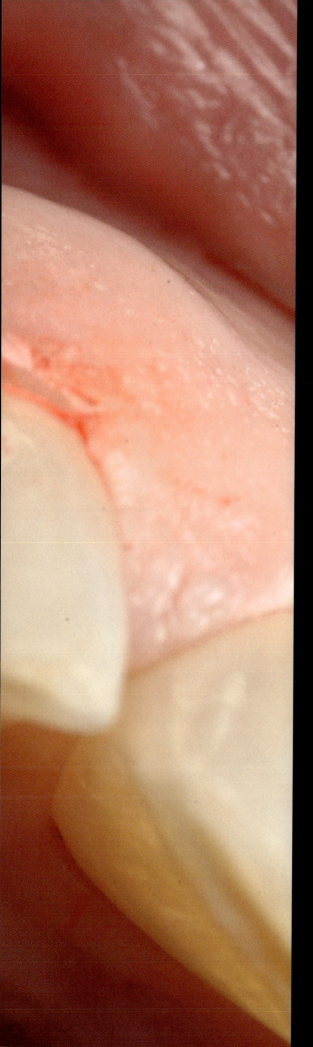

解剖学的な切開

解剖学的な切開は2mmの深さで、歯槽頂の円形切開が円形ブレードやティッシュパンチでインプラントが埋入される正確な位置で行われる。インプラント埋入予定部位の上に小さな半円形状のフラップを形成し、粗いダイヤモンドで上皮を除去してから、唇側面にボリュームを追加するためにエンベロープテクニックを用いて折り入れる。CBCTスキャンは理想的な切開の位置や大きさを特定するのに役に立つ。円形切開の直径はヒーリングアバットメントが組織に適合するように合わせるべきである。この切開は、唇側や隣接面間に小さな組織移植量のみが必要な場合の欠損に適応である。直線的な骨までの切開を隣接面間から歯間乳頭まで、円形切開につながるように行う。この歯槽頂切開には2つの可能な部位がある：唇舌側顎堤の唇側や中央。唇側切開は増大を必要としない理想的な歯間乳頭があるときに適応となる。反対に、中央切開は歯間乳頭の移植が必要なときに都合がいい。

次のステップはインプラント遠心に1.5歯分の幅でどちらかの隣在歯に歯肉溝切開をすることである。隣在歯の遠心乳頭は一般的にフラップの可動性をよくするために剥離される。唇側の部分層弁を形成し、移植部位のフラップと唇側顎堤の間のエンベロープの中に半円形の上皮を除去したフラップを折りたたむ。必要であれば追加の結合組織を唇側と隣接面間に移植し、口蓋フラップを縫合することもある。

適応症：
- 支持骨や骨欠損の可能性を視覚的に評価することがインプラント埋入において必要なとき
- 唇側や隣接面間に組織移植が必要で小さな骨欠損を増大させるとき

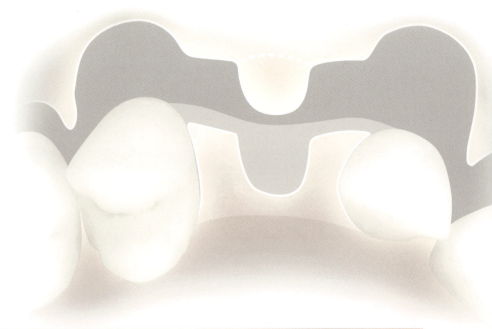

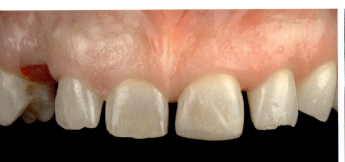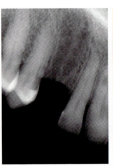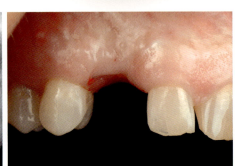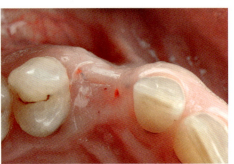

3] 欠損部位にインプラント支持修復物を計画した。隣接歯間部組織は平坦化したが辺縁の頬側のボリュームは改善が必要であった。

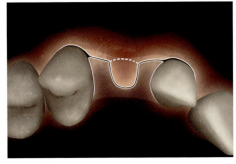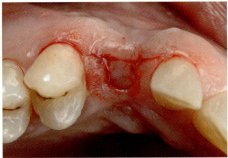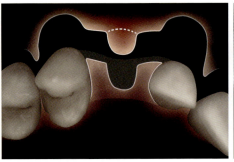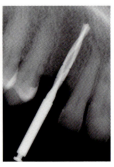

円形切開を約1〜2mmの深さで顎堤の中央に行い、粗いダイヤモンドバーで上皮を除去した。直線的な切開が隣在歯の近心から遠心隅角まで唇側にて行われた。直線的な近心切開は、円形切開を結合し、結果的に直線的な遠心切開へつながった。隣在歯の遠心歯間乳頭は完全には切除しなかったが、縫合時のフラップへの緊張を減らすために剥離された。

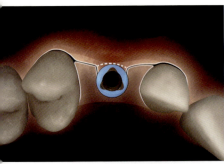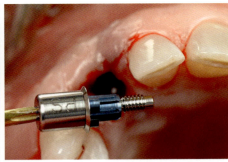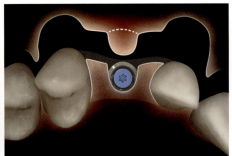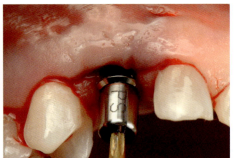

NPからワイドプラットフォームへのPS機構を持つNobelReplace Groovy 5×13mmのインプラントと4.3×5mmのヒーリングアバットメントが計画どおりに正確な位置に埋入、装着された。

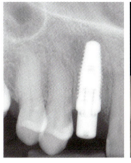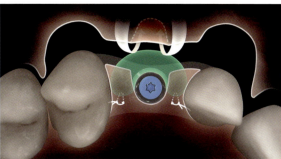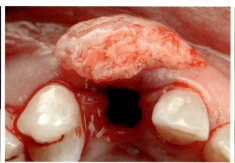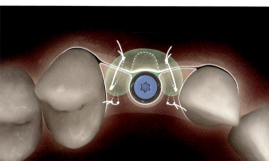

アダプター機構とヒーリングアバットメントの正確な位置をデンタルX線写真で確認した。CTGは唇側で一塊に縫合され、追加の軟組織量を増すために半円形の上皮を除去したフラップは折りたたまれ、隣接歯間部組織に縫合された。隣接面の組織の剥離は部分層弁にすることで適合が良くなる。

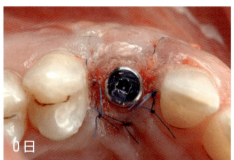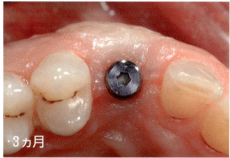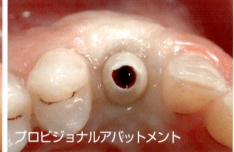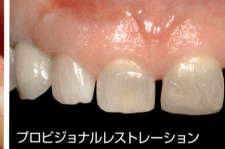

インプラント埋入からプロビジョナルレストレーションまでの治癒過程と、エマージェンスプロファイルの成形。

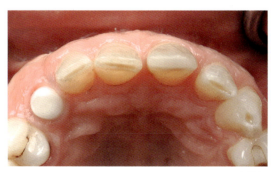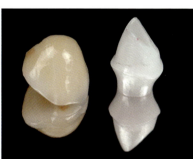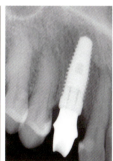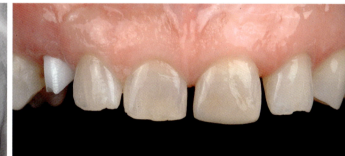

最終ジルコニアアバットメントとインプラント周囲組織の結合。デンタルX線写真により正確な適合が認められる。

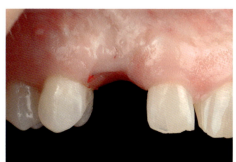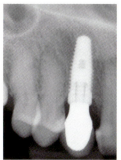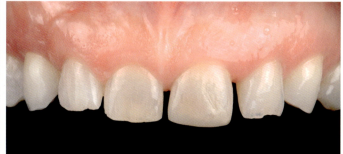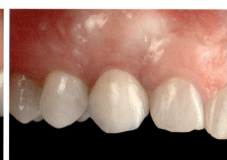

3|部位の単独インプラント支持修復物の術前および術後の状態。

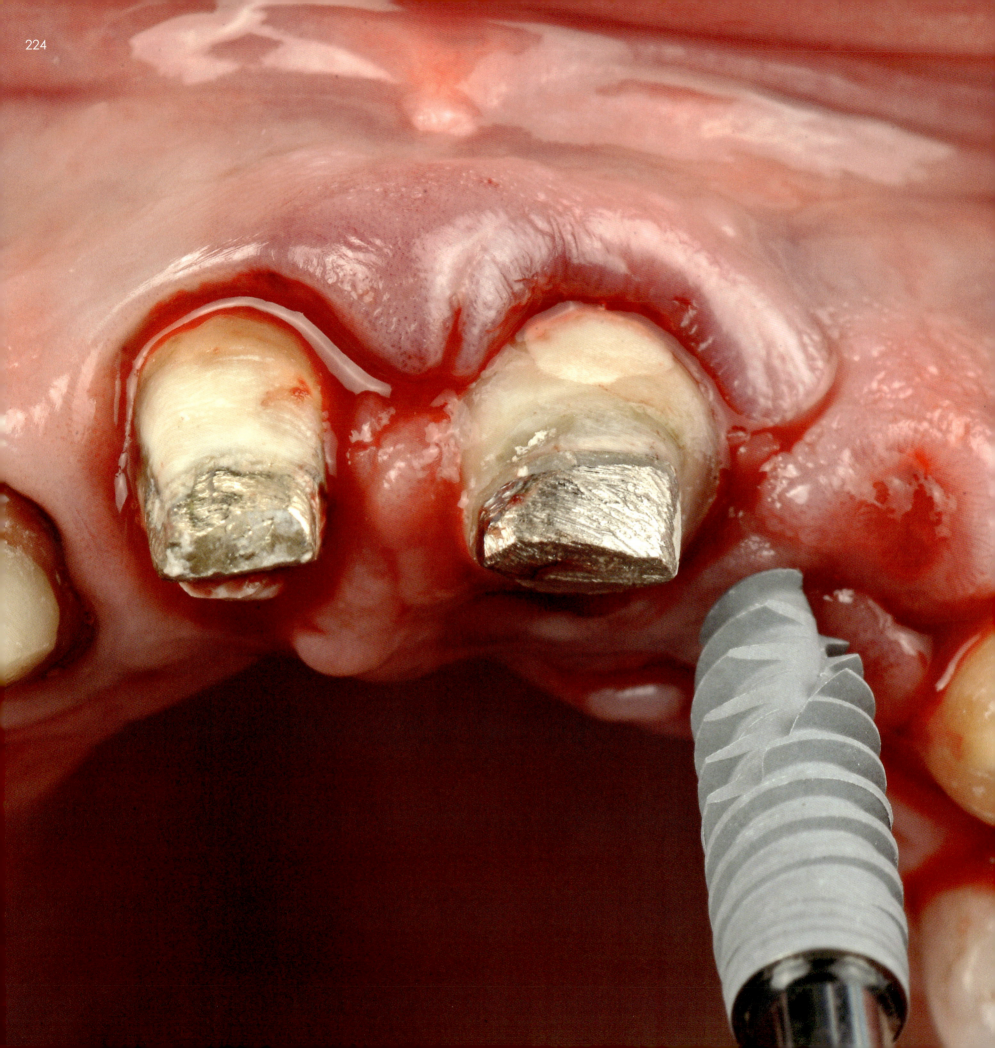

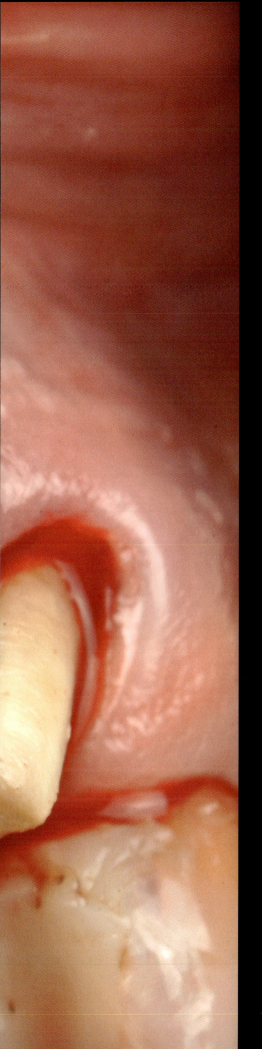

半保存的な切開

欠損領域に隣接した2つの歯間乳頭のうち1つを矯正的挺出や他の方法で修復する状況では、新しい支持骨はまだ脆く、露出してしまうと早く吸収する傾向がある。半保存的な切開はこの歯間乳頭を保存することを示し、新しく作られた骨には干渉しない。欠損顎堤の中央部から歯槽頂切開がはじまり、1本目から次の歯までの半分の距離だけのばして、インプラント埋入予定部位からはじめて新たに修復する歯間乳頭まで切開する。すべての切開は部分層弁で行われ、骨形態や欠損状態を視覚的に評価するために片方の歯間乳頭を剥離する。新たに修復した歯間乳頭は切開されず、トンネリング法で部分層弁のみが形成される。骨膜は骨に付着させたままである。軟組織量を増やすために、骨を露出させずに形成したトンネル中に移植片を挿入する。同じように、隣在歯周囲のトンネル形成やCTGのためのスペースを確保するために、部分層弁を形成する。移植片は隣在歯遠心側の口蓋切開により設置される。

適応症：
- インプラント埋入において支持骨や骨欠損の可能性を視覚的に評価することが必要なとき
- 骨吸収を防ぐために脆い骨や新生骨への外傷を減少させるとき
- 吸収を最小限に抑え、トンネリング法により組織のボリュームを最大化するとき

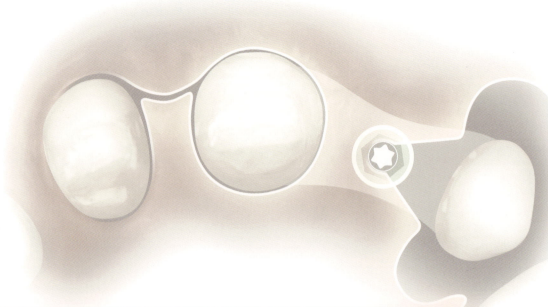

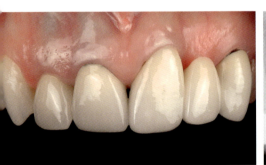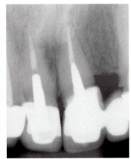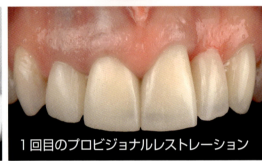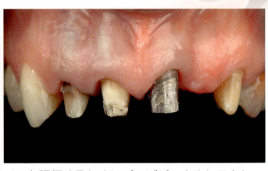

5つの前歯部陶材焼付鋳造冠(PFM)が不適合であった。X線写真より、|2周囲の垂直・水平的な骨欠損と|1と|3の領域の骨欠損が認められた。新たに確立した歯の形態とスマイルラインを評価するためにプロビジョナルレストレーションを装着した。

1回目のプロビジョナルレストレーション

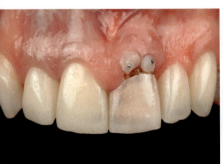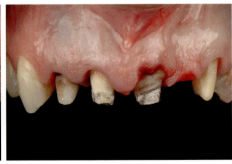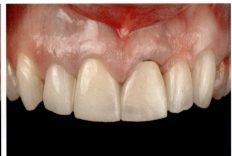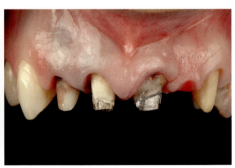

|2部位でのインプラント埋入予定のため、|1遠心部における歯間乳頭の高さを改善するために矯正的挺出が計画された。プロビジョナルレストレーションは矯正的挺出の固定源として利用され、歯の萌出を助けるためにアマルガムのピンを歯根と弾性バンドへ設置して挺出が進められた。

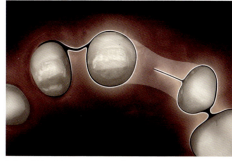 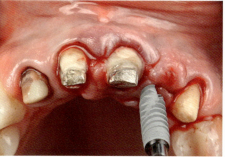 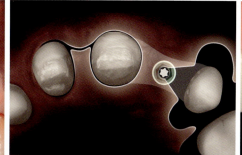 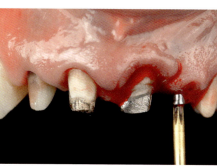

矯正的挺出後、インプラント埋入まで骨の再石灰化と歯の安定のために8ヵ月の治癒期間を設けた。半保存的な切開を行い、新生骨の露出を避けた。歯肉溝と部分層弁が形成され、インプラント（NobelActive 4.3×13mm）を埋入するための十分な視野を獲得した。ストレートヒーリングアバットメントは移植片のスペースを最大に確保するために用いられた。

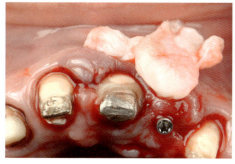 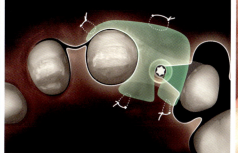 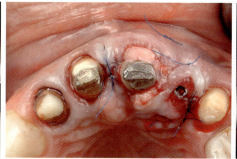 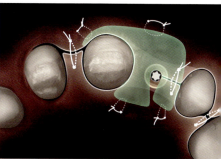

結節からのCTGを2つのアクセスポイントを通してトンネルフラップの中へ挿入した：1つは1|1間と、もうひとつは|3と|4間の遠心側である。移植の適合性を上げ、ストレートヒーリングアバットメント周囲への縫合と同様に、裂けないようにトンネルフラップの下に移植片を入れることができる。

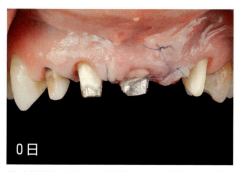 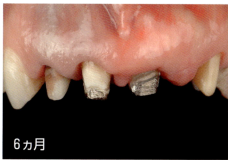 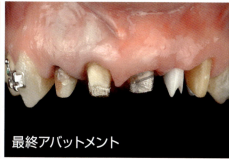 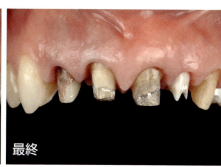

0日　　6ヵ月　　最終アバットメント　　最終

治癒過程の異なる段階。6ヵ月後、|1が後戻りした。インプラント近心側の歯間乳頭の高さを増すために最終ジルコニアアバットメントを装着後、別の段階の矯正的挺出が行われた。さらに6ヵ月で安定した。

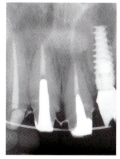 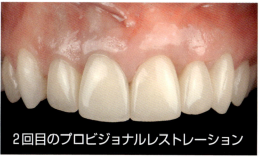 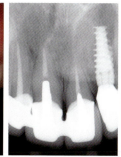 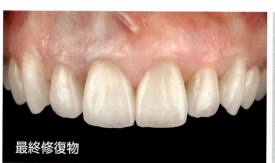

2回目のプロビジョナルレストレーション　　最終修復物

2回目のプロビジョナルレストレーションと後に装着する最終修復物によって、審美的な歯の形態が修復され、唇側や隣接歯間軟組織構造が支持される。最終ジルコニアクラウンは2|1まで連結され、今後の歯の移動を防止した。インプラント修復物は分割されたままであった。

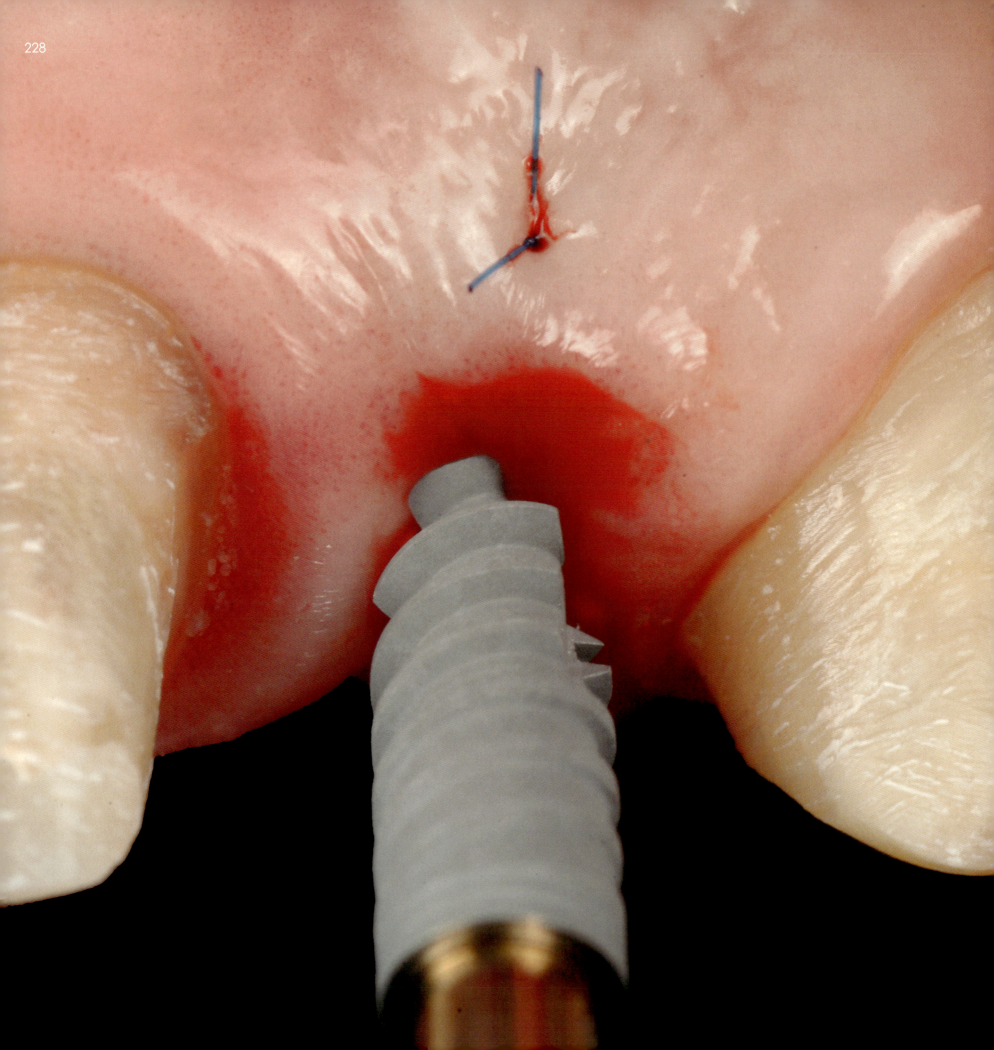

完全な保存的切開

完全な保存的切開は、たいていは小さな直径の円形ブレードやティッシュパンチ（たとえば3mm）で顎堤中央部やインプラント予定部位で円形切開を行う。円形ブレードの直径は、組織の密な適合性を求めるためヒーリングアバットメントの直径と合わせるべきである。CBCTスキャンは正確な術前インプラント計画と最善の切開を行うために必要である。その後、歯肉溝切開がインプラント予定部位の隣在歯で行われ、部分層弁とMGJまで達する顎堤上の軟組織に対するトンネリング法を組織の垂直・水平的移動のために行った。インプラント埋入時に顎堤が少なくとも部分的に見えるようにフラップに可動性をもたせることができる。フラップ下の望ましい位置にCTGを行うために、隣接する歯間乳頭に歯槽頂切開を行う（切開をインプラントの遠心側に行いそれを隠すことができればなお良い）。

適応症：
- 骨を直接見る必要がないとき（CBCTスキャンの推奨）
- 垂直・水平的な軟組織移植のみで理想的な形態が構築できるとき
- 脆い骨や新生骨に外傷を与えたくないとき
- トンネリング法により吸収を極力抑えたいとき

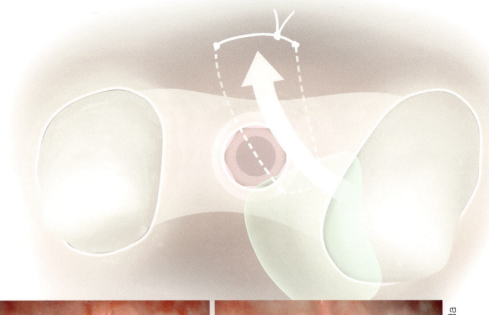

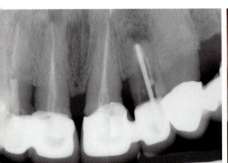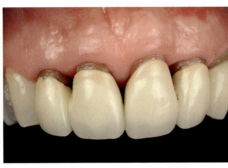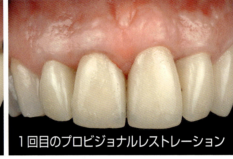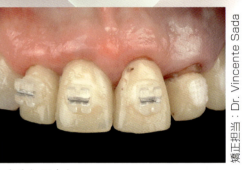

1回目のプロビジョナルレストレーション

修復するべき不適合なPFMが確認できた。2⎯は辺縁性および根尖性歯周炎のため抜歯が必要であった。プロビジョナルレストレーションで支台歯を修復した。第2段階で隣接する骨と組織レベルを整えるために矯正治療が行われた。

矯正担当：Dr. Vincente Sada

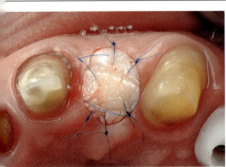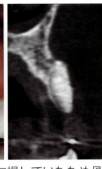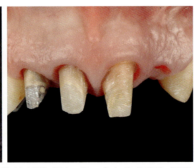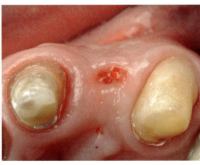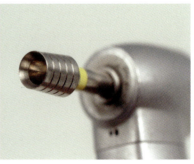

2⎯は抜歯され、唇側骨が欠損していたため骨移植材料（Bio-Oss）を抜歯窩に填入した。抜歯窩を塞ぐために円形の遊離歯肉移植を縫合した。骨の治癒後8ヵ月でCTスキャンを行い、インプラントを埋入した。

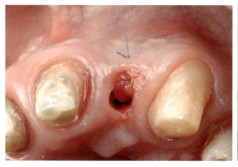 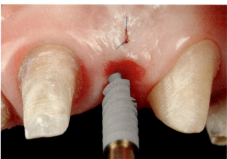 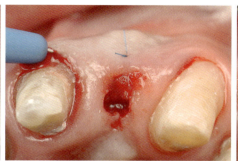 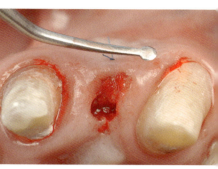

完全な保存的方法は移植骨の露出や吸収を防ぐために応用される。3mmの円形ブレードを使って2mmの深さの円形切開を行う。円形組織上の上皮を粗いダイヤモンドバーを使って除去し、部分層弁で剥離した。

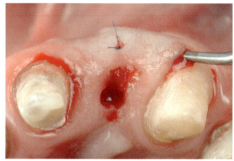 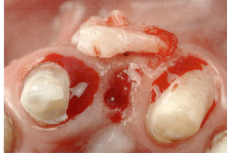 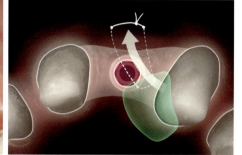 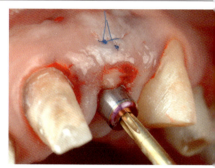

歯肉溝切開を隣在歯に行い、部分層弁を剥離して円形切開とつなげた。つまり、すべての方向にトンネリングを形成することになる。インプラント（NobelActive 3.5×13mm）部位への外科的損傷を避けるために、すでに切除した円形の組織を唇側へ縫合した。結節から採取したCTGを側面に挿入し、回転手用器具と特殊な縫合法で設置した。

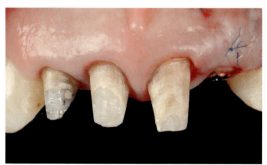 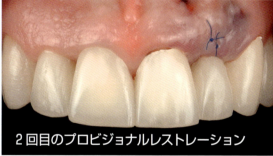 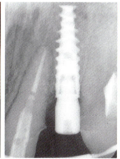 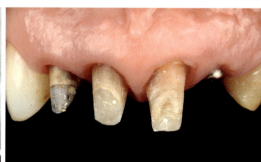

移植片を固定するために、縫合糸を形成したトンネル内へ入れ、隣在歯から出す。従来のヒーリングアバットメントを装着し、移植片に圧をかけないようにプロビジョナルレストレーションを裏装した。このような外科処置では治癒後3ヵ月が最低限の期間である。

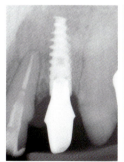 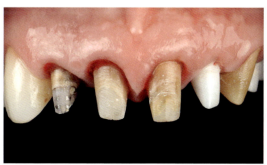 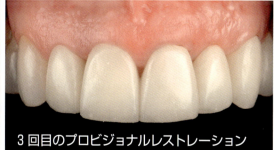 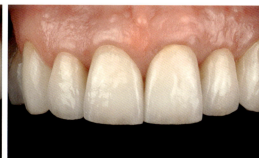

インプラントの印象後、最終ジルコニアアバットメントを装着し、プロビジョナルレストレーションを裏装した。そして、最終ジルコニアクラウンを完成させた。初診時の難しい状態や骨欠損にもかかわらず、低侵襲の方法により適合性のある組織のボリュームを増やし、維持することができた。

外科用メス

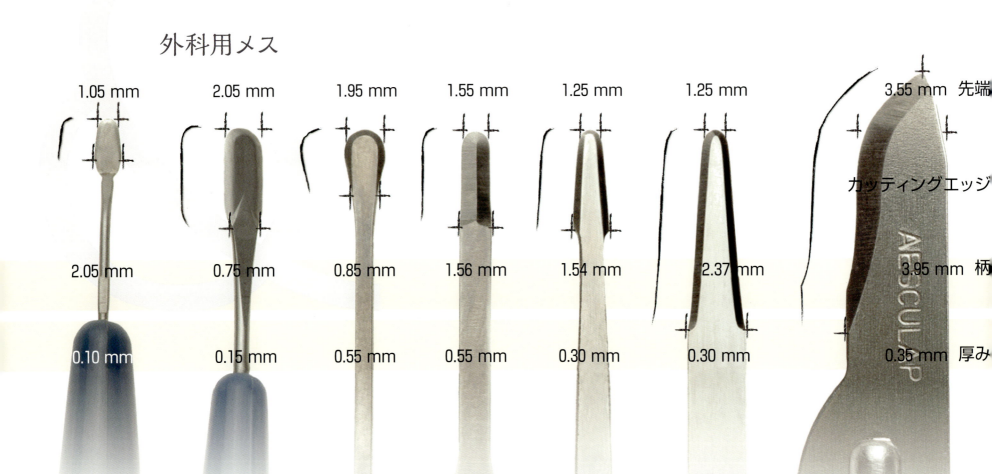

外科器具

低侵襲のインプラント周囲外科処置は、従来の外科器具を使って行うことはできない。繊細な術式の複雑性、限定された領域の中でのさまざまな動き、薄い組織に対しては、とても小さく特に鋭利な器具が必要とされる。マイクロ器具やブレードは歯科ではあまり利用されないが、市場には少しずつ出てきている。そのような器具はもともと、眼科の外科領域で好んで使われていたものである。マイクロブレードは非常に小さく、十分な拡大視野で行う必要がある。かなり鋭利なため、きれいな切開で組織の牽引やねじれを防ぐことができる。

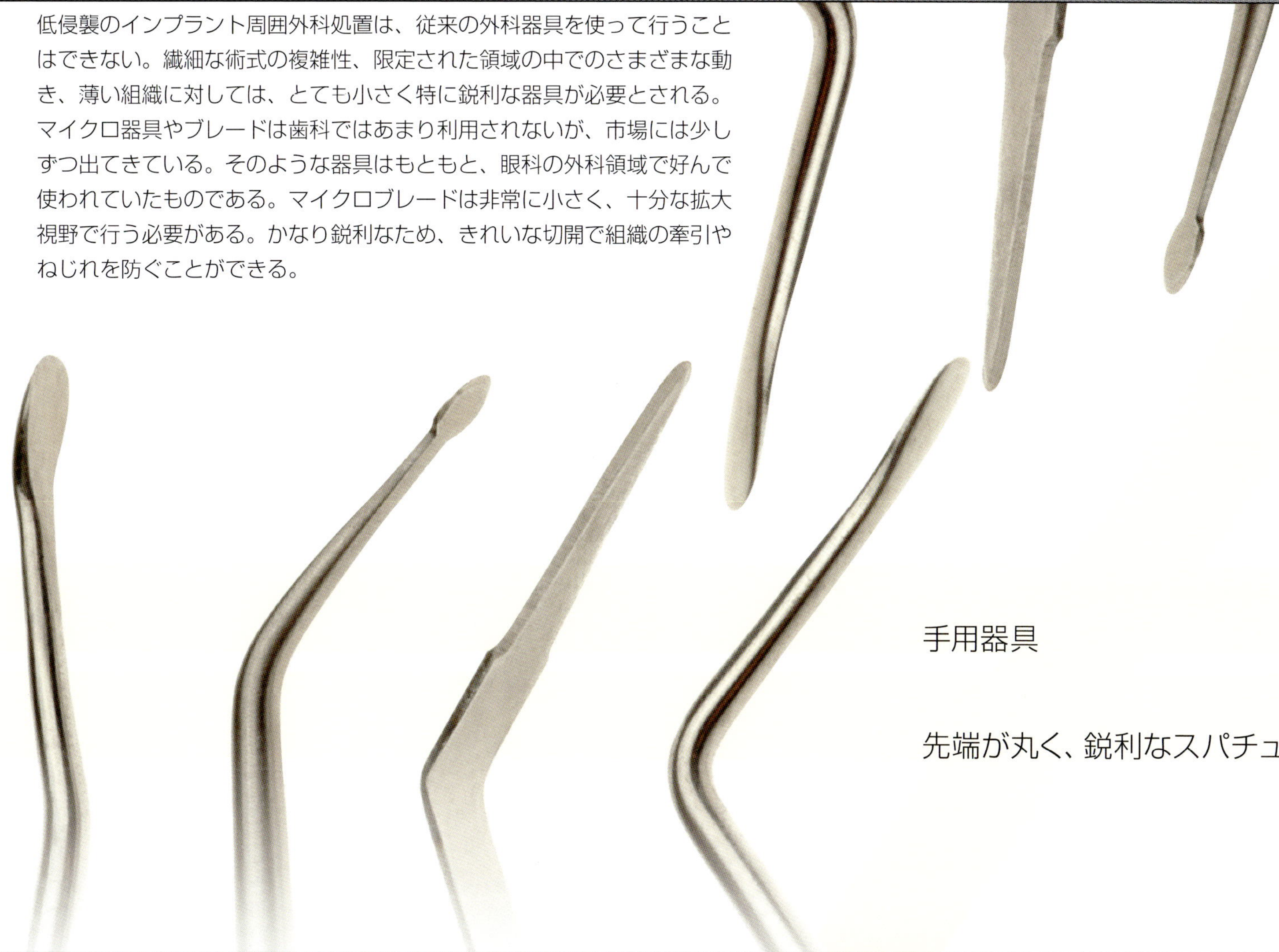

手用器具

先端が丸く、鋭利なスパチュラ

筆者は次のような丸いブレードを好んで使っている：2.0mmの角度付きで斜角が異なるクレセントナイフ（Sharpoint Sharptome、Angiotech）、1.25mmの角度付き両刃斜面のミニクレセントナイフ（Sharpoint）、そして2.2mmの角度付き両刃斜面のスプーン状ナイフ（Sharpoint）。これらの使い捨てナイフは異なった角度にするためにある程度曲げることができ、可能性と多様性に富んでいる。歯間乳頭剥離などの細かく繊細な切開、トンネリング法の部分層弁切開、水平的な歯肉切除術後の線維切除、非侵襲的な抜歯時の歯周靭帯の切開に用いられる。器具はもともと眼科外科用にデザインされているので、すべての歯周外科に対してはその柄に十分な強さがないものもある。丸い形のナイフは、特にトンネリング法にはコントロールしやすいので、尖った先端のものよりも推奨できる。

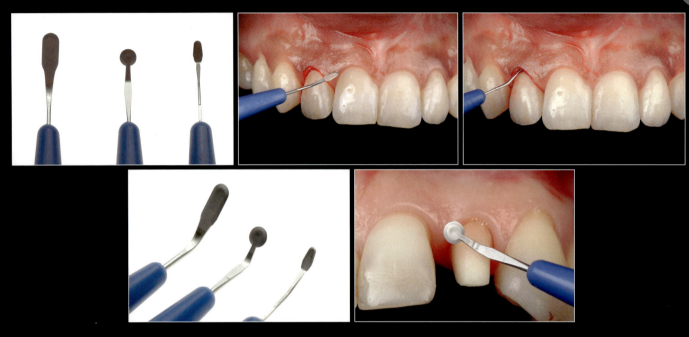

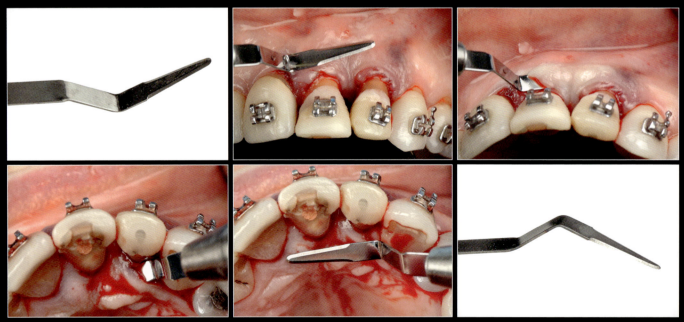

角度付きの先端をもつブレードはさまざまな形態、角度、サイズによって使い分けられる。これらは口蓋側の歯間乳頭を剥離するようなやや力のいる切開に適している。この特有のナイフには長い切断面があり、回転を加えると簡単に組織が破れてしまう。とても単純なことではあるが、回転切削器具で切断面の長さをチェアサイドでカスタマイズして修正することができる。この角度によって口蓋からのCTG採取が行いやすくなる。

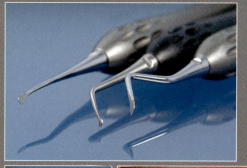
これらの手用器具(mamadent Macro tunneling instruments Nos. 1、2、and 3；American Dental Systems)は、部分層弁切開後の組織に圧を加えながら剥離していくスパチュラや剥離子として理想的である。2種類の異なった角度があり、比較的直線的なデザインである。しかし、手術前に鋭利に研磨されていても切断能は限られている。

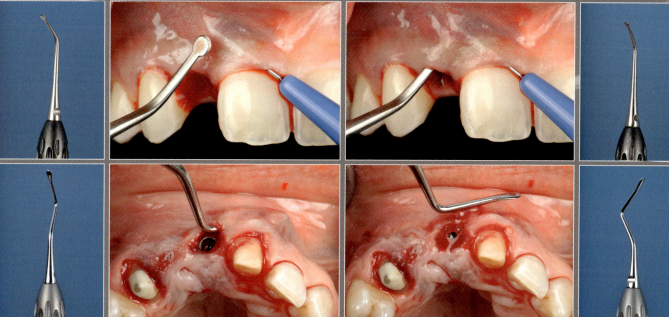

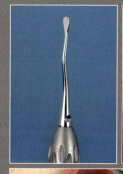
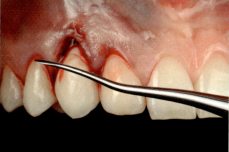
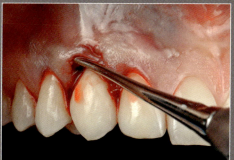
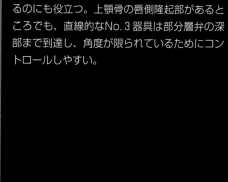

これらの剥離子はトンネリング器具に用いられるが、最初の切開と準備はマイクロブレードで行うべきである。縫合時にCTGの基底部を守るのにも役立つ。上顎骨の唇側隆起部があるところでも、直線的なNo.3器具は部分層弁の深部まで到達し、角度が限られているためにコントロールしやすい。

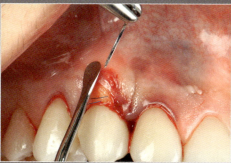
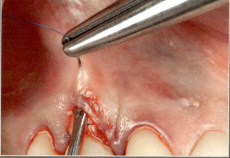
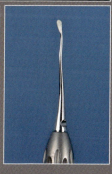

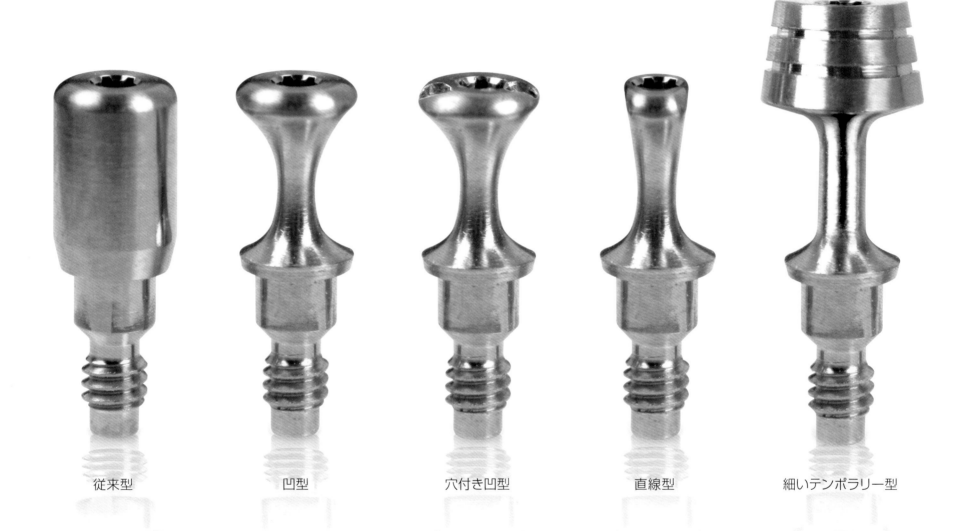

従来型　　　　凹型　　　　穴付き凹型　　　　直線型　　　　細いテンポラリー型

ヒーリングアバットメントデザイン

ヒーリングアバットメントはインプラント周囲軟組織のマネージメントには決定的な要素となる。今日、2つの考慮するべき重要なデザインがある：（1）ヒーリングアバットメントの高さは軟組織歯冠側移動の参考として用いるべきであり、そして（2）ヒーリングアバットメントの直径はCTGのための追加的なスペースを作り出すことができる。1990年代前半、初日に望ましいエマージェンスプロファイルを作り上げるために直径の大きなヒーリングアバットメントを利用していた。これは、最終クラウンの理想的な組織形態を作り上げ、インプラント埋入直後に手間をかけないという考えに基づいていた。当時、厚い軟組織バイオタイプの患者には成功することもあったが、もちろん審美領域でないほとんどの患者に対しては望ましい結果をもたらさなかった、という経験をした。直径の大きなヒーリングアバットメントではCTGを歯冠側に位置づけることは難しい。しかし、この部位はインプラントアバットメントとクラウンの境界を隠すために移植を行い、組織のボリュームを確保する必要が多いところである。

直径の大きなヒーリングアバットメントには2つの問題点がある：（1）CTGをしても手術日から退縮が起こる、（2）作り上げた組織の厚みはインプラントヘッドと同レベルかそれ以下になることが多い。外科医にとって、厚いCTGをできるだけ歯冠側に設置し、移植片と直径の大きなヒーリングアバットメントの上に緊張なく軟組織フラップを整復することはとても難しい。つまり、それぞれのインプラントと同じか小さな直径のヒーリングアバットメントをつねに選択、または削って修正することが推奨される。現在の考えや傾向では、どのインプラント治療においてもCTGが必要で、特に上顎前歯部では軟組織バイオタイプにかかわらず移植が必要とされている。インプラント埋入時に、可能であれば上顎結節からの厚く緻密なCTGを設置することが目的である。直径の小さなヒーリングアバットメントは、CTGをするために必要な三次元的スペースの確保や緊張のない創閉鎖を可能にする。

ヒーリングアバットメントの高さは十分でなければならず（少なくとも5mm）、それはインプラントショルダーの位置や深さにもよる。たいていインプラントショルダーを予想される歯の遊離歯肉縁下約3mmのところに埋入する。修復物のアバットメントやクラウンを装着後によく起こる将来的な軟組織退縮を見越して、隣在歯の歯肉縁よりも歯冠側に軟組織レベルを作り上げることが鍵となる。ヒーリングアバットメントの直径はできるだけ小さくするべきである。

この考えは、直径の小さなヒーリングアバットメントの原型が4種類あり、それに関する開発と実験的使用を元に、単純化した臨床を求めるものである。そのデザインと特徴は次のとおりである：

1．凹型
2．穴付き凹型
3．直線型
4．細いテンポラリー型

凹型

多くの臨床家が凹型ヒーリングアバットメントについて議論し推奨してきたが、メーカー側はそこまで興味を持っていなかった。議論の中で、外科の参考とするためのヒーリングアバットメントの高さの重要性は長年認められていなかったが、このアバットメントの原型デザインによって筆者が実現させた。ほかの鍵となる点は、もともとあった歯の直径に対する凹型ヒーリングアバットメントの最歯冠側部の直径である。考え方としては、アバットメント上にある歯と似た直径をもつ幅の広いプラットフォームを構築することで、傘のように軟組織フラップやその下のCTGを守ることである。このデザインの欠点は、インプラントショルダーが将来の歯の遊離歯肉縁下3mmよりも深かったとき、凹型ヒーリングアバットメントの歯冠側が深くなりすぎてフラップに覆われてしまい、難しい状況になることがある。

2|が先天性欠損の患者である。インプラント埋入のために、矯正治療でスペースを広げた。平坦な歯間乳頭であったため解剖学的な切開を用いた。当時、一番小さな円形ブレード（2mm）で円形切開を行った。歯肉溝切開により骨欠損と再構築する組織ボリュームを視覚的に見るために部分層弁を剥離した。

矯正担当：
Dr. Domingo Martin

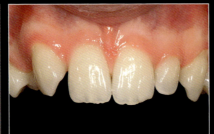
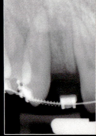
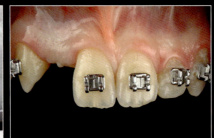
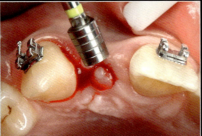
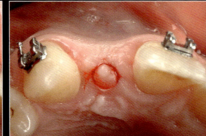
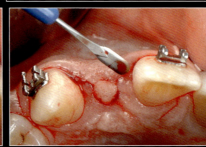
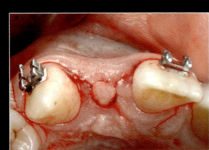
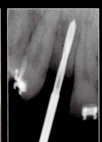
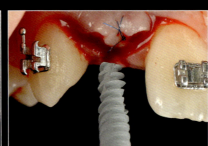
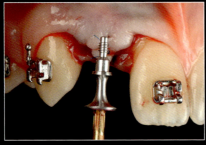
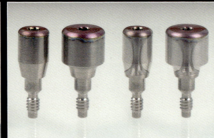
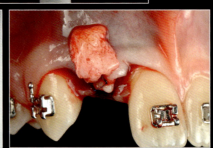

フラップをMGJを越えて歯冠側に、欠損部のどちらかのサイドに歯1本分幅で側方に剥離して、NobelActive NP 3.5×13mmのインプラントを埋入した。インプラントの正確な位置を確認するために骨切除の最中にX線写真を撮影した。結節からCTGを採取し、隣接歯間部と同様に唇側のボリュームも増やすために設置した。置換される歯の直径と調和し、内部のCTGを守るために、大きな歯冠側プラットフォームをもつ凹型ヒーリングアバットメントを選択した。

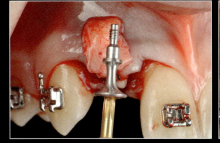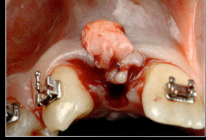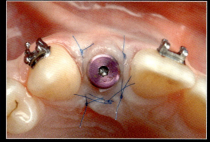

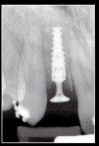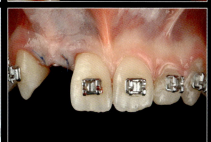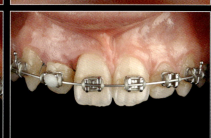

フラップの閉鎖を確実にするために歯間乳頭を部分層弁で剥離した。望ましい隣接面移植のスペースを作るためでもあり、唇側歯肉と剥離した隣接面間の口蓋組織をつなぐ一番の移行部でもある。CTGの中央切開部を凹型ヒーリングアバットメントの細い部分に翼状に設置し、剥離した歯間乳頭下にボリュームを増すために設置することもできる。まず、CTGを口蓋歯肉に縫合し、ふさわしい位置にしっかりと固定する。ヒーリングアバットメントの正確な結合を確認するためにデンタルX線写真を撮影した。プロビジョナルレストレーションが移植部位に接触しないように注意した。術後6ヵ月、ボリュームの増加が著しい。最終ジルコニアアバットメントとプロビジョナルクラウンのために印象採得を行った。デンタルX線写真でジルコニアアバットメントの正確な位置と余剰セメントの除去の成功を確認した。

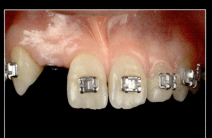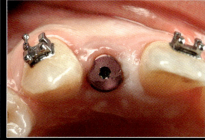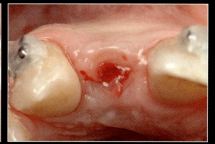

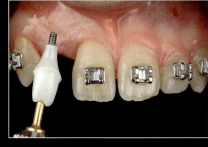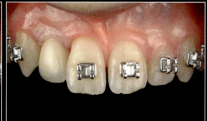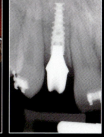

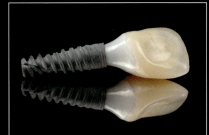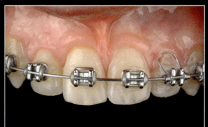

補綴完成の前、隣接面骨と唇側歯肉を調和させるために部分歯列矯正(MTM)(圧下と回転)が必要であった。プロビジョナルレストレーションは、チェアサイドで正確に最終ジルコニアアバットメントに適合される。この作業は適した軟組織反応をもたらすための重要な鍵となる。アルミナクラウンを装着して治療が完了した。

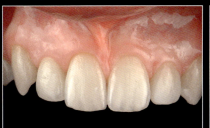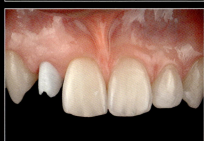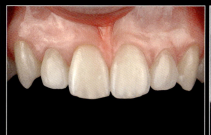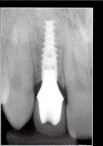

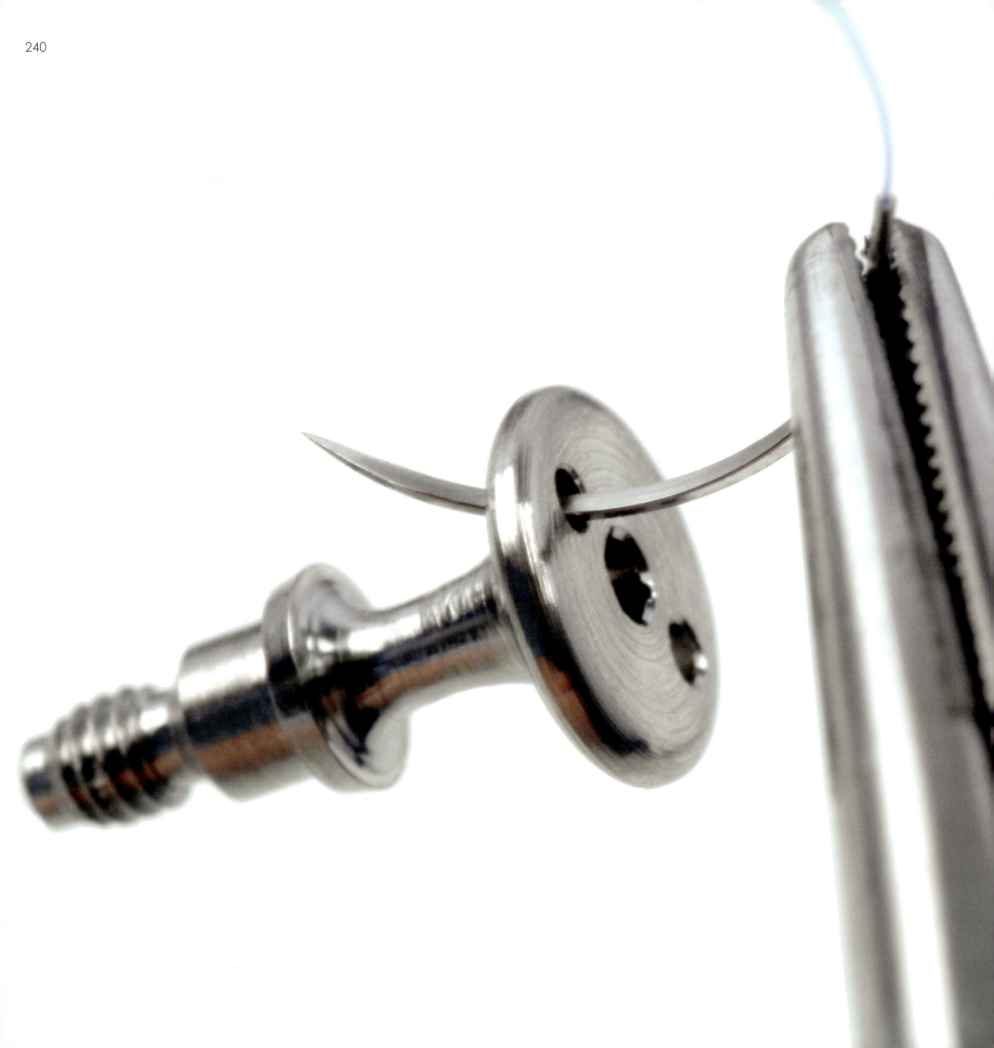

穴付き凹型

この新しいアバットメントの特徴は、小さな穴がありCTGを歯冠側のプラットフォームに縫合し、その位置で固定できることである。剥離したフラップは水平・垂直的に減張し、緊張なく覆わなければならない。望ましい部位で最終的に必要なボリューム以上の軟組織を三次元的に作り出すことがおもな目的である。修復する予定の異なる歯の直径に対処するために、異なる歯冠側直径が用意されている。凹型のヒーリングアバットメントのように、歯冠側のプラットフォームはCTGを守るものであり、一方で穴はCTGを確実に位置づけるための縫合の固定源となる。このアバットメントの臨床結果は凹型ヒーリングアバットメントと似ている。しかしながら、これらの穴に縫合糸を通すことは難しい。針のサイズは狭い領域で回転できるよう小さくなければならず、大きくても長さ7mmで針のサイズは6-0かそれよりも小さい必要がある。インプラントが理想よりも深く埋入されてしまった場合、これは非常に難しくなる。

このコンセプトは道理にかなっているが、限られた空間での臨床応用は困難である。

根尖病変と歯周病のために|2の抜歯が必要な患者であった。抜歯当日には他の追加的処置は行わなかった。治癒期間中にコンポジットレジン充填を隣在歯に行った。ヒーリングアバットメントの歯冠側プラットフォームにある異なる直径の穴に注目してもらいたい。

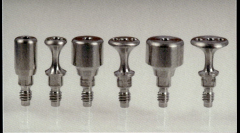
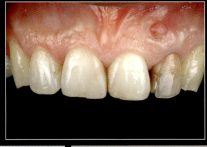
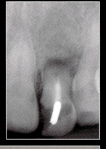
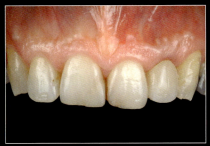
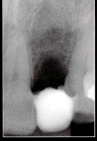
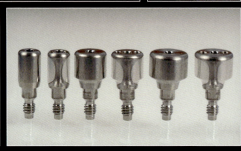

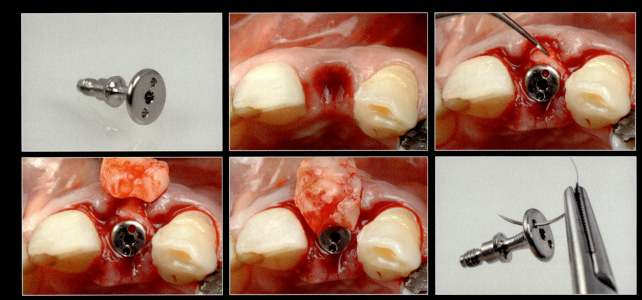

抜歯後3ヵ月、インプラント（NobelActive NP 3.5×13mm）と穴付きの凹型ヒーリングアバットメントが同時に装着された。直線的な切開を行って、隣接面間と唇側欠損を見やすくした。結節からCTGを採取し、三次元的な軟組織ボリュームを増やす部位に適応させた。できるだけ隣接面間ボリュームを増加させるために、切開をCTGの中央に行って翼状に設置した。予定どおりの場所に設置後、移植片をアバットメントの穴に縫合することで固定した。

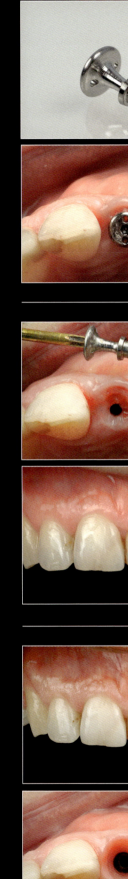
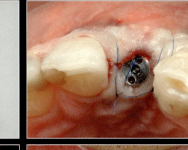
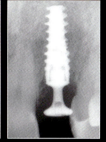

フラップを凹型ヒーリングアバットメントの歯冠側と同レベルでCTG上に適合させた。穴はCTG縫合専用である。適切なアバットメント結合部を確認するためにデンタルX線写真を撮影した。プロビジョナルレストレーションを両隣在歯にコンポジットレジンで接着した。

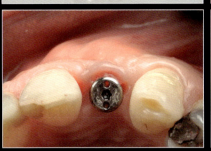
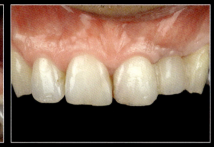
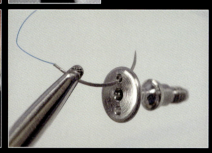

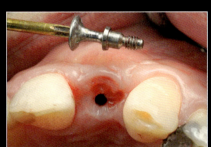
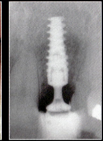
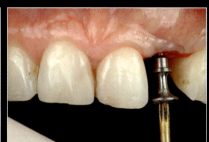

6ヵ月の治癒後、増加した軟組織ボリュームは明らかでない。インプラント印象を局所麻酔下で行い、最終ジルコニアアバットメントとプロビジョナルクラウンを製作した。プロビジョナルレストレーションを口腔内で裏装し、チェアサイドで調整した。

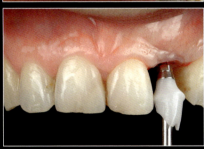
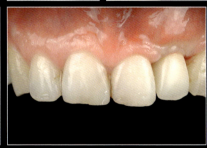
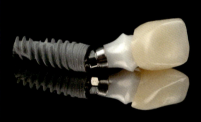

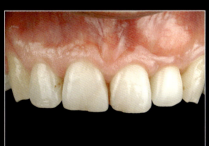
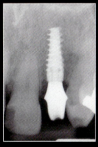
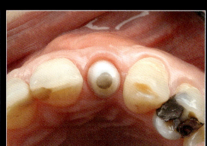
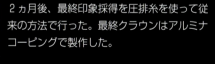

2ヵ月後、最終印象採得を圧排糸を使って従来の方法で行った。最終クラウンはアルミナコーピングで製作した。

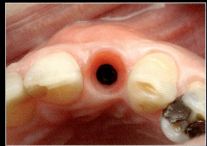
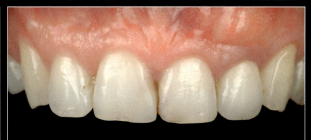
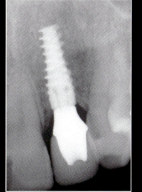

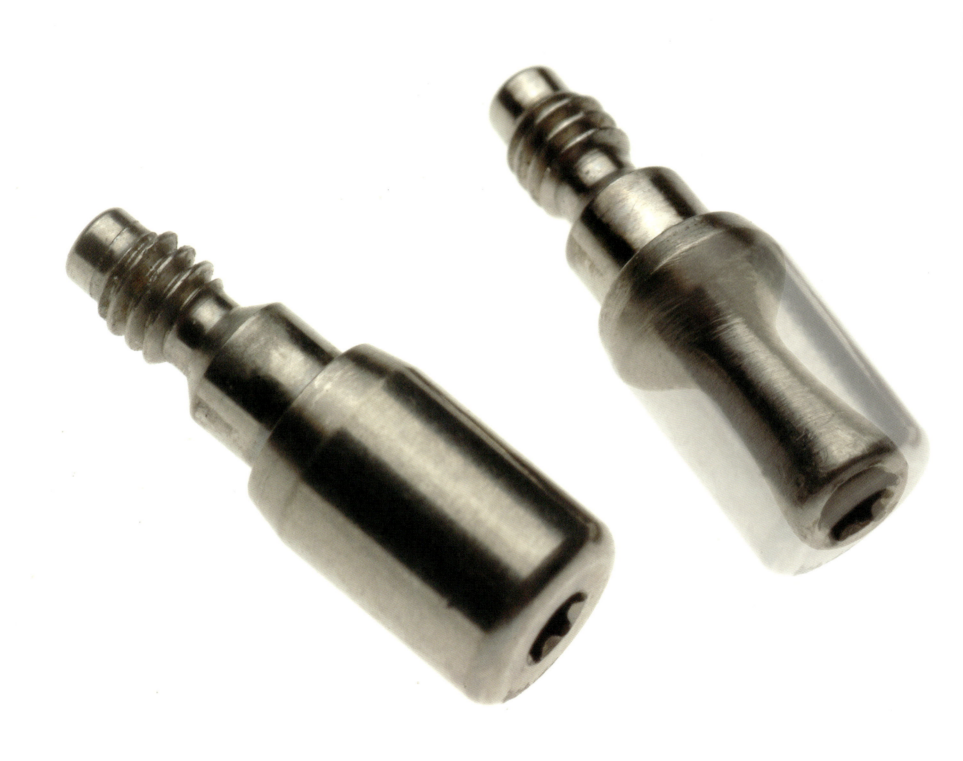

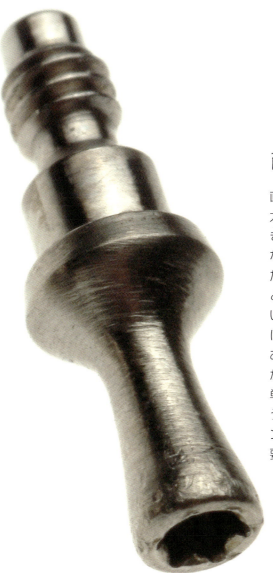

直線型

直線型のヒーリングアバットメントは原型の中でおそらく一番魅力的なものである。もっとも多目的に使用でき、使いやすく、大きなCTGと良好なフラップの閉鎖を可能とする。このシンプルなヒーリングアバットメントの幅は1.2mmで、長さは5mmまたは7mmであり、選択はインプラントの深さによる。臨床家にとっては、初期切開の障害となるヒーリングアバットメントを用いずに、CTGを使ってフラップを簡単に閉鎖することが普遍的に応用できるようになる。インプラントを埋入するのに骨が十分あれば、軟組織欠損の量は結節からのCTGで埋め合わせることができる。そして、直線型ヒーリングアバットメントは理想的に単純なCTG設置のために使うことができる。痛みや圧をともなうような直径の大きなコンポーネント（たとえば、インプレッションコーピングやアバットメント）を装着するときに局所麻酔が必要なことがこのデザインの唯一の欠点ある。

2を抜歯した患者である。そのために術後1週、3ヵ月のデンタルX線写真で示されるようにかなりの骨欠損が生じた。顎堤中央部の大きな裂開状の唇側、口蓋側にわたる骨欠損があり、隣接歯間部のボリュームや高さの多くが残っていた。CBCTによるとインプラント埋入には十分な骨支持があり、骨移植は必要なかった。唇側と口蓋側顎堤の欠損を結節からのCTGを使って修復することと、直線型ヒーリングアバットメントを使ってフラップを適切に閉鎖することが目的だった。

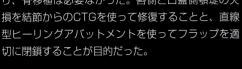
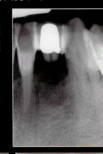
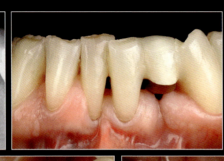
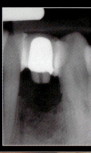

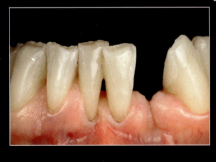
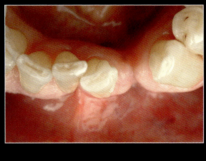
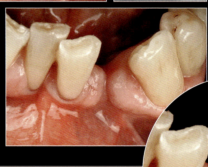

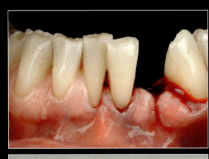
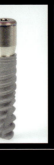
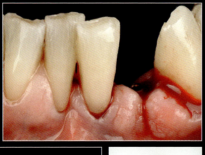

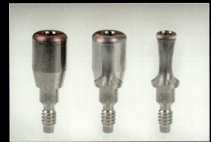
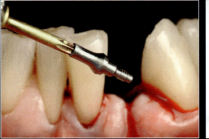
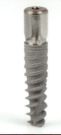

直線的な歯槽頂切開を顎堤上で行い、犬歯の遠心と中切歯の近心までの歯肉溝切開を行った。部分層弁を剥離して最善のインプラント埋入のために欠損部を露出させた。欠損の反対側にある歯間を剥離し、MGJを越えてフラップの水平的な可動域を広げ、垂直的にはCTGの上にフラップを閉鎖できるようにした。NobelActive NP 3.5×13mmのインプラントが直線型ヒーリングアバットメントとともに装着された。

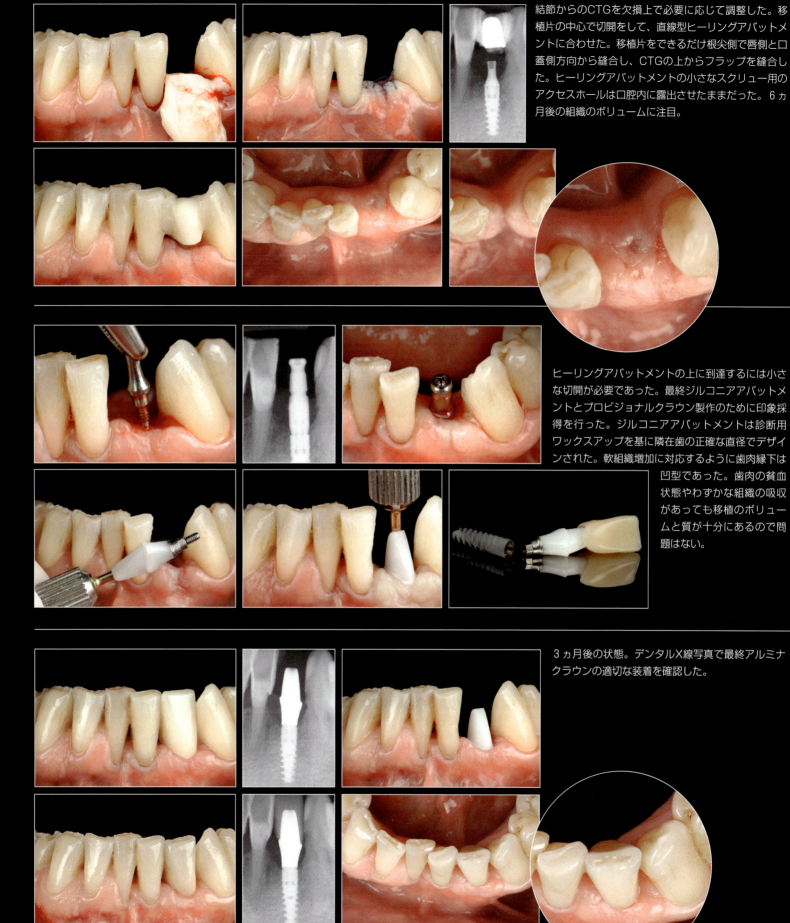

結節からのCTGを欠損上で必要に応じて調整した。移植片の中心で切開をして、直線型ヒーリングアバットメントに合わせた。移植片をできるだけ根尖側で唇側と口蓋側方向から縫合し、CTGの上からフラップを縫合した。ヒーリングアバットメントの小さなスクリュー用のアクセスホールは口腔内に露出させたままだった。6ヵ月後の組織のボリュームに注目。

ヒーリングアバットメントの上に到達するには小さな切開が必要であった。最終ジルコニアアバットメントとプロビジョナルクラウン製作のために印象採得を行った。ジルコニアアバットメントは診断用ワックスアップを基に隣在歯の正確な直径でデザインされた。軟組織増加に対応するように歯肉縁下は凹型であった。歯肉の貧血状態やわずかな組織の吸収があっても移植のボリュームと質が十分にあるので問題はない。

3ヵ月後の状態。デンタルX線写真で最終アルミナクラウンの適切な装着を確認した。

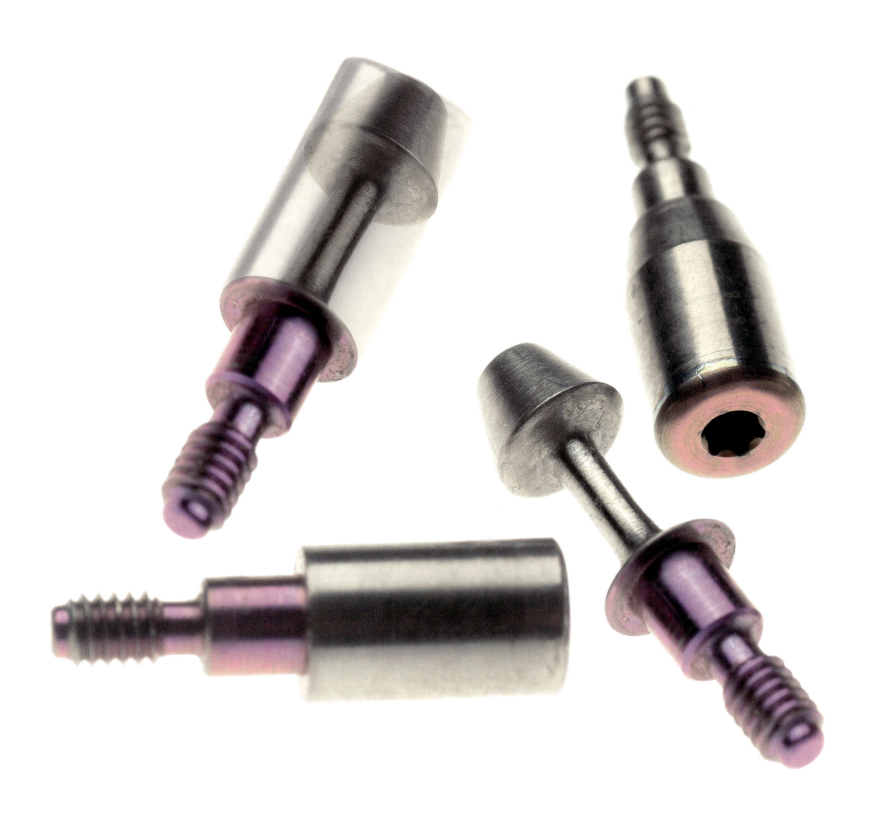

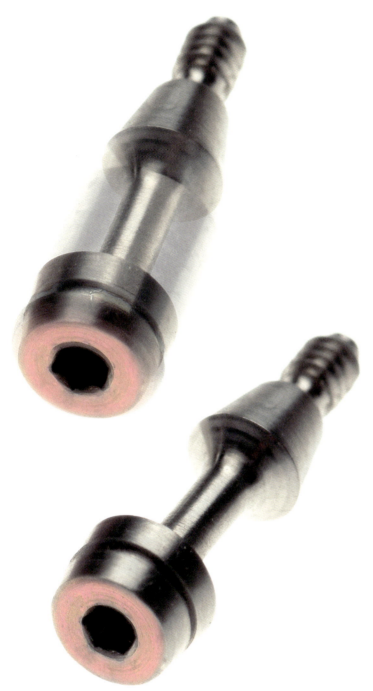

細いテンポラリー型

細いテンポラリー型ヒーリングアバットメントは直線型の進化系である。インプラント周囲の歯冠側に移植片を置き、一次創閉鎖を可能にする。さらに、即時固定性プロビジョナルレストレーションへの支持や、隣在歯への接着性修復物として適応できる。固定性即時補綴法は患者にとってはすばらしいメリットがあるが、治癒期間中の移植した組織への垂直的荷重を避けることもできる。

細いテンポラリー型ヒーリングアバットメントに必要とされるものは：（1）アバットメントの位置、あるいはクラウンを裏装するための咬合面間距離に影響を及ぼす深さや角度に関する理想的なインプラント埋入、（2）即時プロビジョナル装着に必要な最低限のトルク35Ncmを持つ高いインプラント初期固定、である。細いテンポラリー型アバットメントの欠点の1つは、単独歯でのみ使われることである。そのような状況下では、角度が着脱方向やその後のプロビジョナルクラウンの裏装を難しくすることもある。経験の少ない臨床家にとっては、アバットメントの急なアンダーカットにより裏装中にプロビジョナルクラウンが外れなくなってしまうこともあるかもしれない。適切なインプラント埋入は理想的な方法でクラウンを作り上げることができる。しかしながら、必要であれば細いヒーリングアバットメントはプロビジョナルクラウンに合わせてバーで修正することができる。

このタイプのヒーリングアバットメントは、セルフタッピングを持つインプラントと相性が良い。外科医はインプラントのトルク値を減少させることなく修復物に応じて正確に回転の調節をすることができる。特別にデザインされたインプラントキャリヤーは、インプラント外科中に咬合面間距離やクラウンの位置に関してより良い状況を作り上げることができる。

細いヒーリングアバットメントは2つの部分から成り立っている：（1）外科のパーツは直径が1.2mmほどで、（2）補綴のパーツはセメント固定式のプロビジョナルクラウンのための円錐形のアバットメントがある。インプラントデザインやインプラントの深さによって2種類の高さの外科用パーツが開発された。補綴用のパーツは2種類の高さがあり、1つは側切歯、もう1つは中切歯、犬歯、小臼歯用であった。

数年前にアルミナで製作した|2 クラウンの歯根破折を有する患者であった。インプラントの治癒期間中、クラウンの近心への接着型固定性プロビジョナルレストレーションの製作は難しかった。細いテンポラリー型ヒーリングアバットメントは、インプラント埋入当日のプロビジョナルレストレーションの装着を可能にする。NobelReplace Groovy NP インプラント（3.5×13mm）を埋入し、インプラント周囲組織のボリュームをできるだけ大きくするために直線切開を加えた。隣接面部位にあるインプラント周囲の部分層弁の形成と唇側および舌側の垂直性剥離のイラストを示す。

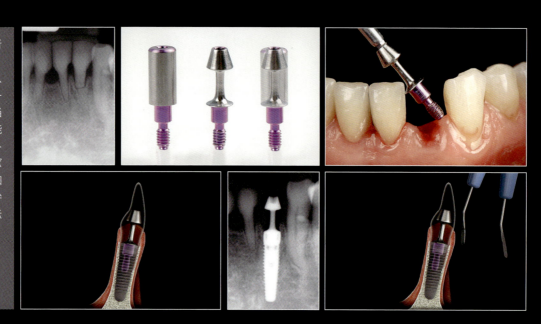

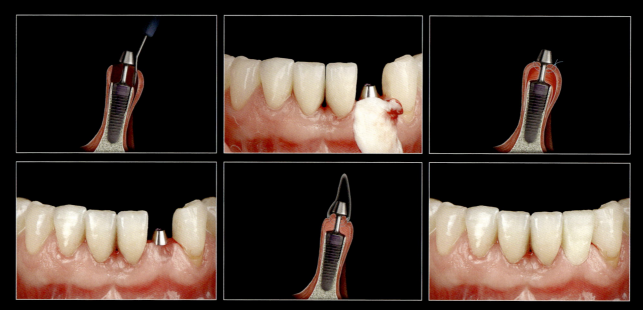

部分層弁を剥離すると、理想的な顎堤を作るためにCTGを合わせて調整した。CTGの中心に小さな切開を設け、もっとも効果的な固定を得るために細いヒーリングアバットメント上に設置した。部分層弁をCTG上で剥離し、補綴パーツの基底部で6-0縫合糸を用いて固定した。プロビジョナルの外冠をリラインし、移植片に圧をかけることなく円錐形の補綴パーツにセメント装着した。

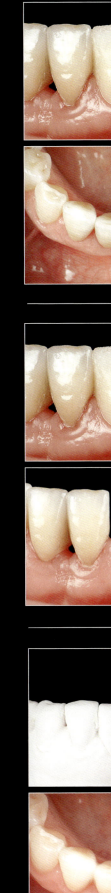
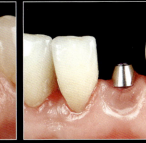
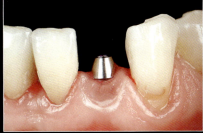
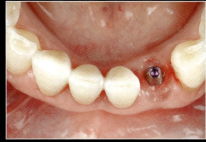

6ヵ月後、組織の高さを失うことなく理想的なエマージェンスプロファイルと舌側および唇側の軟組織ボリュームの増加が認められた。インプラントとプロビジョナルレストレーションの印象採得を行い、最終ジルコニアアバットメントのエマージェンスプロファイル製作のための参考にした。同じプロビジョナルレストレーションを最終アバットメントに裏装しセメント装着した。

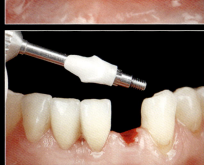
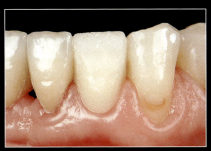
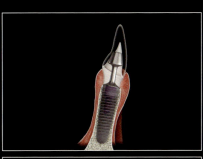

インプラントの歯冠側の軟組織を三次元的にできるだけ増やすために、一番細いヒーリングアバットメンアバットメントを用いた。細いヒーリングアバットメントの円錐形の補綴パーツにプロビジョナルクラウンをセメント装着し、失った歯のカントゥアを再建した。これは必要な軟組織ボリュームの参考となる。最終アバットメントとプロビジョナルクラウン装着後3ヵ月（下段右）と移行期（上段左）の比較である。補綴治療の異なる段階を通して軟組織は維持された。

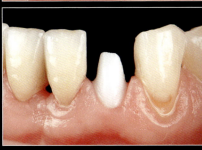
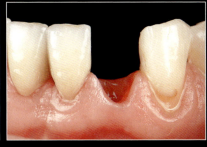
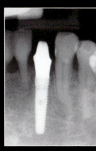
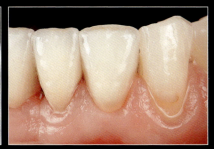
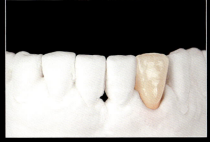
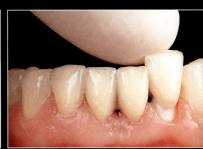
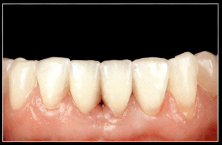

圧排糸（サイズ #0）を使って、従来の天然歯クラウン補綴と同じ方法で最終印象採得を行った。他の3本の既存の下顎前歯部切歯のクラウンに調和するようにアルミナクラウンを製作した。最終修復物はセメント装着前に機能性、隣接面コンタクトと適合を確認した。最終ジルコニアアバットメントのスクリューを外すことで組織のボリュームを確認できた。治療に対する骨反応をX線写真で見ることができる。

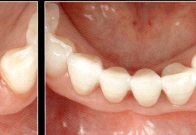
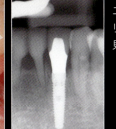
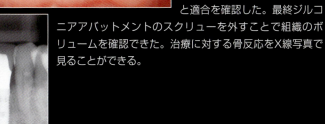

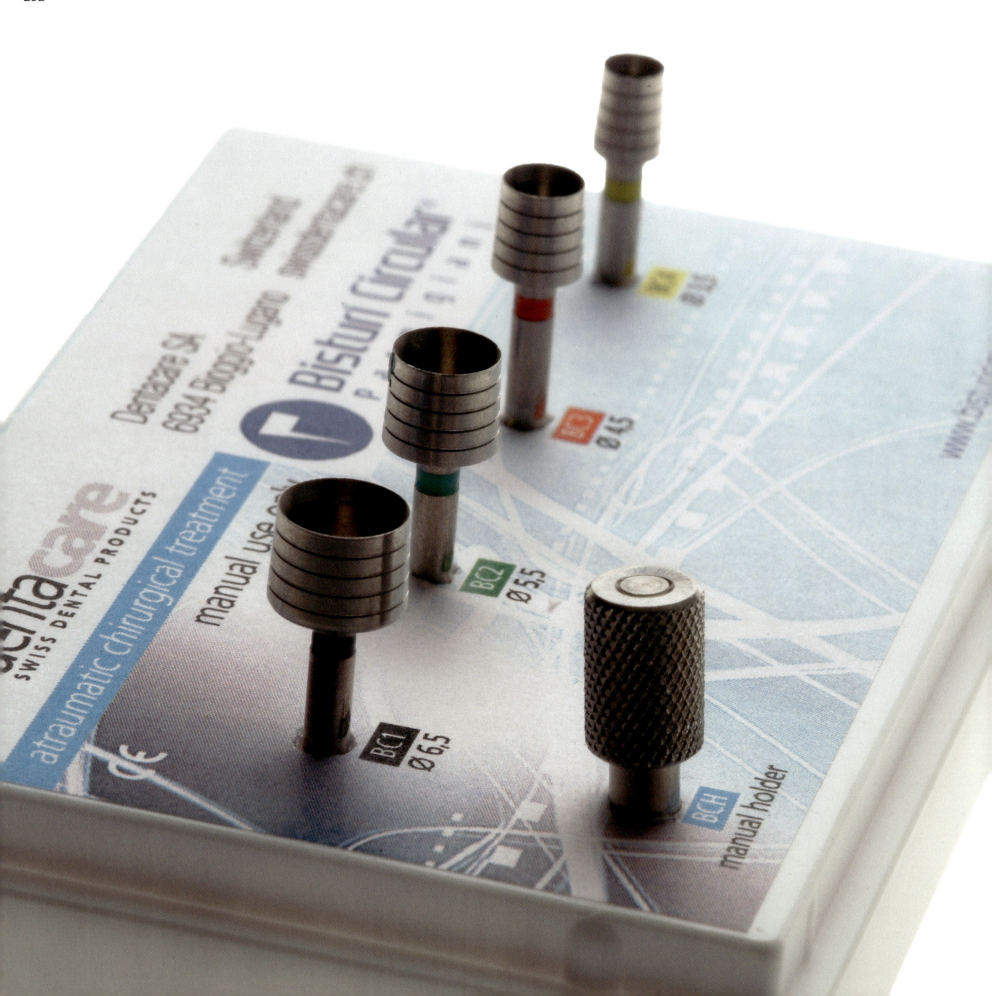

ソケットグラフト

抜歯後、特に最初の6ヵ月で生理的・病的な創傷治癒は歯槽骨の吸収と、周囲骨の三次元的な高さと厚みの両方の吸収が起こる。骨吸収とそれにともなう抜歯後の骨移植術を避けるために、さまざまな顎堤保存術（リッジプリザベーション）が何年にもわたって発展してきた。特に審美的観点から、骨吸収がもっともひどく印象的な部位である審美領域におけるソケットグラフトの個人的な長期的経験と科学的根拠に基づいた最新の推奨方法をここでは述べている。

ソケットグラフトは、抜歯後にすべての唇側骨が損傷を受けていなければ必要ないことが多い。つまり、もっとも大切なステップは非侵襲的な抜歯である。

適切なソケットグラフトはもっとも難しい外科処置の1つである。理想的にはフラップレスのトンネリング法、または骨膜組織が移植した抜歯窩に侵入しないように骨にメンブレンを付着させるために唇側の全層弁を形成しなければならない。その後、骨補填材料を抜歯窩へ填塞し、メンブレンで覆った。口蓋側にメンブレンを合わせ、口蓋の軟組織フラップに縫合したら、口蓋から円形の遊離歯肉移植を使って抜歯窩を覆い、GBRを促進させる。

遊離歯肉移植で抜歯窩を覆う最後のステップは非常に重要である。このステップなしでは、創は二次創傷治癒で閉鎖してしまい、血餅の肉芽組織が薄くて脆い軟組織となり、インプラント埋入のときに扱いにくくなる。

遊離歯肉移植を用いた一次創閉鎖では、治癒が早く条件のよい軟組織の厚みと密度が得られる。遊離歯肉組織移植は、ティッシュパンチを使って簡単に採取することができる。しかしながら、移植片の直径には注意が必要である：抜歯窩の直径に比べて組織移植が小さすぎると壊死の発生率はむしろ高くなる。さらに少なくとも4.5mmの厚みが必要である。

Research

ソケットグラフト

抜歯後、歯槽骨ではさまざまな萎縮や吸収が起こる[1]。生理的・病的反応、サイズの変化、変遷過程や吸収パターンがよく述べられている[1~3]。唇側骨は舌側骨よりも吸収が大きいことはよく知られている。骨幅の喪失は高さの喪失よりも３倍大きいと報告されている：抜歯後６ヵ月で、歯槽堤の水平的吸収の平均は3.8mmで、垂直的吸収は1.24mmであった[1,4]。12ヵ月経過観察の研究によると、はじめの３～６ヵ月で急速に多くの骨ボリュームが減少し、その後は継続していくが、もっとゆるやかなものとなる[5]。

骨喪失はその後のインプラント埋入を難しくし、機能的・審美的な結果が損なわれる。歯槽堤を保存する術式は多く紹介されているが、一般的には確立したGBRの考えに基づいている[6]。

ソケットグラフトでは、自家骨、他家骨、異種骨、人工骨材料などを用いて、これらは吸収スピードによって遅いものや速いものに分類される[1]。成長因子（たとえば、血小板由来成長因子：PDGF、形質転換成長因子ベータ：TGF-β）やタンパク質（たとえば、骨誘導因子：BMP）の添加は論じられてきているが、現在のエビデンスではまだ結論が出ていない[7]。

多くの臨床研究やシステマティックレビューで、顎堤保存術は抜歯後の顎堤吸収を最小限にするために効果的であると結論づけている[1,7~14]。抜歯窩の４壁すべてがまだ無傷であれば、術式自体は効果的ではないとも考えられている[15]。特にインプラント埋入時やその後の追加的な移植処置を完全に避けることはできないであろうと考えられるので[1]、インプラント治療における顎堤保存の直接的な効果はさらに検証していく必要がある[1,7~10]。

多くの術式、骨移植材料、メンブレンがGBRや顎堤保存術に利用できるが、臨床パラメータや調査方法に膨大な多様性があり、１つの術式や材料が他のものよりもすぐれていると科学的根拠に基づいて証明することは難しい[16]。コラーゲンメンブレンとウシ骨由来の無機質材料の利用はもっとも成功率の高い顎堤保存術の１つであり、抜歯後の骨吸収を有意に抑えられると報告されてきた[17~19]。

抜歯窩を封鎖し、抜歯窩に填塞した骨移植材料をパンチにて採取した軟組織移植で覆うことは、さらに臨床結果や骨吸収の限度を改善するであろう[20]。抜歯窩が開放されたままで二次創傷治癒が起こる方法よりも、この術式は一次創閉鎖と良好な軟組織の状態をもたらす。治癒後の吸光光度分析方法では、移植組織の色は隣在組織のものとかなり調和しており、識別できるほどではない[20]。

上皮 - 上皮下CTGを用いたこの術式の改法は、さらによい血流の確立が期待でき、壊死するリスクを抑えることができる[21,22]。

参考文献

1. Kassim B, Ivanovski S, Mattheos N. Current perspectives on the role of ridge (socket) preservation procedures in dental implant treatment in the aesthetic zone. Aust Dent J 2014;59:48–56.

2. Cardaropoli G, Araujo M, Lindhe J. Dynamics of bone tissue formation in tooth extraction sites. An experimental study in dogs. J Clin Periodontol 2003;30:809–818.

3. Schropp L, Wenzel A, Kostopoulos L, Karring T. Bone healing and soft tissue contour changes following single-tooth extraction: A clinical and radiographic 12-month prospective study. Int J Periodontics Restorative Dent 2003;23:313–323.

4. Hämmerle CH, Araujo MG, Simion M. Evidence-based knowledge on the biology and treatment of extraction sockets. Clin Oral Implants Res 2012;23(suppl 5):80–82.

5. Tan WL, Wong TL, Wong MC, Lang NP. A systematic review of post-extractional alveolar hard and soft tissue dimensional changes in humans. Clin Oral Implants Res 2012;23(suppl 5):1–21.

6. Block MS, Jackson WC. Techniques for grafting the extraction site in preparation for dental implant placement. Atlas Oral Maxillofac Surg Clin North Am 2006;14:1–25.

7. Darby I, Chen ST, Buser D. Ridge preservation techniques for implant therapy. Int J Oral Maxillofac Implants 2009;24(suppl): 260–271.

8. Horowitz R, Holtzclaw D, Rosen PS. A review on alveolar ridge preservation following tooth extraction. J Evid Based Dent Pract 2012;12(3 suppl):149–160.

9. Ten Heggeler JM, Slot DE, Van der Weijden GA. Effect of socket preservation therapies following tooth extraction in non-molar regions in humans: A systematic review. Clin Oral Implants Res 2011;22:779–788.

10. Vignoletti F, Matesanz P, Rodrigo D, Figuero E, Martin C, Sanz M. Surgical protocols for ridge preservation after tooth extraction. A systematic review. Clin Oral Implants Res 2012;23(suppl 5):22–38.

11. Felice P, Soardi E, Piattelli M, Pistilli R, Jacotti M, Esposito M. Immediate non-occlusal loading of immediate post-extractive versus delayed placement of single implants in preserved sockets of the anterior maxilla: 4-month post-loading results from a pragmatic multicentre randomised controlled trial. Eur J Oral Implantol 2011;4:329–344.

12. Norton MR, Wilson J. Dental implants placed in extraction sites implanted with bioactive glass: Human histology and clinical outcome. Int J Oral Maxillofac Implants 2002;17:249–257.

13. Patel K, Mardas N, Donos N. Radiographic and clinical outcomes of implants placed in ridge preserved sites: A 12-month post-loading follow-up. Clin Oral Implants Res 2013;24:599–605.

14. Sandor GK, Kainulainen VT, Queiroz JO, Carmichael RP, Oikarinen KS. Preservation of ridge dimensions following grafting with coral granules of 48 post-traumatic and post-extraction dentoalveolar defects. Dent Traumatol 2003;19:221–227.

15. Heberer S, Al-Chawaf B, Jablonski C, Nelson JJ, Lage H, Nelson K. Healing of ungrafted and grafted extraction sockets after 12 weeks: A prospective clinical study. Int J Oral Maxillofac Implants 2011;26:385–392.

16. Jensen SS, Terheyden H. Bone augmentation procedures in localized defects in the alveolar ridge: Clinical results with different bone grafts and bone-substitute materials. Int J Oral Maxillofac Implants 2009;24:218–236.

17. Cardaropoli D, Tamagnone L, Roffredo A, Gaveglio L. Relationship between the buccal bone plate thickness and the healing of postextraction sockets with/without ridge preservation. Int J Periodontics Restorative Dent 2014;34:211–217.

18. Cardaropoli D, Tamagnone L, Roffredo A, Gaveglio L, Cardaropoli G. Socket preservation using bovine bone mineral and collagen membrane: A randomized controlled clinical trial with histologic analysis. Int J Periodontics Restorative Dent 2012;32:421–430.

19. Barone A, Aldini NN, Fini M, Giardino R, Calvo Guirado JL, Covani U. Xenograft versus extraction alone for ridge preservation after tooth removal: A clinical and histomorphometric study. J Periodontol 2008;79:1370–1377.

20. Jung RE, Siegenthaler DW, Hämmerle CH. Postextraction tissue management: A soft tissue punch technique. Int J Periodontics Restorative Dent 2004;24:545–553.

21. Stimmelmayr M, Allen EP, Reichert TE, Iglhaut G. Use of a combination epithelized-subepithelial connective tissue graft for closure and soft tissue augmentation of an extraction site following ridge preservation or implant placement: Description of a technique. Int J Periodontics Restorative Dent 2010;30:375–381.

22. Stimmelmayr M, Güth JF, Iglhaut G, Beuer F. Preservation of the ridge and sealing of the socket with a combination epithelialised and subepithelial connective tissue graft for management of defects in the buccal bone before insertion of implants: A case series. Br J Oral Maxillofac Surg 2012;50:550–555.

パンチング法の失敗

ソケットグラフトは理想的には生検用の組織ティッシュパンチ（すなわち、パンチング法）を使って口蓋からの遊離歯肉移植を併用するべきである。メンブレンや骨移植材料を覆い、抜歯窩を閉鎖する。移植片への血流はかなり限られており、周囲の軟組織を通してのみ供給されるため、移植片の直径や厚みが壊死を防ぐために重要な因子となる。移植片が小さすぎたり、薄すぎたりすると、十分な血液供給が確保できず壊死に陥ってしまう。さらに、適切な縫合によって適合をさせることが血流確保には重要である。

壊死した遊離歯肉移植片が必ずしも骨移植に影響を及ぼすというわけではないが、通常はインプラント埋入前または埋入時にCTGが必要となる。

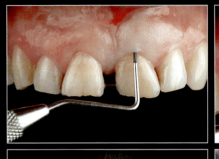
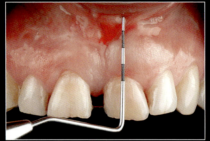
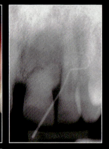

初診時、|1 周囲に重度の唇側骨欠損があった。抜歯窩から頬側へ向かって全層弁を形成してソケットグラフトが行われた。抜歯窩はシリンジを使って骨補填材料（Bio-Oss）で満たされ、唇側から歯槽頂へ補填材料粒子を封じ込めるために膜で覆った。

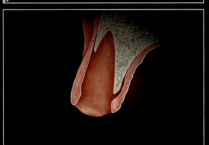
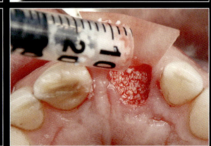

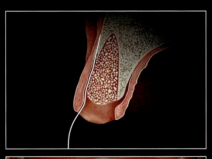
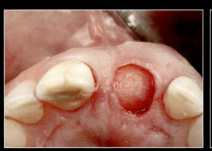
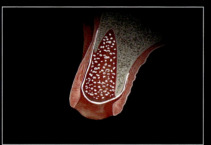

メンブレンを顎堤と骨補填材料上に適切に設置し、抜歯窩の直径に合うようにティッシュパンチを使って口蓋から遊離歯肉移植を採取した。6-0縫合糸で移植片周囲の組織と合わせるように縫合した。

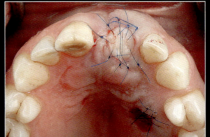
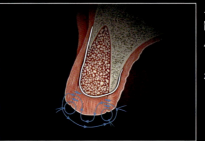

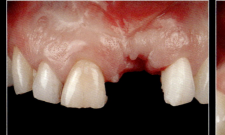
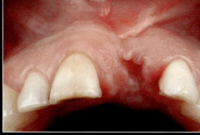
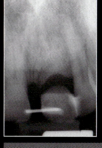

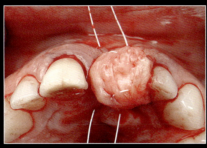
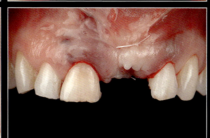

治癒期間中に遊離歯肉移植片が壊死した。結果として、欠損は6ヵ月後に一番大きくなった。該当部位はトンネリング切開法によってフラップを剥離することなく、失われたボリュームをCTGによって置き換えられた。8～10ヵ月間の治癒期間がインプラント埋入までに必要であった。

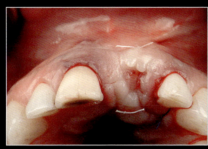
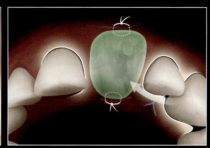
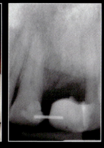

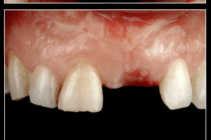
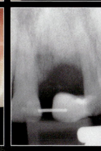

適切に設置したCTG上に、全層弁で剥離を行わず、トンネリング法を用いて剥離するための外科手技と切開をイラストで示した。顎堤保存術後1年の臨床とX線所見である。

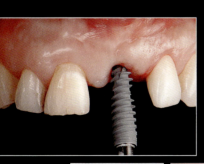
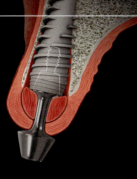
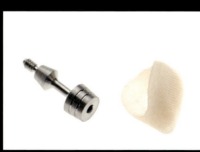
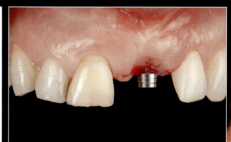

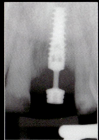
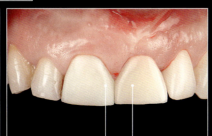
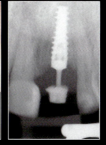

できるだけ骨組織と軟組織を保存するためにフラップレス法でNobelActiveインプラント（4.3×15mm）を埋入した。初期固定が得られたので、即時に審美を獲得するために細いヒーリングアバットメントとプロビジョナルクラウンを同時に装着した。歯間離開を閉じるために1｣にコンポジットレジン充填を行った。

コンポジットレジン　プロビジョナルレストレーション

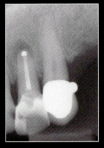
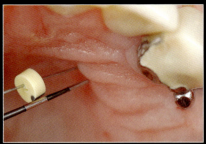
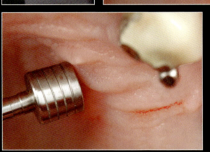
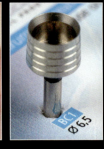

パンチング法の成功

口蓋の測定に関する詳細は最善のドナーサイトの特定と、遊離歯肉移植を少なくとも4.5mmの厚みで採取するのに必要である。異なる直径の生検用の円形ティッシュパンチがあり、抜歯窩に残った組織の開放部に合うように適切な移植片を採取できる。実際、移植片と周囲軟組織との間の緊密な接触を確保し、最善の血流供給と移植片の壊死を防ぐために、移植片の直径は開放部よりも1mm程度大きく採取するべきである。

抜歯窩の唇側骨は完全に無傷であったので骨補填材料は必要なかった。しかし、根尖部に骨欠損が存在していたのでパンチングによる遊離歯肉移植で抜歯窩を覆うことにした。抜歯後、根尖の肉芽組織を掻爬し抜歯窩に移植片を設置して7-0の縫合糸で固定した。

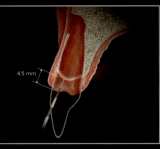
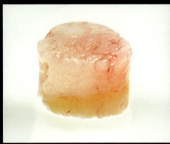
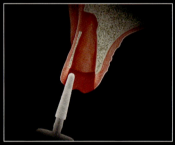
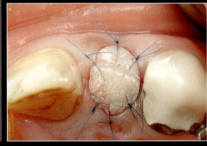
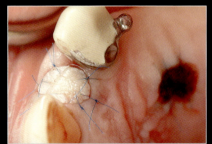
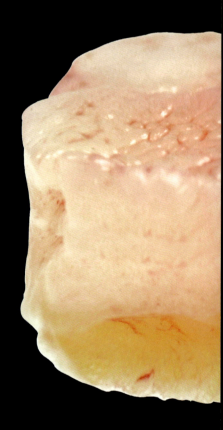

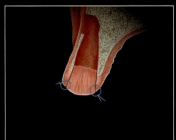
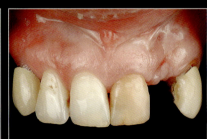
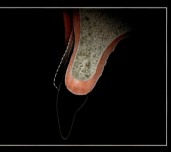
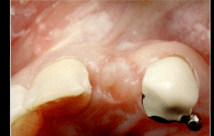
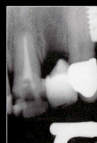

抜歯窩封鎖後3ヵ月、移植片は完全に接着したが組織のボリュームは陥没した。陥没してはいるが、細いインプラント埋入と結節からのCTGはまだオプションとして残しておくべきである。

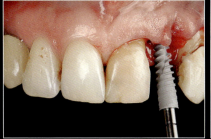 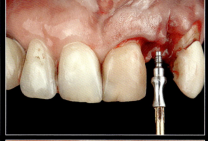 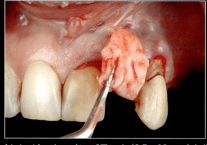

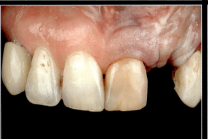 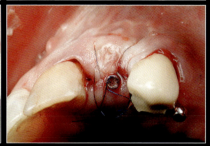

NobelActiveインプラント（3.5×13mm）を埋入し、結節から採取したCTGを設置する際にフラップの一次創閉鎖を獲得するために細いヒーリングアバットメント（幅2mm×高さ5mm）を装着した。一次創閉鎖のためにフラップを6-0の縫合糸で適合させた。

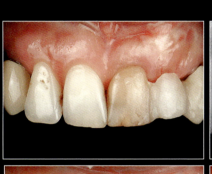 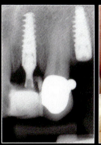 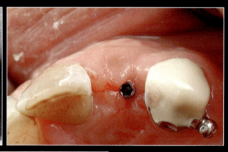

6ヵ月の治癒期間後、CTGによる組織ボリュームの獲得は明らかである。局所麻酔にてインプラントの印象採得を行った。最終ジルコニアアバットメントとプロビジョナルクラウンをラボで製作した。ピンセットでアバットメントの適切な位置設定と軟組織除去を行い、インプラントをアバットメントにスクリュー固定した。

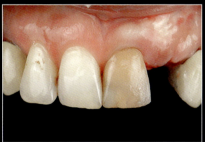 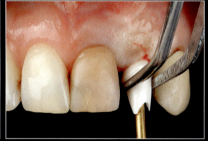

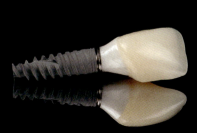 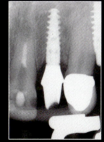

プロビジョナルクラウンを裏装する前にインプラントのジルコニアアバットメントの適合と装着を確認するためにX線写真での評価が必要であった。プロビジョナルレストレーションのエマージェンスプロファイルによって軟組織カントゥアを整え、1年後に最終クラウンへ移行した。

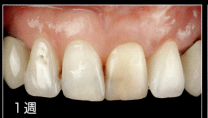 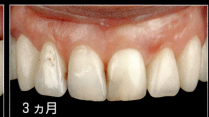 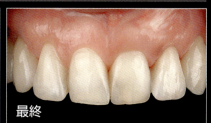

1週　　　　3ヵ月　　　　最終

改良型パンチング法

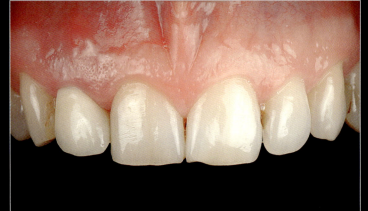
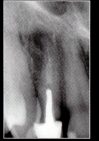
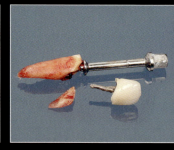

この患者は 2|の歯根破折、唇側骨欠損と進行中の根尖肉芽腫をともなっていたため、抜歯と顎堤保存術を行った。減張切開と全層弁剥離を防ぐためにトンネリング法を応用した。メンブレンを唇側のスペースに滑り込ませて、抜歯窩はシリンジを使って骨補填材料で満たされた。

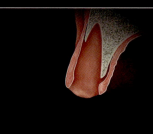
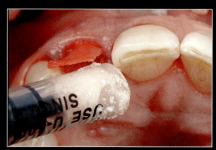

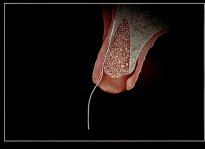
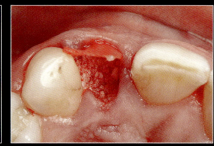
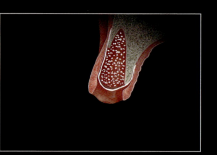

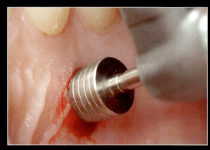
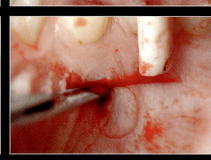

抜歯窩上にメンブレンを設置し、顎堤を唇側から口蓋側まですべて覆った。同時に上皮・上皮下CTGを口蓋から採取し抜歯窩を封鎖した。抜歯窩の直径に合わせて円形のティッシュパンチブレードを選択し、約2mmの深さで口蓋に円形の切開を行った。その後、歯肉縁と平行にもう1つの深さ2mmの切開を行った。円形切開の近心と遠心上皮を慎重に部分層弁で剥離し、はじめの円形パンチング切開の近心と遠心約1.5mmの上皮を残した。

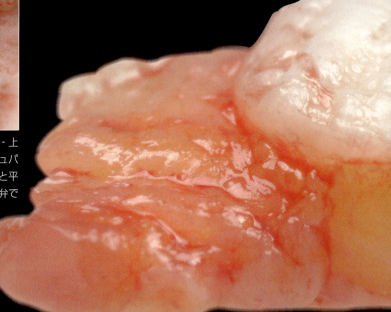

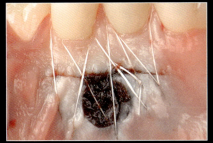
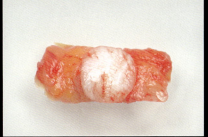
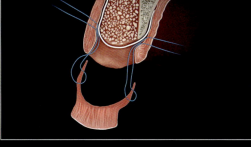
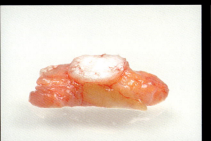
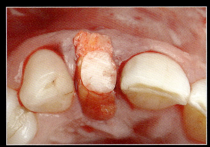

上皮は中心部の円形切開周囲で剥離した。上皮下CTG近心と遠心に垂直切開を行った。はじめに咬合面に行った水平切開と平行に水平切開を行い、長方形の上皮下CTGと、円形の「孤立した」上皮を抜歯窩の直径と同じになるように調整した。口蓋から移植片を採取して、抜歯窩の口蓋側と唇側にパウチ状を形成して移植片を固定できるようにした。抜歯窩の歯肉縁に対して移植片の上皮部分を中心に設定した。この方法で、移植片の中心部は唇側と口蓋側の上皮下CTG延長部から追加的な血流供給が可能となる。

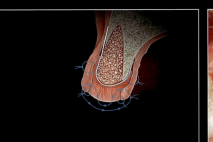
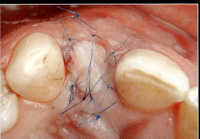
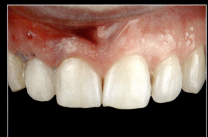
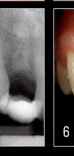
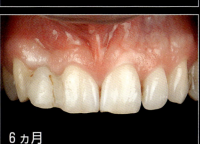

6ヵ月　6ヵ月

移植片中心部の水平マットレス縫合と唇側と口蓋側上皮下CTG延長部を固定した。中心の垂直マットレス縫合を口蓋フラップ、移植片、唇側フラップに通して縫合した。組織移植の上皮部分を抜歯窩の端に合わせるようにした。移植片を中心に位置づけたら、単純縫合で緊密な封鎖を獲得した。コンポジットレジン歯を即時プロビジョナルレストレーションとして隣在歯に接着した。1年後、わずかな組織の陥凹が見られるが、良好な軟組織の臨床所見が認められる。

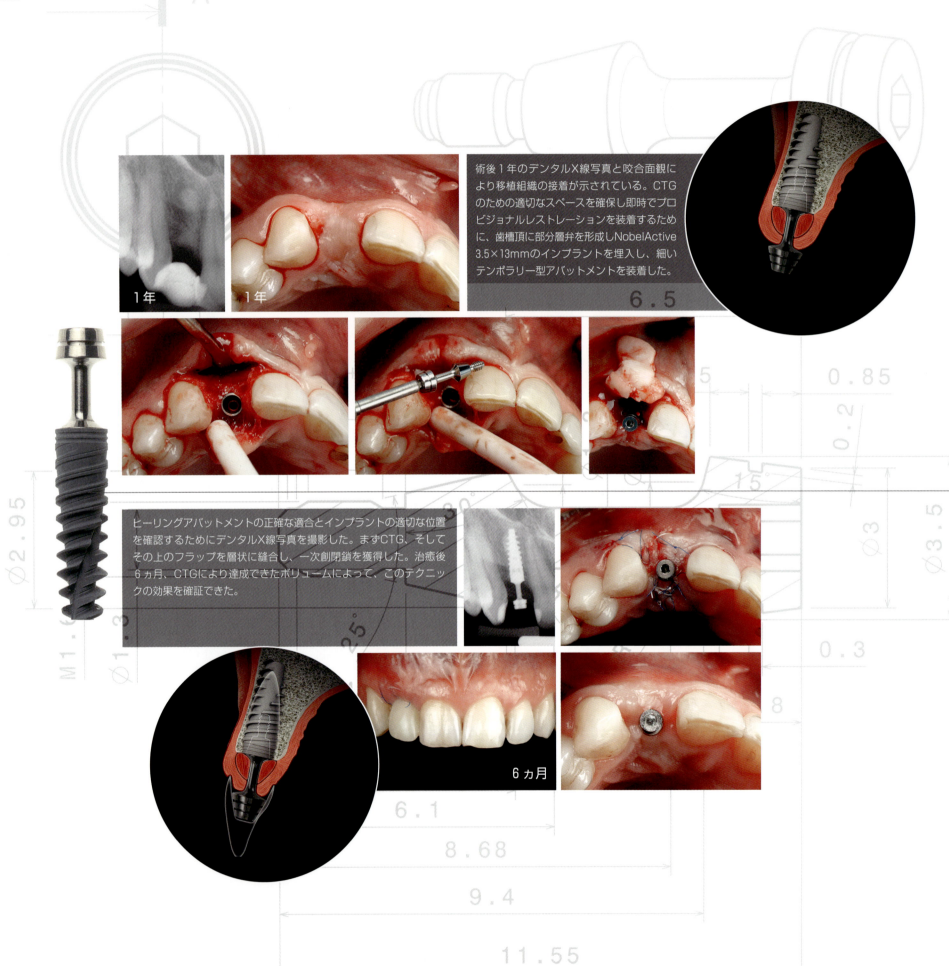

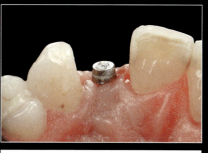
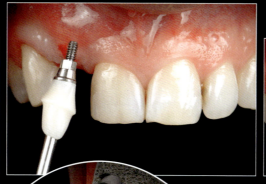
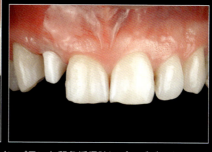
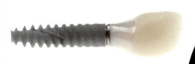
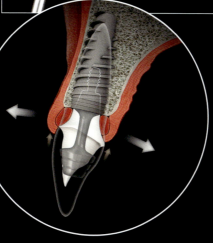

最終インプラント印象採得時にプロビジョナルレストレーションを外し、最終ジルコニアアバットメントとプロビジョナルクラウンを製作した。プロビジョナルクラウンを口腔内でアクリルレジンを使って裏装し、最善の適合と適切な軟組織反応を得るために最終形成した。ここでは補綴段階の初日から最終アバットメントを装着して骨吸収とリモデリングをできるだけ抑えるという考えをイラストで示している。組織形態とエマージェンスプロファイル形成のために理想的な圧を整えるという考えでもあり、これは診断用ワックスアップや石膏モデルを削ることで注意深くデザインすることができる。

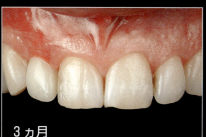
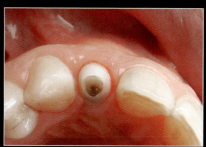

3ヵ月

最終ジルコニアアバットメントとプロビジョナルレストレーション周囲の組織反応を装着後3ヵ月で再評価した。咬合面観写真では、CTGによって得られた組織ボリュームが示されている。ベニアのジルコニアクラウンを最終修復物とした。

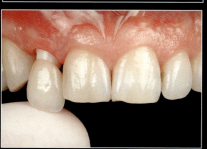
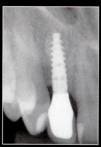
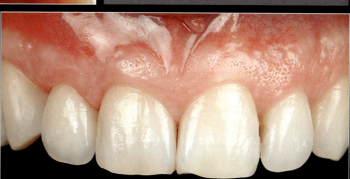

生体材料

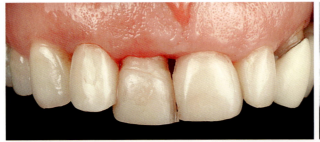
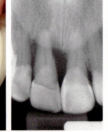
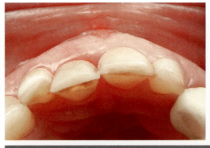
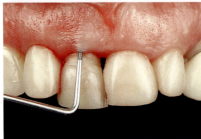
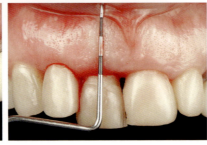

1 は重度の歯周病のために抜歯が必要であった。かなり吸収した骨と6前歯の進行した動揺度のために、好ましい補綴の解決法としてマルチユニットのブリッジ（FPD）を計画して歯周治療を行った。ポンティック部位に増大を行い、審美的・機能的結果を改善する計画を立てた。上顎結節部位の組織の厚みも少なくなっていたので、まずGBRをともなう顎堤保存術、次にCTGを考えた。ブタ由来で自家軟組織移植の代替としてデザインされたコラーゲンメンブレン（Mucograft、Geistlich）とウシ骨由来の補填材料（Bio-Oss）を選択した。

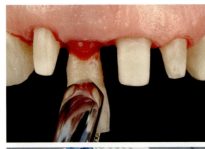
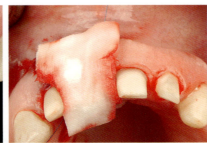
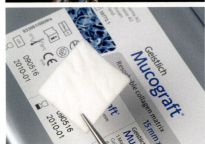
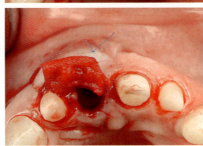
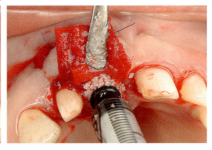

全部被覆冠のブリッジのために隣在歯を支台歯形成した。1 を抜歯し、骨補填材料粒子を保護するために唇側骨とフラップの間にメンブレンを挿入した。メンブレンを二つ折りにして厚みを増大させた。

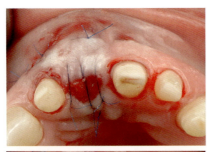
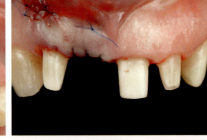
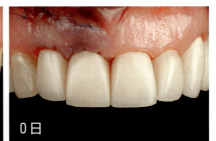
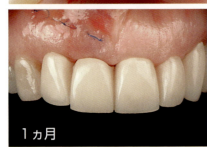
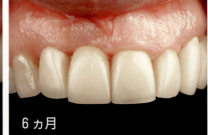

0日 / 1ヵ月 / 6ヵ月

歯槽頂の抜歯窩と唇側の瘻孔を封鎖するために6-0の縫合糸を用いた。プロビジョナルレストレーションを支台歯上でアクリルレジンを使って裏装し、調整、研磨した。典型的な吸収度と組織ボリュームの違いは、1ヵ月と6ヵ月の再評価時の比較で明らかであった。

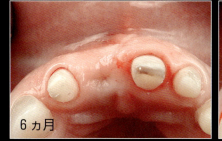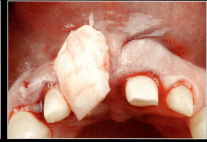

外科処置後6ヵ月、ポンティック部位は結節からの組織を使って移植を行った。トンネル状切開を顎堤から唇側へMGJを越え、口蓋側方向へ緻密なCTGのためのスペースを作った。3|と|2の間にトンネリング法の入り口を設け、顎堤に移植片を挿入しポンティック部位を改善させた。移植片を縫合・固定し、覆うように垂直マットレスにてフラップをしっかりと縫合した。

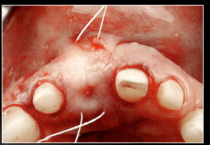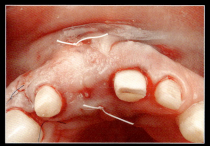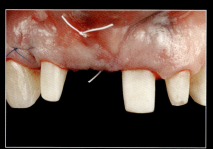

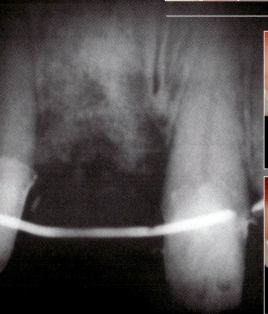

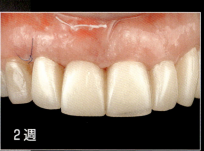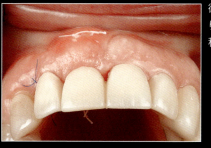

術後2週と6ヵ月の組織ボリューム評価により軟組織の安定が示されている。そのため、移植後1年で最終印象採得を行った。

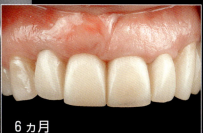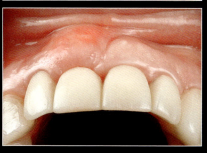

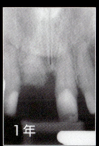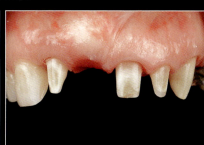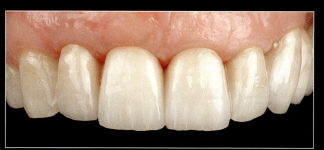

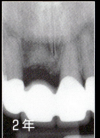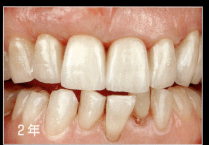

最終支台歯形成。ポンティック部位の軟組織はプロビジョナルレストレーションで整えられた。
最終ジルコニアブリッジのセメント装着後2年とそれに対応するデンタルX線写真を示す。

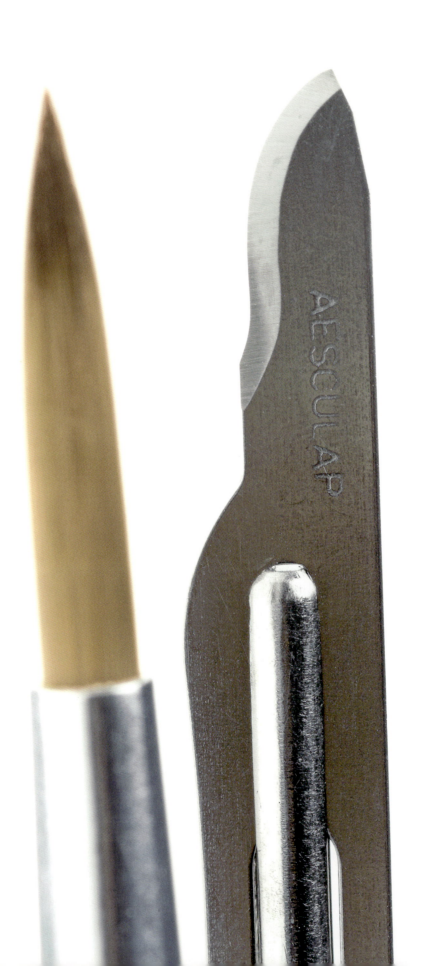

プロビジョナルレストレーションを用いた補綴的な軟組織カントゥアの形成

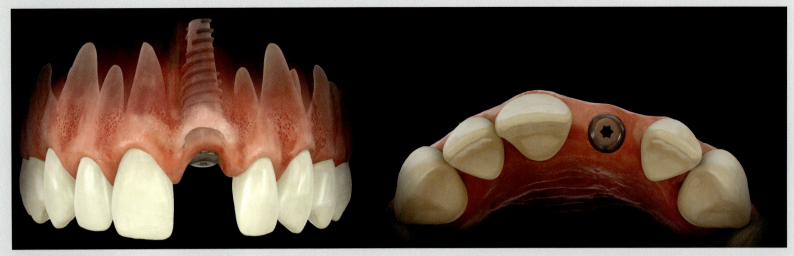

歯間部軟組織の高さ
歯間部軟組織の高さは、インプラントに接する歯間乳頭の位置と審美領域にある周囲の歯間乳頭に影響されるが、患者の状況によって治療の難易度は大きく影響される。歯間乳頭の高さに対称性があると、予知性の高い治療結果が得られる。隣在歯を支える骨が欠損しているために軟組織の高さが揃っていないと、矯正的挺出のような分野を超えた複雑な治療が必要となる。このような欠損は多くの場合、歯周炎、外傷、または外科的医原性の操作によって引き起こされ、バランスと対称性を作るための大きな課題を与える。

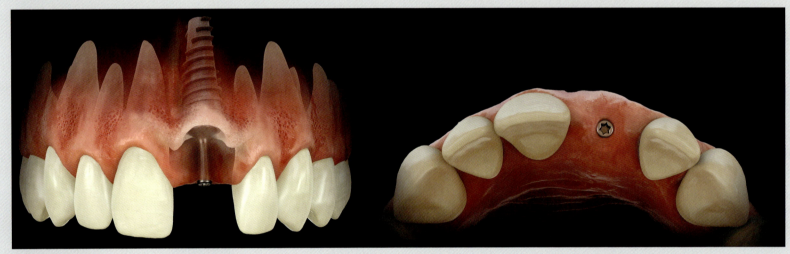

遊離歯肉の高さ
遊離歯肉の高さは、参考歯（歯肉の形態までコピーされたもの）と比べインプラントを埋入した部位の唇側にある歯肉縁の垂直的な高さを描写している。このパラメータは、模倣した歯と同じ遊離歯肉の高さを得るために必要な圧力を決めるための要素である。

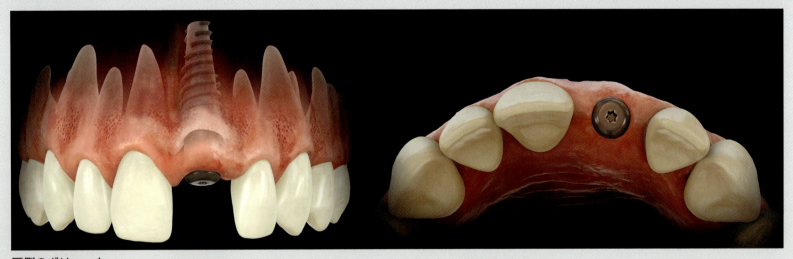

唇側のボリューム
唇側の軟組織のボリュームは、水平的な関係あるいは模倣した歯と比較してインプラント周囲組織の厚みに関係している。適切な補綴治療を決めるためにドナーサイトからインプラント周囲にCTGが置かれたかどうかを知ることは補綴医にとって重要である。

軟組織の評価基準

インプラント治療の補綴段階において、正しい治療計画は、再評価によって得られた正確な診断と基準によって立てられる。過去の外科医と補綴医の関係では、現在のような共存関係は考えられなかった。外科医は理想的なインプラントの位置、および保守的で最低限の侵襲でさまざまな軟組織のボリューム（厚み、密度）、適切なインプラントの歯冠側を作るための切開線を知らなければならない。逆に、補綴医は十分にドナーサイトの選択に関連する必要な手術の種類と移植手術を特定し、創傷治癒の予想時間を決定する軟組織の状況を評価する必要がある。補綴処置を開始する前に、修復が必要となるインプラント埋入部の範囲を認識することが不可欠である。目立たないが、組織の高さと量はインプラント修復の鍵である。長期にわたる審美的な結果を得るためにはインプラント周囲組織のボリュームが重要であり、ほとんどの場合、軟組織移植あるいはバイオタイプを改善することなく、それを達成することはできない。外科処置のために議論となる3つの主要な点を確認しなければならない。

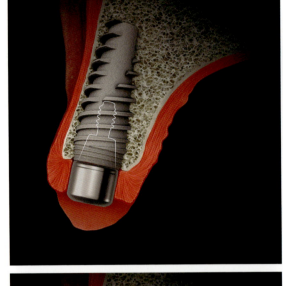
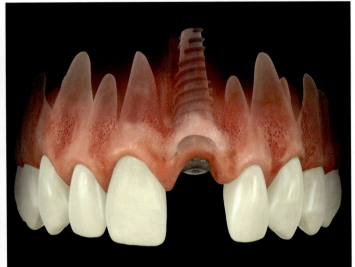

3 mmの短いヒーリングアバットメントは、フラップがヒーリングアバットメントの上に乗ってこない限り、期待される軟組織の高さを形成する外科医の仕事を制限してしまう。ショートヒーリングアバットメントは、多くの場合不十分な軟組織の高さを引き起こすが、CTGをした場合にも尖端に不十分な移植術となることがある。それゆえ、初期の補綴的な状況は損なわれてしまう。

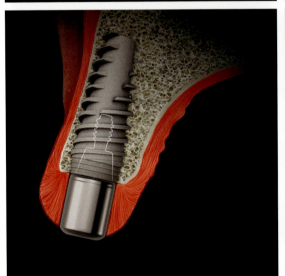
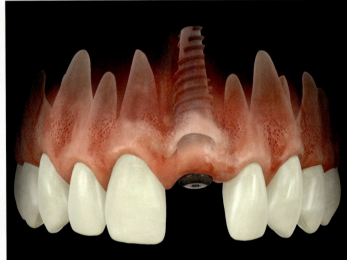

5 mmのヒーリングアバットメントは、理想的な補綴の結果を得るためにフラップと移植が歯冠側にどれだけ作られるべきかという重要な基準を提供する。長いヒーリングアバットメントは、同じ深さにインプラントを埋入する際に、外科医にとって見やすいものになる。インプラント部位の遊離歯肉は、参考歯のマージンよりも少なくとも2 mmは上になるようにすべきである。標準的なヒーリングアバットメントの直径では、多くの歯冠部において移植組織が縫合される十分なスペースを提供できない。

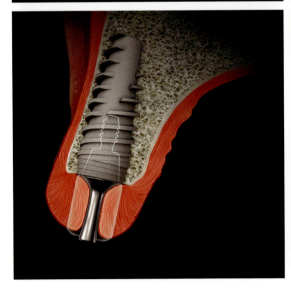
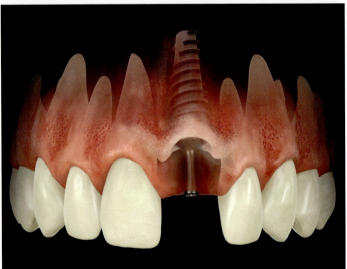

5 mmのストレート型ヒーリングアバットメントは垂直・水平的な位置を調整するのに最適で、フラップは閉じやすく、ほとんどの歯冠部に適応できる。この細い直径のアバットメントは、外科医が補綴医に対して理想的な組織と好ましい治癒形態を与える。

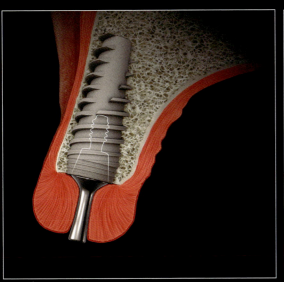
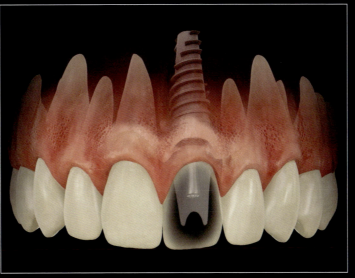
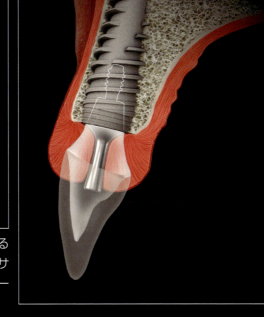

アバットメント‐クラウンが与える圧力の総量は、インプラントの位置に直接関係するが、それよりも重要なのはインプラント周囲の軟組織の量（ボリューム）と質（ドナーサイトの密度）が垂直・水平的に直接関係していることである。補綴的な連結は、エマージェンスプロファイルのデザインにかかわらず必然的に軟組織退縮を引き起こす。

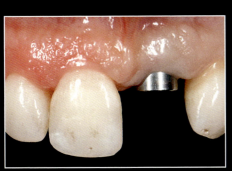
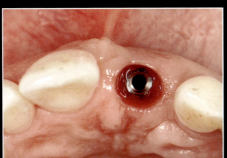
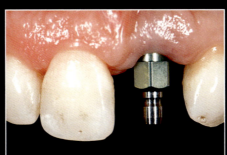
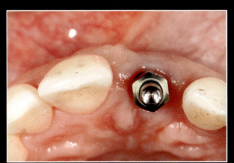
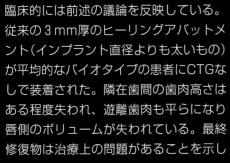
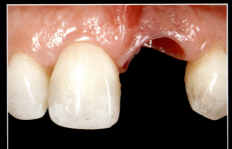
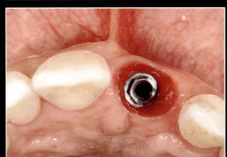
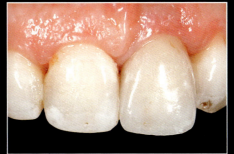

臨床的には前述の議論を反映している。従来の3mm厚のヒーリングアバットメント（インプラント直径よりも太いもの）が平均的なバイオタイプの患者にCTGなしで装着された。隣在歯間の歯肉高さはある程度失われ、遊離歯肉も平らになり唇側のボリュームが失われている。最終修復物は治療上の問題があることを示している。

平らでも凹んでいても、修復物のエマージェンスプロファイルとは関係なく、インプラントと連結させれば軟組織の退縮は必ず起こる。1994年、PhillipsとKoisの"アークコンセプト"によると、つねに高さが失われる。そのため、理想的な遊離歯肉の最終形は少なくとも2mm歯冠側に増やすことがもっとも重要となる。外科医は組織をできるだけ歯冠側に剥離することだけでなく、厚くすることにも尽力すべきである。修復物によって起こる退縮を補償するために、インプラント周囲組織に結節から採取した厚くて密度の高いCTGを行うべきである。

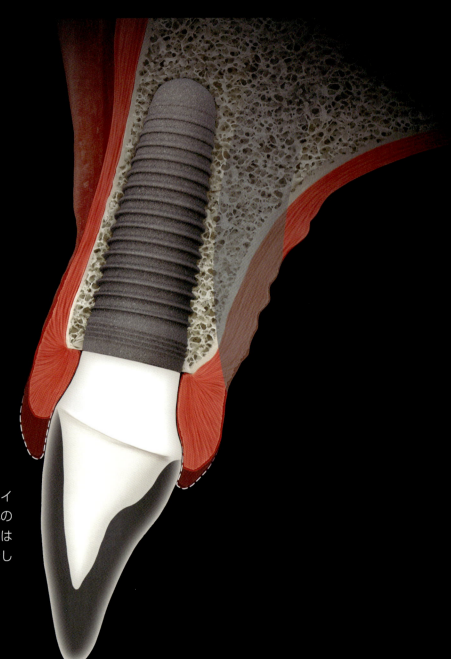

補綴的な結合によってエマージェンスプロファイルに関係なく退縮を引き起こすので、歯冠部への厚く密度の高い組織移植なしに補償することは難しい。A点からB点へと予期される退縮を示した。

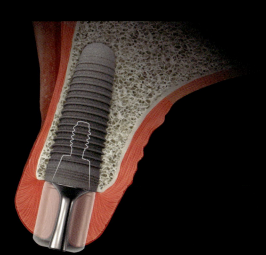
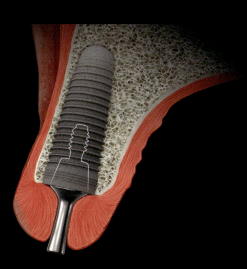
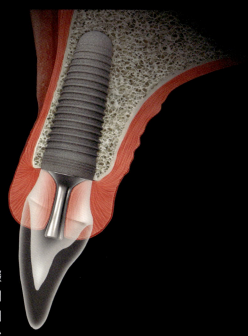

厚く密度の高い軟組織を使うことで理想的な圧力が得られる可能性が高くなり、補綴段階が単純化されて良好な最終結果が得られるようになる。虚血状態は補綴部位に関係しており、組織が白くなるほど圧迫することで血流量が減少し、インプラント周囲の組織を壊死させてしまうこともある。これから述べられる患者のシナリオでは、おもに結節から採取した移植片を用いて増大した軟組織部位に対する修復物の圧力について議論する。

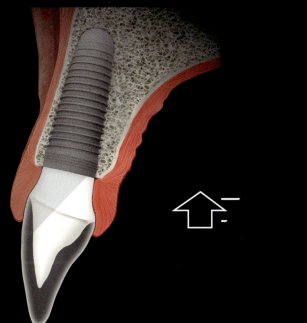
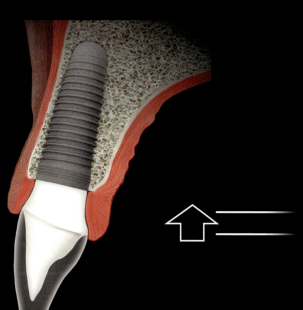
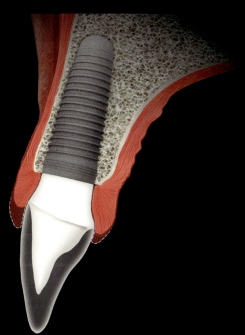

インプラントとアバットメント‐クラウンからの圧迫の総量は、元の歯の直径と直接関係している。この圧迫は診断用ワックスアップからデザインされ、理想的なクラウンのカントゥアについての情報を提供する。石膏模型はワックスアップでデザインされたエマージェンスプロファイルに近づけるために削られる。歯肉縁下のアバットメントの形態は陥凹させることでいわゆるOリング、あるいはドーナツ効果と言われ、その厚みによってインプラント周囲の軟組織が厚くなって長期的な審美性が得られる。

患者状況

4つの患者状況を提示する。医学的な状況と必要な治療に基づき、異なる治療方針を示す。

• 患者状況１：即時補綴をしたために軟組織が不十分な状況。患者はこれ以上の処置を望まなかったため、理想的なプロビジョナルレストレーションが装着された。軟組織の成熟および安定性のために３ヵ月の治癒期間の後、最終クラウンを装着した。

• 患者状況２：軟組織が豊富にある状況。段階的なプロビジョナルの適用により、軟組織形態を作ることができた。CTGのドナーサイトは、補綴段階の連続性を決定するために選択された。アバットメント・クラウン複合体の圧力量は、CTGの量と質に対して垂直・水平的にも直接関係する。

• 患者状況３：過度の圧力がプロビジョナルレストレーションでの治療中に与えられた状況。質の悪い組織移植ドナーサイトの直接的な結果となった。これは修復が難しい広範囲の退縮につながる。

• 患者状況４：軟組織のマネージメントを行ったうえで、最終ジルコニアアバットメントとプロビジョナルクラウンの装着により、予知性のある結果が得られた。

患者状況1：不十分な軟組織

この特別な臨床状況は特に治療が困難である。CTGをしていないため軟組織は不十分で、既存の軟組織がインプラントヘッドから先端まで存在する。このような状況では、軟組織は隣接面、唇側面、あるいはその両方において欠損が見られ、特に治療が難しくなる。CTGが用いられず、軟組織の欠損が明らかな時は、補綴医に唯一薦められるのは（患者がさらなる手術を希望しない場合）、プロビジョナルレストレーションを装着し軟組織の反応を観察することである。プロビジョナルレストレーションは欠損歯と同じカントゥアかつ隣接面接触状態で設計される。3ヵ月の治癒期間後、最終クラウンが製作・装着される前に軟組織の状況を再評価する。どのような場合においても、プロビジョナルレストレーションが装着されて最初の1ヵ月は10日ごとに軟組織の状況を再評価する。特に高いリップラインを有する患者においては、CTGを用いないと審美的な失敗につながる。

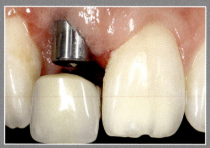
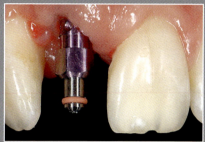
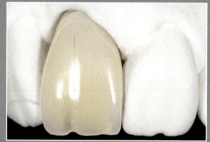
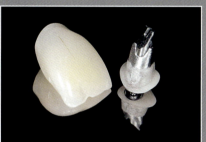
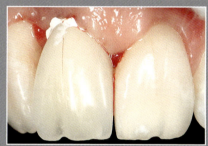

この患者は 1| にインプラントが埋入され、欠損部は5mmのヒーリングアバットメントと移行的な可撤性装置に置換された。遠心歯間乳頭は垂直減張切開によって失われた。唇側の組織は平坦で、遠心軟組織の厚みは1mm未満であった。この臨床状況では、欠損部のプロビジョナルレストレーションに理想的なカントゥアと隣接接触を与えるべきかもしれない。また、軟組織治癒のために3ヵ月の観察期間が必要である。

外科担当：José Antonio Arruti

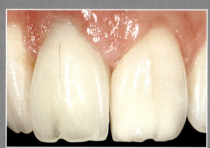
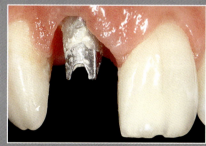
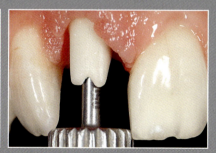
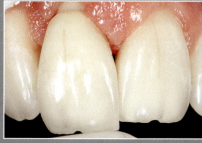
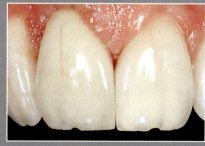

プロビジョナルレストレーション装着後3ヵ月、軟組織は暫間的なカントゥアに適応し、二次的治癒によって再生する。そして、インプラント補綴は終了した。1年後における長めのインプラント修復物と非対称のエマージェンスプロファイルに注目。結果を視覚化して理解したため、患者は結果に満足した。

患者状況２：軟組織が豊富にある理想的な状況

1に口蓋からのCTGを行った理想的なインプラントの状況である。歯間組織は平坦でインプラント部位の遊離歯肉縁は、隣接中切歯と比べて歯冠側にあり、唇側のボリュームは遠心では十分でなかったが、歯冠側に置換された。CTGが口蓋から採取された臨床状況では、補綴の段階は軟組織を導くため経時的に行われるべきである（段階的アプローチ）。軟組織は低密度で暫間的な圧力下で退縮する傾向がある。凹状あるいは直線のエマージェンスプロファイルを持つ三角形の歯が、唇側の退縮についての圧力をコントロールするため設計された。その後、患者の再評価を10日ごとに行い、チェアサイドで理想的なスキャロップになるまでコンポジットレジンもしくはアクリルレジンで形態変更を行った。これらのタイプの症例では暫間期間中にエマージェンスプロファイルをより管理するためにアクリルレジン、コンポジットレジンのアバットメント、もしくはスクリュー固定の修復物（インプラントの埋入位置から可能ならば）で開始することが勧められている。それは、補綴治療開始時に最終アバットメントとプロビジョナルレストレーションを提供するためにほとんどのケースで推奨される。長期安定を確実にするのと同様に、軟組織の退縮や高価な修復物再製作を避けるべく、口蓋からの質の悪いCTGを持ってくることには慎重になるべきである。

外科担当：
José Antonio Arruti

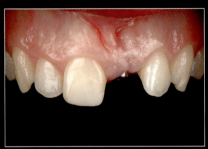
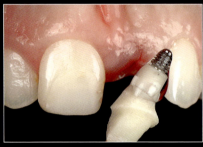
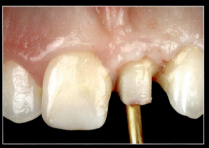

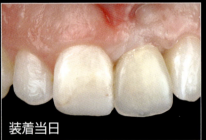
装着当日

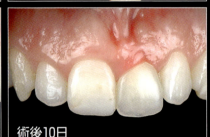
術後10日

凹状のコンポジットレジンアバットメントは、三角形のプロビジョナルクラウンで軟組織への圧力と歯間領域での軟組織のスキャロップを調整するよう設計された。軟組織のマネージメントとチェアサイドでの追加変更をするため、患者は10日ごとに呼ばれた。組織の歯冠側への成長はインプラント埋入後10日で明らかである。

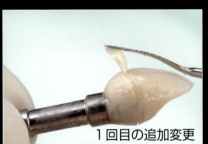
1回目の追加変更

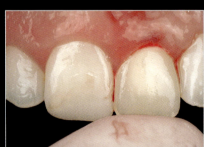

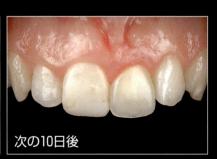
次の10日後

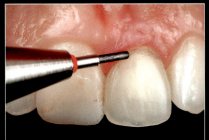

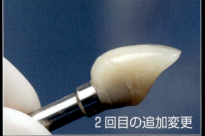
2回目の追加変更

唇側をより退縮させるためにコンポジットレジンをアバットメントに追加した。10日後、隣接する中切歯の平らなスキャロップが観察された。獲得された歯肉スキャロップはアバットメント・クラウン複合体が外された後、可視化するために鉛筆でマークされた。隣接する軟組織をより緻密に模倣するために追加の修正が加えられた。

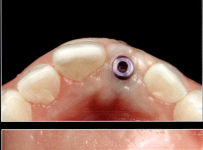
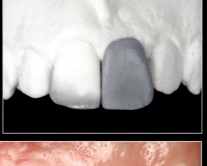
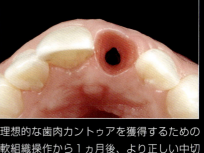

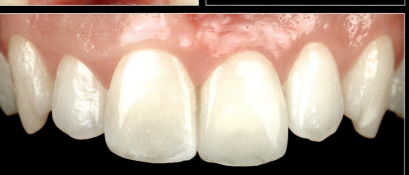

理想的な歯肉カントゥアを獲得するための軟組織操作から1ヵ月後、より正しい中切歯のプロビジョナルレストレーションが製作された。ワックスアップは予備印象の製作物で行われた。コンポジットレジンベニア、プロビジョナルクラウンは理想的な軟組織サポートのために設計・製作された。咬合面観より、軟組織の形態が徐々に作られていることが示されている。

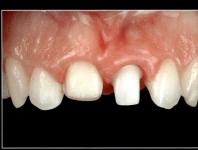
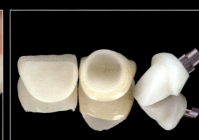
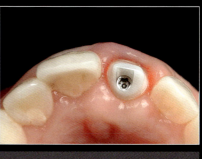

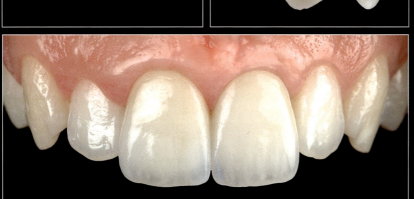

症例を完成させるために、1|には陶材ベニア、|1にはジルコニアアバットメントに対応したアルミナクラウンが製作された。段階的なプロビジョナルアプローチが軟組織のコントロールと安定した結果を可能にした。

患者状況３：過剰な圧力

インプラント補綴からの圧力が、インプラントの唇側に軟組織移植した部位の組織の抵抗を超えた場合、補正が困難な退縮が起きる。外科医、補綴医、歯科技工士間でこのような問題が起きないようにコミュニケーションを取ることが必要不可欠である。補綴医はCTGが行われた時はいつでもドナーサイトを知り、軟組織にかける正確な圧力を歯科技工士に伝えなければならない。アバットメント‐クラウン複合体からの軟組織への圧力は、各部位の軟組織の質（密度）と量に直接関係している。逆に、CTGドナーサイトの選択は、補綴・外科の過程において非常に重要である。
CTGを行うと審美的な回復のすべての段階に影響を与える。移植を必要としない厚い歯肉の患者はまれである。後で失われた軟組織を取り戻すことはとても困難な作業であるため、オーバカントゥアの修復物によってコントロールできない退縮はリスクがとても高い。患者は10日おきに臨床医によって評価され、必要に応じてすぐにコントロールされるべきである。

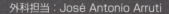のインプラント周囲に口蓋からのCTGが行われた。プロビジョナルレストレーションが装着され、組織に圧がかかり過ぎていないか注意しながら10日ごとに再評価を行った。アバットメント・クラウン複合体はスクリューを外され、唇側のエマージェンスプロファイルは軟組織がより歯冠側に再生するよう平坦化された。このような再生は特に組織が退縮するよりも多くの時間を要する。1ヵ月後の状態を示す。

外科担当：José Antonio Arruti

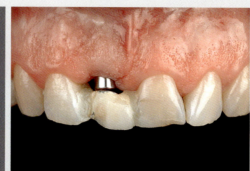
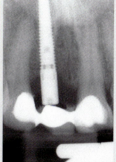

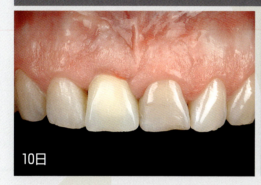

10日

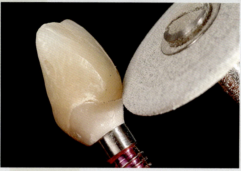

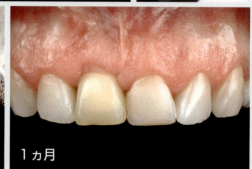

1ヵ月

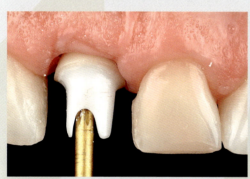

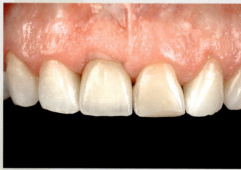

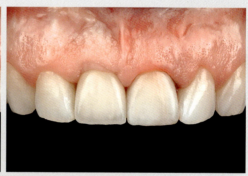

組織が安定した3ヵ月後、補綴処置を再開することができる。カントゥアの再形成を行った<u>1</u>の軟組織は高さを揃え、コンポジットレジンベニアで隣のインプラントのジルコニアクラウンおよびアバットメントに合わせる必要があった。

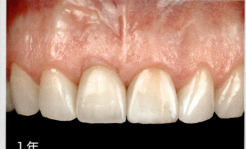

1年

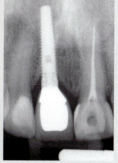

患者状況4：軟組織操作の新しい考え方

現在のインプラント修復のコンセプトとしては、補綴段階に入ったその日から最終ジルコニアアバットメントにプロビジョナルクラウンを装着することが推奨されている。最終修復物は理想的な軟組織の形態が確立されている場合のみ装着される。アバットメントやプロビジョナルレストレーションを取り外すことは、脆弱なインプラント周囲軟組織の複合体を破壊する可能性があるため、この段階では推奨されていない。取り外すことでクラウンマージンとアバットメント界面の操作を容易にするので、補綴医は難儀することになる。しかし生物学的観点からは、この方法がもっとも非侵襲的である。

このコンセプトは一定の前提条件に依存する。何よりも軟組織の評価基準（歯間乳頭の高さ、遊離歯肉の辺縁、唇側のボリューム）を満たす必要がある。インプラント周囲の組織を外傷から守り長期安定を確実にするために、組織移植のドナーサイトは密度が高く、非可動で、厚みのある組織を提供しなければならない。

矯正治療中にインプラントが埋入された。一次手術中に失われたボリュームを補うために、NobelReplace Groovy NP（3.5×13mm）インプラントと 5 mmのナローアバットメント装着と同時に結節部からのCTGが行われた。最終ジルコニアアバットメントとプロビジョナルクラウンを製作するためにインプラントの印象採得が行われた。10日後、いくらかの軟組織の成長が観察され、そしてアバットメント - クラウン複合体の唇側面に圧力の増加が必要とされた。問題は、フィニッシュラインが圧力をかける部位より歯冠側に位置していたことである。そのため、圧力はより歯頸側に必要だった。

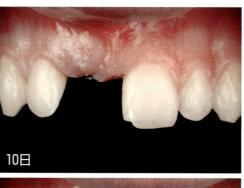
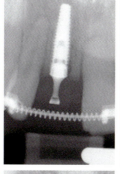
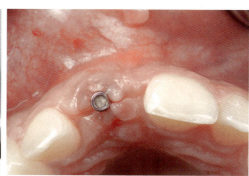
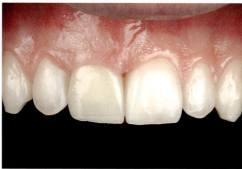
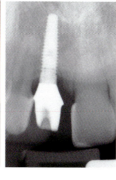

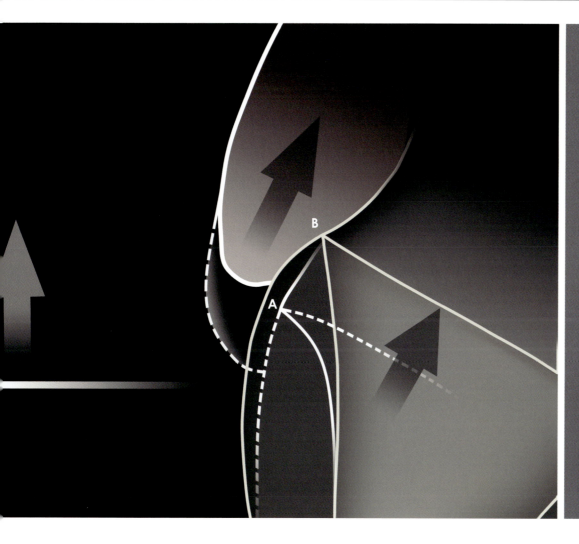

イラストはフィニッシュラインの位置に関する問題点を示している。Aの位置は歯冠側に寄り過ぎてクラウンがオーバーカントゥアとなり、理想的なエマージェンスプロファイルで退縮を起こしてしまう。マージンを根尖側に再配置することでエマージェンスプロファイルとクラウンのポジションBをうまく調和させられる。そして理想的に組織が退縮すると、アバットメント - クラウン複合体を取り外すこととなる。不運なことに、より根尖側に再配置されたジルコニアアバットメントのマージンは、アバットメントからクラウンまでの最大組織サポートの領域を移動させてしまう。そのため、特に凹状に設計されたアバットメントのセメント除去を難しくさせる。

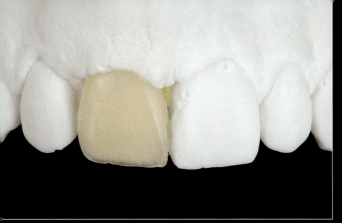
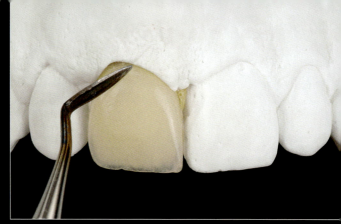

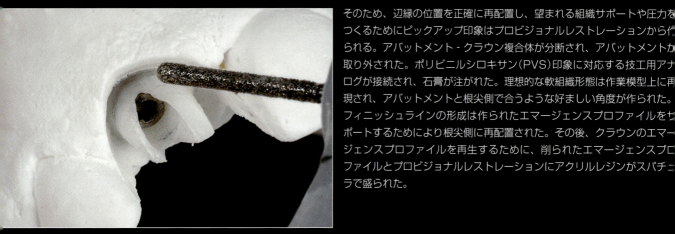

そのため、辺縁の位置を正確に再配置し、望まれる組織サポートや圧力をつくるためにピックアップ印象はプロビジョナルレストレーションから作られる。アバットメント-クラウン複合体が分断され、アバットメントが取り外された。ポリビニルシロキサン（PVS）印象に対応する技工用アナログが接続され、石膏が注がれた。理想的な軟組織形態は作業模型上に再現され、アバットメントと根尖側で合うような好ましい角度が作られた。フィニッシュラインの形成は作られたエマージェンスプロファイルをサポートするためにより根尖側に再配置された。その後、クラウンのエマージェンスプロファイルを再生するために、削られたエマージェンスプロファイルとプロビジョナルレストレーションにアクリルレジンがスパチュラで盛られた。

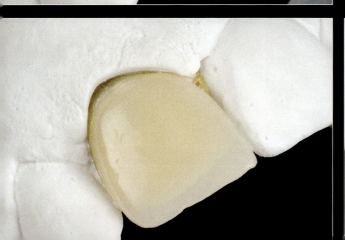
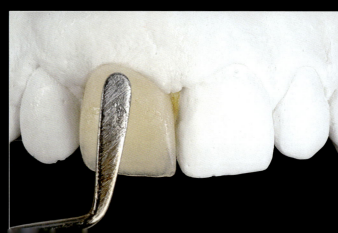

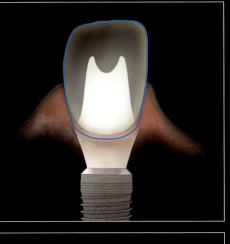
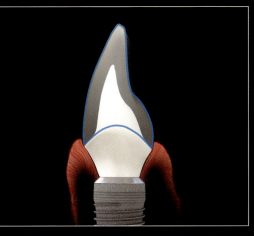
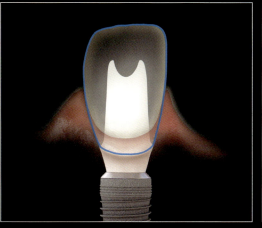
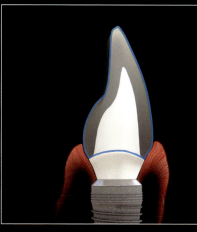
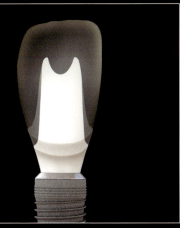
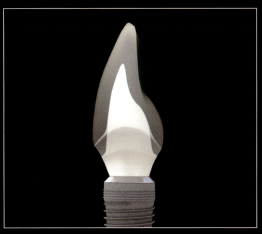
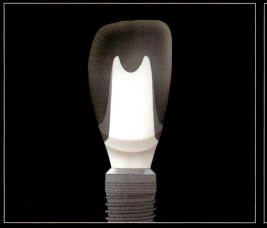
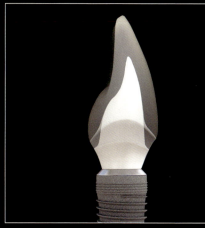
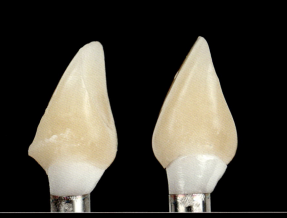
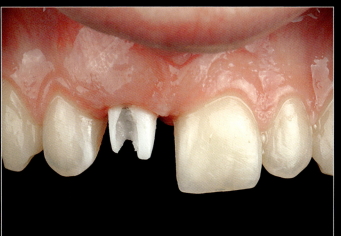
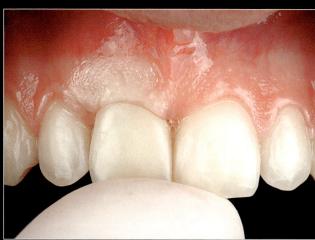
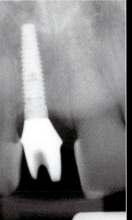

10日

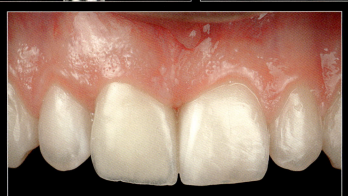

補綴段階の1日目からのエマージェンスプロファイルのマネージメントとフィニッシュラインをイラストで示した。アバットメントは望ましいマージンの退縮を作るために根尖側に移動される必要があった。このテクニックは、軟組織がアバットメントというよりもクラウンでサポートされ、余剰セメントの除去を困難にするもので、インプラント周囲の軟組織の望ましいスキャロップ形態とサポートを作るために予知性の高い方法を提供する。
プロビジョナルクラウンは改良および研磨された。それぞれのコンポーネントは再装着され、クラウンがセメント合着された。10日後、組織の評価では隣接する天然歯と調和した好ましい組織のカントゥアを示した。このピックアップテクニックは、エマージェンスプロファイルとマージンの位置を正確にコントロールすることができる。

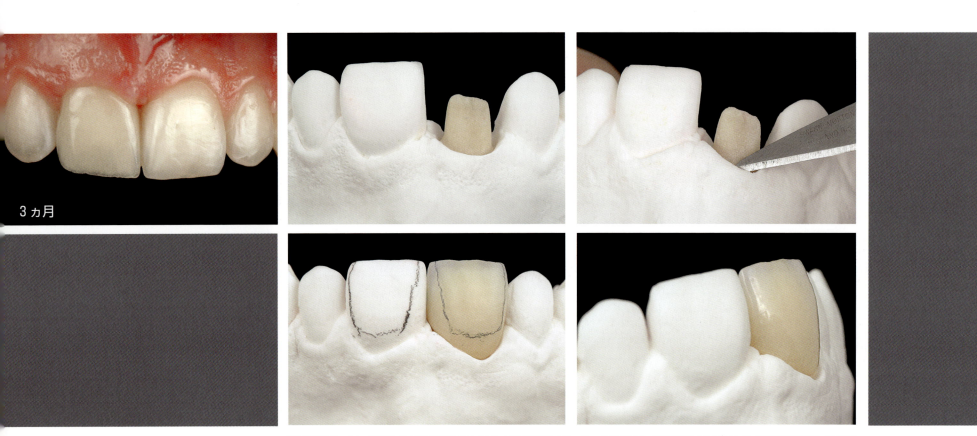

3ヵ月

観察期間3ヵ月、退縮した軟組織が再生したことは明らかであった。この再生した組織はインプラントの部位に移植した移植片によるものが大部分を占める。組織を根尖側に維持するための修復物のオーバーカントゥアの量に限界があることは明らかであり、これは最終修復物にも行われるべきである。歯科技工士は軟組織カントゥアを再形成し、唇側面に向かって歯全体の外形を移行的にする。組織が成長し続ける場合は、歯肉切除術もしくは歯肉整形術を行う。

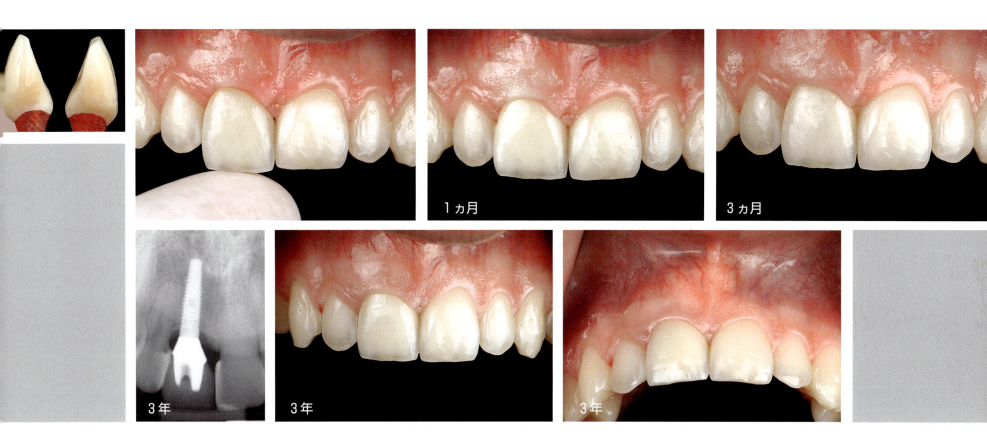

最終アルミナクラウンは、プロビジョナルのステージで作られた詳細なエマージェンスプロファイルによって特徴付けられる。最終修復物の試適やセメント固定する際に、新しいフィニッシュラインの深さや修復物の外形はセメント除去を困難にするため、特に注意が必要である。3年後の安定した軟組織の状態が示されている。

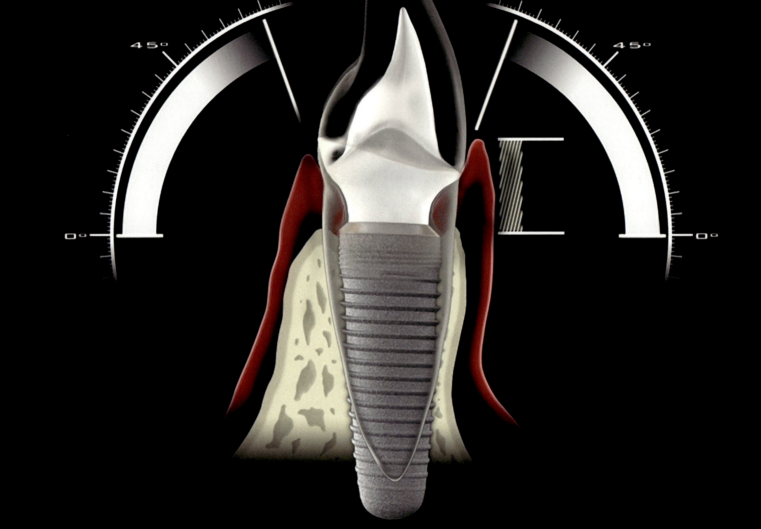

アバットメントデザインと
プロビジョナルレストレーションの製作

従来のアバットメントコンセプト

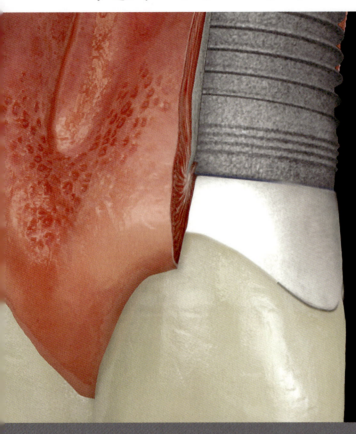

インプラント補綴のなかでもっとも重要な場面は、理想的な「ホワイトエステティック」を供給するためのアバットメントとプロビジョナルクラウンの製作であることは間違いない。しかし、同じく重要なのは、最終修復物の自然なフレームによってサポートされ、形態付与されるべき「ピンクエステティック」である。

アバットメントデザインは輪郭や形態の面で飛躍的に進化した。従来のアバットメント設計はインプラント-アバットメント界面で過剰な圧力を与えるものであった；粘膜貫通部位では平行もしくは円筒形だが、インプラントのネック部から歯根の太さへと移行する形態に作られていた。アバットメント-インプラント界面ではこれらのデザインによる幅が周囲軟組織に多くの圧力を与え、歯間部辺縁骨の喪失につながった。この現象は、機能下の組織を経時的に薄くし、長期的な審美性を阻害する。

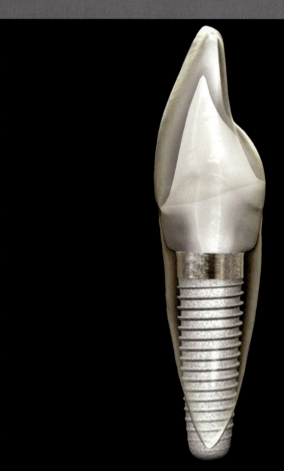

最新のコンセプト

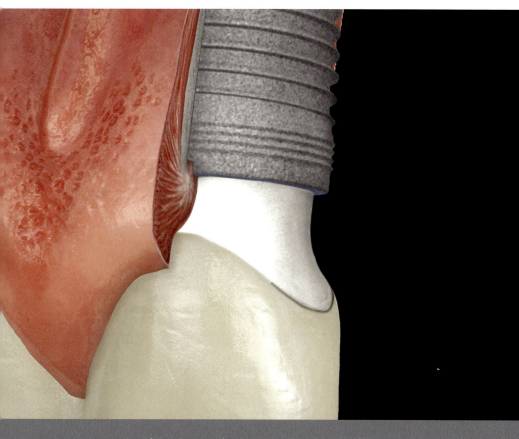

アバットメントデザインの最新のコンセプトは劇的に変わっている。現在推奨されているのは、インプラント - アバットメント界面ではアバットメントをできるだけ細く作り、凹面にして粘膜貫通部では広がっていく形にし、フィニッシュライン（天然歯の直径を複製）ではクラウンのカントゥアをサポートさせる。

インプラント - アバットメント界面の凹面形態によってインプラント周囲の組織の厚みと長期安定が保証される。もう1つの利点は、細い補綴コンポーネントの使用によって提供されたスペースにより、インプラント周囲の移植手技が単純化されることである。こうしてインプラント周囲のバイオタイプを厚くできることで、以前は不可能であった良好な長期結果を提供する。

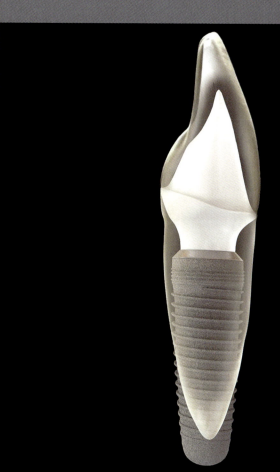

アバットメントの構造設計

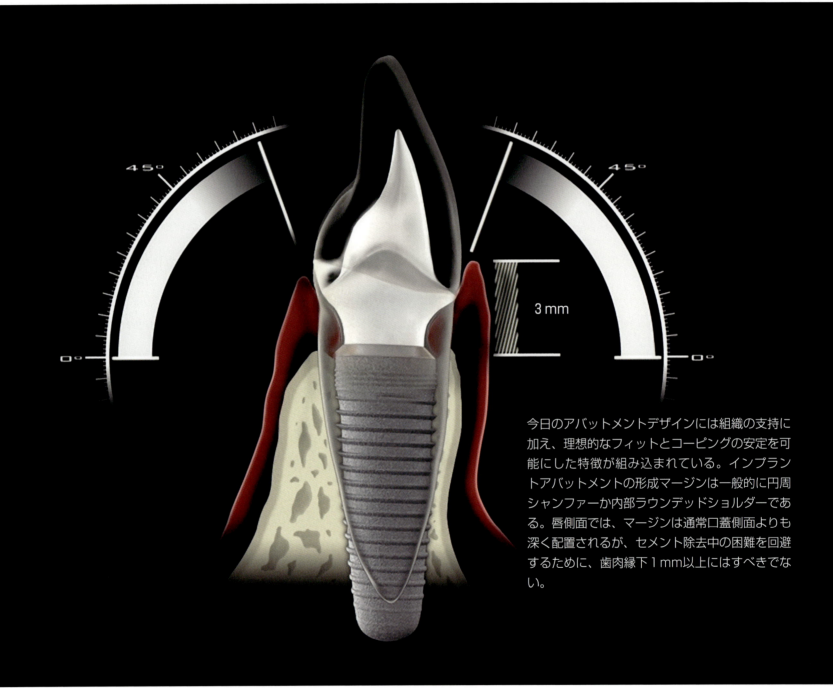

今日のアバットメントデザインには組織の支持に加え、理想的なフィットとコーピングの安定を可能にした特徴が組み込まれている。インプラントアバットメントの形成マージンは一般的に円周シャンファーか内部ラウンデッドショルダーである。唇側面では、マージンは通常口蓋側面よりも深く配置されるが、セメント除去中の困難を回避するために、歯肉縁下1mm以上にはすべきでない。

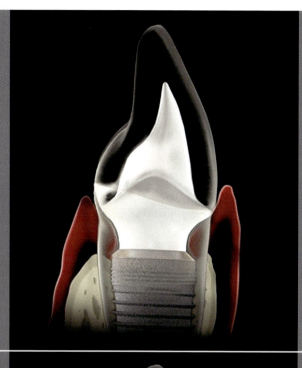

インプラント間もしくはインプラント - 天然歯間のアバットメントデザインを計画する場合、それらはクラウンのエマージェンスプロファイルが隣接面方向もしくは唇舌側の両方から歯間組織を支えるため、対称的に揃えられるべきである。

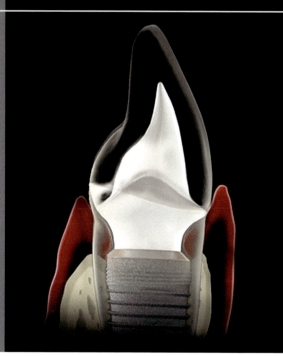

歯間部の形態デザイン（たとえば、フラット、スキャロップ）は、隣在歯（よりスキャロップ状）やインプラント（より平ら）における歯間部歯槽骨の形態、隣接面の幅や高さを支持する組織の量、実際の歯肉鼓形空隙容積および隣接する歯根、またはインプラントのアバットメントに直接関係する。アバットメントは囲まれる軟組織の約90％を支えるべきで、クラウンの支持は10％以下になるべきである。アバットメント間距離は、補綴医が歯間乳頭の高さを予測する時に制限となる可能性があるので必ず考慮すべき重要な観点である。アバットメント間距離の最小値は天然歯 - インプラント間で1.5〜2.0mm、インプラント - インプラント間で2.0〜2.5mmが必要である。

患者は垂直・水平的組織欠損をともなった|2欠損部にパーシャルデンチャーを装着している。PSアダプターと3.5×5mmのヒーリングアバットメントを装着したNobelReplace Groovy RP（4.3×13mm）インプラントが埋入された。失われた垂直・水平的ボリュームを復元するために一次手術の際に結節からのCTGを行った。3ヵ月後、目的は達成された。

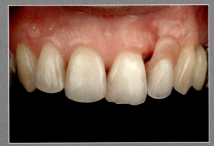
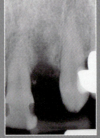
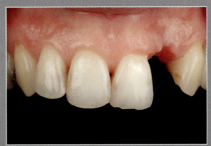
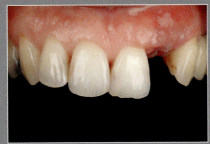
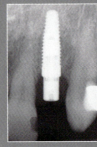
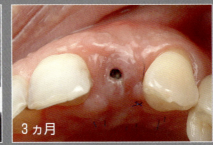

使用したインプラントに対応したインプレッションコーピングを用いてPVSインプラント印象が行われ、作業模型が製作された。診断用ワックスアップは天然歯の複製とし、特に歯冠の歯肉側3分の1の直径はまったく同じにした。アバットメントヘッドまで円錐形に削り込むため、ワックスアップしたスキャロップと理想的なエマージェンスプロファイルに沿って原版となる模型に線が引かれた。

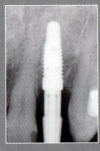
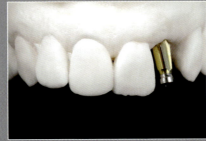
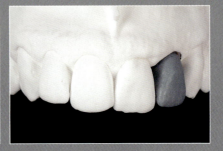
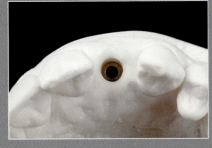
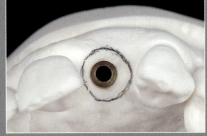
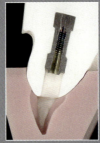

PVSのマトリックスは、ワックスアップの全輪郭を視覚化し、コンポジットレジンのアバットメントを製作するために作られた。プロビジョナルクラウンのカントゥアがアバットメントと合うように、石膏をインプラントヘッドからPVSシリコーン材まで手作業で発散円錐形（divergent cone）に削った。プラスチックアバットメントが技工用アナログに接続され、円錐形に削った石膏とプラスチックスリーブの間に理想的な形態ができるまでコンポジットレジンを足した。コンポジットレジンアバットメントは光照射で硬化され、唇側は歯肉縁下1mm、口蓋側は歯肉縁上まで形成された。

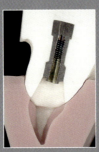
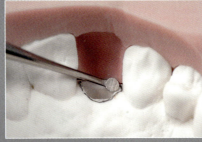
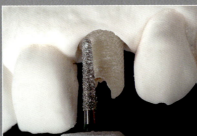
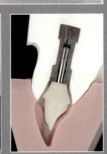

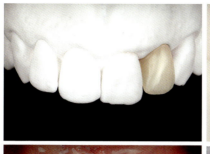 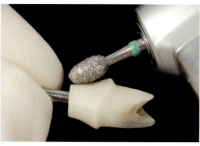 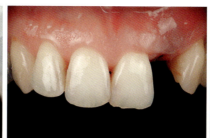
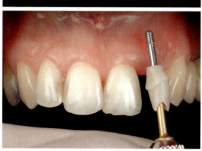 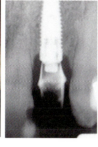 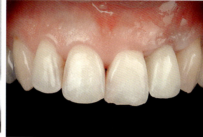 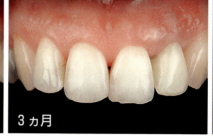

プロビジョナルクラウンは、コンポジットレジンアバットメントとPVS材とのサンドイッチテクニックにより製作された。歯肉縁下のアバットメントの特徴は、放射状から凹面へと、インプラント周囲の結合組織がより厚くなるようにデザイン変更された。プロビジョナルアバットメントが装着され、理想的な適合と適切な歯間接触を確立するためプロビジョナルクラウンはチェアサイドで裏装された。マージンを適合させ、プロビジョナルクラウンを研磨するためにアバットメントを外し、口腔外で行うことが一般的である。

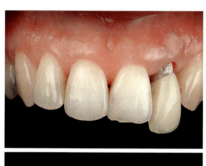 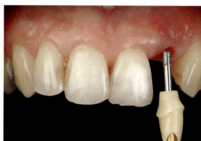 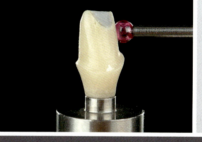
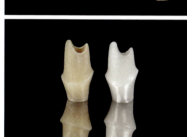 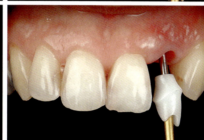

組織が安定してから3ヵ月後、患者はセメント固定されていない状態のプロビジョナルクラウンでラボへ送られた。そのため、歯科技工士は容易にクラウンを取り外すことができ、アバットメントを緩めてCAD/CAM用の口腔内スキャナーで仮想的な印象を行うことができる。この方法で歯科技工士は、プロビジョナルアバットメントをジルコニアアバットメントに複製することをミリングセンターに注文できる。

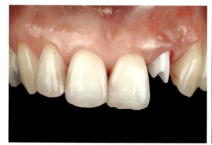 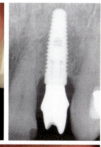 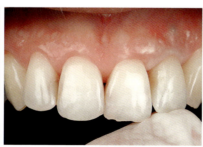 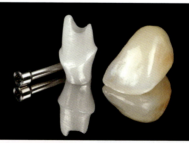 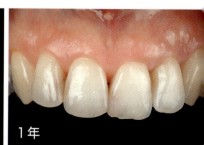
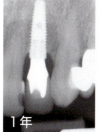 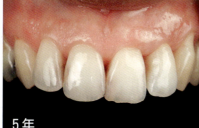 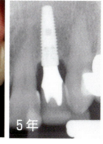 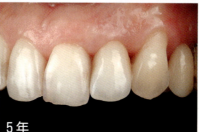

最終PVS印象が行われ、最終アバットメント上で最終修復物が製作された。インプラントヘッド周囲のリモデリングと、補綴段階でのさまざまなステップ間に起こる操作外傷による辺縁骨吸収に注意すべきである。軟組織は、それ以上の辺縁骨吸収をともなわず5年間安定していた。

インプラント治療の最終ステージである補綴段階において、アバットメントの選択は重要なプロセスである。最終アバットメントの選択と設計の際に起こり得る一般的な失敗の具体例として4つの患者状況を示す。

アルミナは曲げ強さに制限があり、アバットメントの材料として使用されない。ジルコニアアバットメントはすぐれた審美性、生体適合性、および物理的な強度を提供する。しかしながら、光学的性質には限界がある。破折を避けるためには最小0.8mmの厚みを必要とする。そのため、スクリューのアクセスホールの位置がアバットメント選択の単純な基準となる。ジルコニアアバットメントにとってもっとも好ましいのは、スクリューのアクセスホールが切縁の中心に位置したときである。アクセスホールが予定されるアバットメントの近遠心、唇舌側面に近いほど、より壁が弱く破折のリスクも高くなる。もう1つの一般的な間違いは、隣在歯と色を合わせるため、もしくは光学特性をベニアリングセラミックスを通して改善するためのアバットメント歯頚側3分の1におけるカットバックテクニックである。これは、アバットメント全体の強度や周囲組織とアバットメントの生体適合性を下げるだけである。

患者状況

- 患者状況1：アルミナのアバットメントが選択されポーセレン着色剤を添加して隣在歯の歯根色を模倣するために歯頚側3分の1が減らされている（弱くなっている）。アルミナアバットメントは強度に制限があるため推奨されない。

- 患者状況2：かなり遠心で唇側に角度のついた埋入が行われたインプラントで、ジルコニアアバットメントの唇側、遠心の壁がとても薄い（0.8mm未満）ため、疲労荷重やスクリュートルクで破折の危険性がある。最終的にゴールドアバットメントが使用された。

- 患者状況3：フルジルコニアアバットメントがNobelActiveインプラントに緊密なインターナルコネクションとなっている時、破折が起こる可能性がある。ダブルコーンコネクションはアバットメントスクリューにトルクがかかる時、エラーの余地をほとんど許さないほど正確すぎることがある。アバットメントの破折は、最終クラウンがセメント固定後2、3ヵ月で起こる。インターナルコネクションでは珍しいことではないが、この問題を解決するため金属コネクターが製作される。

- 患者状況4：インプラント埋入中に、インプラント周囲組織のバイオタイプを厚くするためにアバットメント壁を薄くしすぎた。これは、下顎前歯インプラント補綴時にもっとも一般的な失敗の1つである。

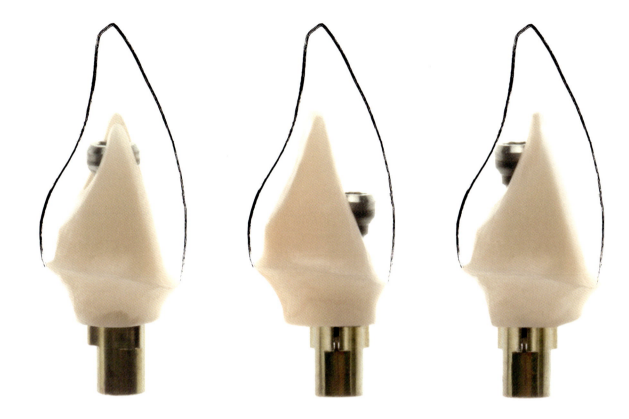

インプラントアバットメントの選択

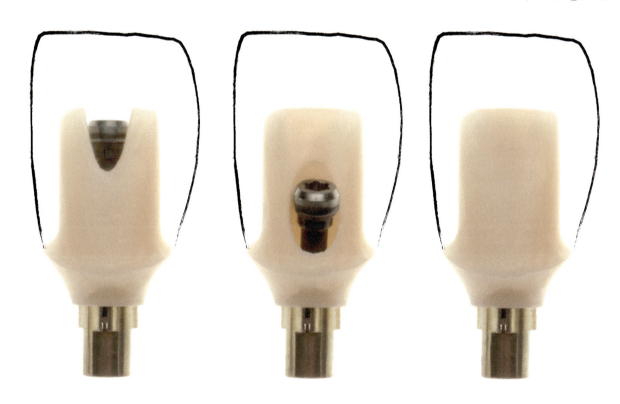

Research

インプラントアバットメント

システマティックレビューでは、インプラント補綴のスクリュー固定とセメント固定に残存率、成功率に有意差はないと示されている[1,2]。しかしながら、セメント固定は最終アバットメントを早期に装着することを可能にする。軟組織と歯の審美性はアバットメントを取り外すことなくプロビジョナルレストレーションで最適化することができる[3]。インプラントアバットメントは、補綴複合体の粘膜の一部として、軟組織カントゥアおよびエマージェンスプロファイルを形成する。それは修復物を支持し、インプラントポジションと角度が理想的でないものを補償することができる。

現在のエビデンスに基づくと、アバットメント材料（たとえばゴールド、チタン、セラミックス）は臨床的成功に著しい影響は与えていないが[1]、審美的には大きな影響を与える[4]。動物研究では、アバットメント周囲がチタンやセラミックスよりゴールドのほうがより軟組織が退縮することが示されている[5,6]。チタン、セラミックス間にコラーゲン線維配列や粘膜付着の面で有意差はない[7,8]。しかし、組織学的にはチタンヒーリングキャップ周囲の軟組織は、ジルコニアアバットメントより高い割合で破壊的なリモデリングや再生の過程を受けやすい[9,10]。それに加え、ジルコニアセラミックアバットメントは細菌付着しにくい[11]。表面粗さが非常に重要であり、機械研磨面において粗さは約0.2μmとするべきである[4,12]。研磨されたジルコニアアバットメントはより多くのプロービングデプスが見られ[4,12]、これは粘膜下のジルコニアは過度に研磨されるべきでないことを示している。

臨床研究のシステマティックレビューでは、金属とセラミックアバットメント間では技術的・生物学的に有意差は検出されなかった[13]。犬歯・前歯部におけるジルコニア、チタンアバットメントを比較した近年のランダム化臨床試験では、機能下で5年の残存率が両方の材料で100%であったと報告している[14]。イ

ンプラントアバットメントに使用される高強度セラミックス材料のうち、ジルコニアがもっとも有利な物理的性質を有する[15,16]。しかし、破折を防止するためにジルコニアアバットメントの壁の厚さは最低でも0.5mmが基準となる[14]。セラミックアバットメントの最大の利点は、それらの光学的および審美的特性である。メタルアバットメントと陶材焼き付け冠の組み合わせはオールセラミックスのアバットメント、クラウンよりも特に軟組織の厚みが2mmまで薄い時、かなり大きな軟組織の変色を示す[17,18]。しかし、軟組織の厚みが3mmもしくはそれ以上の場合でも、違いはなかった[18]。ライトオレンジやピンクのアバットメント色は少なくとも軟組織の色に影響を与えている[19,20]。しかしながら、非常に明るいまたは白いアバットメントは、実際軟組織の灰色がかった見た目をしばしば改善し、修復物と組織全体の価値を高めることができる[3]。特定のベニアセラミックスや浸透させた修飾因子を用いて、より高い蛍光度を加えることによってその効果を与える[4]。セラミックアバットメントを使用すると、修復物装着後の避けられない軟組織退縮によってメタル辺縁が表面に出ることはない[3]。しかし、アバットメントのフィニッシュラインの位置を慎重に計画する必要がある。薄い組織はより退縮傾向があるが、意図した軟組織の高さだけでなく組織のバイオタイプによる[3]。

システマティックレビューによれば、インプラントの残存または、技術的、生物学的合併症に対するインターナルコネクションとエクスターナルコネクションに有意差はない[1,13]。ジルコニアから作られたアバットメントは、接合界面にチタンインプラントの磨耗を引き起こすことがある[21]。例外は精度の高いコニカルコネクションである。他のインターナル、エクスターナルコネクションでは、接合界面にチタンが使われたものか、もしくはチタンがベースとなったものが推奨される。

参考文献

1. Wittneben JG, Millen C, Brägger U. Clinical performance of screw- versus cement-retained fixed implant-supported reconstructions—A systematic review. Int J Oral Maxillofac Implants 2014;29(suppl):84–98.

2. Weber HP, Sukotjo C. Does the type of implant prosthesis affect outcomes in the partially edentulous patient? Int J Oral Maxillofac Implants 2007;22(suppl):140–172.

3. Blatz MB, Bergler M, Holst S, Block MS. Zirconia abutments for single-tooth implants—Rationale and clinical guidelines. J Oral Maxillofac Surg 2009;67(11 suppl):74–81.

4. Happe A, Körner G. Biologic Interfaces in esthetic dentistry. Part II: The peri-implant/restorative interface. Eur J Esthet Dent 2011;6:226–251.

5. Abrahamson I, Berglundh T, Glantz PO, Lindhe J. The mucosal attachment at different abutments. An experimental study in dogs. J Clin Periodontol 1998;25:721–727.

6. Welander M, Abrahamson I, Berglundh T. The mucosal barrier at implant abutments of different materials. Clin Oral Implants Res 2008;19:635–641.

7. Tetè S, Mastrangelo F, Bianchi A, Zizzari V, Scarano A. Collagen fiber orientation around machined titanium and zirconia dental implant necks: An animal study. Int J Oral Maxillofac Implants 2009;24:52–58.

8. Kohal RJ, Weng D, Bächle M, Strub JR. Loaded custom-made zirconia and titanium implants show similar osseointegration: An animal experiment. J Periodontol 2004;75:1262–1268.

9. Degidi M, Artese L, Scarano A, Perrotti V, Gehrke P, Piattelli A. Inflammatory infiltrate, microvessel density, nitric oxide synthase expression, vascular endothelial growth factor expression, and proliferative activity in peri-implant soft tissues around titanium and zirconium oxide healing caps. J Periodontol 2006;77:73–80.

10. Degidi M, Artese L, Franceschini N, et al. Matrix metalloproteinases 2, 3, 8, 9, and 13 in the peri-implant soft tissues around titanium and zirconium oxide healing caps. Int J Oral Maxillofac Implants 2013;28:1546–1551.

11. Rimondini L, Cerroni L, Carrassi A, Torricelli P. Bacterial colonization of zirconia ceramic surfaces: An in vitro and in vivo study. Int J Oral Maxillofac Implants 2002;17:793–798.

12. Bollen CM, Papaioanno W, Van Eldere J, Schepers E, Quirynen M, van Steenberghe D. The influence of abutment surface roughness on plaque accumulation and peri-implant mucositis. Clin Oral Implants Res 1996;7:201–211.

13. Zembic A, Kim S, Zwahlen M, Kelly R. Systematic review of survival rate and incidence of biologic, technical, and esthetic complications of single implant abutments supporting fixed prostheses. Int J Oral Maxillofac Implants 2014;29(suppl):99–116.

14. Zembic A, Bosch A, Jung RE, Hämmerle CH, Sailer I. Five-year results of a randomized controlled clinical trial comparing zirconia and titanium abutments supporting single-implant crowns in canine and posterior regions. Clin Oral Implants Res 2013;24:384–390.

15. Att W, Kurun S, Gerds T, Strub JR. Fracture resistance of single-tooth implant-supported all-ceramic restorations after exposure to the artificial mouth. J Oral Rehabil 2006;33:380–386.

16. Att W, Kurun S, Gerds T, Strub JR. Fracture resistance of single-tooth implant-supported all-ceramic restorations: An in vitro study. J Prosthet Dent 2006;95:111–116.

17. Jung RE, Sailer I, Hämmerle CH, Attin T, Schmidlin P. In vitro color changes of soft tissues caused by restorative materials. Int J Periodontics Restorative Dent 2007;27:251–257.

18. Jung RE, Holderegger C, Sailer I, Khraisat A, Suter A, Hämmerle CH. The effect of all-ceramic and porcelain-fused-to-metal restorations on marginal peri-implant soft tissue color: A randomized controlled clinical trial. Int J Periodontics Restorative Dent 2008;28:357–365.

19. Park SE, Da Silva JD, Weber HP, Ishikawa-Nagai S. Optical phenomenon of peri-implant soft tissue. Part I. Spectrophotometric assessment of natural tooth gingiva and peri-implant mucosa. Clin Oral Implants Res 2007;18:569–574.

20. Ishikawa-Nagai S, Da Silva JD, Weber HP, Park SE. Optical phenomenon of peri-implant soft tissue. Part II. Preferred implant neck color to improve soft tissue esthetics. Clin Oral Implants Res 2007;18:575–580.

21. Stimmelmayr M, Edelhoff D, Güth JF, Erdelt K, Happe A, Beuer F. Wear at the titanium-titanium and the titanium-zirconia implant-abutment interface: A comparative in vitro study. Dent Mater 2012;28:1215–1220.

患者状況1：不適切なアバットメントとデザインの選択

1]にインプラントによる補綴が行われているが、アルミナアバットメントが選択されていた。アバットメントの歯頸側3分の1は、ショルダーポーセレンを追加するためにカットバックが行われている。

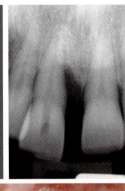
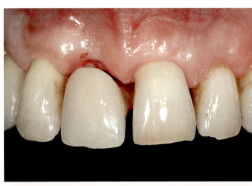
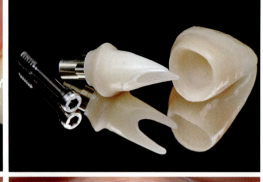
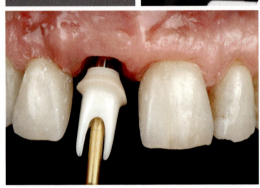
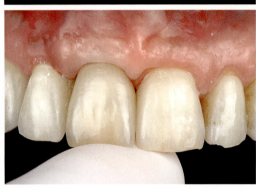
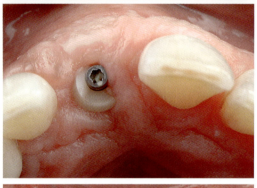
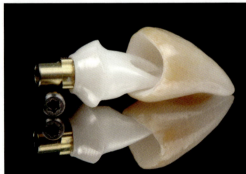
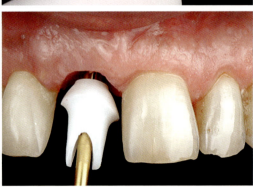
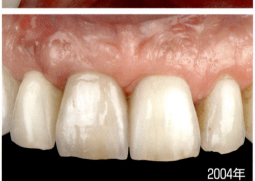

2004年

そのため蛍光度が増え、隣在歯の歯根色とアバットメントの色が合わせられている。アルミナクラウンがセメント固定され、その翌日にアバットメントの破折で再来院した。ちょうどその時に上市されたジルコニアアバットメントが選択され、ジルコニアアバットメント構造の弱体化を避けるためにカットバックせずに製作した。8年間のフォローアップの臨床的およびX線撮影の結果を示す。

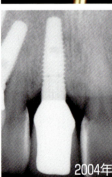
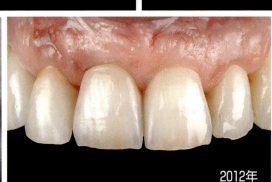
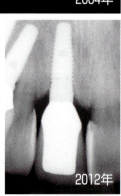

2004年　2012年　2012年

患者状況2：妥協的なインプラント埋入とアバットメント選択の誤り

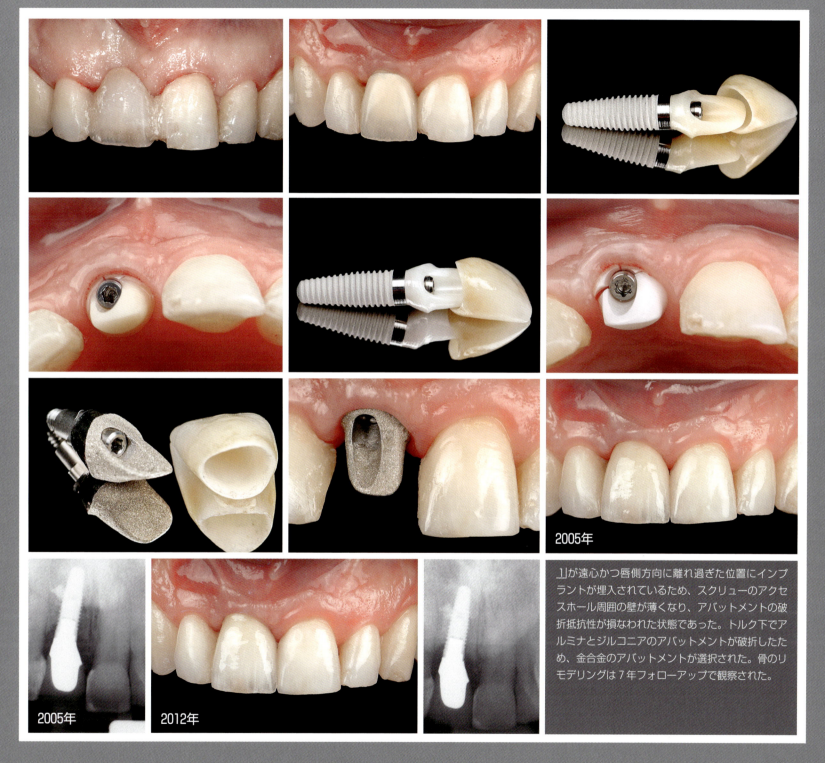

1︱が遠心かつ唇側方向に離れ過ぎた位置にインプラントが埋入されているため、スクリューのアクセスホール周囲の壁が薄くなり、アバットメントの破折抵抗性が損なわれた状態であった。トルク下でアルミナとジルコニアのアバットメントが破折したため、金合金のアバットメントが選択された。骨のリモデリングは7年フォローアップで観察された。

患者状況3：ジルコニアアバットメントを用いたインターナルコネクションのインプラント

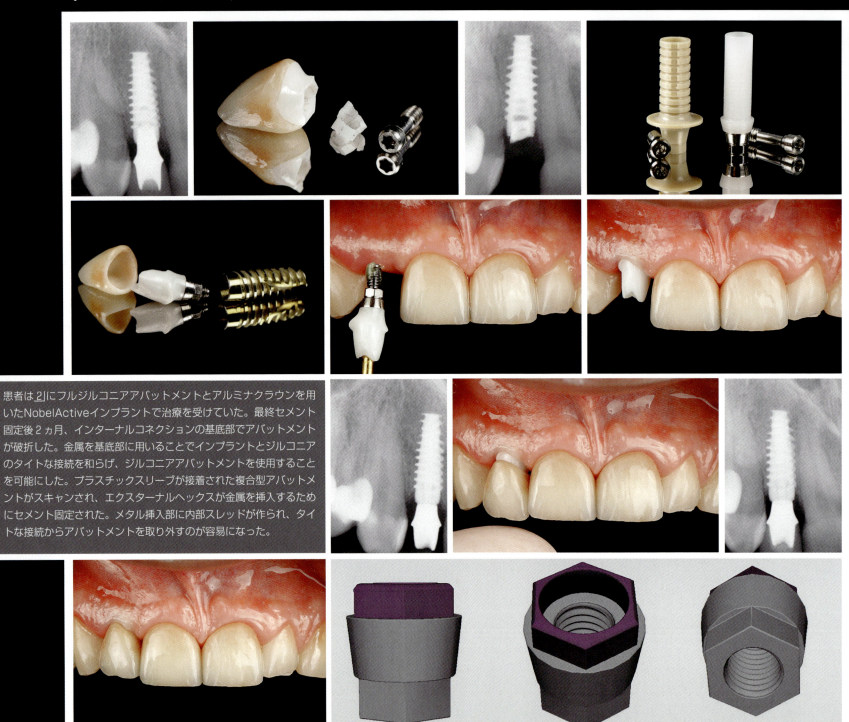

患者は 2| にフルジルコニアアバットメントとアルミナクラウンを用いたNobelActiveインプラントで治療を受けていた。最終セメント固定後2ヵ月、インターナルコネクションの基底部でアバットメントが破折した。金属を基底部に用いることでインプラントとジルコニアのタイトな接続を和らげ、ジルコニアアバットメントを使用することを可能にした。プラスチックスリーブが接着された複合型アバットメントがスキャンされ、エクスターナルヘックスが金属を挿入するためにセメント固定された。メタル挿入部に内部スレッドが作られ、タイトな接続からアバットメントを取り外すのが容易になった。

患者状況4：径の小さな歯とジルコニアアバットメント

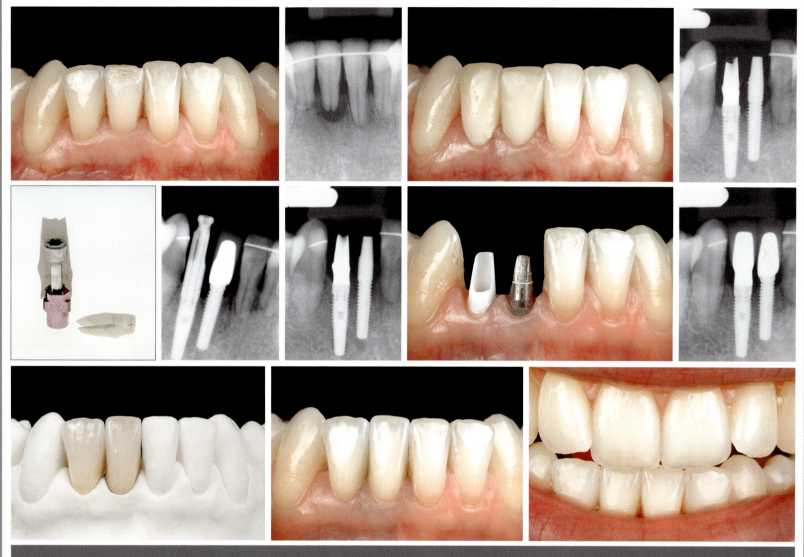

下顎前歯に対するインプラント埋入は、歯科におけるもっとも困難な課題の1つである。本症例では、2本の隣接する下顎前歯にインプラントを埋入した。移植過程でより多くのスペースを作ってインプラント周囲の組織の厚みを改善したため、過度に薄くした壁が原因でジルコニアアバットメントが補綴段階で破折した。径の小さな歯を復元する必要があるこのような患者状況ではスペースが重要である。したがって、アバットメント壁に必要な厚みが取れるように調整した。望ましい組織の厚みを作るための初期段階ではチタンのアバットメントが推奨される。エマージェンスプロファイルを許容可能な状態に変更し、十分な組織量が獲得できたら、組織形態をコントロールし予定どおりの審美性をサポートするために、最終ジルコニアアバットメントを装着する。

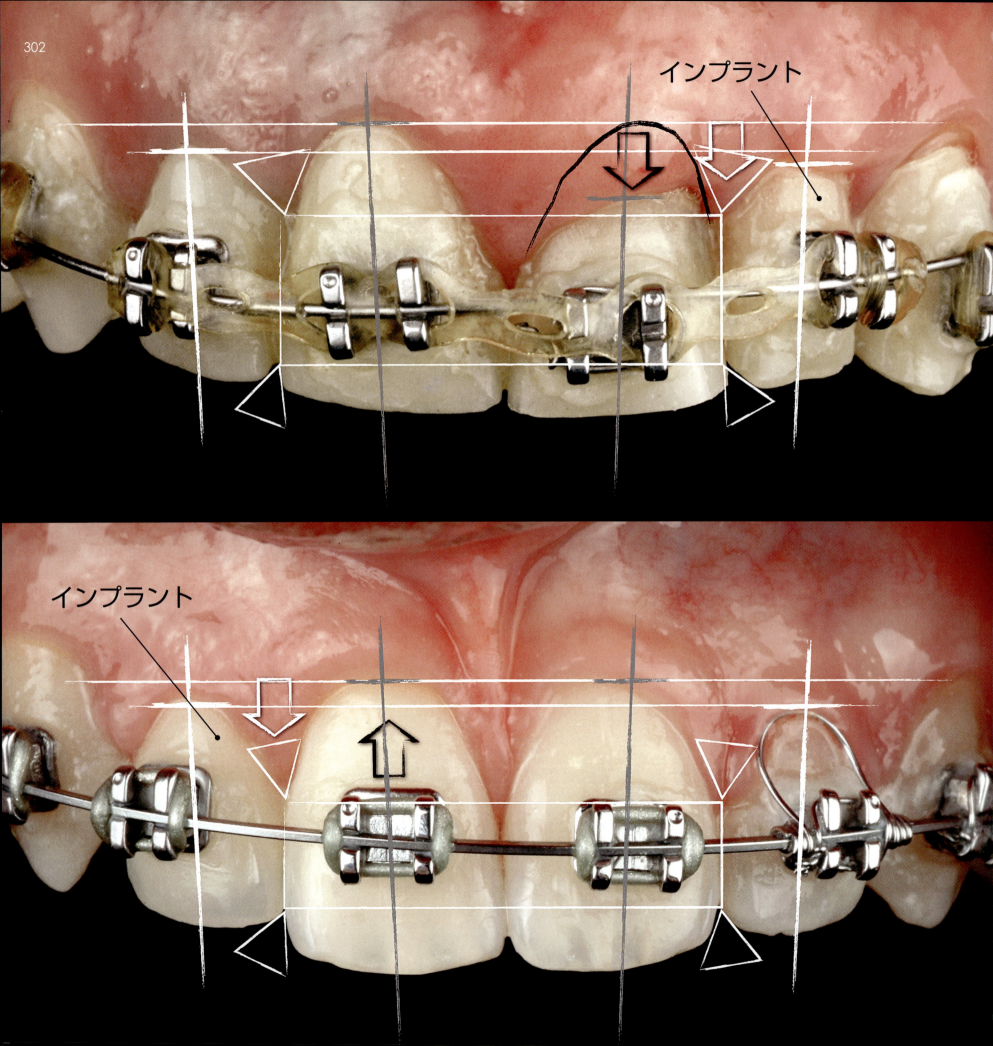

軟組織の審美性を高める
矯正治療

Research

矯正治療

矯正治療は重要な治療ツールであり、可能な限り侵襲性が高い治療よりも矯正治療を行うようにしなければならない[1]。単独歯インプラント埋入部位に対して矯正治療による前処置を行うことに関する論文は、ほとんどが記述的な性格を有するものであり、より良好な長期結果をもたらすために、どの処置が他の処置よりもすぐれているかを示す科学的エビデンスはほとんどない。そのため、治療方針の決定プロセスは、ほとんどが臨床パラメータやそれぞれの患者の状況によって導き出されるものであり、"選択する治療は、期待される審美的および機能的目的を満たす中で、もっとも侵襲性の低いものでなければならない"[2]。

矯正治療で歯を移動させることは、歯の機能性を高め、審美性にすぐれた方法で配列させることを容易にし[3]、また、インプラント埋入のための空間を作り、維持するためにきわめて重要である[1]。矯正治療後に上顎側切歯インプラントのために空間を設けた後の歯根接近について調べた臨床研究で、隣接する中切歯と犬歯の間の歯間距離は6.3mm以上、歯根間距離は5.7mmを推奨している[4]。また、歯根接近を低減させるため、インプラント埋入と修復を行うまで、ボンドワイヤーあるいはレジン接着ブリッジで空間を維持することも提唱されている。歯根接近は症例の11%に生じた。青年期患者では、開口部を作ることで新しく作り出した側切歯部位の歯槽堤の幅と高さが減少する可能性がある[5,6]。しかし、これらの変化は開口から2年の間は最小限に留まる[7]。

矯正治療によって歯を移動することで計画される操作が可能となり、支持骨や軟組織が強化される[8]。歯を移動できない場合には、特に即時埋入インプラントのケースにおいてインプラントサイトディベロップメントに使うことができる[9,10]。

矯正的挺出と呼ばれるコンセプトは、骨内欠損を治療し[14]、重篤な障害のある歯を修復する[15]ために、Ingber[11~13]が最初に記述したものであった。

コントロールしながら垂直的に挺出させることで、この移動中の歯にしたがって付着組織が形成されていくのに合わせて、根尖部ならびに歯槽骨縁に骨が形成される[16,17]。MGJが安定していれば、角化歯肉の幅は増加する。そのため、消失あるいは欠損した歯肉を再度獲得するために、挺出法あるいは歯の移動を用いることができ、これは歯間乳頭についても可能である[18]。これらの手技を用いることで、複雑で侵襲性が高く、予知性も低い外科的増大術を行う必要性を少なくできるであろう[9]。比較する臨床データはないが、矯正的挺出の実現可能性と良好な成功率は、システマティックレビューと主観的レビューで実証されている[19~21]。最近実施された臨床研究では、骨再生や軟組織増大、角化歯肉の増加に、矯正的インプラントサイトディベロップメントが有効であることを示すエビデンスが得られた[22]。周囲骨量により異なるが、前歯では15g程度のわずかな力で、ゆっくり歯を移動させ(1ヵ月あたり1mm)、8～10ヵ月間の安定期間をとることが推奨されている[19~21]。

その他の矯正的歯の移動法や根のチッピング[23]、トルク、圧下法、およびこれらの併用は、非外科的増大法や骨および軟組織の高さを変化させるのに同様に役立つ。

参考文献

1. Kinzer GA, Kokich VO Jr. Managing congenitally missing lateral incisors. Part III: Single-tooth implants. J Esthet Restor Dent 2005;17:202–210.

2. Kokich VO Jr, Kinzer GA. Managing congenitally missing lateral incisors, Part I: Canine substitution. J Esthet Restor Dent 2005;17:1–6.

3. Nold SL, Horvath SD, Stampf S, Blatz MB. Analysis of select facial and dental esthetic parameters. Int J Periodontics Restorative Dent 2014;34:623–629.

4. Olsen TM, Kokich VG Sr. Postorthodontic root approximation after opening space for maxillary lateral incisor implants. Am J Orthod Dentofacial Orthop 2010;137:158–159.

5. Uribe F, Chau V, Padala S, Neace WP, Cutrera A, Nanda R. Alveolar ridge width and height changes after orthodontic space opening in patients congenitally missing maxillary lateral incisors. Eur J Orthod 2013;35:87–92.

6. Uribe F, Padala S, Allareddy V, Nanda R. Cone-beam computed tomography evaluation of alveolar ridge width and height changes after orthodontic space opening in patients with congenitally missing maxillary lateral incisors. Am J Orthod Dentofacial Orthop 2013;144:848–859.

7. Nováčková S, Marek I, Kamínek M. Orthodontic tooth movement: Bone formation and its stability over time. Am J Orthod Dentofacial Orthop 2011;139:37–43.

8. Atherton JD. The gingival response to orthodontic tooth movement. Am J Orthod Dentofacial Orthop 1970;58:179–186.

9. Salama H, Salama M. The role of orthodontic extrusive remodeling in the enhancement of soft and hard tissue profiles prior to implant placement: A systematic approach to the management of extraction site defects. Int J Periodontics Restorative Dent 1993;13:312–333.

10. Holst S, Hegenbarth EA, Schlegel KA, Holst AI. Restoration of a nonrestorable central incisor using forced orthodontic eruption, immediate implant placement, and an all-ceramic restoration: A clinical report. J Prosthet Dent 2007;98:251–255.

11. Ingber JS. Forced eruption: Part I. A method of treating isolated one and two wall infrabony osseous defects—Rationale and case report. J Periodontol 1974;45:199–206.

12. Ingber JS. Forced eruption: Part II. A method of treating nonrestorable teeth—Periodontal and restorative considerations. J Periodontol 1976;47:203–216.

13. Ingber JS. Forced eruption: Alteration of soft tissue cosmetic deformities. Int J Periodontics Restorative Dent 1989;9:416–425.

14. Brown IS. The effect of orthodontic therapy on certain types of periodontal defects. J Periodontol 1973;44:742–756.

15. Blatz MB. Comprehensive treatment of traumatic fracture and luxation injuries in the anterior permanent dentition. Pract Proced Aesthet Dent 2001;13:273–279.

16. Mantzikos T, Shamus I. Forced eruption and implant site development: Soft tissue response. Am J Orthod Dentofacial Orthop 1997;112:596–606.

17. Mantzikos T, Shamus I. Forced eruption and implant site development: An osteophysiologic response. Am J Orthod Dentofacial Orthop 1999;115:583–591.

18. Lin CD, Chang SS, Liou CS, Dong DR, Fu E. Management of interdental papillae loss with forced eruption, immediate implantation, and root-form pontic. J Periodontol 2006;77:135–141.

19. Korayem M, Flores-Mir C, Nassar U, Olfert K. Implant site development by orthodontic extrusion: A systematic review. Angle Orthod 2008;78:752–760.

20. Brindis MA, Block MS. Orthodontic tooth extrusion to enhance soft tissue implant esthetics. J Oral Maxillofac Surg 2009;67:49–59.

21. Borzabadi-Farahani A, Zadeh HH. Adjunctive orthodontic applications in dental implantology [epub ahead of print 31 October 2013]. J Oral Implantol doi:10.1563/AAID-JOI-D-13-00235.

22. Amato F, Mirabella AD, Macca U, Tarnow DP. Implant site development by orthodontic forced extraction: A preliminary study. Int J Oral Maxillofac Implants 2012;27:411–420.

23. Uribe F, Taylor T, Shafer D, Nanda R. A novel approach for implant site development through root tipping. Am J Orthod Dentofacial Orthop 2010;138:649–655.

矯正的挺出

矯正的に歯を移動させることで歯間乳頭を高くし、失われた乳頭を再生することができる。これは通常、インプラント部位に隣接する歯の矯正的挺出を行うことで達成するか、あるいは圧下とトルク法を通じて達成する。どれを用いるかは、インプラント埋入のタイプならびに隣在歯の分布や位置による。一般に、インプラントと比較してより唇側、歯冠側に歯を位置させる。

インプラントおよび隣在歯周囲の軟組織形態を最適化するにあたり、矯正治療の可能性と汎用性を明らかにするために4症例を例示する。

インプラント周囲の隣接面歯間乳頭の高さは、隣在歯周囲の骨の高さで決まる。術中に隣在歯の骨に外傷を加えると、乳頭の高さに影響を及ぼし歯槽骨欠損をまねき、インプラント周囲の軟組織の審美性が失われるおそれがある。そのため、遅延インプラント埋入中に隣在歯を保護することが、治療成功にきわめて重要である。

垂直的挺出

垂直的挺出は、外科的介入や以前の外傷によって失われた骨を再建するための矯正治療法の1つである。矯正移動においてはいくつかの検討しなければならない側面がある。すなわち：歯に与える応力、移動のタイミングや速度および矯正的挺出の際に生じる咬合性外傷である。

適切に骨が形成されるようにするには、加える矯正力をできるだけ少なくしなければならない。軽量ワイヤーを用い、1ヵ月に1mm以下の移動量が望ましい。もう1つの一般原則は、欠損が大きいほど矯正力を軽くし、ゆっくり移動させるようにしなければならないという点である。挺出中はおよそ15日ごとに患者の診察を行って咬合を確認し、静的咬合と動的咬合で接触がないことを臨床医は確認しなければならない。挺出が完了した後には十分に再石灰化するように8～10ヵ月程かけて歯を安定させなければならない。必要となる安定性をもたらすため、スプリントデバイスを用いることが望ましい。

歯が安定したらインプラントを埋入し修復することができる。挺出させた歯に隣接してインプラントを埋入させるときには、インプラント埋入のための切開法のデザインに注意を払う必要がある。挺出骨の部位は組織の厚さや安定性が低下しているため、フラップレスインプラント埋入法を用いることが望ましい。骨の再吸収を減らすには、フラップレスもしくは部分層弁が好ましい。非侵襲的外科術式を用いることで、矯正治療の長期的な成功率が高まる。

歯の挺出を通じた垂直的骨高さの増大

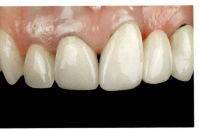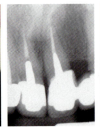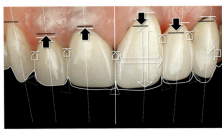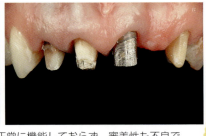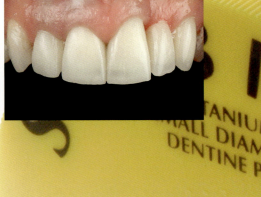

患者1 2つのクラウン破損と3ユニットの固定ブリッジ(FPD)破損のため正常に機能しておらず、審美性も不良であった患者の状態を示す。1̲の唇側遠心面に大きな骨欠損があり、歯肉側鼓形空隙と歯間乳頭高さに対称性を持たせることが困難であった。プロビジョナルレストレーションで歯の形態を修復して組織サポートを与え、骨欠損の程度を再評価できるようにした。

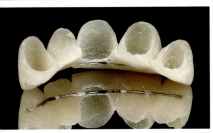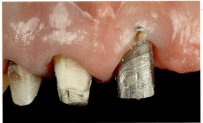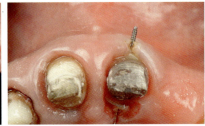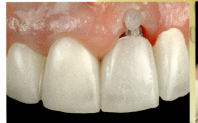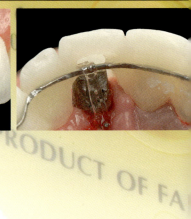

プロビジョナルレストレーションによってサポートを与えた後、歯間乳頭の高さや軟組織の形状を改善させるのと同様に歯を挺出させ、骨欠損を改善させるために矯正治療を行った。1̲に対するプロビジョナルレストレーションに凹みを作り、審美性を保つために唇側にはベニアのみを設置した。次に、歯冠内アマルガムピンをエラスティックの固定に用いるため、歯根の唇側ならびに口蓋側の面にねじ込み、プロビジョナルレストレーションの矯正用固定ワイヤーをレバーアームに用いた。15日ごとにエラスティックを交換し、望ましい挺出レベルを達成するまで続けた。隣接する骨が挺出を受けた歯根に従うように、わずかな挺出力しか発生させなかった。

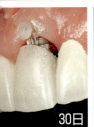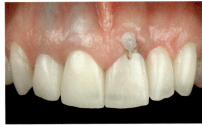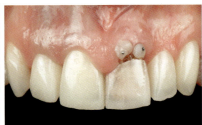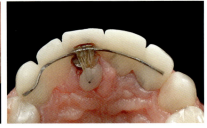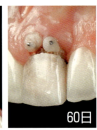

矯正治療を30日実施したものと60日実施したものの状況を比較すると、歯の移動に対する三次元的コントロールをより良好にするため、歯根の唇側面にピンが1本追加されていることがわかる。歯冠内ピンの先端部にコンポジットレジンを設置し、粘膜および舌に裂傷が生じるのを防いだ。

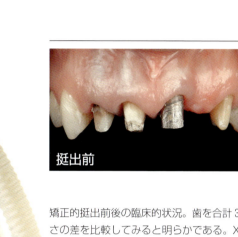 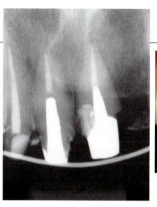 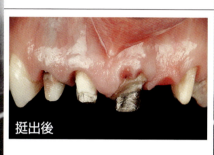 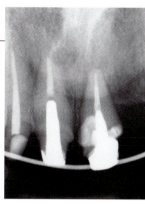

矯正的挺出前後の臨床的状況。歯を合計3mm挺出させることができた。これは2本の中切歯のアバットメントの切端の高さの差を比較してみると明らかである。X線写真で挺出の量を確認する。1の遠心歯間乳頭の高さが増加していることで、インプラント埋入にとって理想的な経過となっている。

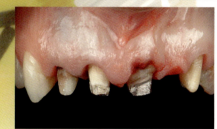 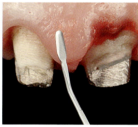 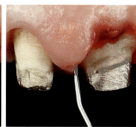 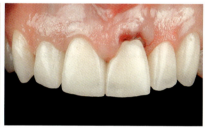 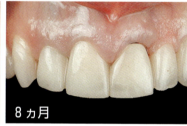

挺出させたアバットメントを、隣在歯の高さに一致するように歯の再形成を行い、歯肉スキャロップが同じになるようにした。同じ骨レベルを維持し、治療完了後に、中切歯の乳頭が突出しすぎないように垂直的組織切除を1の隣接面領域の近心面に実施した。次に、プロビジョナルレストレーションを裏装して再製作したアバットメントをフィットさせ、歯を8ヵ月間安定させた。

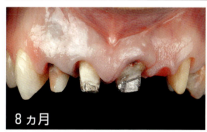 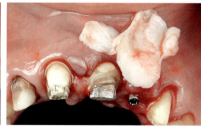 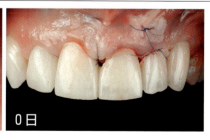

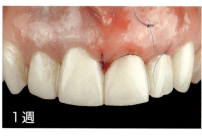 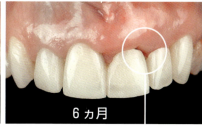 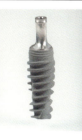

アバットメントの安定を8ヵ月間行い、インプラント埋入の準備が整った。挺出歯の部位に低侵襲性の切開を行い、手術後の再吸収を最小限にした。インプラント埋入に合わせてCTGを実施し、処置部位のボリュームを増加させ、長期間の審美的成績が確保されるようにした。6ヵ月の治癒期間を経た後、一部再吸収が生じていることが示されている（○印）。これは1が圧入されたことによるものである。

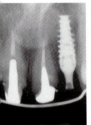 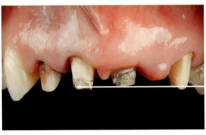 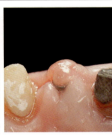 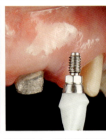 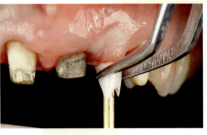 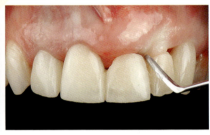

最終アバットメントを設置した：歯とインプラント埋入部位で得られた量に注目。理想的なエマージェンスプロファイルを形成するためにプロビジョナルレストレーションをチェアサイドにて裏装した。

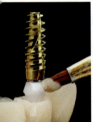 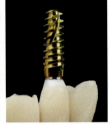 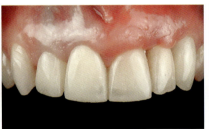 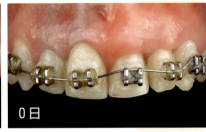 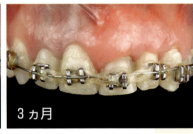 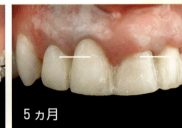

インプラントアバットメントとプロビジョナルレストレーションを取り外し、望ましい正確なフィットを実現させるためにラボで調節した。プロビジョナルレストレーションを口腔内に戻して矯正用アプライアンスを設置し、1|の矯正的挺出を再度形成させ、1|2間の歯間乳頭が水平になるようにした。矯正治療が終了した後、安定期間3ヵ月の経過観察を行って矯正用アプライアンスを撤去した。その後、プロビジョナルクラウンにスプリントをアクリル樹脂で固定し、さらに5ヵ月間安定状態にしておいて計8ヵ月間、骨の再石灰化と骨の成熟ができるようにした。

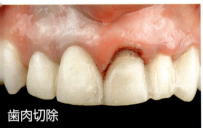 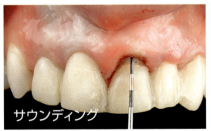 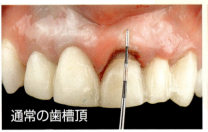 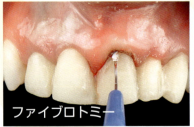 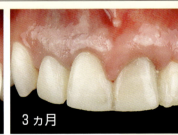

治療の最終段階は、慎重なサウンディングを通じて骨高さを評価することである。ピエゾサージェリーで歯肉切除を実施し、1|と対称的な歯肉スキャロップを形成、その後、ファイブロトミーを行って新たな歯槽歯肉複合体を確立する。3ヵ月間経過観察し、治癒と組織成熟が生じていることを確認してから、歯のサポートと形態を形作るセカンドプロビジョナルレストレーションを製作する。

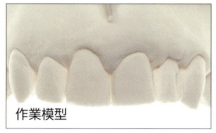 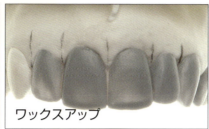 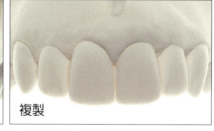 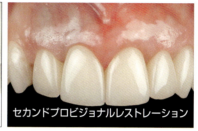 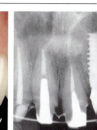

作業模型　ワックスアップ　複製　セカンドプロビジョナルレストレーション

最終ワックスアップを容易にし、また歯のプロポーション、軸、エマージェンスプロファイルの再配分も容易にするためにアルギン酸印象が作られた。通常行われていることは、キャストに直線を引いて歯間乳頭の高さを示し、ワックスアップ中の参考を維持する。表面のテクスチャや形態などの他の特性も複製模型でより明確になる。最終ワックスアップを、セカンドプロビジョナルレストレーション装着の基礎として用いた。

|1の遠心側から|2の近心側ならびに|1の遠心側から|2の近心側までの両側の歯肉側鼓形空隙が同じ外見になるように修正しなければならなかった。|1歯間部の直径を少なくし唇側面と口蓋側面にブレンドさせて、歯肉側鼓形空隙のための空間を広げた。歯間乳頭を成長させて空隙を埋め、理想的な対称的外観を形成させることにした。

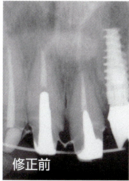 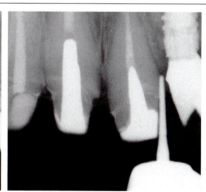 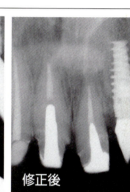

修正前　　修正後

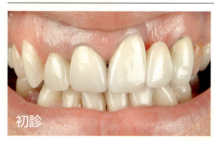 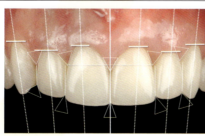 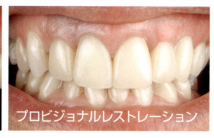

初診　　　　　　　　　　　　　　　プロビジョナルレストレーション

このプロビジョナルの段階は機能や歯列、形状を再構築する一方で、丁寧に作られた軟組織の構造や形態を保護し支えることを目的としている。

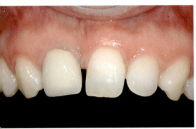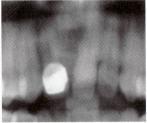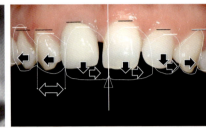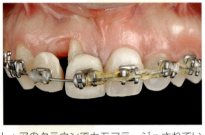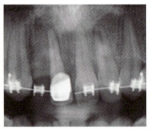

患者2 患者は 2|の先天性欠損のため受診した38歳の女性。1|は、2|のオーバーカントゥアのクラウンでカモフラージュされていた。矯正治療の目的は、正中線を中心に持ってくること、2|を 1|の位置に移動させること、2つの歯を中切歯の位置に挺出させること、歯間および歯肉の高さを合わせること、および 2|の領域にインプラント埋入を行うための空間を形成することであった。最終的な修復プランは、2|の位置にインプラント補綴を行い、1|には従来法によるクラウン修復を行うこととした。

矯正担当：
Dr. Domingo Martin

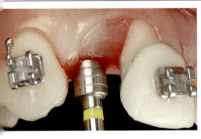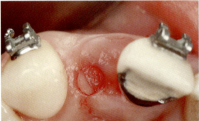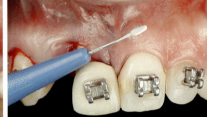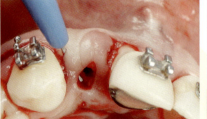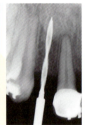

2|を 1|の位置に移動させる間に歯肉退縮が形成された。そのため、インプラント埋入部位だけでなく近心側に移動させた歯の歯肉増大も含めた歯周治療を行った。歯槽堤に円周状切開を遠心側に行い、組織移植の際に近心面により多くの空間がとれるようにした。眼科用マイクロサージェリーブレードを用いて部分層弁を剥離し、隣在歯から粘膜歯肉ライン上の根尖に続くまでトンネルを形成した。

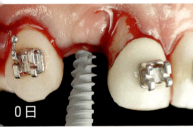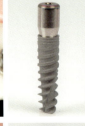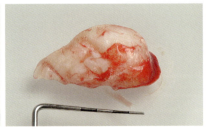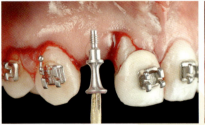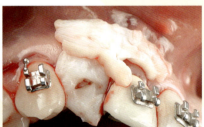

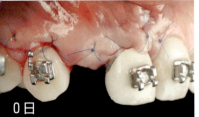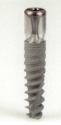

中央部が凹んだ細いヒーリングアバットメントを用いたインプラント(NobelActive 3.5×13mm)を埋入し、インプラント埋入部位にCTGを行って最大限の増大が得られるようにした。欠損部に合わせて結節から採取したCTGを実施した。4|と 3|の歯間乳頭基部に追加の切開を行い、作成しておいたトンネルに移植片を設置できるようにした。インプラントの近心側歯間乳頭にはデュアルCTGを行い、組織量がさらに多くなるようにした。

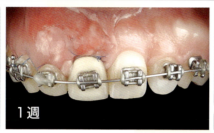 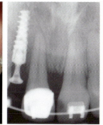 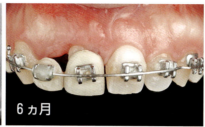 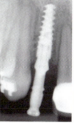 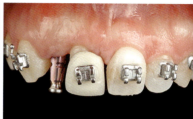

1週～6ヵ月までの治療プロセスの異なる段階で、増大部位に収縮が生じていることは明白である。最終アバットメント製作のためにインプラントの印象採得を行った。

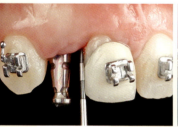 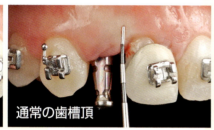 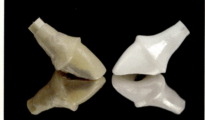 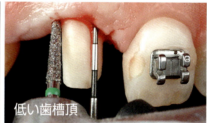 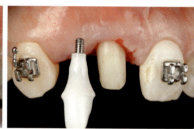

骨と遊離歯肉縁の距離を調べるためにボーンサウンディングを行った。測定で得られた距離4.5mmは、インプラントと歯の間に歯間乳頭が完全に再生するのに良好な見通しを示すものである。最終アバットメントとプロビジョナルレストレーションを製作した後、支台歯の再形成を行った。近心面ではより根尖側に形成マージンを設定して修復物がオーバーカントゥアとなるようにし、隣接する中切歯と同じエマージェンスプロファイルとなるようにした。

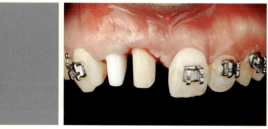 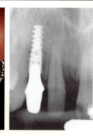 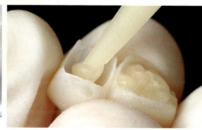 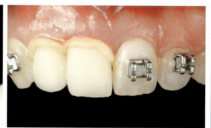 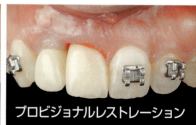

最終アバットメントを設置し、デンタルX線写真で適合を確認した。アバットメントおよび歯とフィットするように、また両方の修復物に理想的なエマージェンスプロファイルが形成されるようにするため、プロビジョナルレストレーションが裏装された。個別の修復物を製作して歯の矯正的移動を可能にし、特に1の遠心面とインプラントの近心面に対して歯間組織の高さを改善させた。

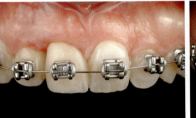 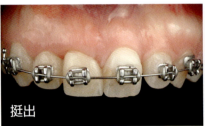 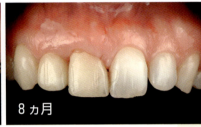 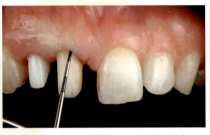 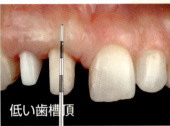

挺出　　　　　　　　　　　8ヵ月　　　　　　　　　　　　　　　　　　　　　低い歯槽頂

矯正用アプライアンスをプロビジョナルレストレーションに設置して1]を挺出させ、遠心側歯間乳頭の高さを改善した。プロビジョナルレストレーションに8ヵ月間スプリントを設置した後、診断のためにボーンサウンディングを行い、理想的なエマージェンスプロファイルサポートとなるように、フィニッシングラインの準備を行う望ましいポジションを確定した。この処置の目的は、1]の唇側近心側面に歯肉退縮を形成し、最終修復物で1]と同様の歯肉スキャロップを形成することであった。

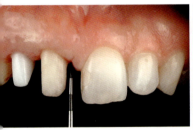 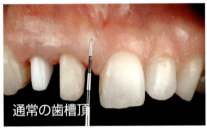 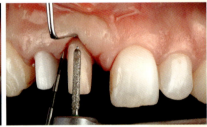 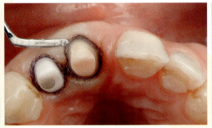 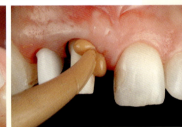

通常の歯槽頂

そのためフィニッシュラインをより根尖側に設定した。調製する歯の周囲に、スパチュラと同様にトリプルコード法を用いて周囲の軟組織を圧排して保護し、マージンを露出させた。正確なPVS印象が採得できるようにインプラントアバットメント設置部位に1本の圧排糸を設置した。

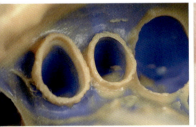 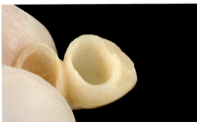 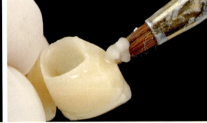 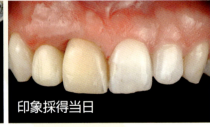 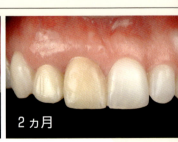

印象採得当日　　　　　　　2ヵ月

中切歯の近心面に水平コンポーネントを追加し、プロビジョナルレストレーションの裏装と修正を行った。2ヵ月が経過し、元の臨床的状況とプロビジョナル段階に歯肉形態の違いがあることは明白である。

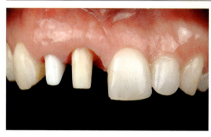 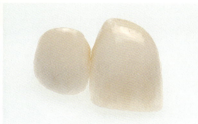 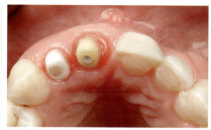 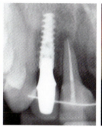 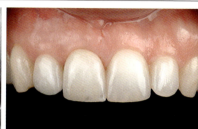

1|の近心面の軟組織構造の調和と、プロビジョナル段階のマネージメントおよびフィニッシュラインの再配置を通じてサポートが達成されていることが明らかである。2つのアルミナクラウンを製作し、周囲の歯と調和させた。

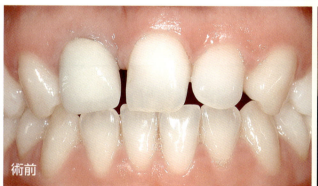 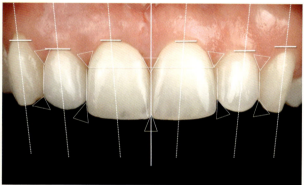 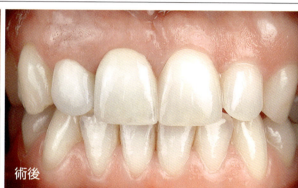

最終結果は、軟組織と歯の配列という補綴目標が達成されたことを示している。

圧下とトルク

前歯もしくは切歯面は後方歯咬合面と比較して挺出しており、唇側にズレるか前突しており、歯槽支持構造よりも外側にある場合には、矯正的な歯の移動を併用する場合がある。圧下およびトルク運動を行うことで、歯間骨が口蓋側に偏り過ぎているものをより中心の位置に、口蓋方向もしくは水平方向に移動させることができ、インプラント埋入位置と比較した歯の位置のため歯間乳頭の外見を作り直すことができる。よりコントロールされた矯正的に歯の移動を行うためのアンカーとして、インプラントが使用される場合がある。全体の治療時間を短縮するために矯正治療中にインプラントを埋入することもある。言うまでもなく、インプラントを理想的な位置に埋入させ、他の前歯部や矯正治療の目標に対して明確なクラウン修復を実現するために、外科医は隣在歯の位置を細かく調べる必要がある。このタイプの複合治療で予知性の高い結果をもたらすために、きわめて特異的なプロトコルが必要とされる。理想的なインプラント埋入の重要な基準の1つは、歯列正中線もしくは中外側ポジションの最終的な位置づけである。基準位置の設定としてこの位置を間違えると、総合的な治療結果に悪影響を及ぼし、審美性は達成できない。その他の重要な点は、基準歯と同様なエマージェンスプロファイルを作るためのインプラント埋入の深さ、歯根穿孔が生じるのを避け、十分な歯間乳頭の高さを得るための近遠心的位置、ならびに隣在歯の最終傾斜と合わせた角度調整である。

圧下とトルク法による垂直的骨高さ

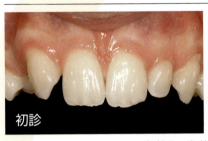
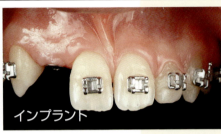
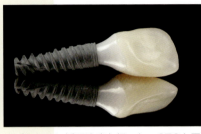
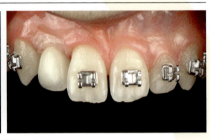

患者3 患者は 2| の先天性欠損で来院した29歳の男性。空間を広げるために矯正治療を行った。CTGと同時に、中央部が凹んだヒーリングアバットメントを用いてインプラント（NobelActive 3.5×13mm）を埋入した。矯正治療中にインプラントを埋入し、最終ジルコニアアバットメントとプロビジョナルレストレーションを挿入し、最終的な歯の位置を決めた。

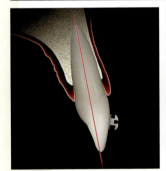
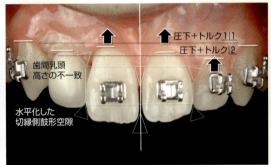
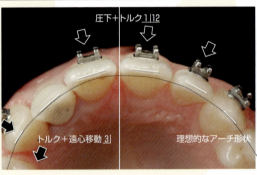
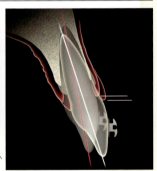

側切歯の近心面の歯間乳頭高さに違いがあること、反対側同名歯と比較してインプラント周囲の唇側の軟組織退縮があることが見て取れる。これは、インプラント埋入のための空隙を作り出した際の典型的な"対抗運動"である：空隙を作り出す際に歯が挺出し、唇側に移動することがある。インプラントの深さと傾斜がきわめて重要であり、他の前歯との関連性で決定しなければならない。この状況では、2|領域内のインプラントをより口蓋側に修復し、根尖への圧下とトルクを付与するための十分な固定をもたらし、また理想的なアーチ形状を作るための前提条件ともなる。

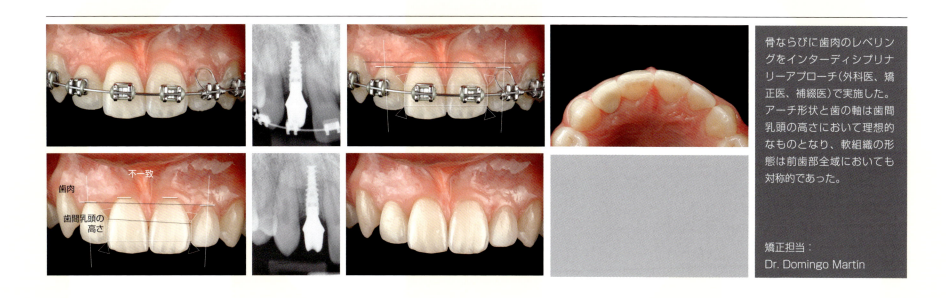

骨ならびに歯肉のレベリングをインターディシプリナリーアプローチ（外科医、矯正医、補綴医）で実施した。アーチ形状と歯の軸は歯間乳頭の高さにおいて理想的なものとなり、軟組織の形態は前歯部全域においても対称的であった。

矯正担当：
Dr. Domingo Martín

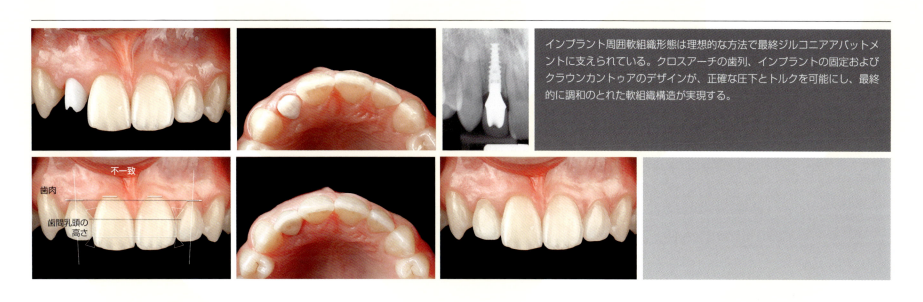

インプラント周囲軟組織形態は理想的な方法で最終ジルコニアアバットメントに支えられている。クロスアーチの歯列、インプラントの固定およびクラウンカントゥアのデザインが、正確な圧下とトルクを可能にし、最終的に調和のとれた軟組織構造が実現する。

複合移動

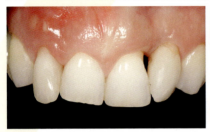 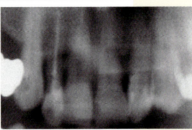 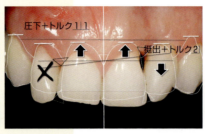 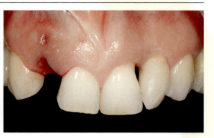

患者4 患者は49歳の女性。2|の破折と|1 遠心部と|2 近心部に3壁性歯周組織欠損が生じたとして来院した。歯の動揺度は増加していなかった。破折歯の抜歯後の治癒期間に複合矯正的に歯を移動させる計画を立てた。まず、|1 2 間の歯間欠損を平坦化するため、|2 の挺出を計画した。|1 をわずかに挺出させることも治療プランの一部であった。インプラントを埋入し、その後|1 2 を最終圧下させ、インプラントと歯の間の歯間骨の再形成を行う計画とした。

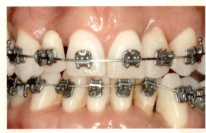 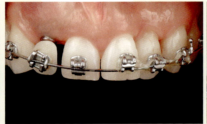 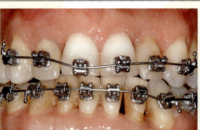
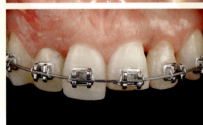 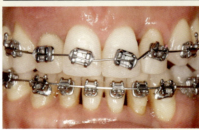 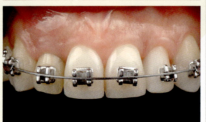

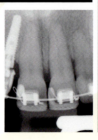

抜歯した 2| の治癒期間中の矯正治療を異なるステージで行った。|2 を挺出させることでブラックスペースが低減し、インプラント埋入によって|1 2 間の歯間乳頭の高さが満足できるものとなった。4ヵ月後、このインプラントはプロビジョナルレストレーションで修復され、1|1 の緩やかな圧下のための固定として用いられた。その後、コンポジットレジン修復を行い、最終的な歯の形態を矯正医に伝え、歯の位置を確定した。隣接乳頭を参考として歯間乳頭の高さを水平にするために、圧下および挺出トルクによる若干の複合移動が必要であった。

矯正担当：
Dr. Domingo Martin

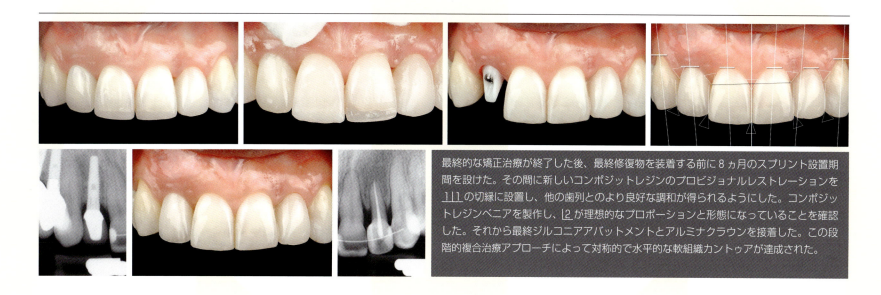

最終的な矯正治療が終了した後、最終修復物を装着する前に8ヵ月のスプリント設置期間を設けた。その間に新しいコンポジットレジンのプロビジョナルレストレーションを1|1の切縁に設置し、他の歯列とのより良好な調和が得られるようにした。コンポジットレジンベニアを製作し、|2が理想的なプロポーションと形態になっていることを確認した。それから最終ジルコニアアバットメントとアルミナクラウンを接着した。この段階的複合治療アプローチによって対称的で水平的な軟組織カントゥアが達成された。

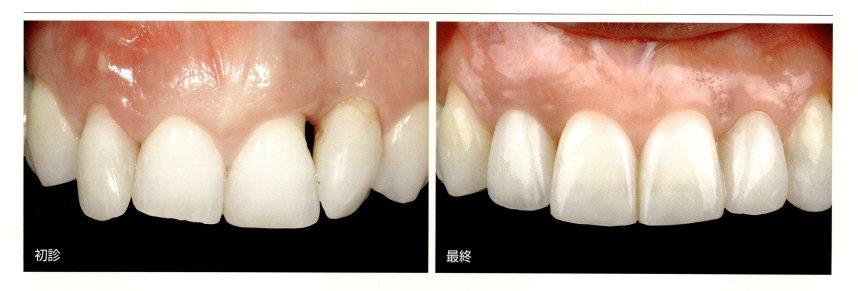

初診　　　　　　　　　　　　　　最終

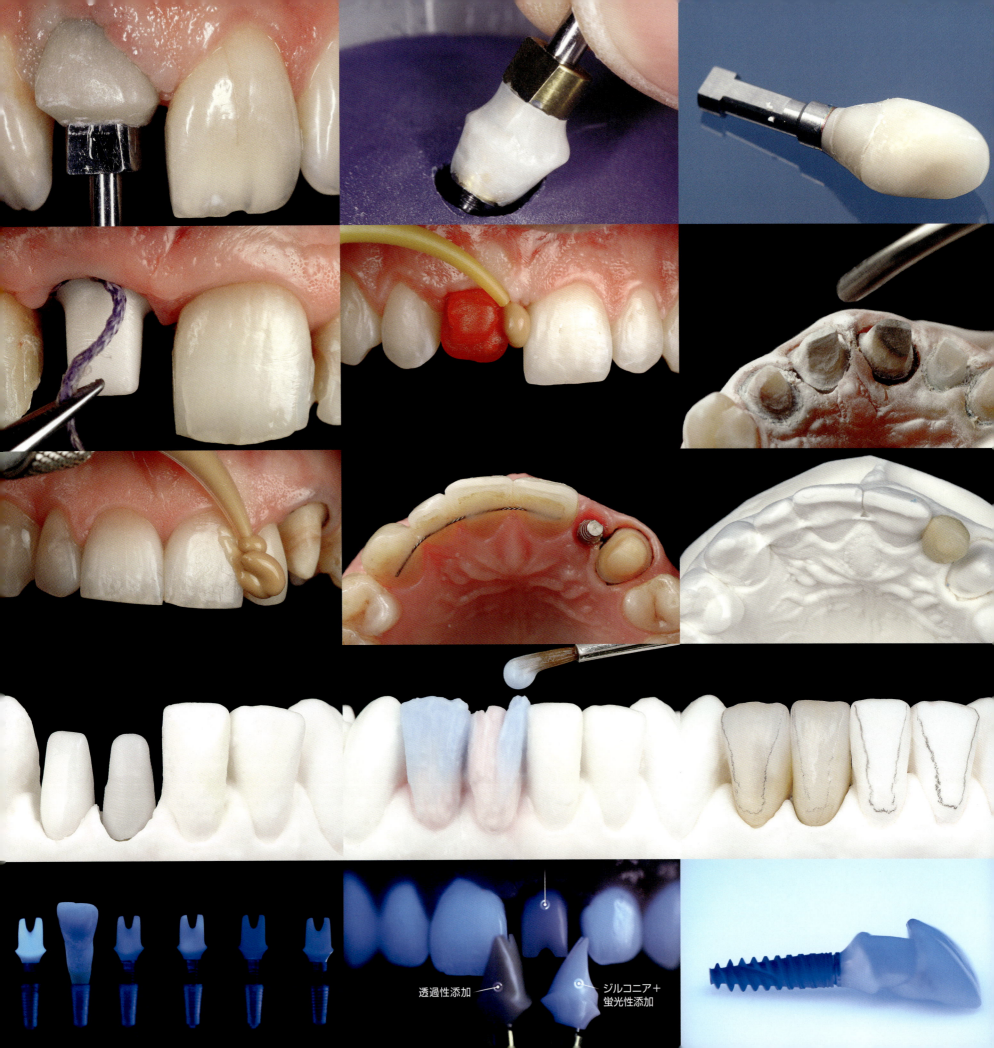

最終修復物のための
ラボとのコミュニケーション

- 印象採得
  - カスタムインプレッションコーピング
  - インプレッションコーピングの製作
  - プロビジョナルピックアップ印象
- アバットメントを外さない印象法
  - 圧排糸
  - インプレッションコーピング
  - デジタルスキャナー／口腔内スキャニング
- 三次元的エマージェンスプロファイルと歯の形態
- 色調とコーピングの選択
  - → Research：最終クラウンのマテリアル
  - ジルコニアコーピング
  - アルミナコーピング
- アバットメント素材の選択
  - → Research：蛍光性

Chapter ⑤

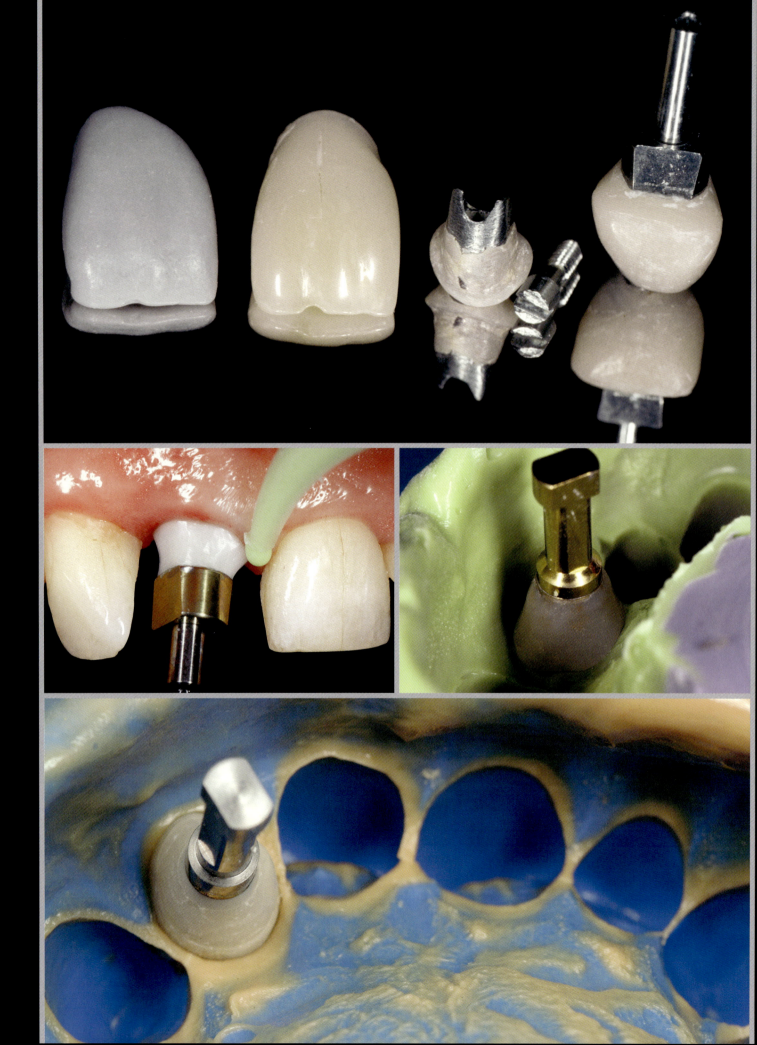

印象採得

インプラント支持のプロビジョナルレストレーションは、最終修復物の審美性と機能的な目標を達成するうえで重要な役割を果たしている。プロビジョナルレストレーションの調整により、補綴的結果だけでなくインプラント周囲の軟組織の外観も最適化することができる多くのテクニックが存在する。理想的なエマージェンスプロファイルとインプラント周囲軟組織の形態はあらかじめラボサイドで決定しなければならず、その後チェアサイドで調整する。適切な印象テクニックはインプラント周囲の軟組織カントゥアなどの口腔内の状況を最終模型へと正確に移行するための鍵となる。本セクションでは、日常的によく目にするいくつかの状況におけるインプラント周囲軟組織を正確に移行するための3つのテクニックについて解説する。

1．プロビジョナルレストレーションで確立されたオリジナルのエマージェンスプロファイルをカスタムインプレッションコーピングによって最終修復物へ移行する。

2．プロビジョナルレストレーションの形態修正を介して確立されたエマージェンスプロファイルをカスタムインプレッションコーピングによって最終修復物へ移行する。

3．最終エマージェンスプロファイルを最終修復物へ移行するためにプロビジョナルレストレーションを付加型シリコーン（PVS）でピックアップ印象する。

カスタムインプレッションコーピング

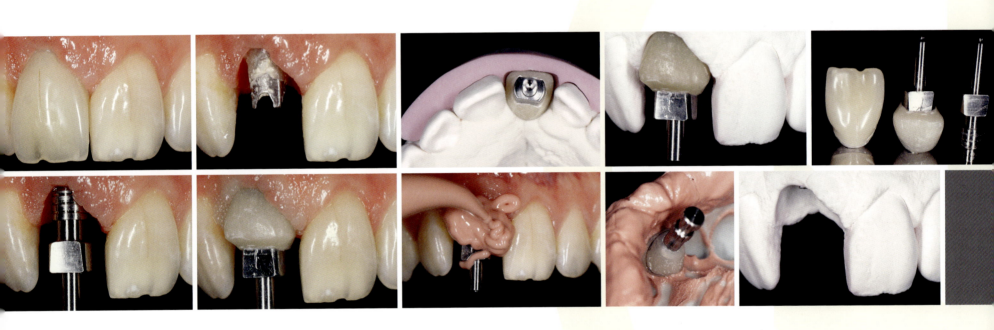

3.25mmのインプラントキャリヤーを用い、コンポジットレジンで歯肉側1/3を修正したプロビジョナルアバットメントを挿入後3ヵ月。カスタムインプレッションコーピングは、エマージェンスプロファイルの削合調整を行った最初の作業模型と既製インプレッションコーピングとの間のスペースにコンポジットレジンを充填し製作した。
カスタムインプレッションコーピングが周囲組織をサポートしている状況でシリコーン印象を行った。プロビジョナルレストレーションとインプレッションコーピングを用い製作した最終模型と最初の模型を比較すると、特に遠心側で良好な軟組織の変化を示している。
UCLAタイプアバットメントには長石系セラミックスを焼付けて被覆した。

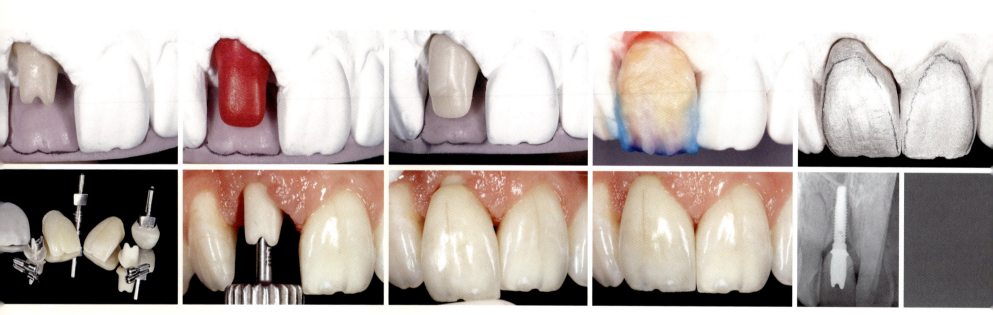

コーピングの十分な厚みとポーセレンのサポートを確実にするために、ワックスアップの際の基準として外形ワックスアップから採取したシリコーンマトリックスを参考にした。アバットメントとワックスアップコーピングのダブルスキャンを行い、アルミナコーピングを製作し、長石系セラミックスを焼付けて前装を行った。
最終オールセラミッククラウンとアバットメントはプロビジョナルレストレーションで確立されたエマージェンスプロファイルを複製している。術後1年、周囲組織と調和している状態がデンタルX線写真で確認できる。

インプレッションコーピングの製作

|1 は可撤性パーシャルデンチャーによって補綴されていた。インプラント埋入と同時に3mmのヒーリングアバットメントを装着し、軟組織の高さと唇側の幅を増加させるためにCTGを行った。二次手術時に5mmのヒーリングアバットメントを装着した。

診断用ワックスアップとシリコーンマトリックスを参考にしてプロビジョナルアバットメントとクラウンの製作を行った。インプラント頭頂部から辺縁歯肉までエマージェンスアングルを確立できるようにデザインし、石膏模型を製作した。プロビジョナルアバットメントはインプラントキャリヤーとコンポジットレジンにて製作した。シリコーンマトリックスを基準としてアバットメントを調整した。口蓋側のフィニッシングラインは歯肉縁上1mmに設定した。プロビジョナルクラウンは仮着セメントにてプロビジョナルアバットメントに装着した。

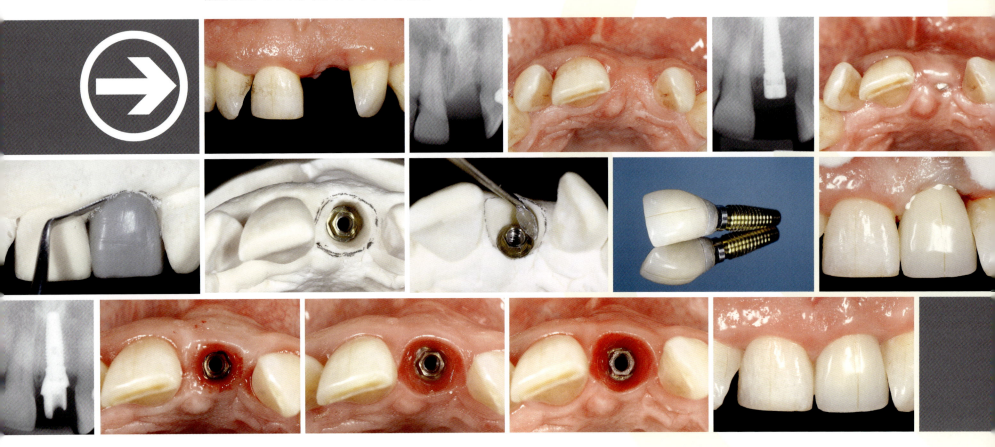

ブラックトライアングルを閉じるために、1ヵ月間にわたり10日ごとにプロビジョナルレストレーションの歯頸部側面にアクリリックレジンを添加し、エマージェンスプロファイルを調整することで歯間乳頭の成長を誘導した。プロビジョナルクラウン装着後3ヵ月で口腔内の状況が改善されたことが認められた。

修復物の歯頸部外観を再現するために、プロビジョナルアバットメントとクラウンの複合体をインプラントアナログに接合し印象材（プラスチックカップ中のポリエーテル印象材）に包埋した。強拡大にてプロビジョナルレストレーションのエマージェンスプロファイルにおける歯頸部形状がポリエーテル印象に再現されたことを示す。

既製のインプレッションコーピングをインプラントアナログにネジ固定し、印象内に取り付けた。インプレッションコーピングと印象材の隙間にフロータイプのコンポジットレジンを注入した。光重合後、プロビジョナルクラウンのエマージェンスプロファイル形態へ正確に移行するためにカスタムインプレッションコーピングを使用した。

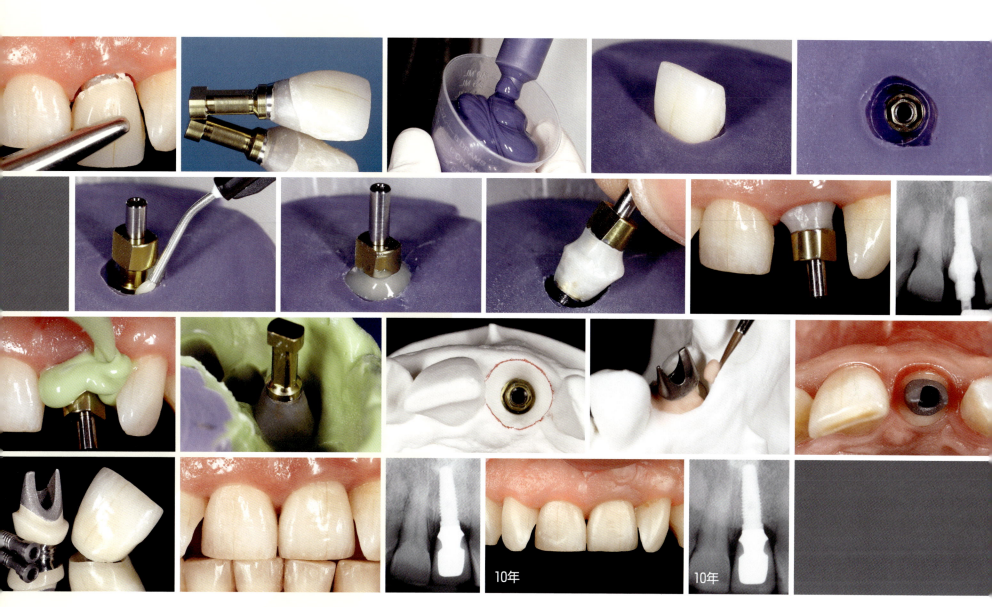

隣接面の組織を支持するためには、隣接面に十分な高さを与えることが重要である。X線写真にてカスタムインプレッションコーピングの適合を確認した。

インプラント周囲組織の形態や細部を最終模型へ移行するために、カスタムインプレッションコーピングと低粘度の印象材を用いて最終印象を行った。ロストワックス法にて貴金属合金を鋳接し、UCLAタイプアバットメントを製作した。金属の研磨を行って完成した後、歯肉がアバットメント下層の金属の透過によって変色することを防止するため、歯頚部カントゥアをショルダーポーセレンにて置き換えた。

プロビジョナル時に確立されたエマージェンスプロファイルはアルミナクラウンにて正確に再現された。術後10年のインプラント修復の状況とX線写真を提示する。

プロビジョナルピックアップ印象

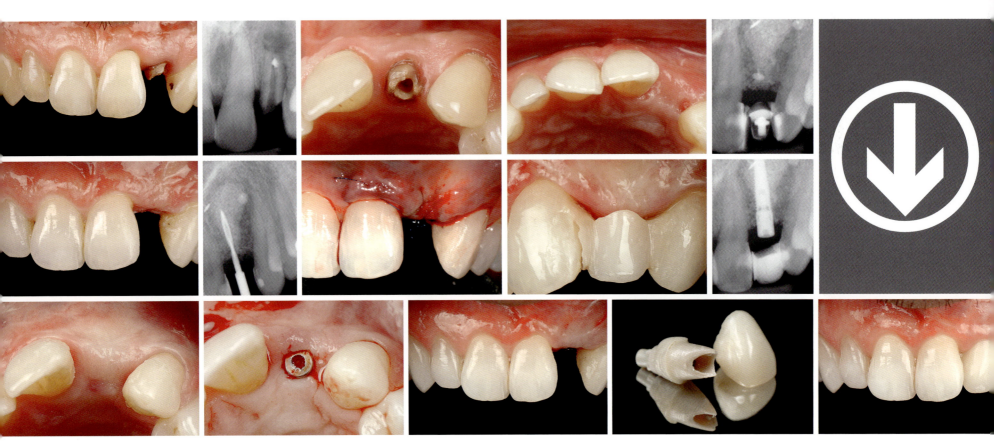

患者は46歳の男性で、2̲を不良な陶材焼付冠（PFM）で修復されていた。臨床診査とX線診査所見により歯根破折、二次う蝕および唇側歯槽骨の大きな骨吸収などの理由から抜歯適応症であることが示唆された。唇側歯槽骨の骨吸収が深刻なためインプラントの埋入に先立ちBio-Oss（Geistlich）とメンブレンを用いてソケットグラフトテクニックを行った。

8ヵ月後にNobelReplace 3.5×13mmのインプラント埋入と同時にCTGを行い、5mmのヒーリングアバットメントを装着した。術後6ヵ月にシリコーン印象を採得し、プロビジョナルアバットメントおよびクラウンを製作した。プロビジョナルクラウンは良好な適合を得るためにプロビジョナルアバットメント上で裏装し、仮着セメントにて装着した。

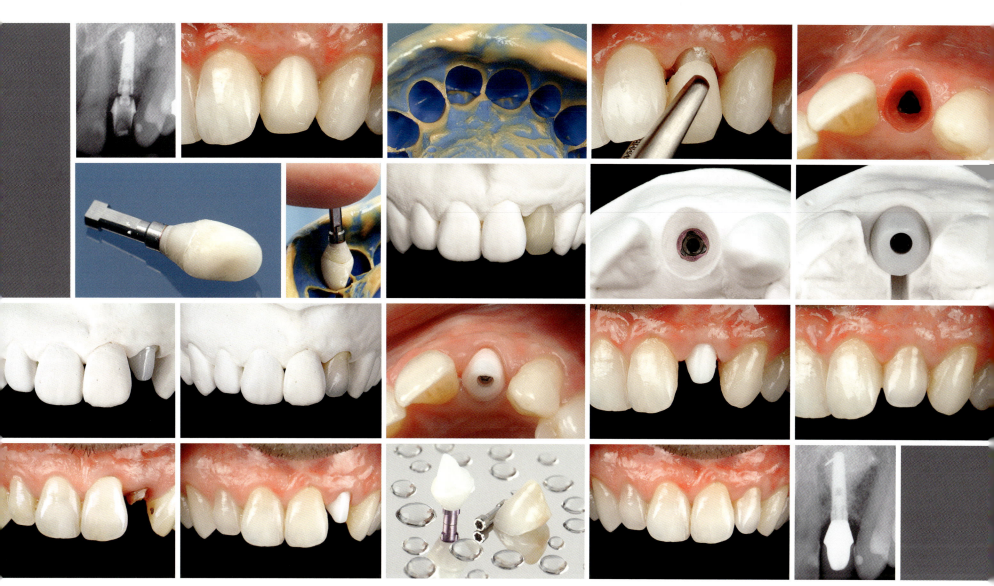

10日ごとに軟組織の形態や調和の状態を診査した。インプラントの一体性を確認するためにデンタルX線写真を撮影した。理想的な軟組織形態の調和が達成された後にカスタムインプレッションコーピングとしてプロビジョナルレストレーションの最終印象を行った。プロビジョナルレストレーションと隣在歯の周りに低粘度シリコーン印象材を貼付し、印象トレーにヘビーボディタイプの印象材を注入してシングルインプレッションダブルミックステクニックを用いた。印象採得後、プロビジョナルレストレーションを外し、プロビジョナルアバットメントの固定スクリューを緩めて撤去した。インプラントアナログに締結したアバットメント上にプロビジョナルクラウンを装着し、最終印象に挿入した。模型の石膏による修復物の損傷を避けるためにクラウン歯頚部周囲にワックスにて薄いリリーフを行った。石膏を注ぎ、硬化後すぐにプロビジョナルレストレーションを患者の口腔内に戻して装着した。最終アバットメントとアルミナクラウンを製作し、装着した。
術後の状態とデンタルX線写真を示す。

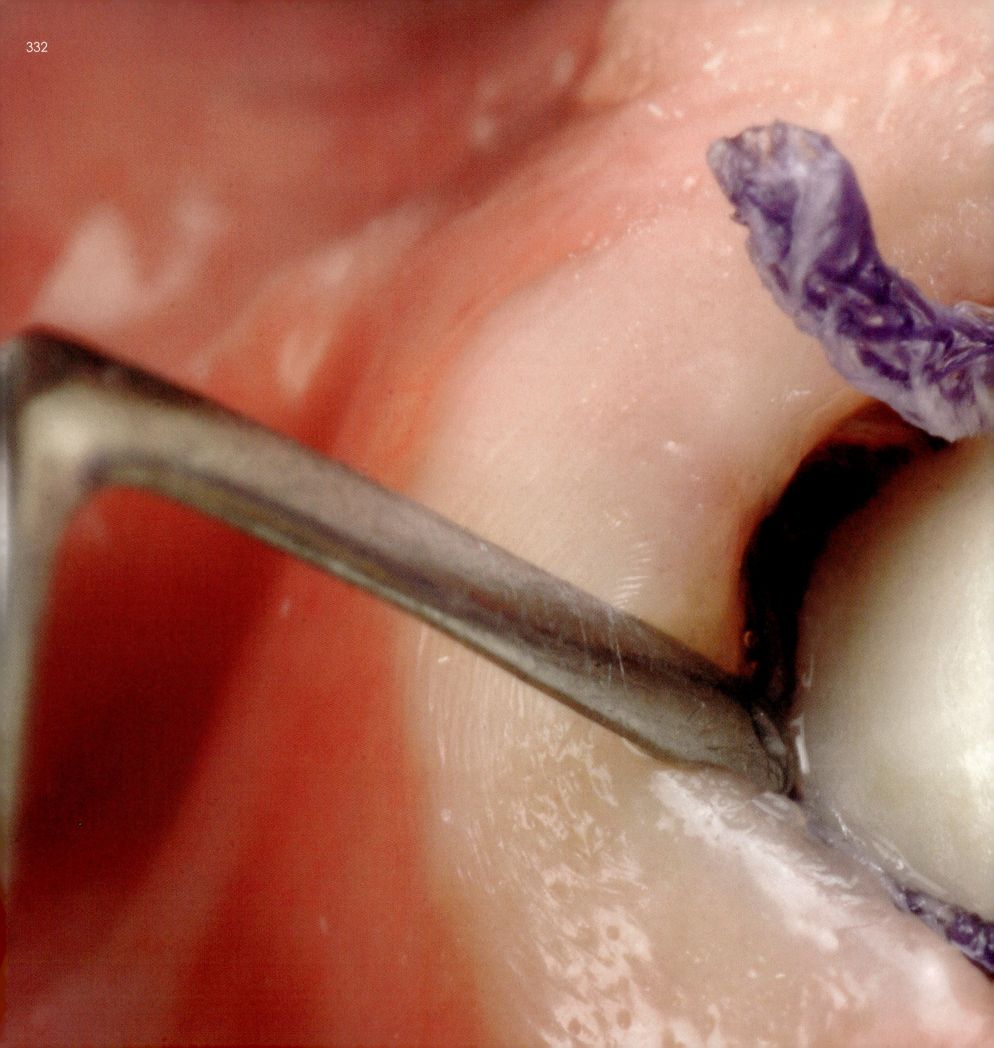

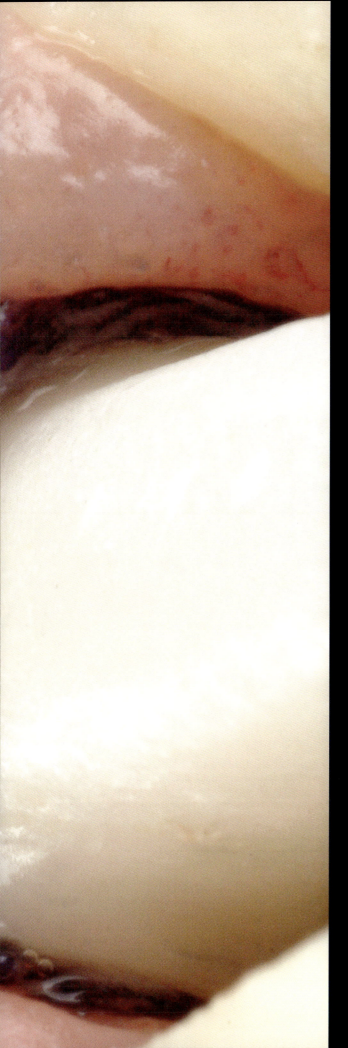

アバットメントを外さない印象法

インプラント修復の新しいトレンド：

- 長期安定性および成功のために軟組織の厚さを与える
- 補綴段階の初日から最終ジルコニアアバットメントを装着する
- 補綴の部品をできるだけ着脱をしない
- アバットメントとクラウンの形と豊隆の重要性を理解する

インプラント修復におけるこれらの新しいトレンドは、インプラント修復において多段階的なアプローチを用いるよう昔の教育を受けた補綴医にはいくらかの修正が必要とされる。これは生物学的に脆弱な骨‐インプラント‐軟組織の複合体への損傷を低減するために可能な限り多段階的な工程を避けるためである。これらの概念はアバットメント素材（すなわちジルコニア）が理想的な生物学的結合を提供するために補綴段階の初日に最終ジルコニアアバットメントを装着することを示す。予測を元に製作されたアバットメントは望ましいエマージェンスプロファイルをサポートしていない可能性があるため、このステップは補綴医と歯科技工士にとって大きな挑戦を意味する。

本セクションでは3名の患者のシナリオを例に、アバットメントを脱着せずに、プロビジョナルレストレーションによって確立されたエマージェンスプロファイルをラボサイドへ伝達するための異なるテクニックと基準を提示する：

1. **圧排糸（歯と同様に扱う）**：ジルコニアアバットメントのフィニッシュラインを露出させ、プロビジョナルクラウンとアバットメントにて確立された軟組織形態を移行するために、シングルコードを挿入する。このテクニックの欠点は、圧排された組織の印象がプロビジョナルレストレーションによる軟組織のスキャロップ形態の輪郭を完全には反映できていないということである。

2. **コーピング印象**：コーピング印象では最終アバットメントを口腔内へ装着する前にシリコーンにて印象採得しておく。その後、アバットメントの複製を製作し、最終シリコーンピックアップ印象で使用するための維持形態を有するインプレッションコーピングを製作する。コーピング印象テクニックは、複製アバットメントを挿入し石膏を填入するため、正確に軟組織形態を再現する。大きな利点は、組織形態がそのままの状態であるということである。インプレッションコーピングにアクリリックレジンを添加することができるので、プロビジョナルクラウンと同様に軟組織のサポートを調整することが可能であり、そのためプロビジョナルレストレーションにより確立された軟組織のスキャロップを精密に移行できる。

3. **口腔内スキャニング**：圧排糸が依然として必要であり、天然歯修復にはダブルコードテクニック、インプラント修復ではシングルコードテクニックを用いる。口腔内スキャニングシステムによっては三次元的な支台歯形態をスキャナーにて取り込むために支台歯上に反射防止粉末を噴霧しなければならない。口腔内スキャニングの欠点は、口腔内においてデジタル機器を扱う臨床医に急激な学習曲線が必要なことである。より小型のセンサー、より高速なデジタル印象やピクチャタイプレコーディングはビデオタイプに代わり、スキャン工程をスピードアップするであろう。コードによる圧排はやはり軟組織形態の歪みを引き起こす原因であり、エマージェンスプロファイルと歯肉鼓形空隙のデザインを移行するためにはビスケットベイク試適時にシリコーンピックアップ印象が必要となる。

圧排糸

1)にCTGと同時にインプラント埋入を行った。補綴段階の初日に最終アバットメントを対応するプロビジョナルレストレーションとともに装着した。通法の歯肉圧排(シングルコードテクニック)にてシリコーン印象を採得した。最終クラウン製作のため、歯科技工所(ラボ)にてエマージェンスプロファイルと理想的な軟組織カントゥアに外観を改め、ビスケットベイク試適のためにあらかじめラボに送った分光測光(spectrophotometry)のデータによって色調をコントロールした。

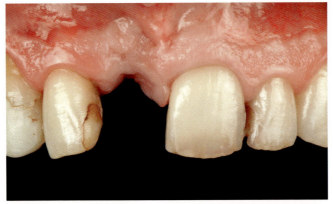
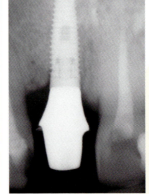
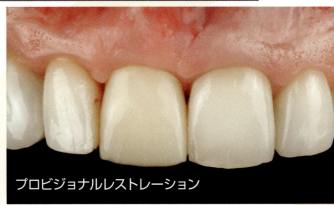

プロビジョナルレストレーション

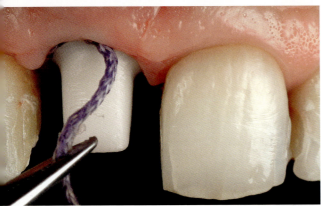
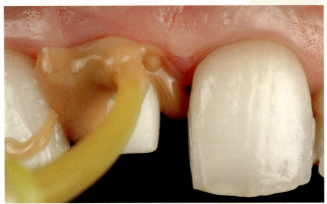
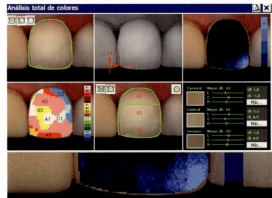

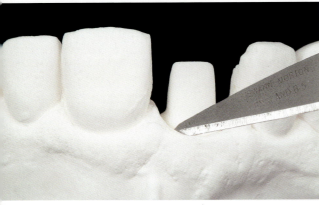
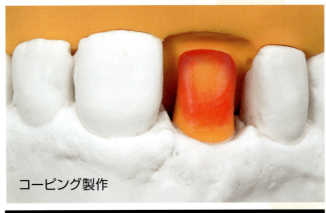
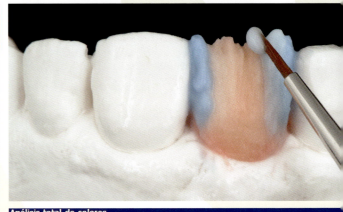

コーピング製作

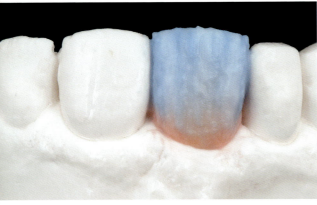
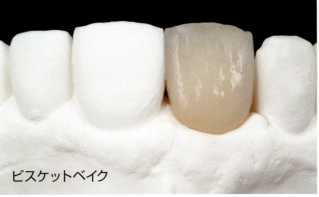
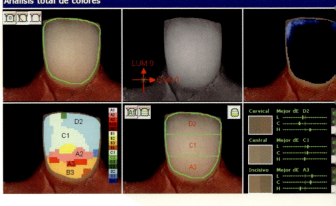

ビスケットベイク

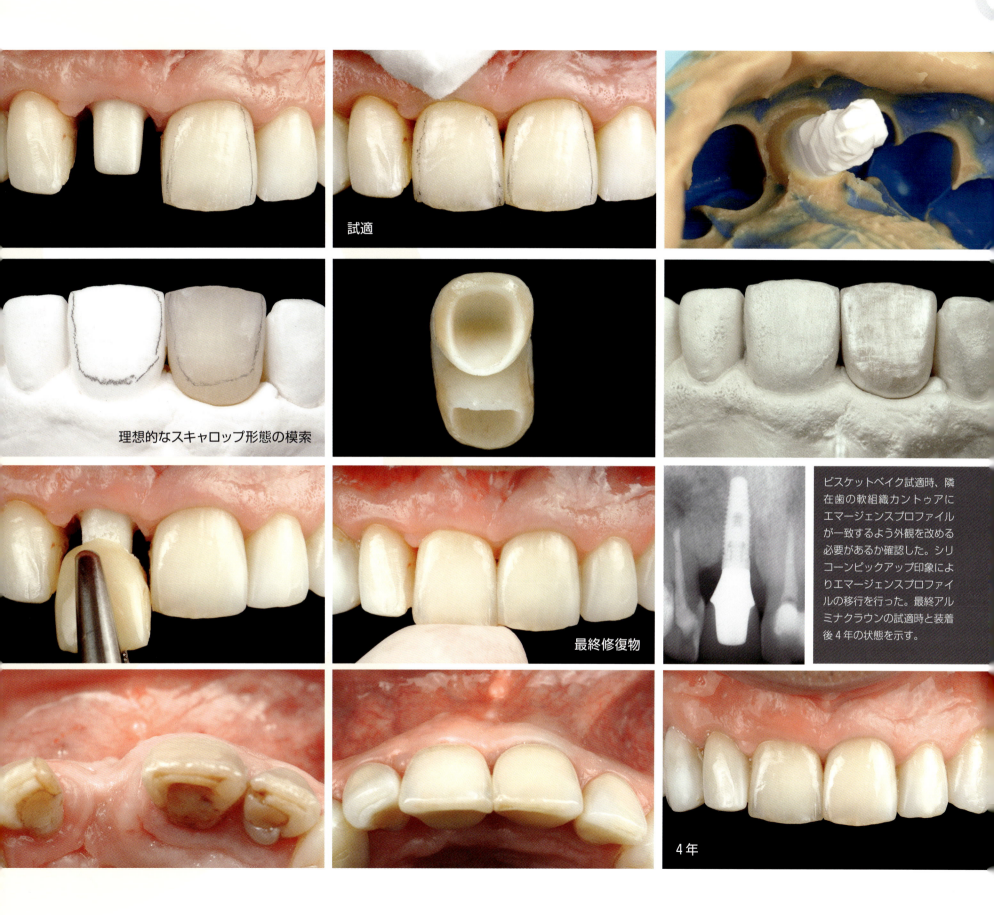

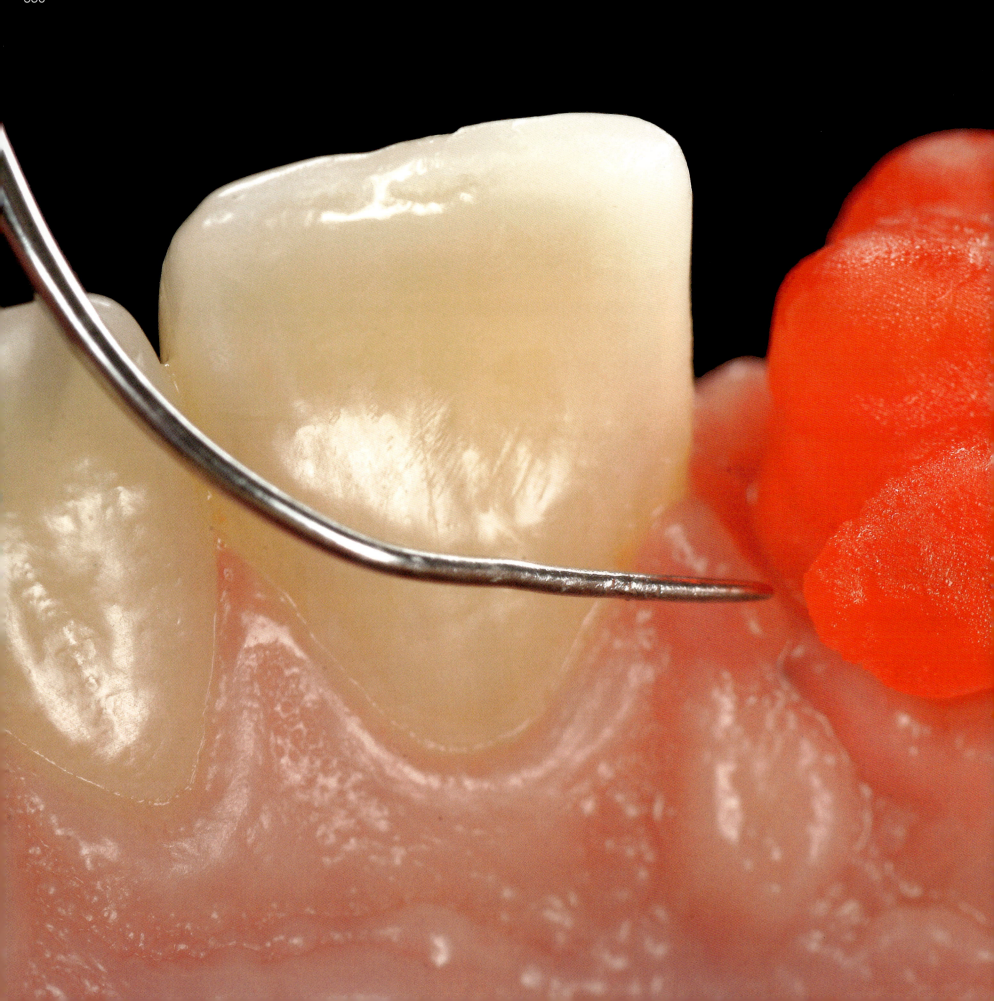

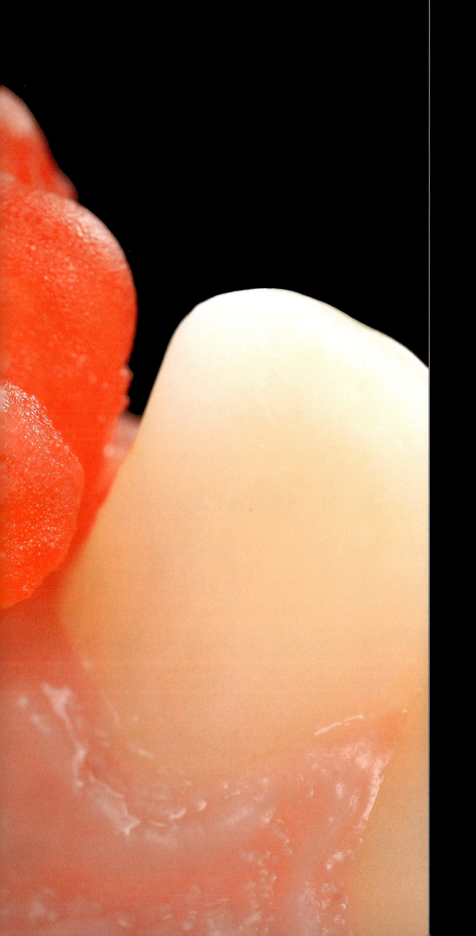

インプレッション
コーピング

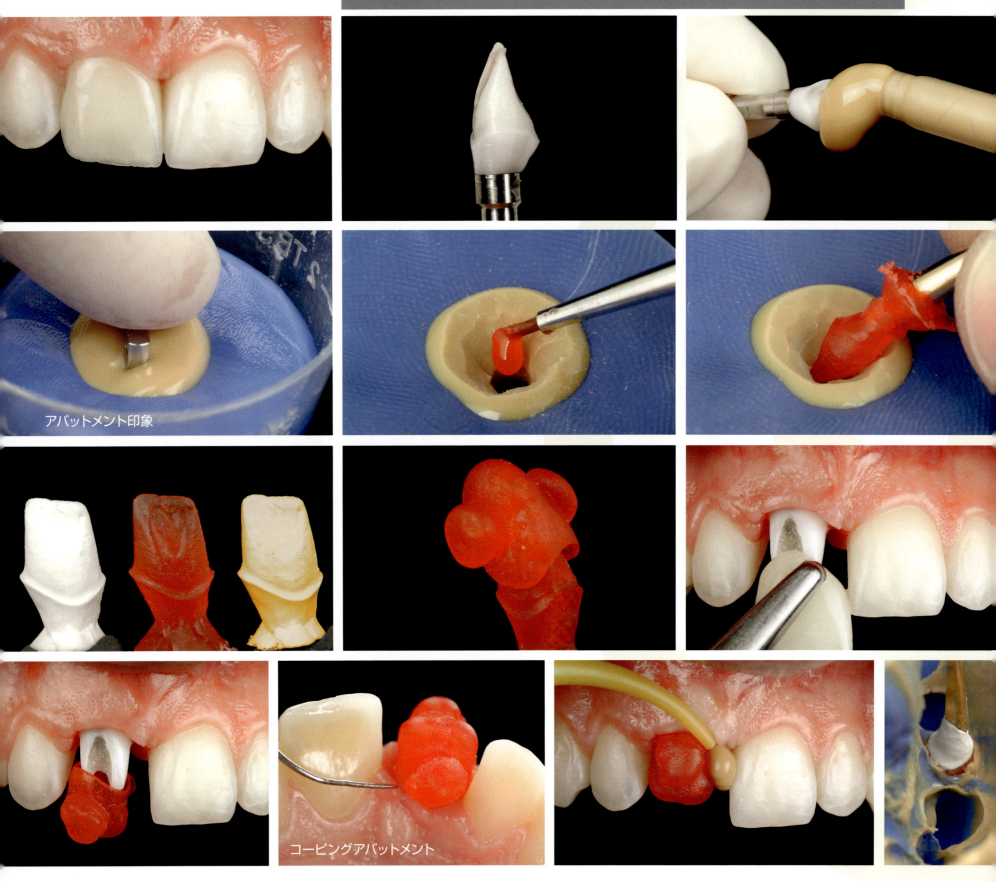

1 のインプラント周囲軟組織は良好に管理されていた。プロビジョナルクラウンとジルコニアアバットメントマージンの改変の工程を経て、アバットメントのその後の取り外しを避けるためにシリコーン印象を行った。複製アバットメントとインプレッションコーピングを製作した。コーピングの唇側と口蓋側に維持機構により正しい軟組織形態をピックアップ印象にて精密に取り込むことが可能となる。

アバットメント印象

コーピングアバットメント

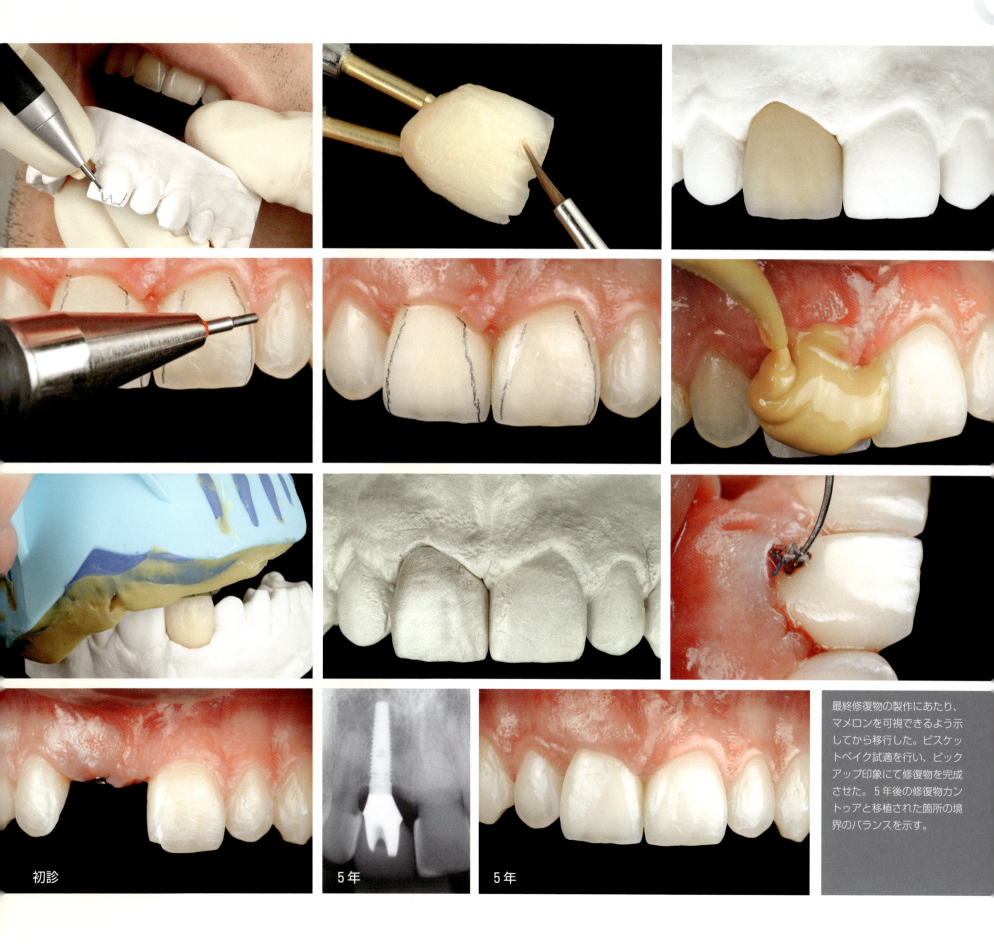

初診 ５年 ５年

最終修復物の製作にあたり、マメロンを可視できるよう示してから移行した。ビスケットベイク試適を行い、ピックアップ印象にて修復物を完成させた。5年後の修復物カントゥアと移植された箇所の境界のバランスを示す。

デジタルスキャナー／
口腔内スキャニング

最終印象はインプラント修復における生物学的コンセプトにのっとり、アバットメントを外さずに採得すべきである。天然歯およびインプラントに通常の圧排糸を使用し、口腔内スキャニングを行ってデジタル印象とともに形成をラボへ伝達した。

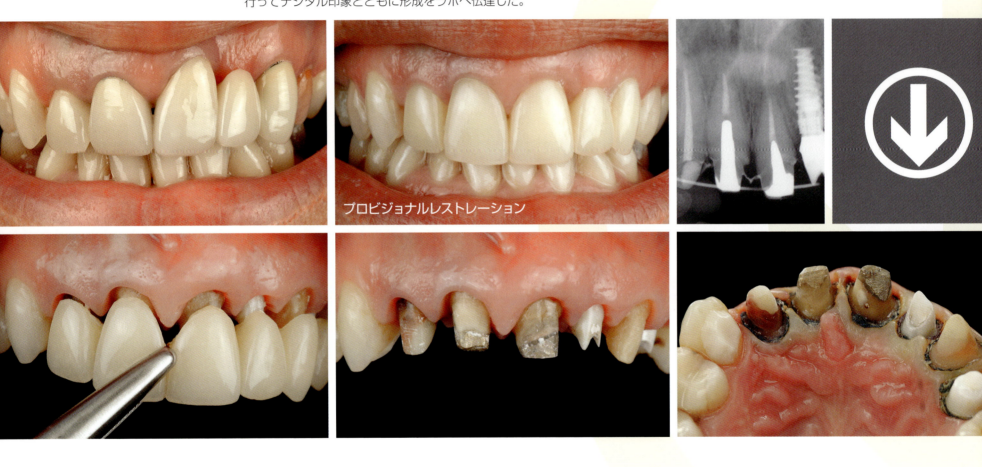

プロビジョナルレストレーション

圧排糸を除去し、三次元口腔内デジタルスキャンのために支台歯上に酸化チタン粉末を噴霧した。

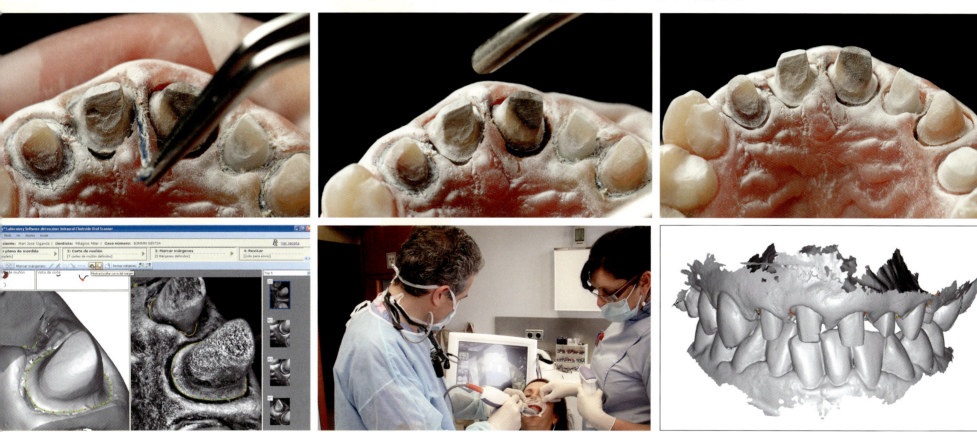

デジタルファイルにより歯科技工士は焼付陶材をサポートするための最適なコーピング設計を行うことができる。専門の製造業者によって光造形の作業模型とクラウンコーピングが製作された。歯科技工士はコーピング上にベニアリング陶材を積層した。クラウンは完成前にビスケットベイク段階で試適し調整を行った。もう1つのピックアップ印象によりエマージェンスプロファイルと補綴的な軟組織のサポートを伝達した。模型を分割し、最終的な作業模型とするためピックアップ印象に挿入した。|1 2 の周囲に獲得した軟組織の厚みを示す。

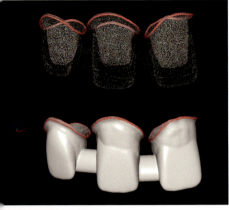
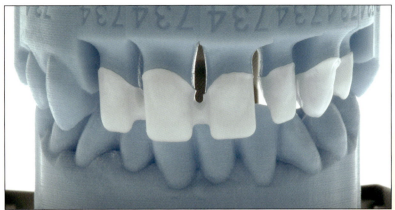
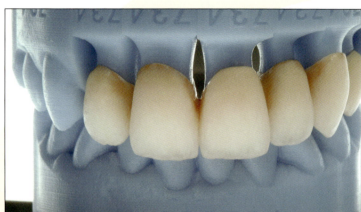
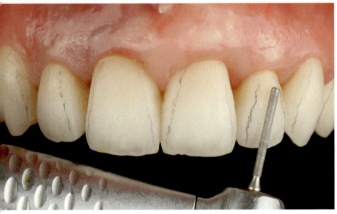
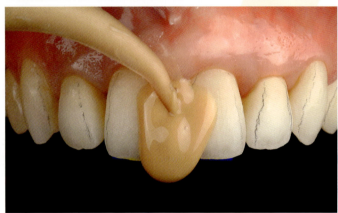
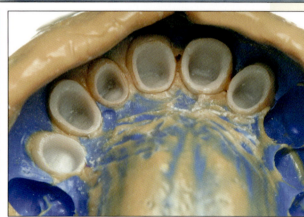
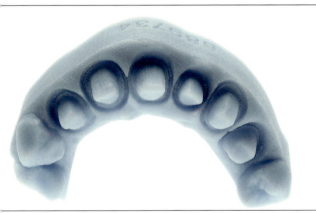
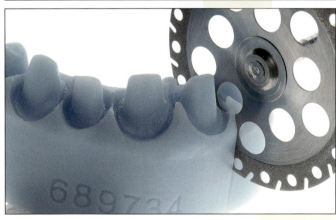
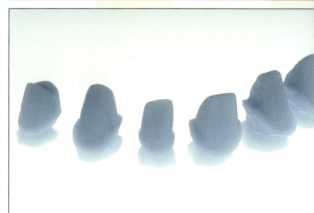
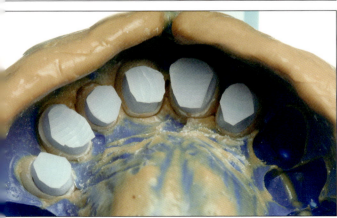
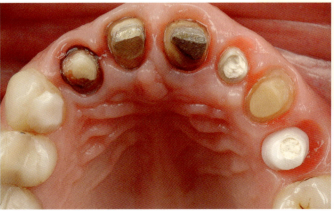
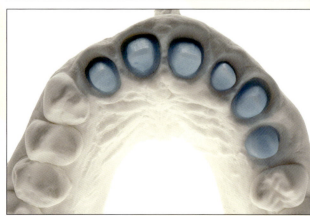

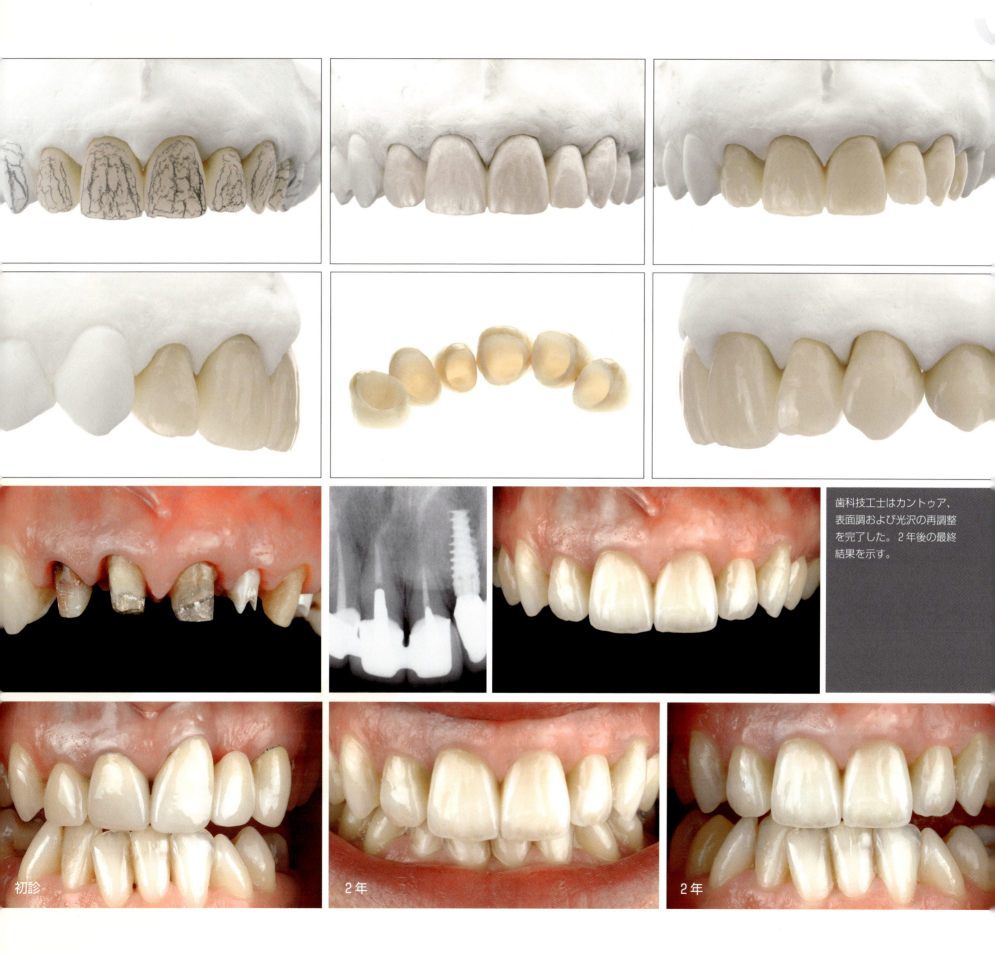

歯科技工士はカントゥア、表面調および光沢の再調整を完了した。2年後の最終結果を示す。

初診　　　2年　　　2年

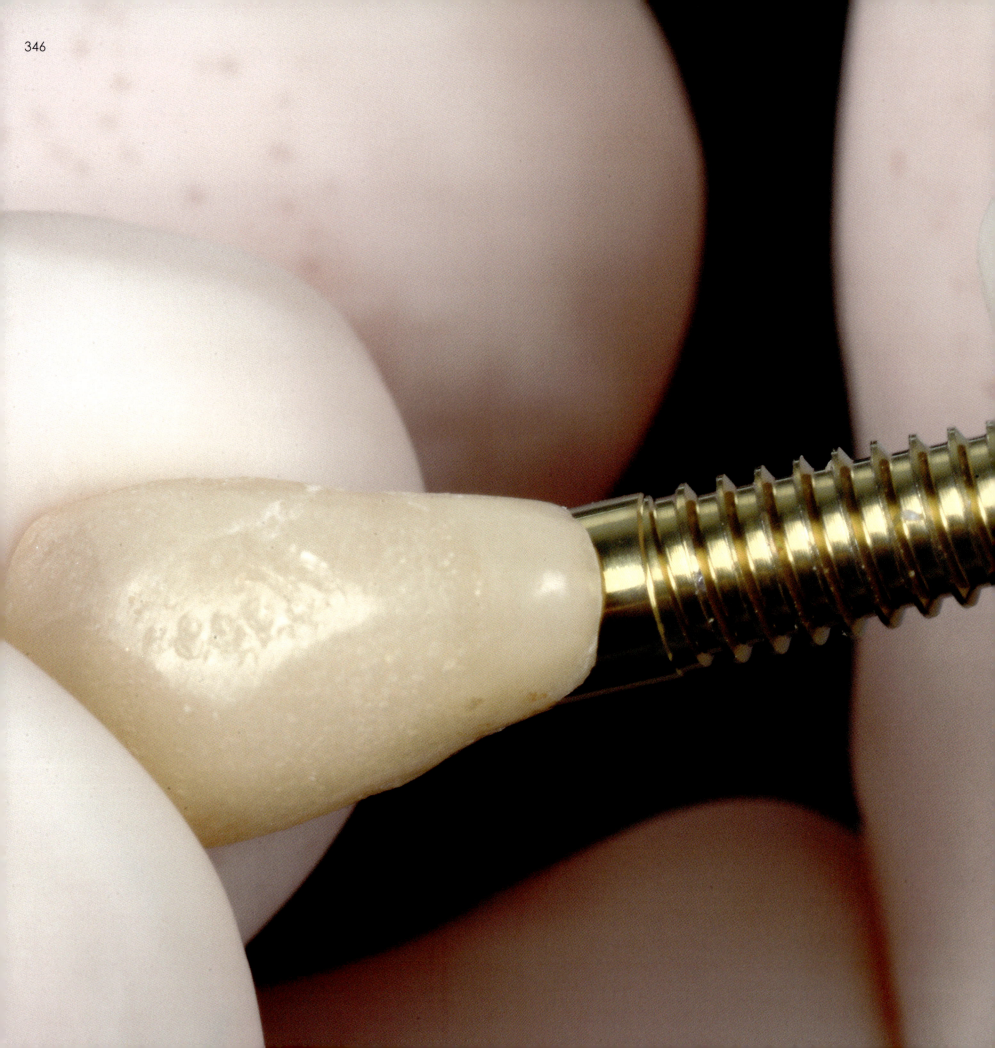

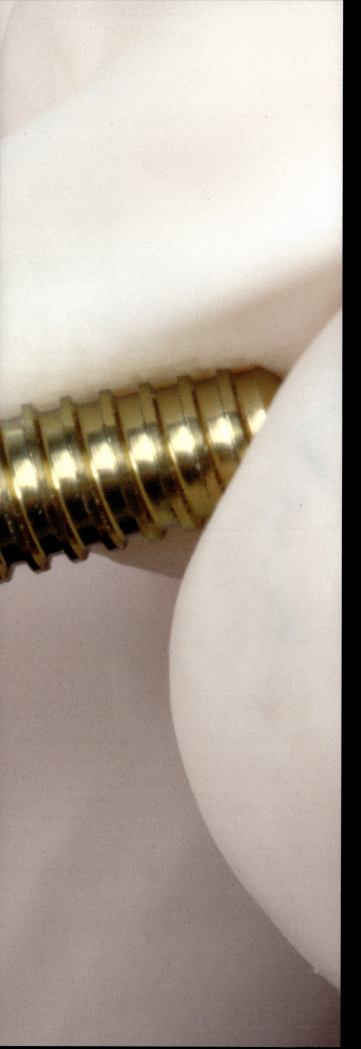

三次元的
エマージェンスプロファイルと
歯の形態

歯とインプラントの修復において狭小なスペースに遭遇した場合、歯科技工士に近遠心スペースを伝達する最良の方法はプロビジョナルレストレーションのピックアップ印象である。プロビジョナルレストレーションのピックアップ印象は、反対側の審美性の確実な複製と最終ジルコニア修復の再構築のために利用できる正確な近遠心スペースを伝達するために選択された。インプラント周囲軟組織のそのままの形態を伝達するためにこのピックアップ印象を選択した。1ピースインプラントでは歯肉縁下のフィニッシュラインとエマージェンスプロファイルをインプラントの埋入当日に作って与えるべきであるが、それは困難である。歯科医師は補綴デザインや歯肉サポートの最終像を視覚化することが重要であるが、1ピースインプラントを埋入した時、インプラントの歯冠部は準備されていない。そこで歯科医師はエマージェンスプロファイルを作り、エマージェンスプロファイルに基づいて支台フィニッシュラインの位置を決定するためインプラントレプリカを利用することができる。通常アバットメントの最終形成は、歯科技工士によって最終コーピングとクラウンにより多くのスペースを確保するよう設計されて行われる。

矯正医より患者を紹介された。備えるべき追加スペースはなかった。3.0×13mmのNobelDirectインプラントを埋入し、プロビジョナルレストレーションをインプラントの上部に適合するように裏装した。

矯正担当：
Domingo Martín

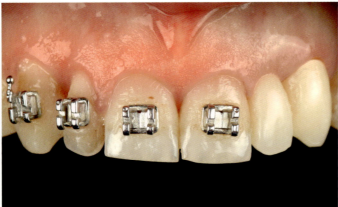
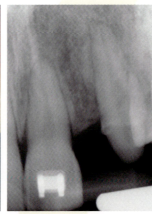
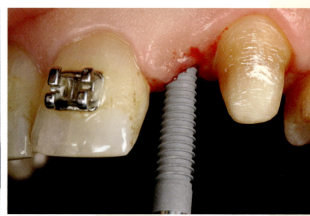
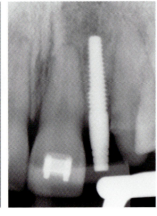
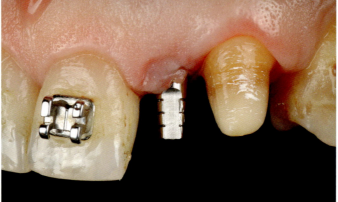
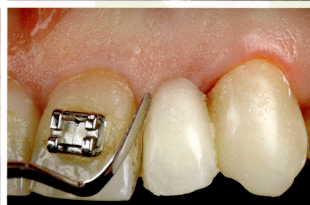

インプラントアバットメントからの理想的なエマージェンスプロファイルを作るためにNobelDirect 3.0のレプリカを使用し、望ましい歯冠形態を実現させた。犬歯のマイナー矯正による調整を可能にするためにプロビジョナルレストレーションを分割した。

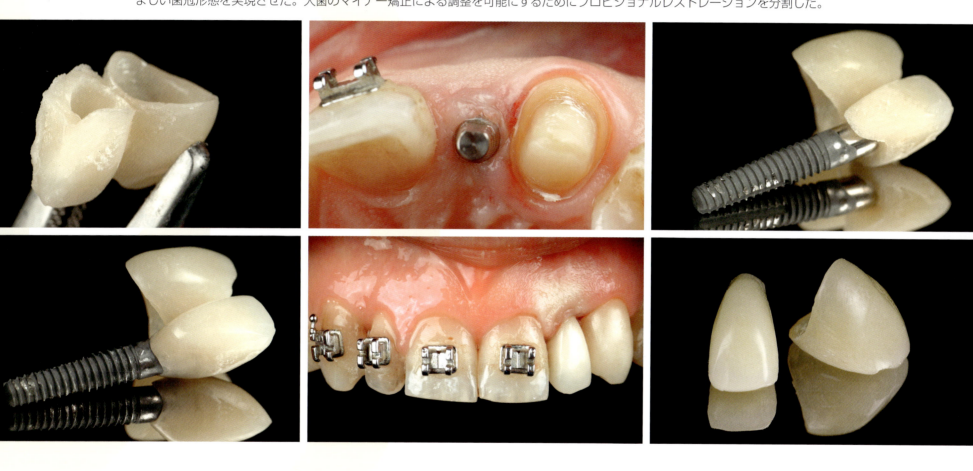

350　矯正治療後6ヵ月、6前歯は保定のために連結された。オルタネイティブテクニックにて最終印象を行った。ダブルコードテクニックを天然歯である|3に用い、|2ではプロビジョナルクラウンのピックアップ印象をするためプロビジョナルクラウンを残した。プロビジョナルクラウンにインプラントレプリカが配置された作業模型用の印象に石膏を注入する。これによって近遠心スペースと同様な最終クラウンの適切な軟組織カントゥアを模型に再現することができた。側切歯のクラウン修復において、さらなるスペースを獲得するためにアクリリックレジンにて形成用コーピングを製作し、バーを用いてインプラントの歯冠部を形成した。

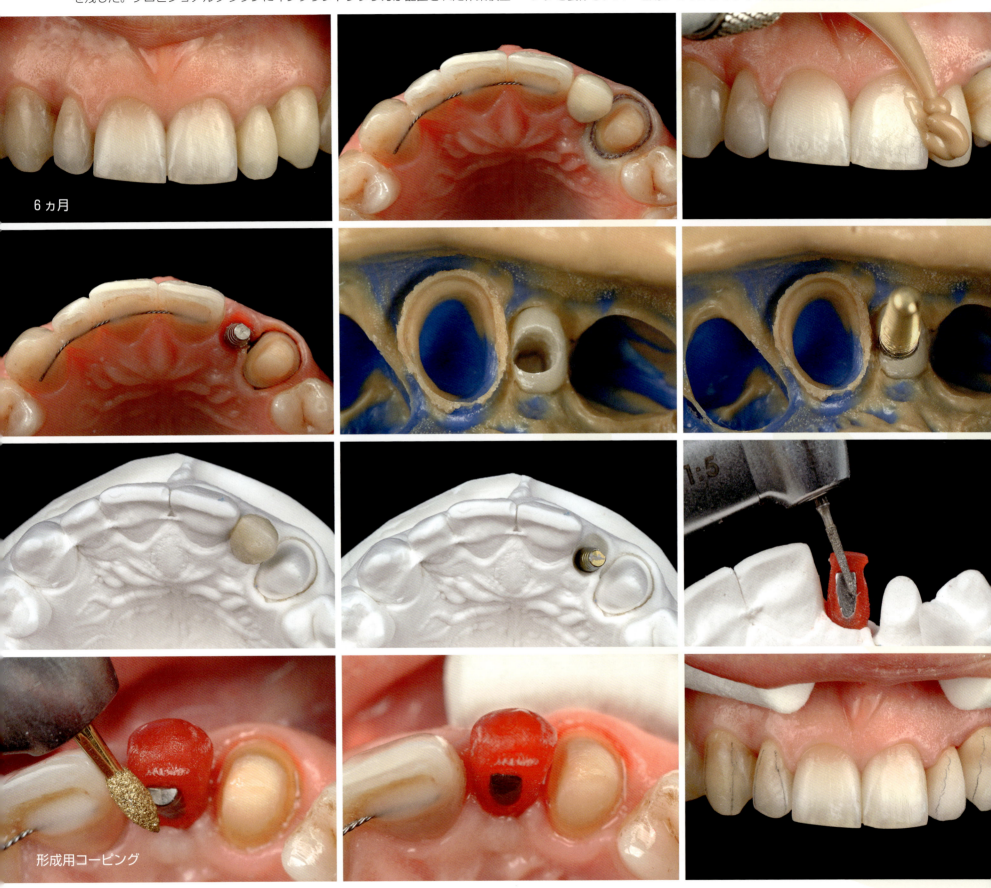

6ヵ月

形成用コーピング

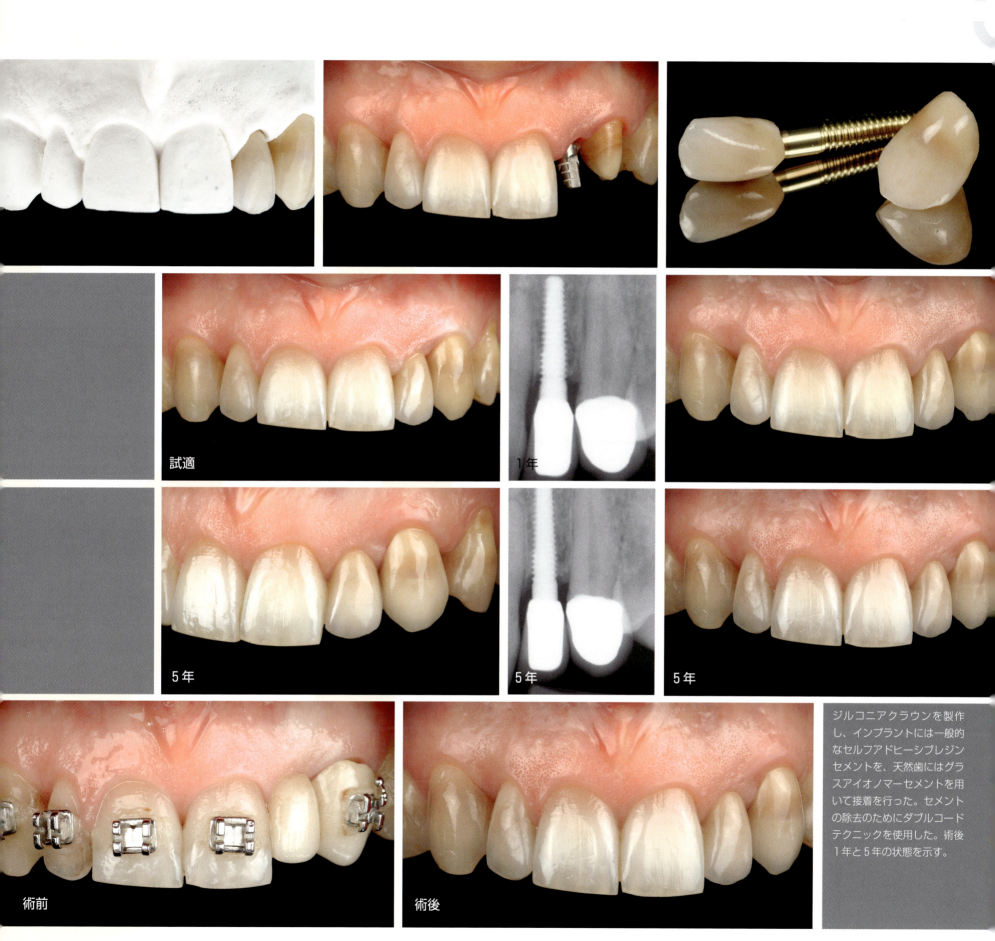

試適

1年

5年

5年

5年

術前

術後

ジルコニアクラウンを製作し、インプラントには一般的なセルフアドヒーシブレジンセメントを、天然歯にはグラスアイオノマーセメントを用いて接着を行った。セメントの除去のためにダブルコードテクニックを使用した。術後1年と5年の状態を示す。

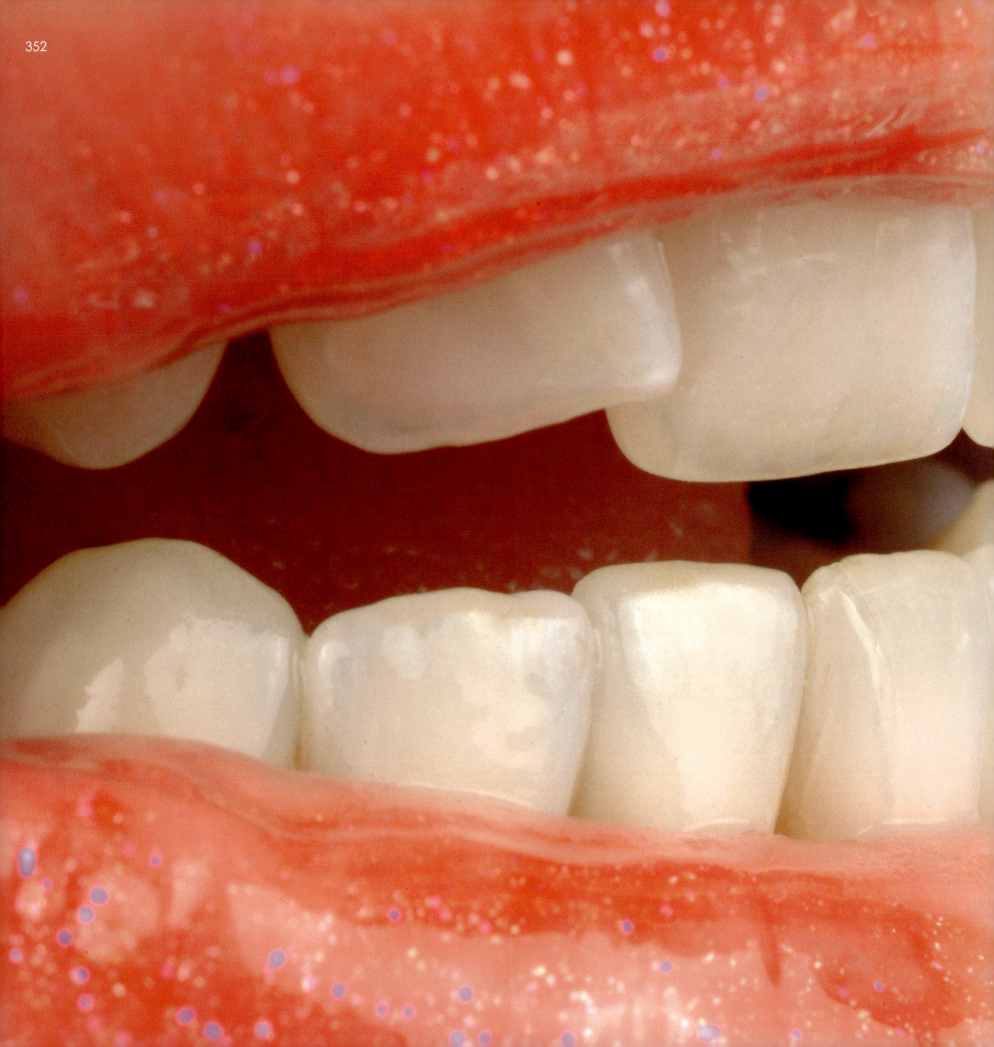
352

色調とコーピングの選択

Research

最終クラウンのマテリアル

インプラント修復における最終マテリアルの選択は物理的および光学的特性に基づくが、実質的には口腔内修復物のロケーションに依存するため、それによって審美性と機能性の要件も異なる[1~3]。前歯部インプラント単冠修復においては周囲の歯列や軟組織状態と完全に調和する必要があるため難題を突き付けられる[4]。そこには一貫性のない結果測定や評価ツールによるシステマティックレビューを通じた解説も若干あるものの、マテリアルの選択プロセスの助けになる臨床的および研究施設での研究も数多くある[5]。

オールセラミックスによるアプローチは自然かつ審美的な結果を得るために有益である[6,7]。単一材料のオールセラミッククラウン、特にリチウム強化型のものは近年、非常に需要が高まっている[8]。しかしながら、前歯部領域内の個々の天然歯の審美的および光学的複雑さ(すなわち、マメロン、透過パターン、色彩層、蛍光性)を完全に模倣し、隣接する歯列でそれらの調和を得るためには、長石系セラミックスを焼付けたカスタマイズレイヤークラウンが必要とされる。高強度セラミックス、特にアルミナとジルコニアはレイヤードクラウンのコーピングマテリアルとして望ましい。

高密度焼結高純度酸化アルミニウム(＞99.9%)セラミックス[1~3]は、610Mpa[9]の曲げ強度を持ち、おもにシングルクラウンのコーピングに使用されている(たとえば、NobelProceraアルミナクラウン)。長期の臨床研究により天然歯上に装着されたアルミナクラウンは非常にすぐれた成功率を実証している[10~13]。Galindoら[13]は、アルミナクラウンの10年間の残存率を95%であると発表した。アルミナはジルコニアよりも透過度が強い[14]ため、審美的要求の厳しい状況下で好ましい[1,2]。

二酸化ジルコニウム(ジルコニア)はその審美的特性によりコア材として機械的特性(曲げ強度で1,000MPaを超える)、生体適合性などいくつかの優位性を有している[15]。歯科においては、高い曲げ強度および変態強化と呼ばれる特徴的な耐クラック性を提供するイットリア安定化正方多結晶の形態で広く一般に使用されている。ジルコニアベースの陶材焼付ブリッジの初期の研究では焼付けた陶材にチッピングの高い発生率を示した[15]。しかしながら、いくつかのシステマティックレビューにより外挿された最近の臨床研究によると、天然歯支持におけるPFMと陶材焼付ジルコニア(PFZ)では臨床的成功率に差がないことを示しながらも、長期観察による研究の必要性を示唆している[16~18]。実践に基づく長期的な研究では、2,000以上の臼歯部PFZとPFMクラウンの平均7.4年の術後追跡において、臨床的残存率に違いを見つけることができなかった[19]。

熱膨張率、弾性率、曲げ強度および破壊靭性係数に関して、適切なベニアリングセラミックスの選択ならびに改変された焼成、および冷却パラメータはPFZ修復において臨床的長期予後を得るための鍵となる[19,20]。前装セラミックスの最適なサポートと信頼性を高めるためのカスタマイズや解剖学的なコーピングデザインは、CAD/CAM技術により簡潔化される[21,22]。また、今後追加されるベニアリング材料も将来は一般的になるかもしれない[23]。

NobelProcera[24]のような、特にマルチユニットインプラント支持修復物において、従来の製作法を大幅に上回るすぐれた最新のラボベースのCAD/CAMシステムによって適合精度の向上も達成されている[25,26]。

長期にわたる臨床でのインプラント支持のオールセラミッククラウンの性能はさらなる科学的検証が必要であるが、特に前歯部領域ではその審美性から有望と思われる。

参考文献

1. Blatz MB. Long-term clinical success of all-ceramic posterior restorations. Quintessence Int 2002;33:415–426.

2. Sadan A, Blatz MB, Lang B. Clinical considerations for densely sintered alumina and zirconia restorations: Part 1. Int J Periodontics Restorative Dent 2005;25:213–219.

3. Sadan A, Blatz MB, Lang B. Clinical considerations for densely sintered alumina and zirconia restorations: Part 2. Int J Periodontics Restorative Dent 2005;25:343–349.

4. Sadan A, Blatz MB, Bellerino M, Block M. Prosthetic design considerations for anterior single-implant restorations. J Esthet Restor Dent 2004;16:165–175.

5. Martin WC, Pollini A, Morton D. The influence of restorative procedures on esthetic outcomes in implant dentistry: A systematic review. Int J Oral Maxillofac Implants 2014;29(suppl):142–154.

6. Jung RE, Sailer I, Hämmerle CH, Attin T, Schmidlin P. In vitro color changes of soft tissues caused by restorative materials. Int J Periodontics Restorative Dent 2007;27:251–257.

7. Büchi DL, Sailer I, Fehmer V, Hämmerle CH, Thoma DS. All-ceramic single-tooth implant reconstructions using modified zirconia abutments: A prospective randomized controlled clinical trial of the effect of pink veneering ceramic on the esthetic outcomes. Int J Periodontics Restorative Dent 2014;34:29–37.

8. Pieger S, Salman A, Bidra AS. Clinical outcomes of lithium disilicate single crowns and partial fixed dental prostheses: A systematic review. J Prosthet Dent 2014;112:22–30.

9. Zeng K, Oden A, Rowcliffe D. Flexure tests on dental ceramics. Int J Prosthodont 1996;9:434–439.

10. Oden A, Andersson M, Krystek-Ondracek I, Magnusson D. Five-year clinical evaluation of Procera AllCeram crowns. J Prosthet Dent 1998;80:450–456.

11. Odman P, Andersson B. Procera AllCeram crowns followed for 5 to 10.5 years: A prospective clinical study. Int J Prosthodont 2001; 14:504–509.

12. Fradeani M, D'Amelio M, Redemagni M, Corrado M. Five-year follow-up with Procera all-ceramic crowns. Quintessence Int 2005; 36:105–113.

13. Galindo ML, Sendi P, Marinello CP. Estimating long-term survival of densely sintered alumina crowns: A cohort study over 10 years. J Prosthet Dent 2011;106:23–28.

14. Costello RV, Thompson J, Sadan A, Burgess JO, Blatz MB. Light transmission of high-strength ceramics with four curing lights. J Dent Res 2004;83(special issue A):1813.

15. Komine F, Blatz MB, Matsumura H. Current state of zirconia-based fixed restorations. J Oral Sci 2010;52:531–539.

16. Larsson C, Wennerberg A. The clinical success of zirconia-based crowns: A systematic review. Int J Prosthodont 2014;27:33–43.

17. Wang X, Fan D, Swain M, Zhao K. A systematic review of all-ceramic crowns: Clinical fracture rates in relation to restored tooth type. Int J Prosthodont 2012;25:441–450.

18. Takeichi T, Katsoulis J, Blatz MB. Clinical outcome of single porcelain-fused-to-zirconium dioxide crowns: A systematic review. J Prosthet Dent 2013;110:455–461.

19. Ozer F, Mante FK, Chiche G, Saleh N, Takeichi T, Blatz MB. A retrospective survey on long-term survival of posterior zirconia and porcelain-fused-to-metal crowns in private practice. Quintessence Int 2014;45:31–38.

20. Blatz MB, Bergler M, Ozer F, Holst S, Phark JH, Chiche GJ. Bond strength of different veneering ceramics to zirconia and their susceptibility to thermocycling. Am J Dent 2010;23:213–216.

21. Rosentritt M, Steiger D, Behr M, Handel G, Kolbeck C. Influence of substructure design and spacer settings on the in vitro performance of molar zirconia crowns. J Dent 2009;37:978–983.

22. Larsson C, El Madhoun S, Wennerberg A, Vult von Steyern P. Fracture strength of yttria-stabilized tetragonal zirconia polycrystals crowns with different design: An in vitro study. Clin Oral Implants Res 2012;23:820–826.

23. Taguchi K, Komine F, Fushiki R, Blatz MB, Kamio S, Matsumura H. Fracture resistance of single-tooth implant-supported zirconia-based indirect composite-layered molar restorations. Clin Oral Implants Res 2014;25:983–991.

24. Limkangwalmongkol P, Chiche GJ, Kee E, Blatz MB. Comparison of marginal fit between all-porcelain margin vs alumina supported margin on Procera alumina crowns. J Prosthodont 2009;18:162–166.

25. Katsoulis J, Mericske-Stern R, Rotkina L, Zbaeren C, Enkling N, Blatz MB. Precision of fit of implant-supported screw-retained 10-unit computer-aided-designed and computer-aided-manufactured frameworks made from zirconium dioxide and titanium: An in vitro study. Clin Oral Implants Res 2014;25:165–174.

26. Katsoulis J, Mericske-Stern R, Yates D, Izutani N, Enkling N, Blatz MB. In-vitro precision of fit of computer-aided design and computer-aided manufacturing titanium and zirconium dioxide bars. Dent Mater 2013;29:945–953.

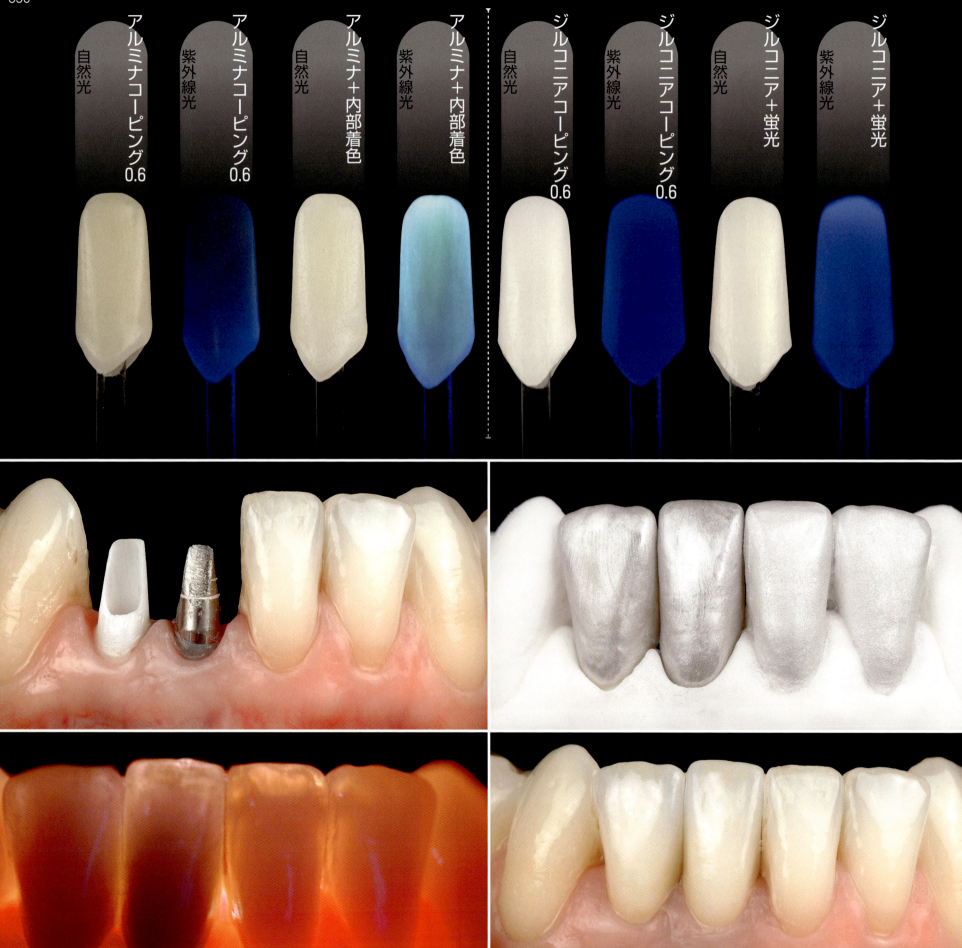

最終クラウンのマテリアルは、天然歯を厳密に模倣する必要性のある修復物において光学特性を向上させるコア構造を基に選択する。コーピングは必要に応じて基礎構造を覆うか、もしくは基礎となる支台歯色を修復物にて補完する必要があるか、そのどちらかの特性により選択される。ジルコニアは強度、厚み、色、半透明性によりその汎用性だけでなく、その固有の明るさや浸漬により蛍光性を付加できることからも有利なコーピング材料である。

アルミナ、ジルコニアなどのセラミックコーピングマテリアルは製作目標とするクラウンの色調や咬合スペースおよびアバットメントの色に基づいて選択する。ジルコニアは通常、暗い支台歯色を遮蔽するために選択され、コーピングの厚さは支台歯色を遮蔽するためには約0.6mm以上が不可欠である。アルミナは高い透過性や支台歯との色調にブレンドできるように0.4mmの薄いコーピングとして使用する。2名の患者の症例を提示する。前者は3.0mmのNobelDirect 1 ピースインプラントの暗いチタンの色を覆うために（0.6mm厚）ジルコニアコーピングクラウンが必要で、後者は理想的な蛍光ジルコニアアバットメントが製作されていたが、コーピングの透明感を高め、支台歯と色調をブレンドするためにアルミナコーピングを選択した。

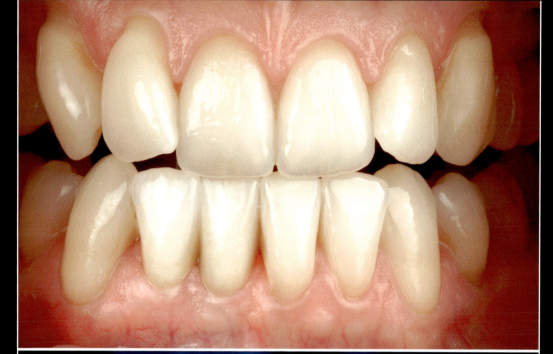
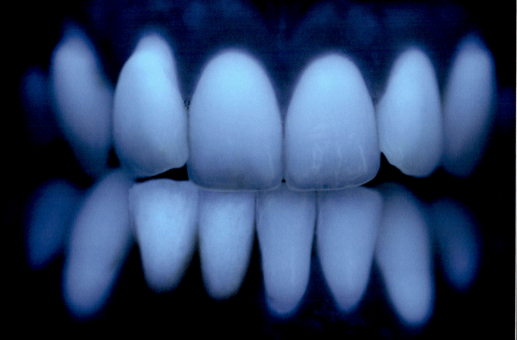
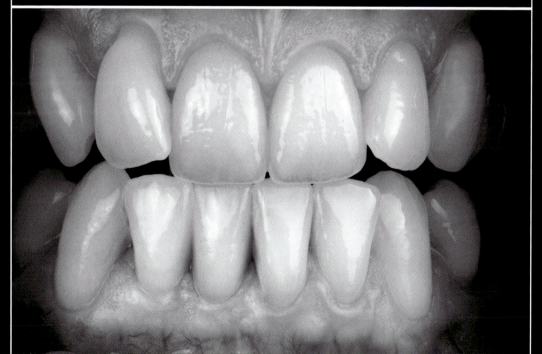

ジルコニア コーピング

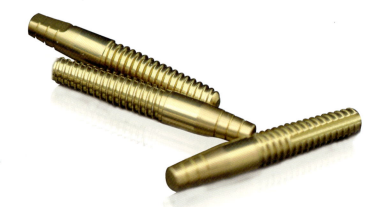

|̄1は歯周病により予後不良であった。抜歯を行い、失われた骨量を補償するためにCTGを行った。3ヵ月後、歯槽堤は成熟し、プロビジョナルクラウンとともにNobelDirect 3.0×13mmのインプラントを埋入した。十分な軟組織ボリュームが確保できていたためCTGの必要はなかった。インプラントの支台部はインプラントアナログの挿入を可能にするために形成は行わず、インプラント埋入のための正確なエマージェンスプロファイルの追加や歯肉縁下のフィニッシュラインの調整を行った。

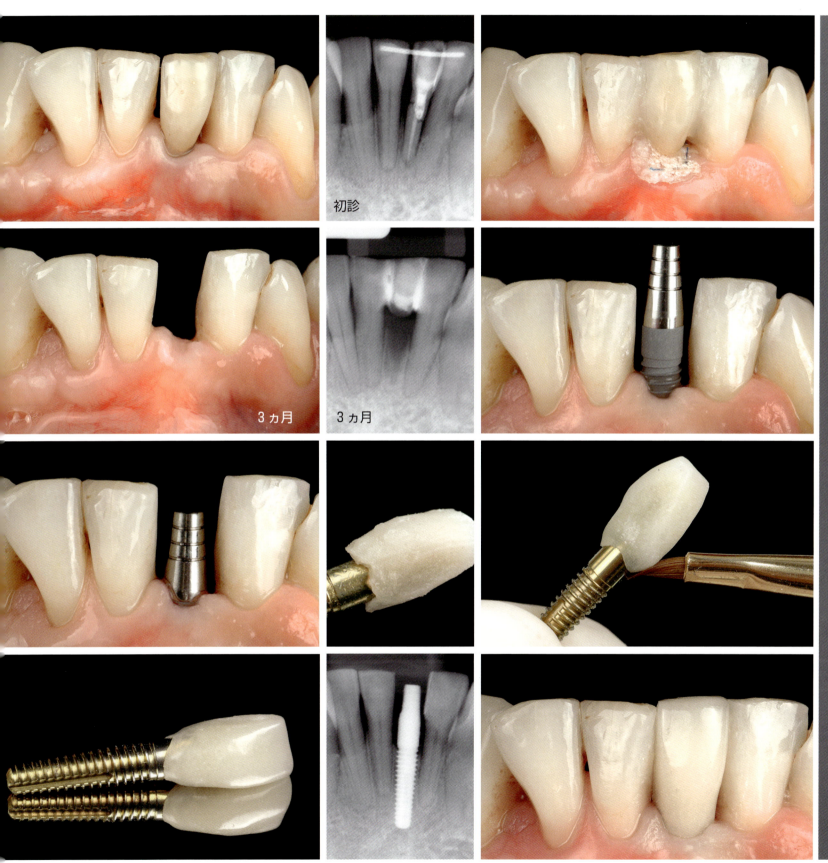

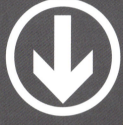

治癒後3ヵ月、インプラントは一体化し、ラボサイドへ確立されたフィニッシュラインやエマージェンスプロファイルを伝達するためにシリコーン印象材にてプロビジョナルレストレーションのピックアップ印象を行った。

最終コーピングとクラウンを設計するために複製モデル上にてシリコーンマトリックスを製作した。コーピングとポーセレンのための既存のスペースが少なかったので、支台部を削合する必要があった。暗い金属支台色を遮蔽しながら隣在歯と調和させるため0.6mmのジルコニアコーピングを選択した。歯科技工士はセルフキュアのアクリリックレジンを用いて形成用コーピングを製作した。エマージェンスプロファイルは作業用石膏模型を製作し、隣在歯との歯肉の高さが調和するように改良した。支台部は形成用コーピングを使って口腔内にて削合し、0.6mmコーピングを用いたPFZクラウンはビスケットベイク段階で試適を行った。

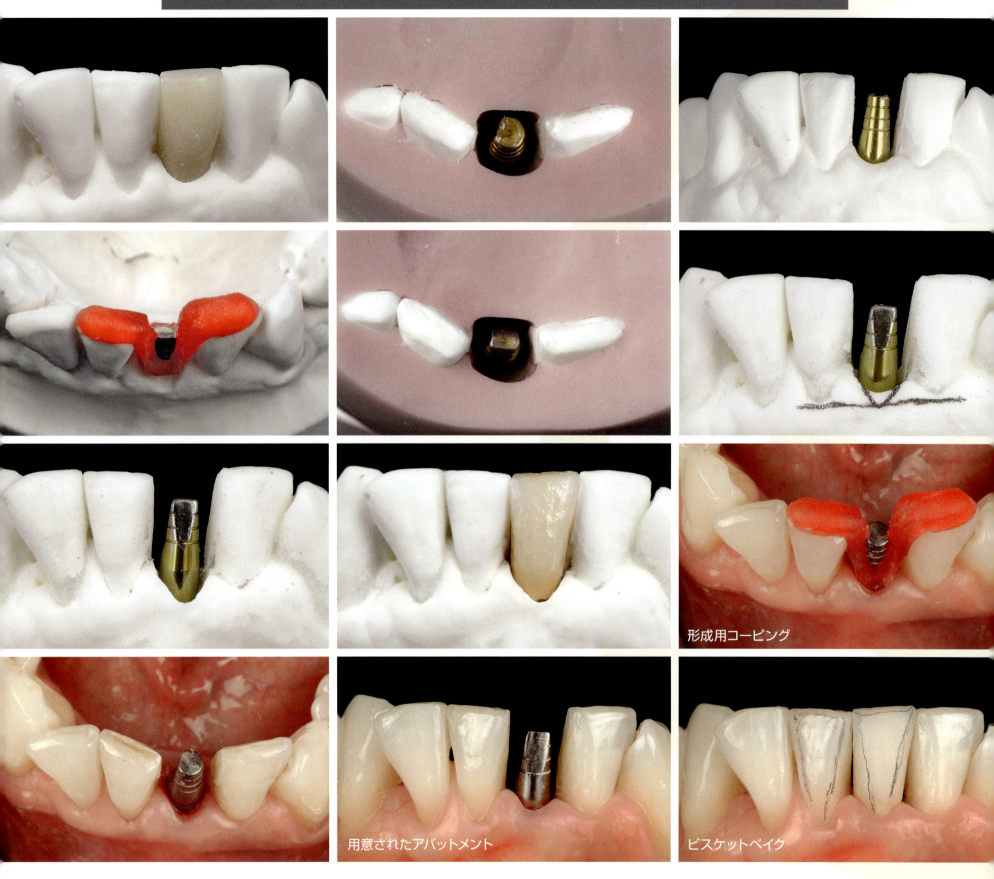

形成用コーピング

用意されたアバットメント

ビスケットベイク

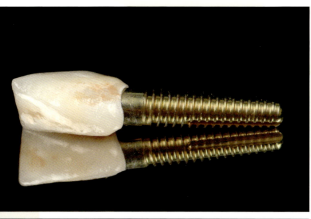
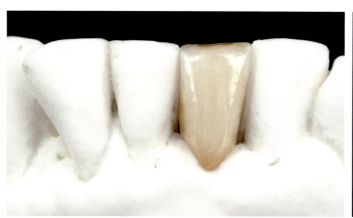
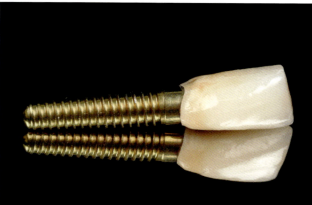

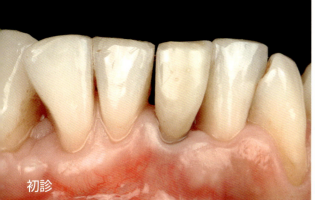
初診
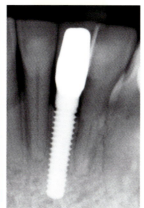
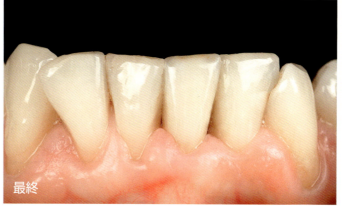
最終
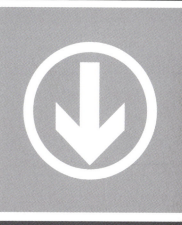

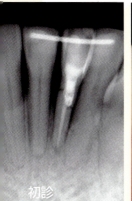
初診
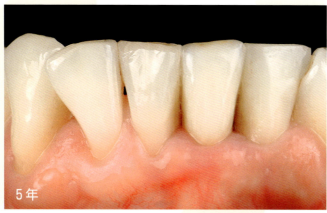
5年
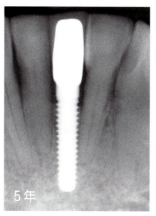
5年

最終ジルコニアクラウンを調整して完成させ、一般的な自己接着性レジンセメントでインプラントに接着した。歯間乳頭の高さが経時的に減少しており、隣在歯とインプラントが近接している影響がみられる。マスキング能力と明度の点において、クラウンは調和している。

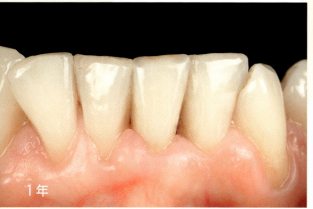
1年
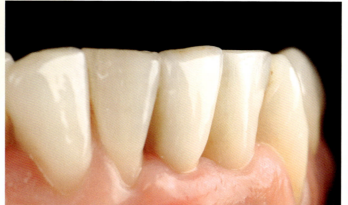
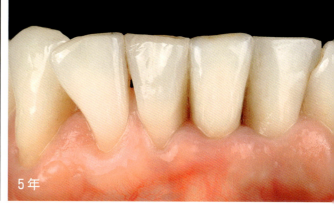
5年

アルミナコーピング

緻密な焼結アルミナコーピングは光の反射と透過の特性により支台歯との色調のブレンドを目的とする場合、最高のマテリアルの1つである。
アルミナコーピングの厚さは支台歯との色調のブレンドを最大限にし、審美的な調和を得るために通常0.4mmで製作する。

患者は|1インプラントのクラウンが破折していた。インプラントは陶材を焼付けたアバットメントがスクリュー固定され、上部に陶材冠がセメント合着されていた。インプラント周囲組織が灰色がかった外観になっており、適切な軟組織の厚さも欠如していたため、結節からのCTGを修復物とインプラントの接続部に配置した。歯槽頂からトンネルテクニック（crestal tunnel incision technique）を行い、外科初日から審美性を患者に提供するために同じアバットメントを使用しアクリルクラウンを装着することで暫間的解決とした。6ヵ月の組織治癒後、シリコーン印象により最終ジルコニアアバットメントと、それに対応するプロビジョナルクラウンを製作した。

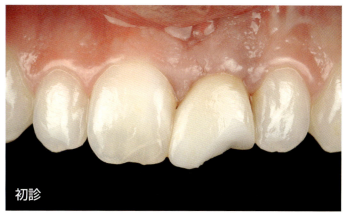

初診

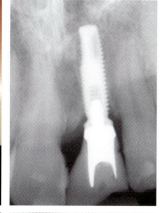

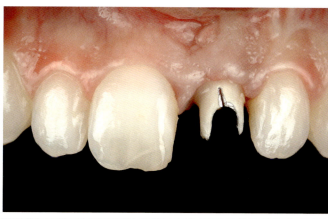

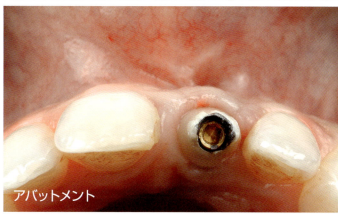

アバットメント

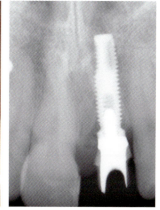

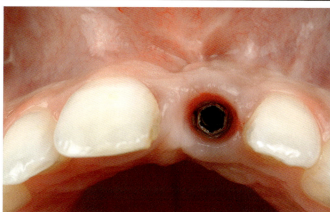

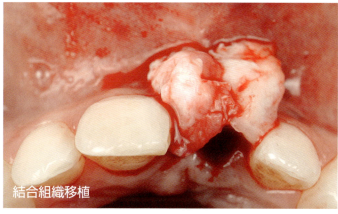

結合組織移植

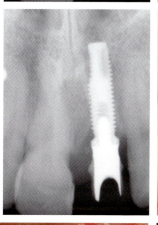

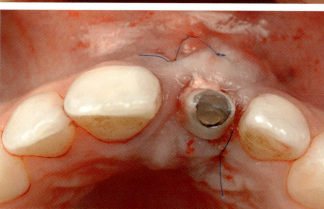

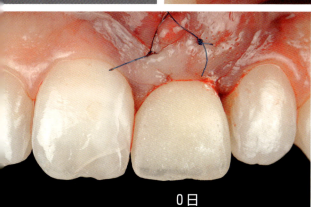

0日

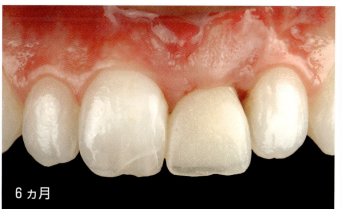

6ヵ月

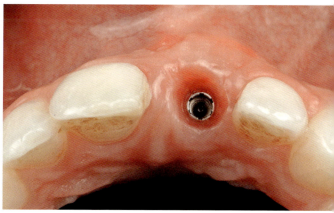

製作した蛍光性ジルコニア最終アバットメントを対応するプロビジョナルクラウンとともに患者に提供した。1ヵ月後、プロビジョナルレストレーション周囲軟組織のスキャロップは隣在歯の軟組織カントゥアと調和が得られなかった。プロビジョナルクラウンのピックアップ印象により隣在歯の軟組織形態を作業模型に移行する。それを達成するためにクラウンを外し、アバットメントを緩めた。ピックアップ印象内のクラウン‐アバットメント‐アナログの複合体に石膏注入を行うためにラボにてインプラントアナログを接合した。結果として、軟組織形態を整える目的でインプラントアナログ周囲の模型製作を行うための重要な情報と臨床的状況が作業模型に正確に提供された。模型の製作により軟組織の状態を理想化するとき、アバットメントのフィニッシュラインは望ましい歯肉溝の深さより歯冠側に位置していた。より良い歯肉サポートとエマージェンスプロファイルの形態を得るためにフィニッシュラインを根尖側に形成した。形成されたフィニッシュラインとプロビジョナルレストレーションの間にできた空隙をアクリルで充填し裏装することによってフィニッシュラインを根尖側に延長した。

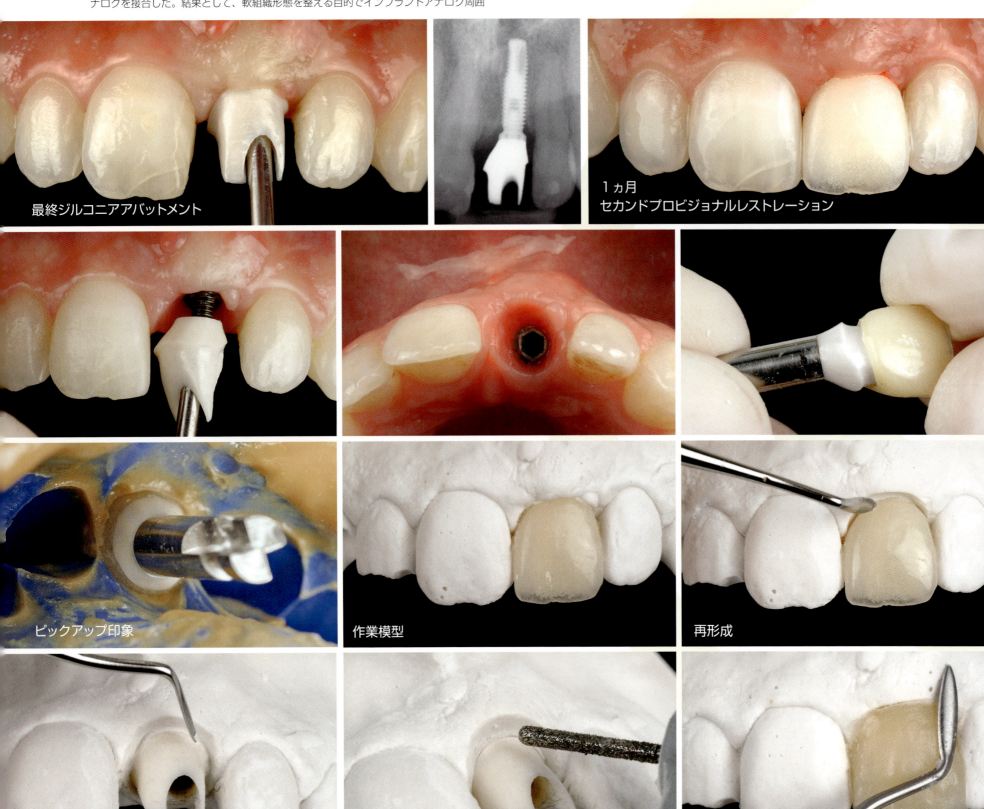

裏装されたプロビジョナルレストレーションの歯肉面を研磨し、移行部は段差のない滑沢な表面とすることで調和を得た。アバットメントをインプラントに再度スクリュー固定し、プロビジョナルレストレーションの仮着を行うことで軟組織圧とサポートの改善が得られた。3ヵ月後にはインプラント周囲と隣接天然歯における軟組織カントゥアの対称性が確認できた。最終クラウンにはアルミナコーピングを選択した。高い半透明性により対応する蛍光性アバットメントとより良い調和を得ることができる。蛍光性最終アバットメントと歯冠修復の光学的特性は紫外線光（UV）および自然光の下で明らかに良好である。5年間の追跡調査において理想化された軟組織形態は安定している。

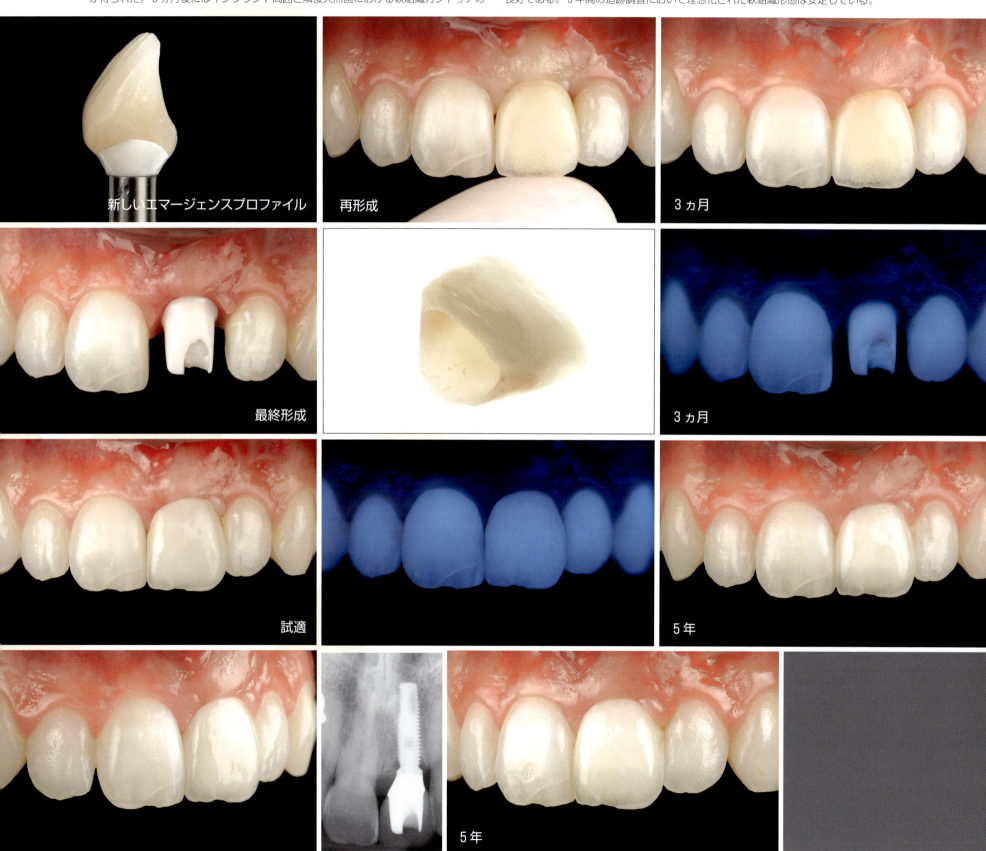

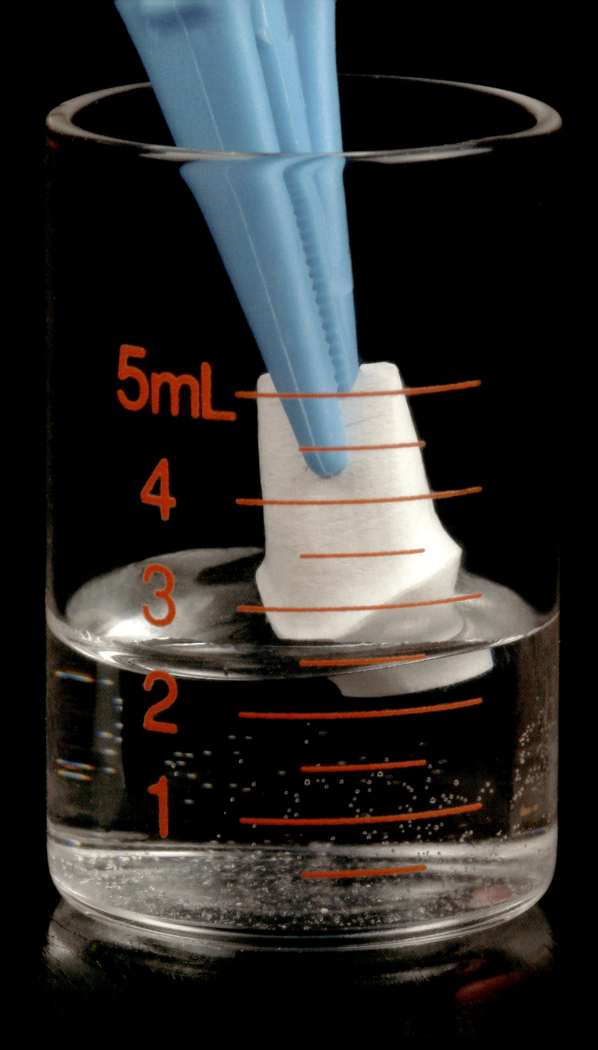

アバットメント素材の選択

単独歯インプラントクラウン周囲の軟組織の評価において、参考歯とインプラント周囲の軟組織の色調がマッチングしたケースは3分の1以下であった。別の研究では、オールセラミックスによるインプラントアバットメントおよびクラウンは従来の金属合金よりも隣在歯とすぐれた軟組織色調の調和を提供することが明らかにされている。ジルコニアは高い強度とすぐれた生体適合性を有し、インプラントのアバットメント素材として好適であると示されている。従来からのジルコニアの欠点は、費用が割高なことと色調や蛍光性に関する光学特性が好ましくないことである。

審美的成功および歯科インプラント修復の周りに「グレーゾーン」を回避するための臨床ガイドラインに影響を及ぼすいくつかの項目をまとめると、5つの項目に分類することができる。

（1）機能的かつ審美的な長期にわたるインプラントの成功のために三次元的インプラント埋入を行う
（2）軟組織の厚みによりインプラント修復接合部を遮蔽する
（3）生体適合性、組織の安定性、色調、透光性および蛍光性を改善するためのアバットメント素材の選択により周囲の組織との完全な調和を得る
（4）天然歯を模倣したクラウン修復
（5）最終結果に大きな影響を与える可能性があるリップライン

天然歯固有の光学特性、特に蛍光性を模倣することは究極の修復や軟組織の審美を求めるための理想的なインプラント補綴の構成要素とクラウンの材料の基本である。

単純ではあるが本質的な基準はインプラントの位置を天然歯があった位置、もしくは理想な位置に可及的に近づけることである。インプラントの中心に沿う長軸に線を引き修復歯方向に延長した場合、その線はこれから製作される修復歯切縁の中心を通ることが望ましい。クラウンとインプラント体の三次元的な大きなズレは、劣悪で不安定な最終結果をもたらすだろう。

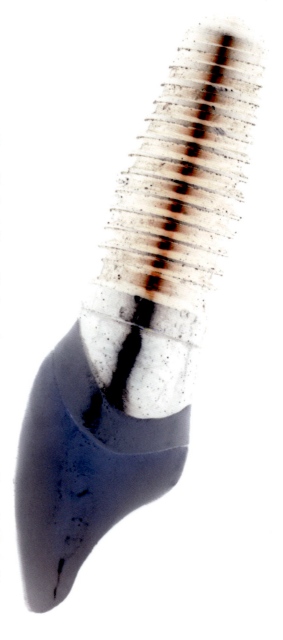

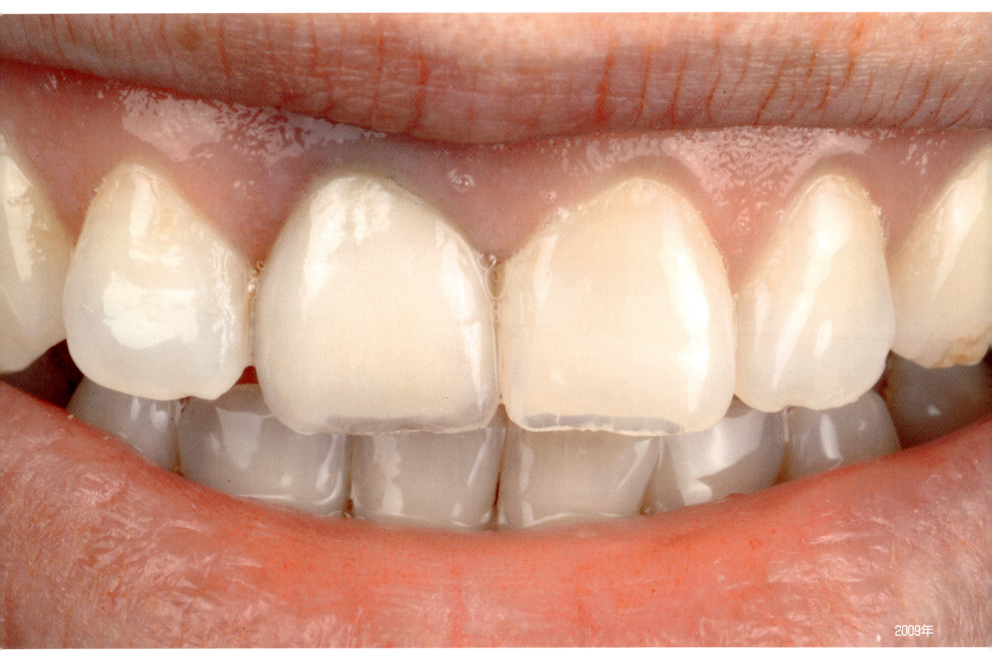

硬・軟組織の移植などによる増大をせず、1⏌の抜歯後にインプラントを即時埋入した。改変された金属のアバットメントを製作し、1999年に最終修復物を装着した。術後10年に撮影されたスマイル写真によりインプラント修復周囲の軟組織に灰色がかった外観が確認された。

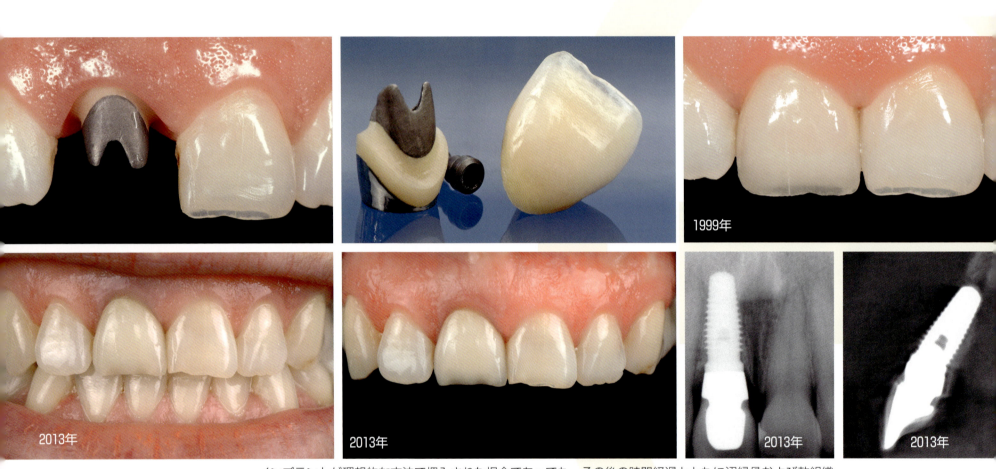

インプラントが理想的な方法で埋入された場合であっても、その後の時間経過とともに辺縁骨および軟組織の再吸収によって審美的結果が損なわれることがある。本症例では装着後14年、周囲軟組織に金属アバットメントによる不利な金属色の露出が生じていることが確認できる。

このような経過を防止するには、インプラント埋入において遅延および即時にかかわらず全症例で組織の厚さを最大化することが賢明である。事実、インプラント周囲組織を改善するにはCTGの必要性がある。

厚いインプラント周囲軟組織はインプラント - アバットメント - クラウンの接合部を遮蔽し、インプラント周囲や隣在歯周囲の軟組織と色調を良好に調和させる。

14年前に装着した症例の経過を示す。当時、歯肉と修復物に最適な一体化を得るためUCLAタイプのPFMアバットメントを製作した。その後、骨吸収とともに軟組織が薄く変化し、スマイル時にはアバットメントの金属色と上唇のアンブレラエフェクトによる周囲組織の暗い外観を引き起こした。

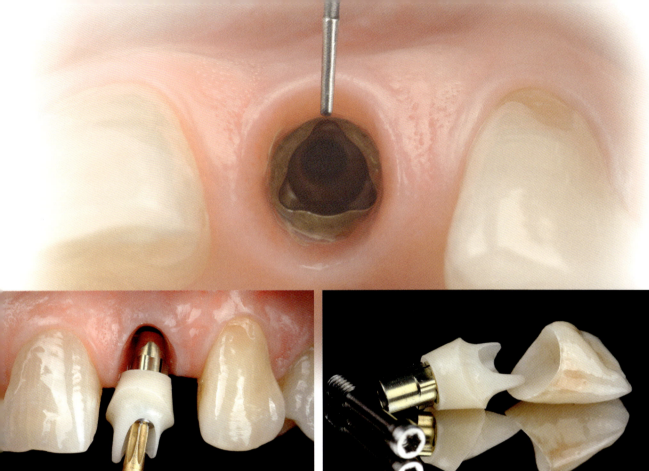
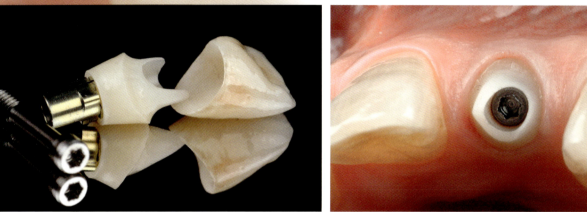
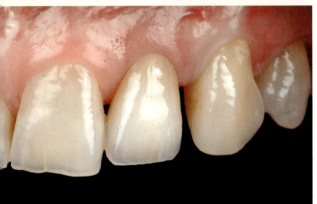
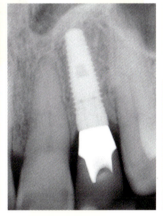
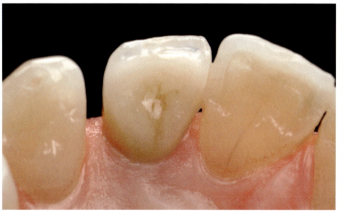

唇側の軟組織の厚みが薄く1mm未満であったので、着色されたジルコニアアバットメントを装着した。このアプローチにより十分な軟組織サポートと豊隆とを合わせて満足な結果が得られた。

着色されたジルコニアアバットメントは異なるシェードの範囲において従来の白色ジルコニア以上に審美的成果を向上させる。しかしながら、薄い軟組織の状況下で蛍光性は見た目の色調よりも大きな役割を果たし得る。
組織の厚さとアバットメント素材の選択のためのいくつかの基本的なガイドラインは次のとおりである。

- 軟組織の厚みが3〜4mm以上ある場合、チタンまたはジルコニアアバットメントのどちらを使用しても審美的影響はない
- 3mm未満の薄い軟組織ではCTGもしくはジルコニアアバットメントの適用のどちらかが必要となる
- デンティン（象牙質）色アバットメントが有用である

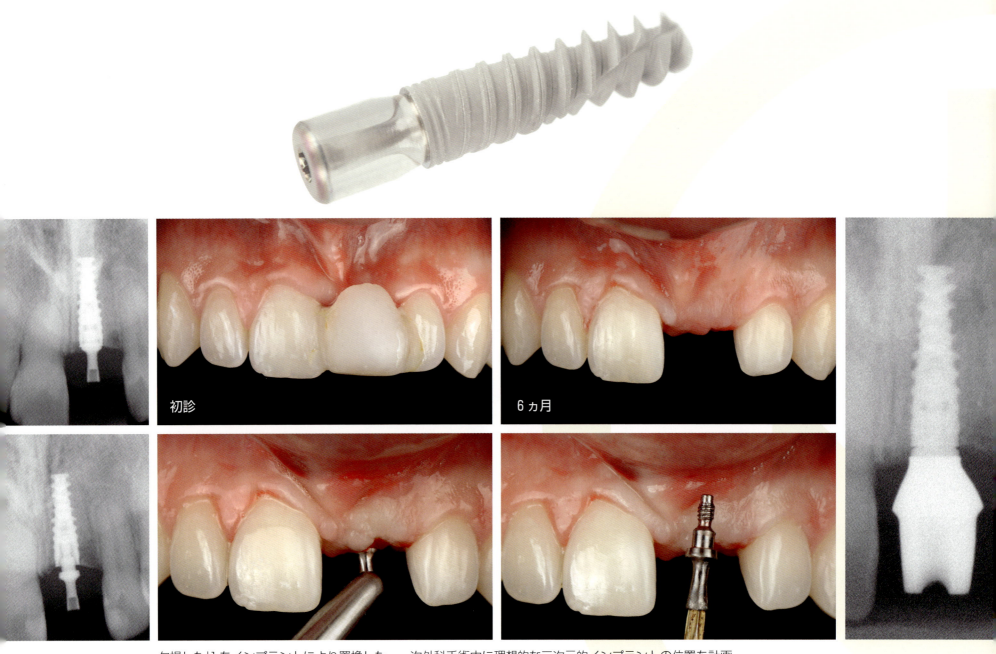

欠損した|1をインプラントにより置換した。一次外科手術中に理想的な三次元的インプラントの位置を計画し、軟組織の厚みを増加させるために上顎結節から採取したCTGをより歯冠側に縫合することができるように、5mmのストレートヒーリングアバットメントとともにインプラント(NobelActive 3.5×13mm)を埋入した。写真は増大された術後6ヵ月の欠損歯槽堤。十分に厚い軟組織が確認できる。

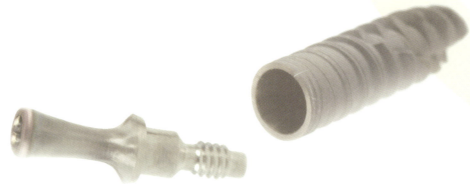

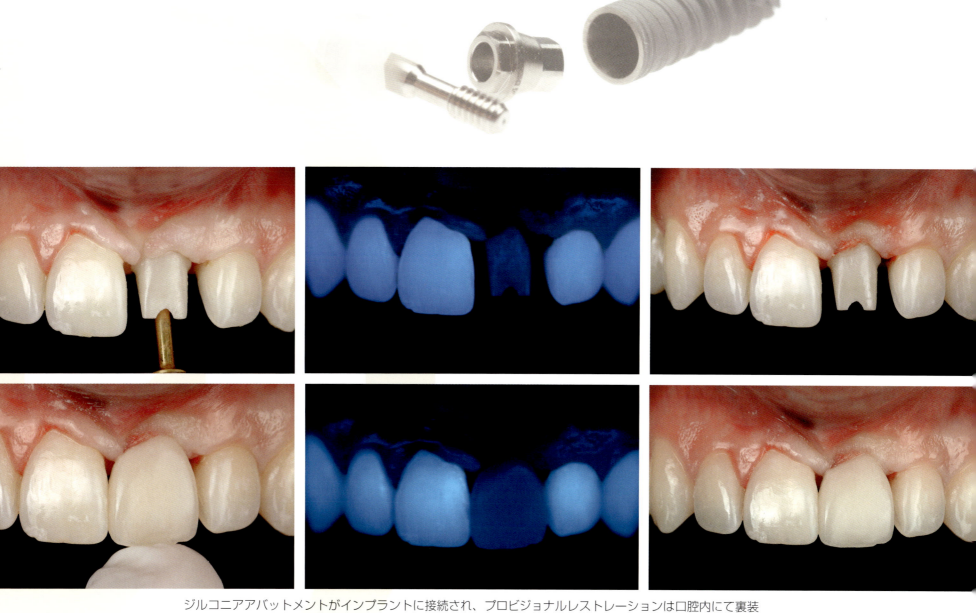

ジルコニアアバットメントがインプラントに接続され、プロビジョナルレストレーションは口腔内にて裏装し、補綴段階の初日に仮着セメントで装着した。アバットメントがネジ止めされる際、接合部に最大負荷がかかる状況となり、また軟組織を大きく移動させるためにもジルコニアアバットメントには金属による接合が好ましい。異なる光条件（自然光と紫外線光）がこの素材の光学的欠点（特に自然な蛍光性の不足）を示している。

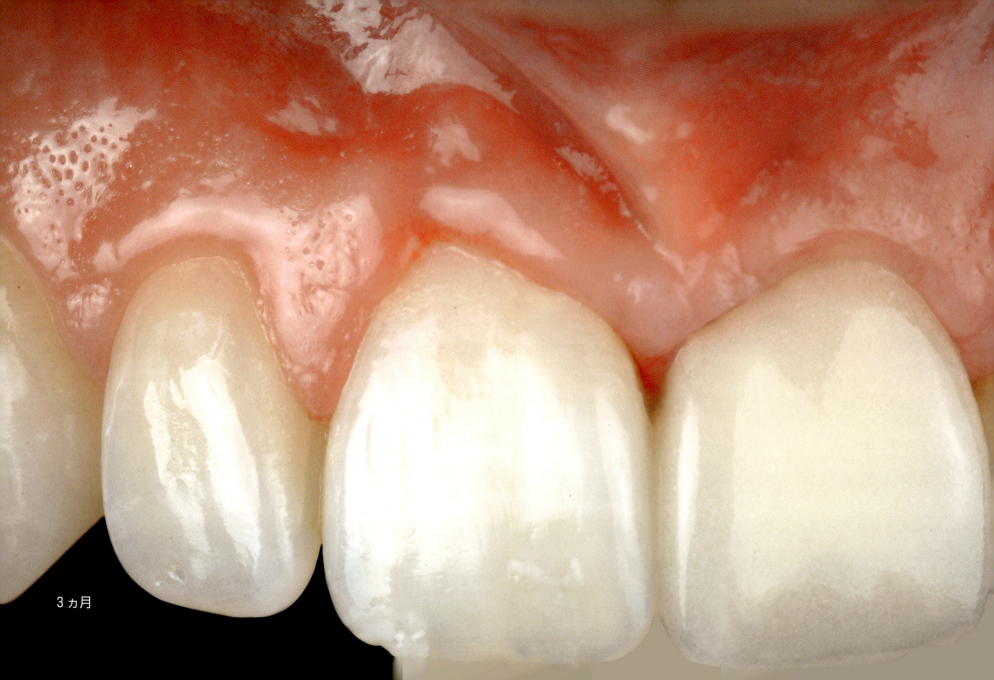

3ヵ月

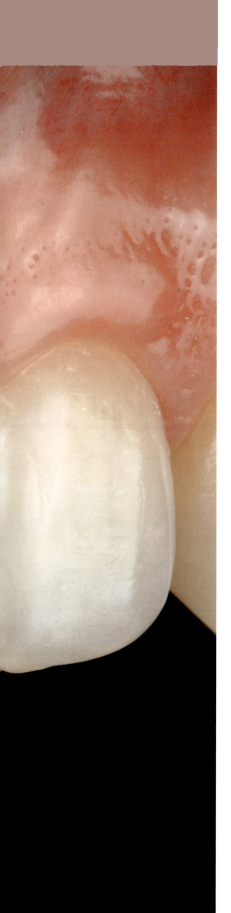
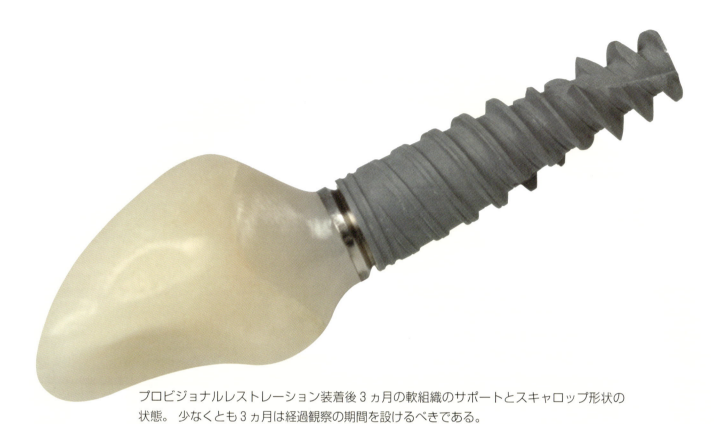

プロビジョナルレストレーション装着後3ヵ月の軟組織のサポートとスキャロップ形状の状態。少なくとも3ヵ月は経過観察の期間を設けるべきである。

このページの画像は偏光フィルタによる天然歯の断面を示している。

審美修復歯科学における目標は、天然歯の光学的特性を模倣することである。近年の焼付陶材やセラミックコーピング材料は天然歯の透明感、色調（色相、彩度、明度）、蛍光性およびオパール効果などの光学的特性を模倣することを目指している。これらの特性は修復物自体のためだけでなく、修復物と歯肉界面での「シャドーイング効果」を減らし、より健康的に見える歯肉構造を提供する。実際に口腔内に溶け込むような修復物の製作は十分に設計された補綴カントゥアと自然感、周囲軟組織との健全な調和から始まる。

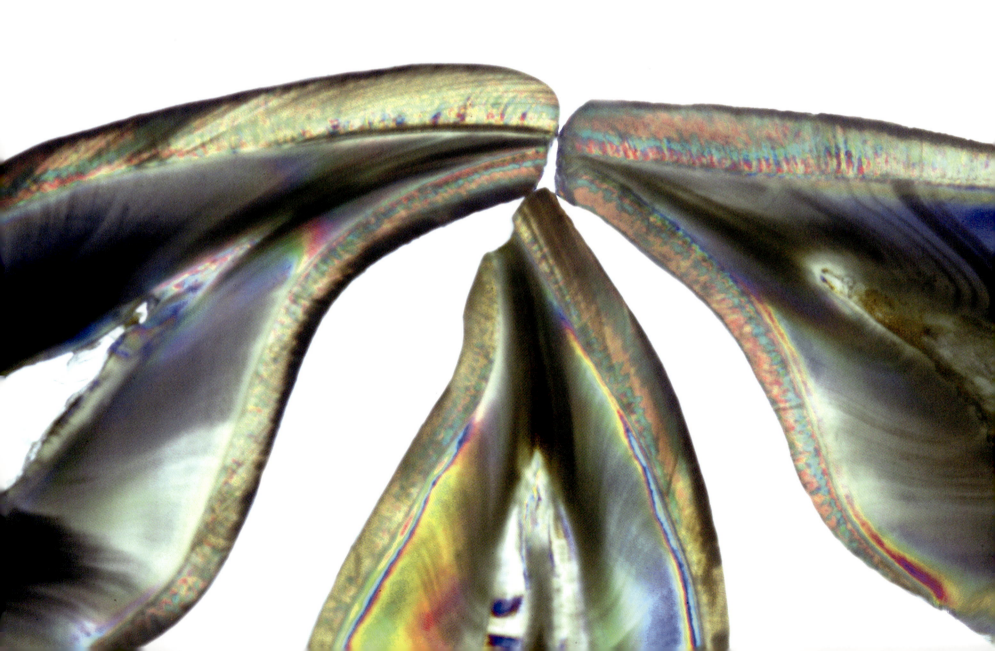

さまざまな照明条件下における歯の特徴を示す。天然歯は一定の蛍光性を持ち、それは紫外線光にさらされた際に可視光を放出することを意味する。しかしながら、この特徴の重要性が修復歯科材料において大いに見過ごされている。蛍光性は修復物に活力を与え、さまざまな照明条件下で歯と修復材との条件等色効果を最小限に抑える効果がある。

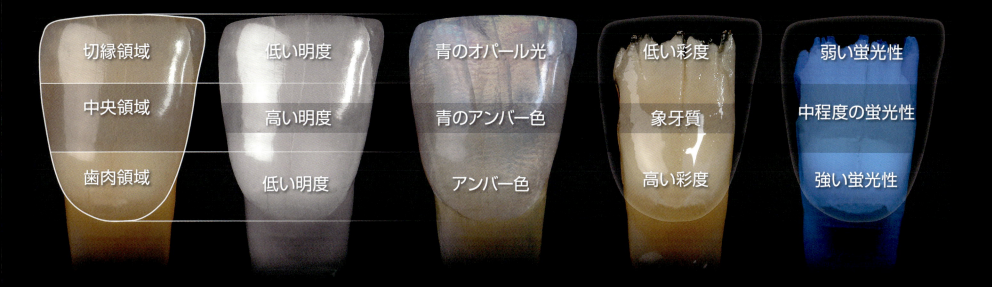

異なる光源下での天然のエナメル質および象牙質の詳細な光学的特徴について記す。歯には3つの領域が存在し、3つの基本的な色調の領域を観察することができる。基本的な色調は通常歯の中央領域もしくは中間の1/3で、歯のもっとも明るい領域である。切縁領域は透明度が高く、明度は低く、そして通常彩度は低く、それと比較して歯肉領域は通常彩度が高く、明度は切縁領域よりもさらに低い。歯の異なる領域と異なる照明条件は次のものがある。

- 自然光
- 白黒光（グレースケール画像）
- 偏光（エナメル質のみ）
- 自然光（象牙質のみ）
- 蛍光（象牙質のみ）

偏光フィルター下において、切縁方向へ青みがかった色調に変化し、歯肉側方向にアンバー色に変化するエナメル質のオパール効果。象牙質のみを観察すると、3つの領域はそれぞれ歯肉領域1/3では彩度が高く、中央1/3と切縁領域においては基本的な色調であることは明らかである。紫外線光の下で象牙質は強い高い蛍光性を有しており、特に歯肉領域1/3において象牙質の有機物

Research

蛍光性

紫外線光（最大＝450nm）を照射したときに天然歯が蛍光性を有するという事実は1911年にStuebelによって初めて発表された[1,2]。その後の研究で象牙質が高い有機質含有量によりエナメル質[3,4]よりもはるかに大きい蛍光特性を有することが実証された[3,5,6]。セメント質は象牙質よりも弱い蛍光性ではあるが同様の特性を持つ。う蝕によりエナメル質や象牙質は蛍光性が不足するために紫外線光下で黒やダークブラウンに見えるため[7~9]、う蝕の検出において蛍光性は非侵襲的な指標として信頼性が高い[9~12]。異常な口腔粘膜病変においても紫外線光下にて黒やダークブラウンに見えることから、口腔癌のスクリーニング法としても役立つ[13]。

象牙質の蛍光性の強さは歯の年齢とともに増加する。蛍光性の研究により歯の組織におけるハイドロキシアパタイトと架橋コラーゲンの複合体が、その複雑な変化を引き起こす蛍光化合物であることが明らかになっている[2,6]。たとえば、歯の有機構造がう蝕や歯髄壊死に影響を受けた場合、歯はその生命感を失い、自然光および紫外線光によりダークブラウンに見える。したがって、蛍光性の不足は明度の低下と相関する。

蛍光性は天然歯との外観の調和のとれた歯科修復を作り出すために有効な光学的特性の鍵となる。近年、前歯部修復に用いられるコンポジットレジン材料ではあらゆるタイプの光源下で天然歯の光学特性を再現するために蛍光色素が含まれている[14~16]。天然象牙質のような、多くのコンポジットレジン材料では440～450nmの波長ピークの蛍光性を有しているものの、他材料ではこの重要な特徴が不足している[14,15]。

近年の焼付用セラミックスとコーピング材料においても天然歯の透明感、色（色相、彩度、明度）、蛍光性およびオパール感など すべての光学的特性の模倣が意図されている。長石系焼付用陶材やステイン材は一般的に蛍光性を有している[17]。しかしながら、蛍光性は陶材システムによって天然歯と同等だったり異なっていたりと一律ではない[17]。セラミック材料において天然歯のような蛍光性を達成するため、これまでにさまざまなテクニックおよび内容が提案されている[18~20]。

エナメル質や象牙質など歯の異なる領域における蛍光度の適切な配置が自然な審美性を再現するために重要となる。蛍光性は歯根部セメント質と歯肉領域[3~6]でもっとも強いため、これらの領域が完全に歯科材料に置き換えられるインプラント歯学において重要な鍵となる。ジルコニアはインプラントアバットメント材料として周囲軟組織にしばしば見られるチタンまたは他の金属合金アバットメントに起因するグレーがかった外観を防ぐことから絶大な支持を得ている[21]。さらに、症例により異なる色調で着色されたジルコニアアバットメントは、審美的可能性をより向上させる。しかしながら、薄い軟組織の条件下では蛍光性が可視できる実際の色調よりも大きな役割を果たし得る。蛍光性によりに従来のインプラント支持修復物のアバットメントとクラウン接合部に見られるシャドウイング効果を排除することができ、インプラント周囲軟組織に自然な照明効果の光透過を提供する。セラミックス修復における蛍光の重要性、特にインプラント歯学においてこれまではおもな歯科文献では軽視されてきた。いくつかの症例報告により蛍光性インプラントアバットメントとクラウンの自然な審美的成果や自然な軟組織の色調[22,23]など有利な効果が実証されており、それは近年の臨床研究によっても確認されている[24]。

参考文献

1. Stuebel H. The fluorescence of animal tissues in ultraviolet light [in German]. Arch Ges Physiol 1911;142:1–14.

2. Araki T, Miyazaki E, Kawata T, Miyata K. Measurements of fluorescence heterogeneity in human teeth using polarization microfluorometry. Appl Spectrosc 1990;44:627–631.

3. Hartles RL, Leaver AG. The fluorescence of teeth under ultraviolet irradiation. Biochem J 1953;54:632–638.

4. Benedict HC. A note on the fluorescence of teeth in ultra-violet rays. Science 1928;67:442.

5. Dickson G, Forziati AF, Lawson ME Jr, Schoonover IC. Fluorescence of teeth; A means of investigating their structure. J Am Dent Assoc 1952;45:661–667.

6. Booij M, ten Bosch JJ. A fluorescent compound in bovine dental enamel matrix compared with synthetic dityrosine. Arch Oral Biol 1982;27:417–421.

7. Armstrong WG. Fluorescence characteristics of sound and carious human dentine preparations. Arch Oral Biol 1963;8:79–90.

8. Armstrong WG. The presence of ultra violet absorbing material and its relation to fluorescence "quenching" effects in carious dentine. Arch Oral Biol 1963;8:223–231.

9. Buchalla W. Comparative fluorescent spectroscopy shows differences in noncavitated enamel lesions. Caries Res 2005;39:150–156.

10. Terrer E, Koubi S, Dionne A, et al. A new concept in restorative dentistry: Light-induced fluorescence evaluator for diagnosis and treatment: Part 1—Diagnosis and treatment of initial occlusal caries. J Contemp Dent Pract 2009;10:1–12.

11. Rodrigues JA, Hug I, Diniz MB, Lussi A. Performance of fluorescence methods, radiographic examination and ICDAS II on occlusal surfaces in vitro. Caries Res 2008;42:297–304.

12. Adeyemi AA, Jarad FD, Pender N, Higham SM. Comparison of quantitative light-induced fluorescence (QLF) and digital imaging applied for the detection and quantification of staining and stain removal on teeth. J Dent 2006;34:460–466.

13. Poh CF, Williams PM, Zhang L, Rosin MP. Heads up!—A call for dentists to screen for oral cancer. J Can Dent Assoc 2006;72:413–416.

14. Lee YK, Lu H, Powers JM. Fluorescence of layered resin composites. J Esthet Restor Dent 2005;17:93–100.

15. Tani K, Watari F, Uo M, Morita M. Discrimination between composite resin and teeth using fluorescence properties. Dent Mater J 2003;22:569–580.

16. Sant'Anna Aguiar Dos Reis R, Casemiro LA, Carlino GV, et al. Evaluation of fluorescence of dental composites using contrast ratios to adjacent tooth structure: A pilot study. J Esthet Restor Dent 2007;19:199–206.

17. Monsénégo G, Burdairon G, Clerjaud B. Fluorescence of dental porcelain. J Prosthet Dent 1993;69:106–113.

18. Komine F, Blatz MB, Yamamoto S, Matsumura H. A modified layering technique to enhance fluorescence in glass-infiltrated aluminum oxide ceramic restorations: Case report. Quintessence Int 2008;39:11–16.

19. Nik Mohd Polo Kinin NM, Wan Mohd Arif WI, Zainal Arifm A. Study on the effect of Y_2O_3 addition to the fluorescent property of dental porcelain. Med J Malaysia 2004;59(suppl B):23–24.

20. Ferreira Zandoná AG, Kleinrichert T, Analoui M, Schemehorn BR, Eckert GJ, Stookey GK. Effect of two fluorescent dyes on color of restorative materials. Am J Dent 1997;10:203–207.

21. Blatz MB, Bergler M, Holst S, Block M. Zirconia abutments for single-tooth implants—Rationale and clinical guidelines. J Oral Maxillofac Surg 2009;67:74–81.

22. Gamborena I, Blatz MB. Fluorescence—Mimicking nature for ultimate esthetics in implant dentistry. Quintessence Dent Technol 2011;34:7–23.

23. Gamborena I, Blatz MB. The grey zone around dental implants—Keys to esthetic success. Am J Esthet Dent 2011;1:26–46.

24. Happe A, Schulte-Mattler V, Fickl S, Naumann M, Zöller JE, Rothamel D. Spectrophotometric assessment of peri-implant mucosa after restoration with zirconia abutments veneered with fluorescent ceramic: A controlled, retrospective clinical study. Clin Oral Implants Res 2013;24(suppl A100):28–33.

ジルコニアはチタンまたは他の金属アバットメントによって見られる周囲軟組織のグレーがかった外観を防止するため、審美領域内のインプラントアバットメント素材として絶大な支持を得ている。蛍光性の不足したジルコニアアバットメントは天然歯の光学特性を模倣するためには不十分な選択であり、それは蛍光性のない異なるジルコニアアバットメントと天然歯を隣り合わせて並べた画像にて確認できる。蛍光性は自然感のある審美のために重要な光学特性である。インプラント支持修復物において歯の色に着色されたアバットメントが使用されている場合でもしばしば見られるシャドウイング効果を排除し、インプラントと修復物の接合部に自然な照明効果と軟組織の光透過を与える。ミリングおよび仕上げの後でもジルコニアアバットメントに適用することができる着色剤および蛍光改質剤が開発されている。

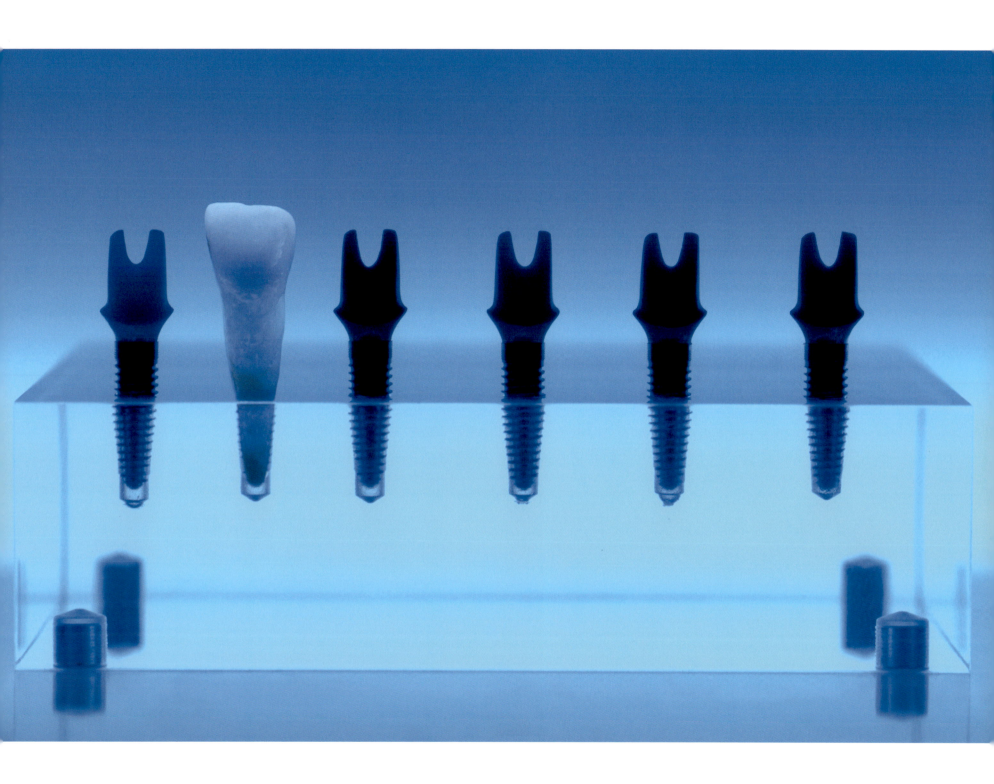

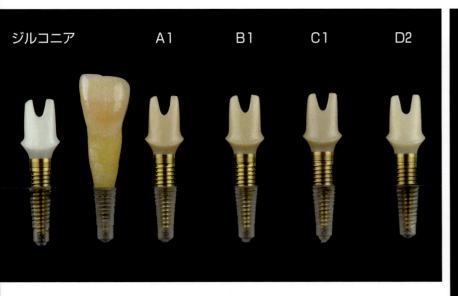

5つの異なるアバットメントを製作した：蛍光性を有する一般的なジルコニアと蛍光性を持たないVITAシェードガイド(Vita Zahnfabrik)の中から4つの代表的なシェードの着色がなされたジルコニア。紫外線光を除く自然光と蛍光灯下にて、一般的なジルコニアとカラージルコニアの比較が示されている。蛍光性の不足とアバットメントの色調の程度はVITAシェードガイドの色調とは一致せず、特定の基本的な色調を達成しようとしたときの課題を表している。

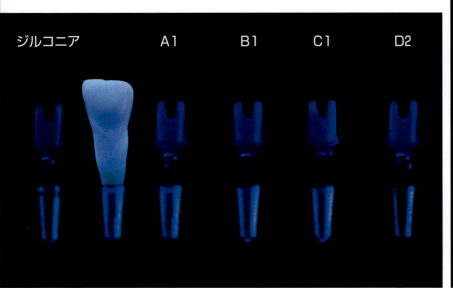

アバットメントまたはフレームワークは、焼結前のジルコニアを蛍光発色液中(Color Liquid Fluoreszenz、Zirkonzahn)に浸漬し、アバットメントは余分な液体を除去するためにドライヤーで乾燥させた後、シンタリングファーネスのヒートエレメントへの損傷を防ぐために乾燥用ランプの下でさらに乾燥させる。
浸漬工程と、異なる光源下での光学的外観の効果を画像に示す。

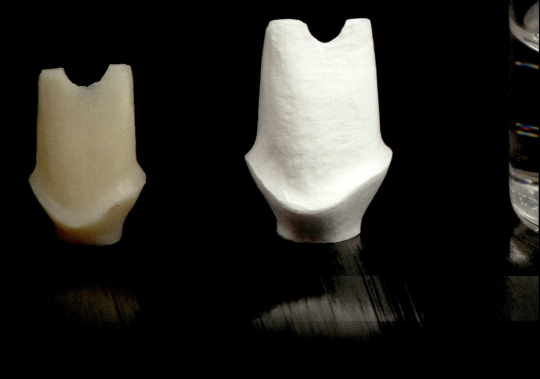

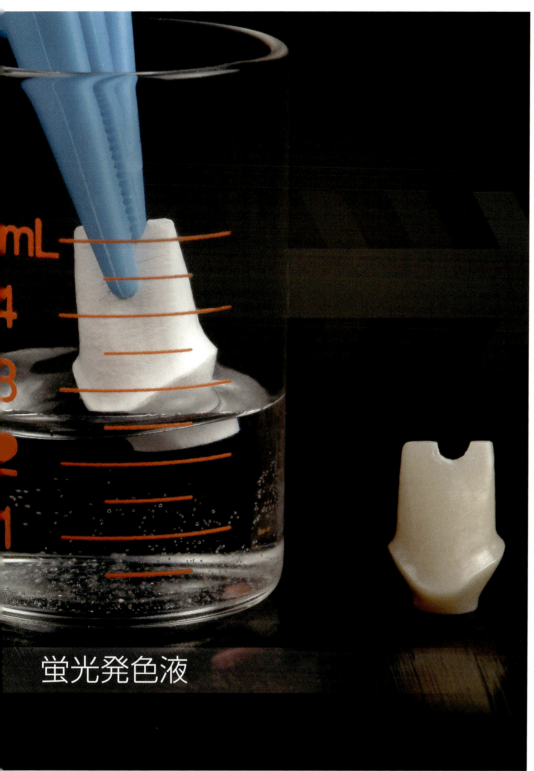

蛍光発色液

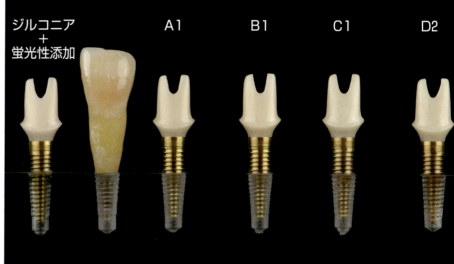

自然光下における蛍光性添加後のジルコニアアバットメント。ジルコニアには蛍光性に加え、シェード改変着色液にて色調もある程度添加することができる。濃い色の顔料は蛍光特性を減少させることがあるため、高い蛍光性を有する暗い色調を作り出すことは困難である。したがって、全体的にはインプラントアバットメントの可視できる実際の色調よりも強い蛍光性のほうが、特に歯肉の審美性にとってはより重要であるかもしれない。

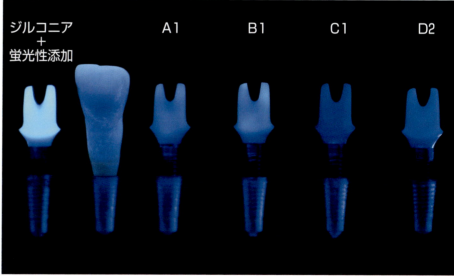

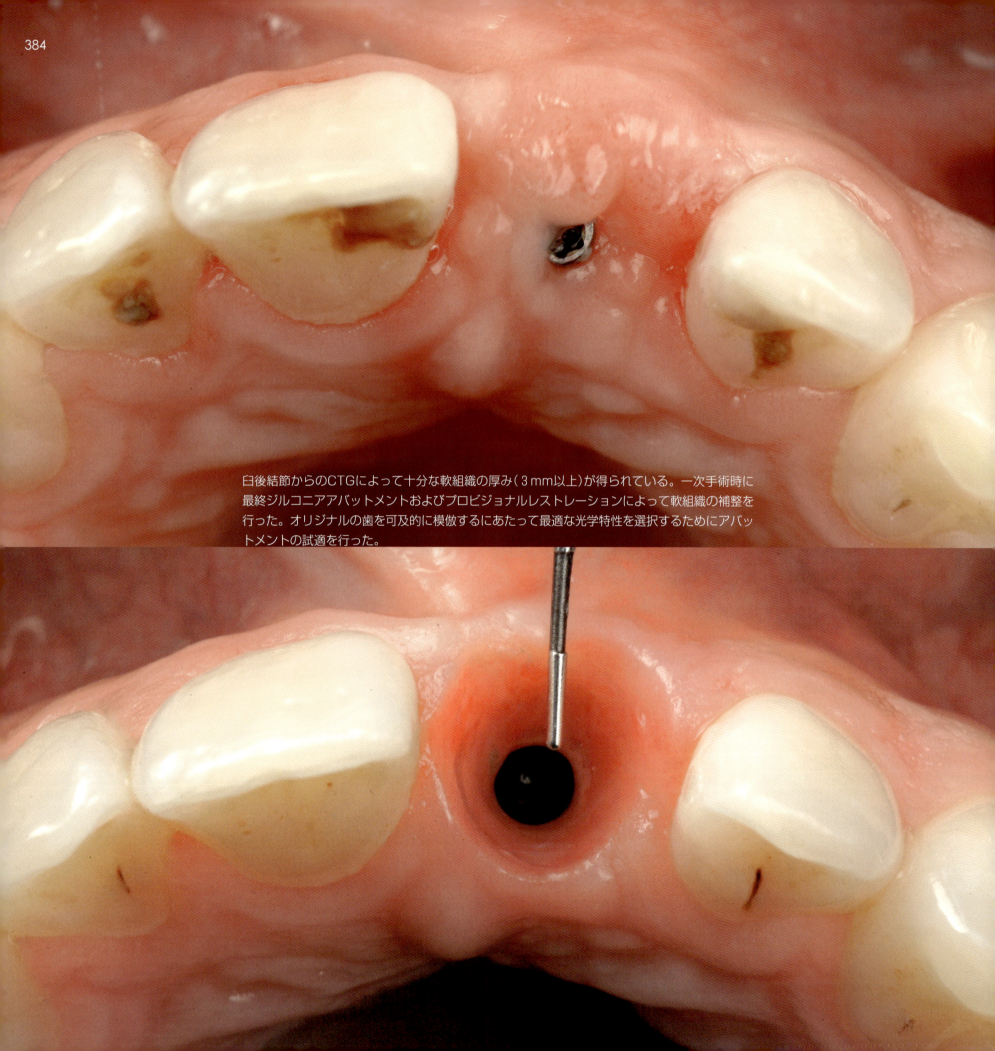

臼後結節からのCTGによって十分な軟組織の厚み（3mm以上）が得られている。一次手術時に最終ジルコニアアバットメントおよびプロビジョナルレストレーションによって軟組織の補整を行った。オリジナルの歯を可及的に模倣するにあたって最適な光学特性を選択するためにアバットメントの試適を行った。

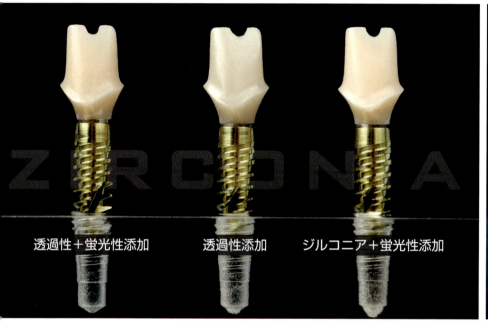
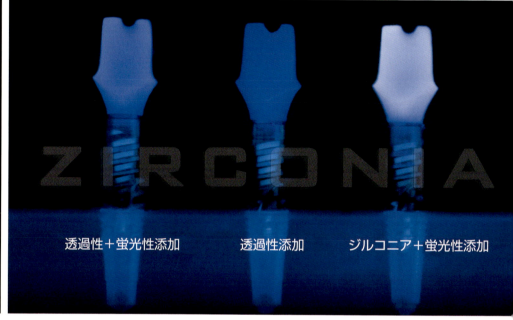

3つの異なるジルコニアアバットメントを製作し、異なる照明条件（自然光と紫外線光）下でそれぞれを評価した。通常のジルコニアとより透過の強いタイプ、それぞれのジルコニアに蛍光性を加えて比較した。従来の透過性および蛍光性アバットメント間の光学的差異は、異なる照明条件下で明らかであった。興味深いことに、透過が強いほど明度は低下し最終的な蛍光性の強弱に影響を与えた。

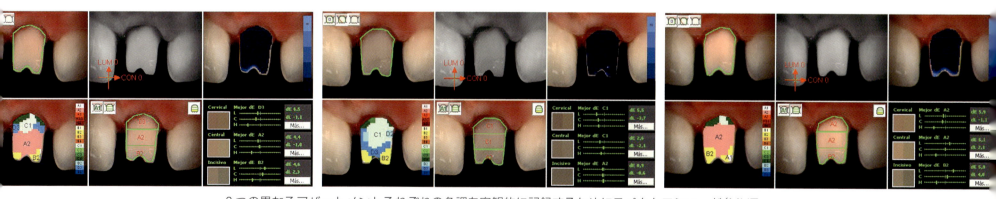

3つの異なるアバットメントそれぞれの色調を客観的に記録するためにスペクトロシェード（MHT Optic Research）を用いてデジタルシェード分析を行った。透過性と蛍光性を持ったアバットメントは全体的にA2～B3の色調を呈しており、同時に透過性のみのタイプは明度が低く、C1の色調を有していた。蛍光性アバットメントはA2～B2の最高の明度を有していた。

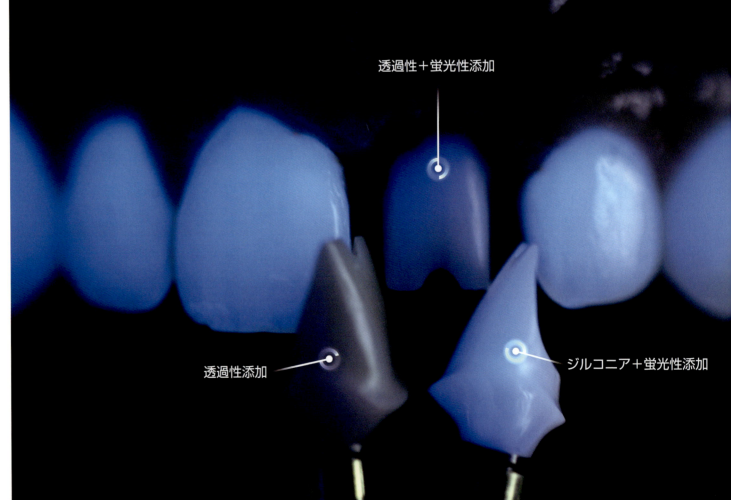

口腔内における透過性アバットメントは自然光の中ではベストマッチしていたが、紫外線光下ではもっともマッチングが得られなかった。透過性と蛍光性をもったアバットメントは、透過性のみのそれと比較して実際の歯に近似してよりすぐれた光学効果を持っていた。もっとも有利な蛍光効果は従来のジルコニアに着色、蛍光発色液にて蛍光性を添加されたものであった。紫外線光と自然光の下で完全な明度の一致が観察できる。

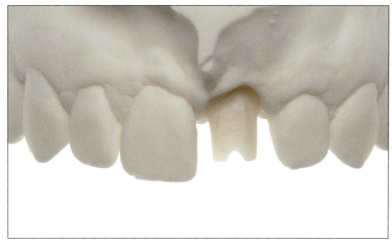 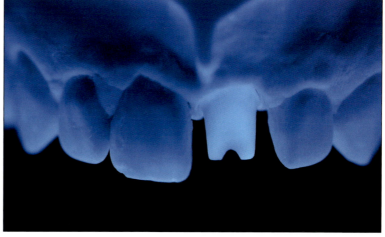

作業模型上の蛍光アバットメントは自然光や紫外線光下において、作業模型のインプラント周囲軟組織への蛍光性による劇的な効果を明らかにし、天然歯が示すような明るさと生命感を再現している。蛍光性は天然歯が有する特性であるため、このようにアバットメントに追加することがもっとも理にかなっているが、「審美的」歯科材料でさえこの特性を有するものはめったに見ることができない。

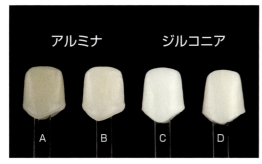 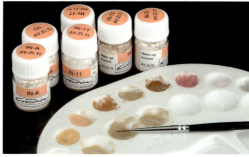 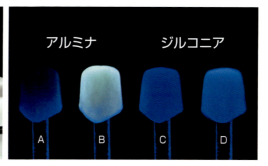

意図する修復物の支台構造に基づいて光学的特性を向上させるために最終クラウンの材料選択を行う。コーピングは必要に応じて下にある構造を遮蔽するか、基礎となる支台歯色を光学的に補完するか、その特性により選択する。図中にはアルミナとジルコニアコーピングの違いを示す。まったくライナーなし（AとC）、陶材を内部ステインしたもの（B）、中央を画像のIn Nova Stains（Creation Willi Geller）をコーピングに薄い層で被覆し、蛍光性を付与したもの（D）。

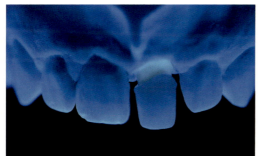 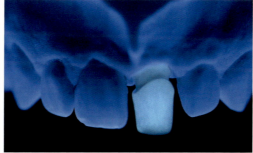 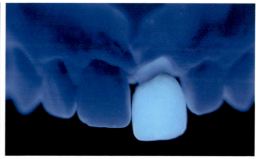

紫外線光下における最終クラウンとコーピング修復の異なる見え方。異なる光源下で残存する天然歯列に対してのコーピングの光学特性を評価することが重要である。紫外線光によって、天然歯がもつ生命感と明るさを著しい蛍光の効果で確認することができる。

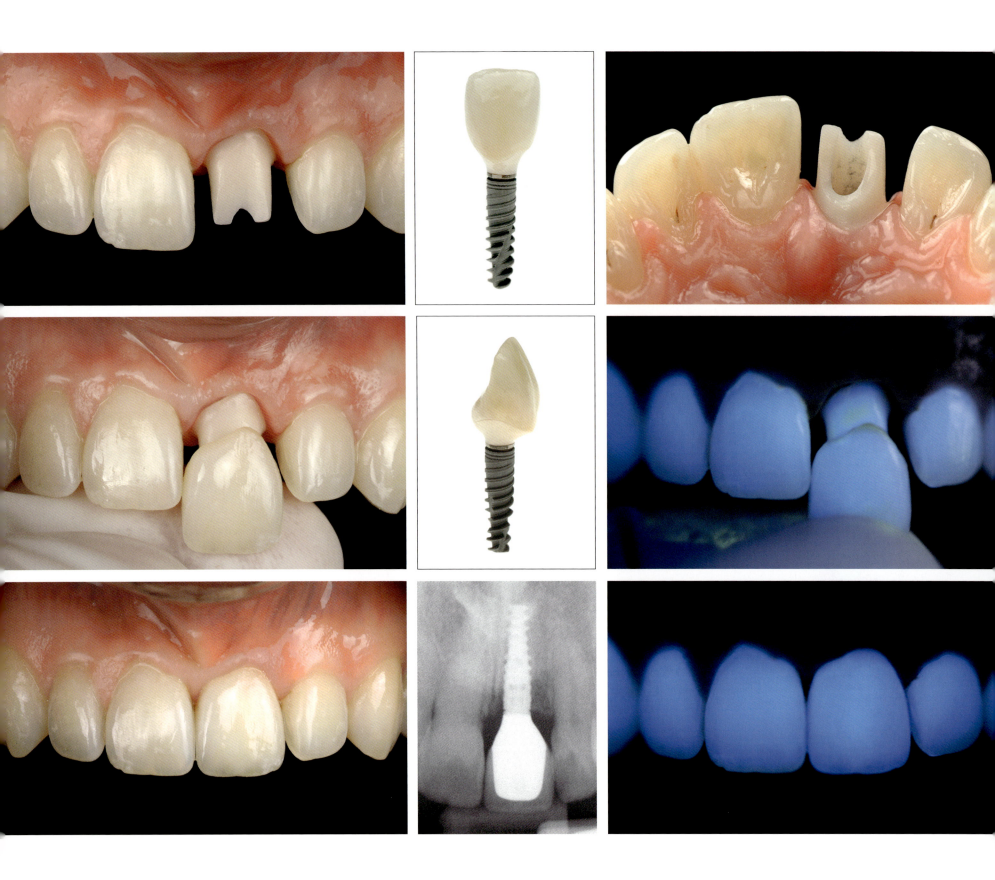

天然歯において歯根や歯冠側の象牙質、特に歯肉側1/3にもっとも高い蛍光性が見られる一方、エナメル質だけは低い蛍光特性を有する。たとえば、アルミナ、ジルコニアなどのセラミックコーピング材料は自然な蛍光性をもたないため、蛍光性を付加するモディファイヤーまたは蛍光性の象牙質ステイン、ライナー、ショルダーポーセレンを焼成し処理することになる。蛍光効果は天然歯との調和を与えるため、修復物の歯肉側1/3でもっとも効果的になる。それゆえ、自然な蛍光性は修復物自体の光学的効果のみならず、周囲軟組織の色調や外観に大きな影響を及ぼす。最終インプラント支持のクラウンはさまざまな光源下で天然歯列と同様の光学的および蛍光特性をもっていることが理想的である。

1 部にインプラントの埋入後、軟組織の形態を調整するためプロビジョナルインプラントクラウンを装着した。軟組織の位置が安定するまでプロビジョナルレストレーションにて 3 ヵ月間の観察を行った。その後、最終アバットメントを設計・製作した。異なる照明条件下で従来型と蛍光アバットメントの光学的な違いは明らかである。ジルコニアアバットメント上の最終クラウンに蛍光性アバットメントからのより良い光透過を得るためコーピング材料としてアルミナを選択した。画像は自然な蛍光性を有するインプラント支持修復物の製作とインプラント埋入の術前と術後の状況を比較し示している。

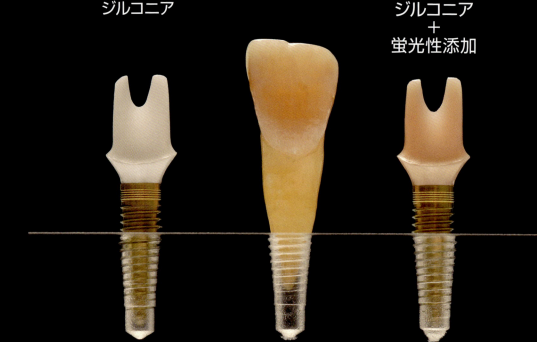

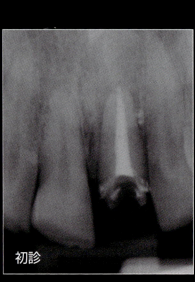

初診

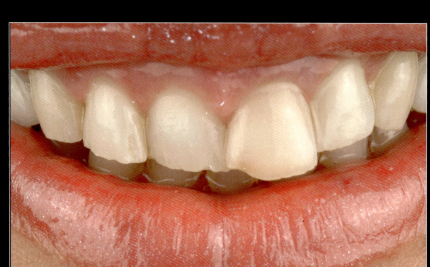

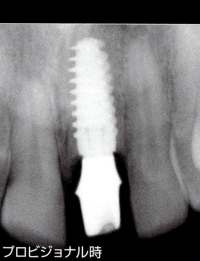

プロビジョナル時

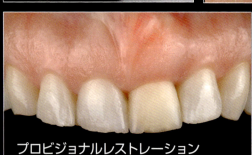

プロビジョナルレストレーション

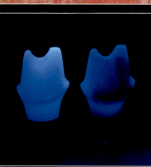

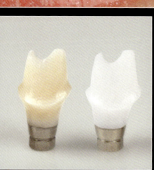

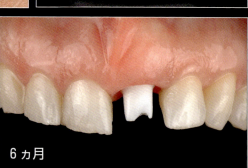

6 ヵ月

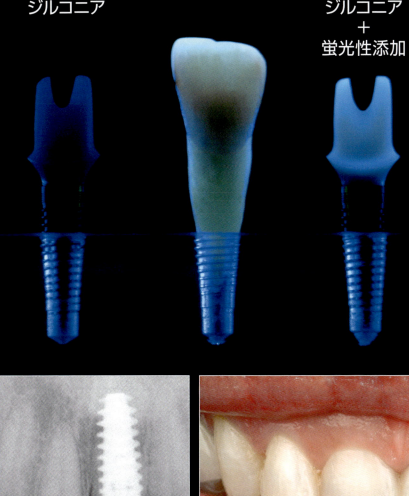

ジルコニア　　　ジルコニア＋蛍光性添加

従来のジルコニアと比較して、蛍光性を持つジルコニアでは天然歯根が持つ蛍光性や発色の近似性が示されている。
高いスマイルラインを有する患者において、いわゆる「アンブレラシャドーエフェクト」を軽減するため、ここに示された高い蛍光度の一体化が特に重要となる。蛍光性アバットメントはこのような特定のケースにおいて有利な蛍光特性を紫外線光下で確認できる。

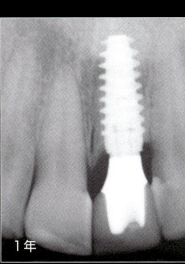

1年

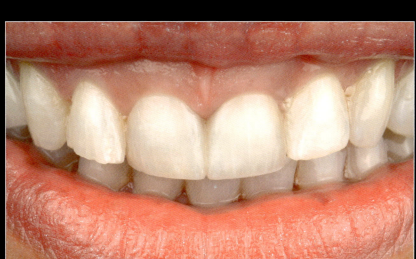

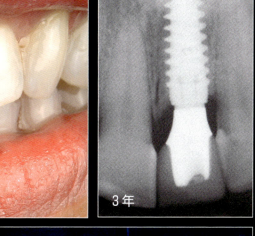

3年

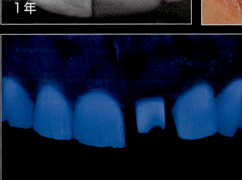

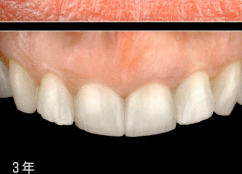

3年

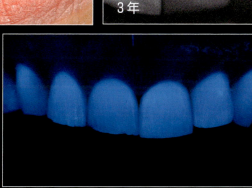

いくつかの困難な条件をもつ患者の場合、着色や透過性タイプのジルコニア、または理想的なアバットメントの審美性を達成するために、さらなるインプラントアバットメントの着色が必要となるだろう。しかしながら、透過性の度合いは明度を低下させるとともに最終的な蛍光性の度合いに影響を与え、より重要なことはそれが上部に装着されたクラウンの色調にも影響を与え、明度が低下する結果をまねくことである。
2つの修復物の最適なマッチングを達成するために、ひどく破壊された|1支台歯の色調を考慮しなければならない。従来のシェードタブに加えて、支台歯（VITAシェードC3）の「スタンプシェード」を選択するためにデジタル分光光度計（SpectroShade）を活用した。

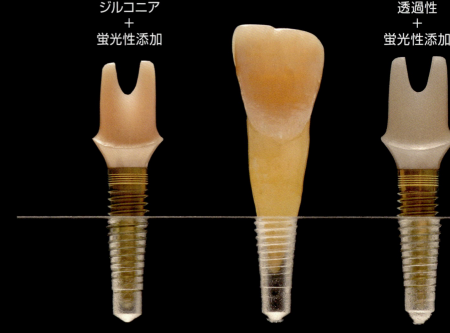

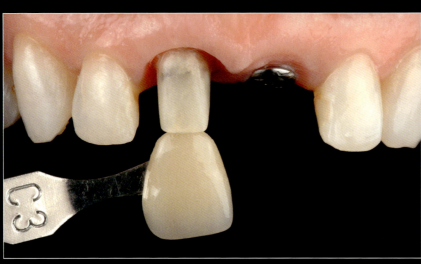

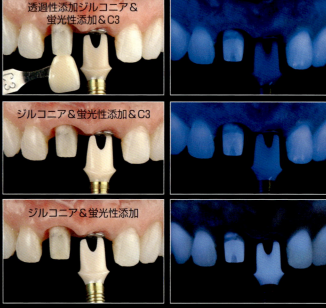

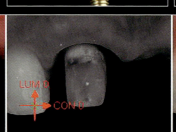
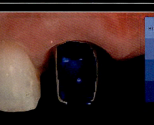
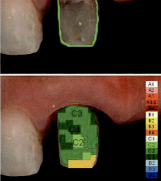
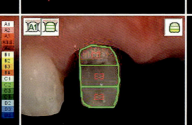
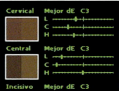

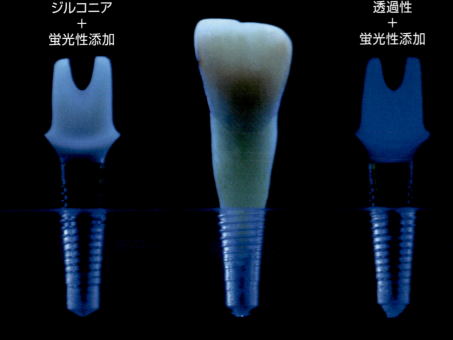

ジルコニア
＋
蛍光性添加

透過性
＋
蛍光性添加

まず、天然支台歯とインプラントアバットメントのシェードが一致するように試みた。しかしながら、この写真では最大限の蛍光性に加え、着色材の色調と透過性が天然支台歯と異なる否定的な効果が示されている。天然支台歯の色調（彩度および色相）や透過度は必ずしも一致しなくとも、蛍光度と明度は一致する無着色の蛍光性ジルコニアアバットメントによって新たなプロビジョナルレストレーションとともに望ましい外観の軟組織が得られた。したがって、このような状況下では蛍光性／明度のマッチングが透過度と色調のマッチングよりも優先される。

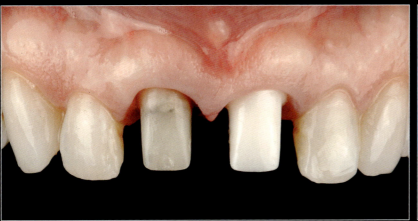
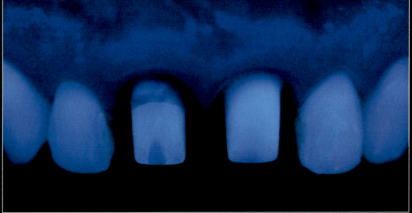
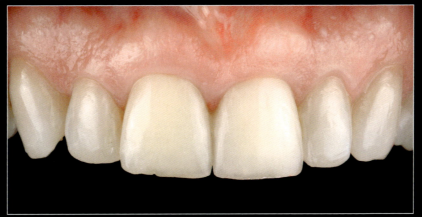

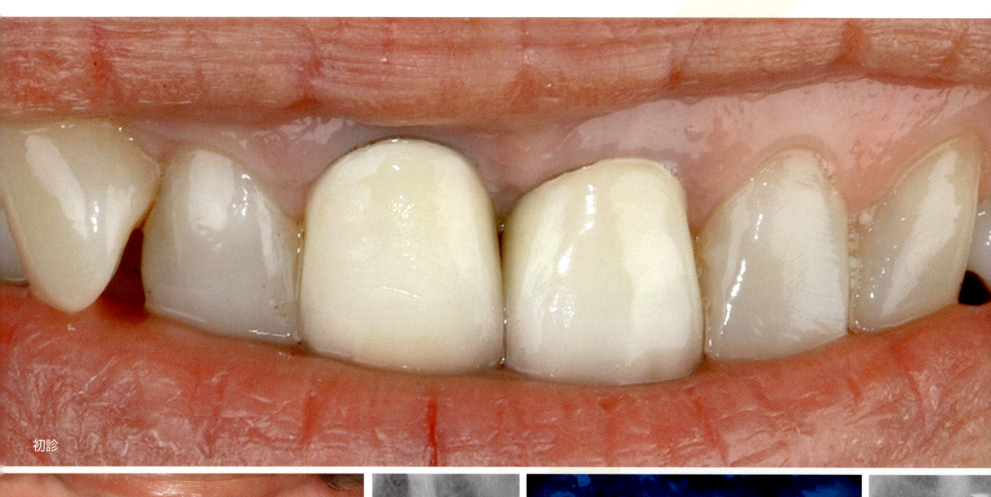
初診

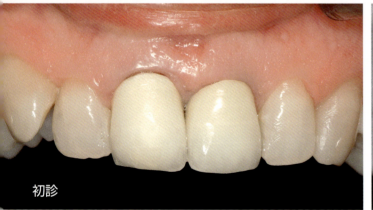
初診

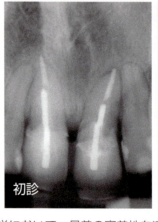
初診

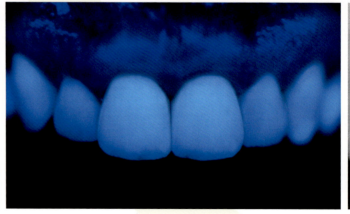

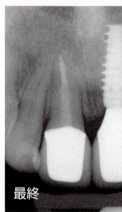
最終

インプラント歯科学において、最善の審美性を達成するために天然歯の蛍光特性を模倣することが重要である。これは、ハイスマイルラインの患者の治療の術前と術後写真の比較にて実証された。

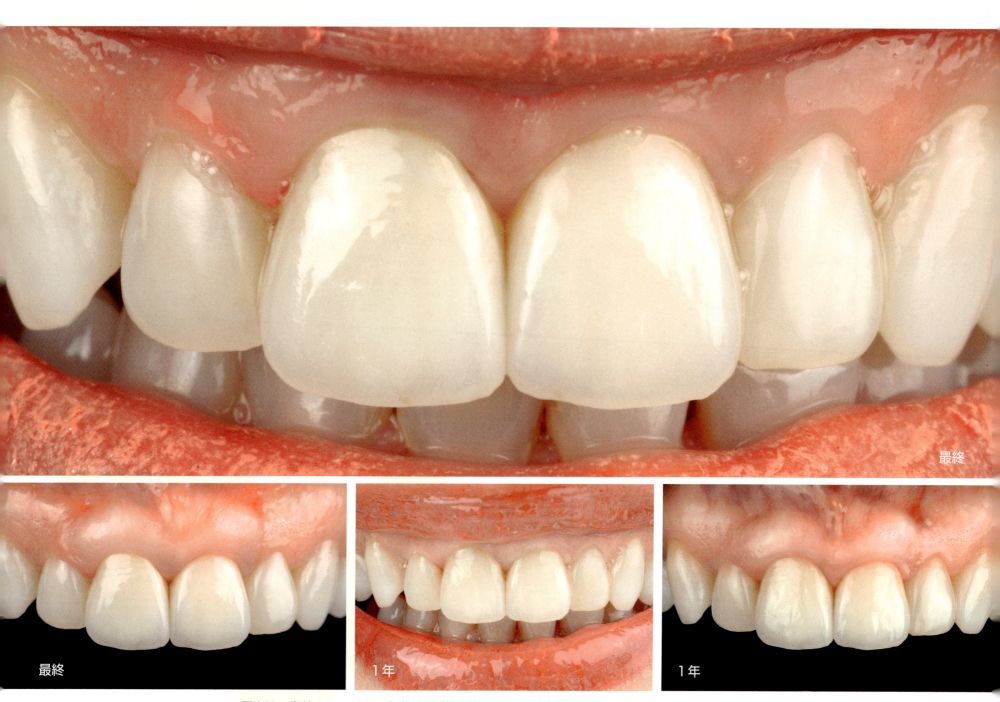

最終

最終　　　　　　　1年　　　　　　　1年

写真は、術前のスマイル、力学および構造的問題により矯正治療とインプラント埋入による|1
の複合治療、そして最終口腔内において紫外線光下の最終ジルコニアクラウンの画像である。
好ましい蛍光特性と審美的結果を示す。

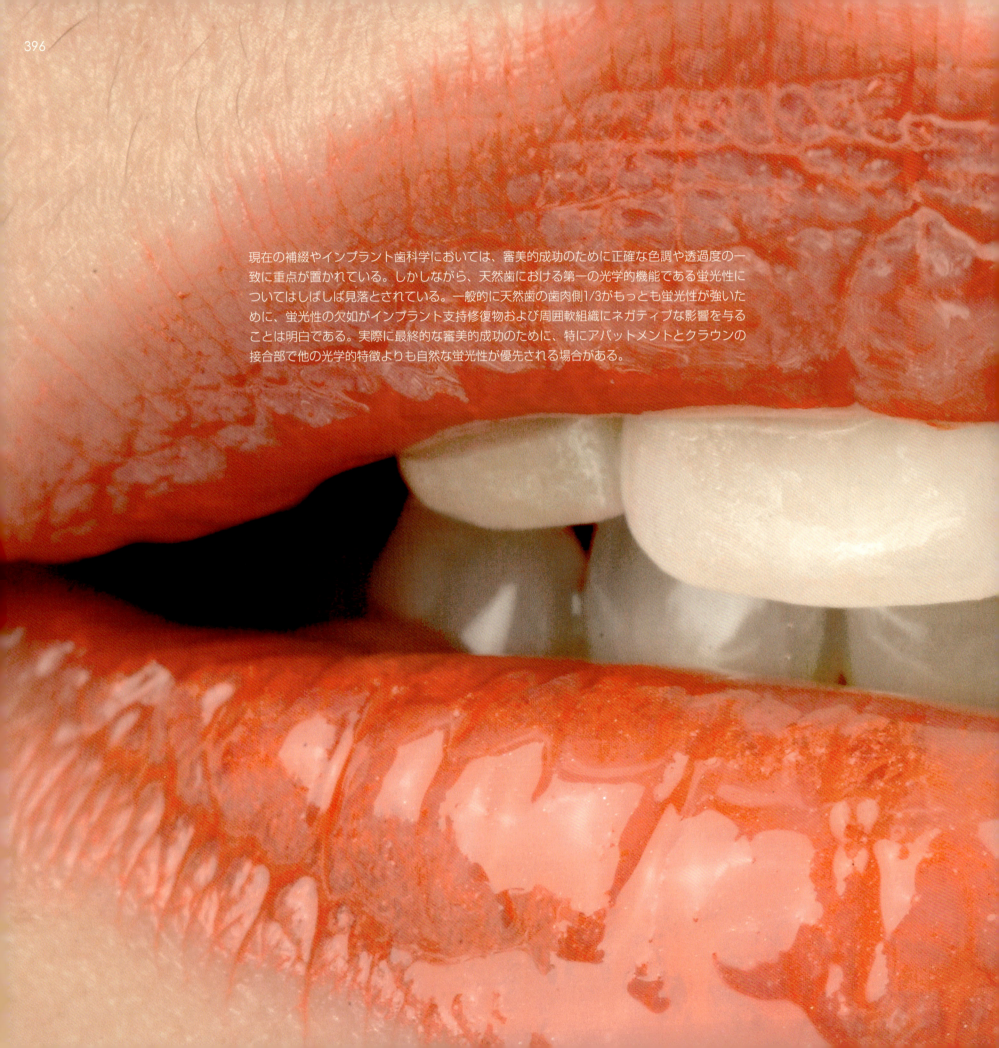

現在の補綴やインプラント歯科学においては、審美的成功のために正確な色調や透過度の一致に重点が置かれている。しかしながら、天然歯における第一の光学的機能である蛍光性についてはしばしば見落とされている。一般的に天然歯の歯肉側1/3がもっとも蛍光性が強いために、蛍光性の欠如がインプラント支持修復物および周囲軟組織にネガティブな影響を与えることは明白である。実際に最終的な審美的成功のために、特にアバットメントとクラウンの接合部で他の光学的特徴よりも自然な蛍光性が優先される場合がある。

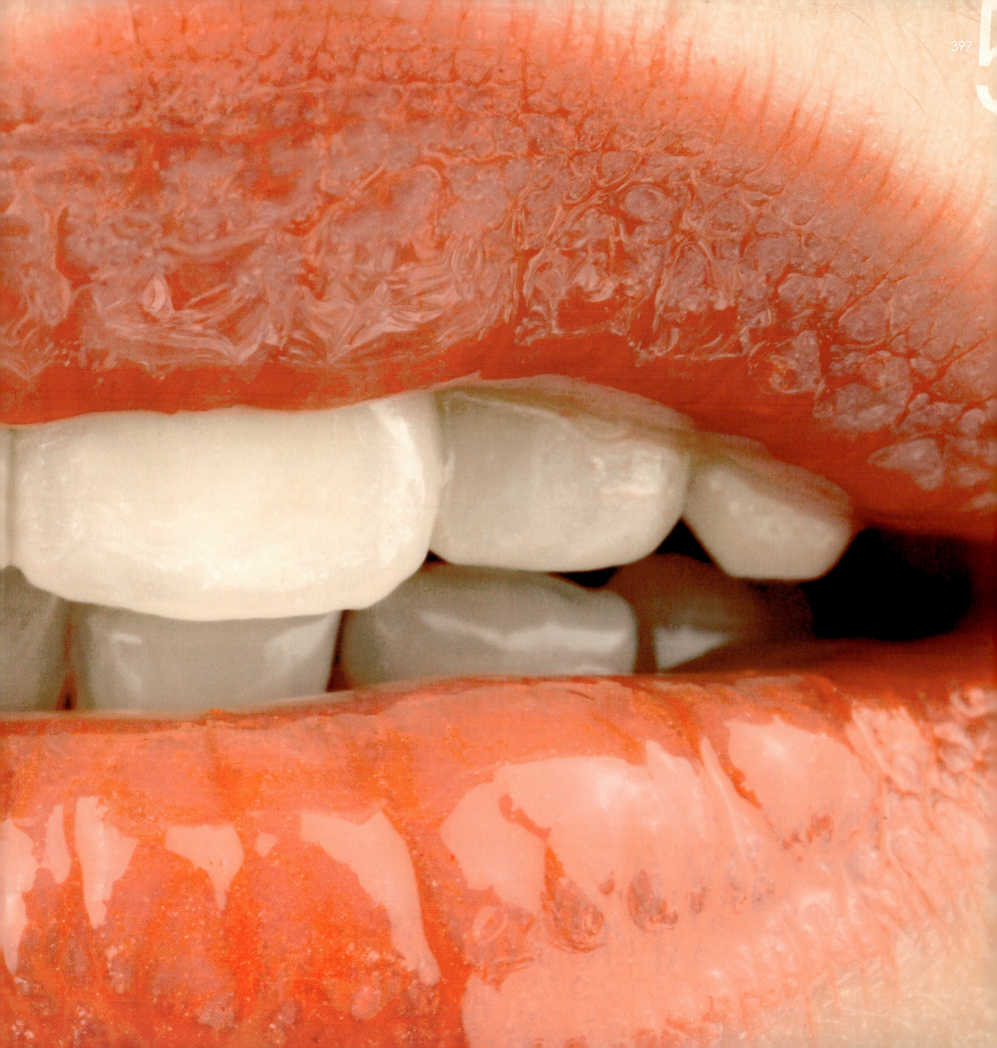

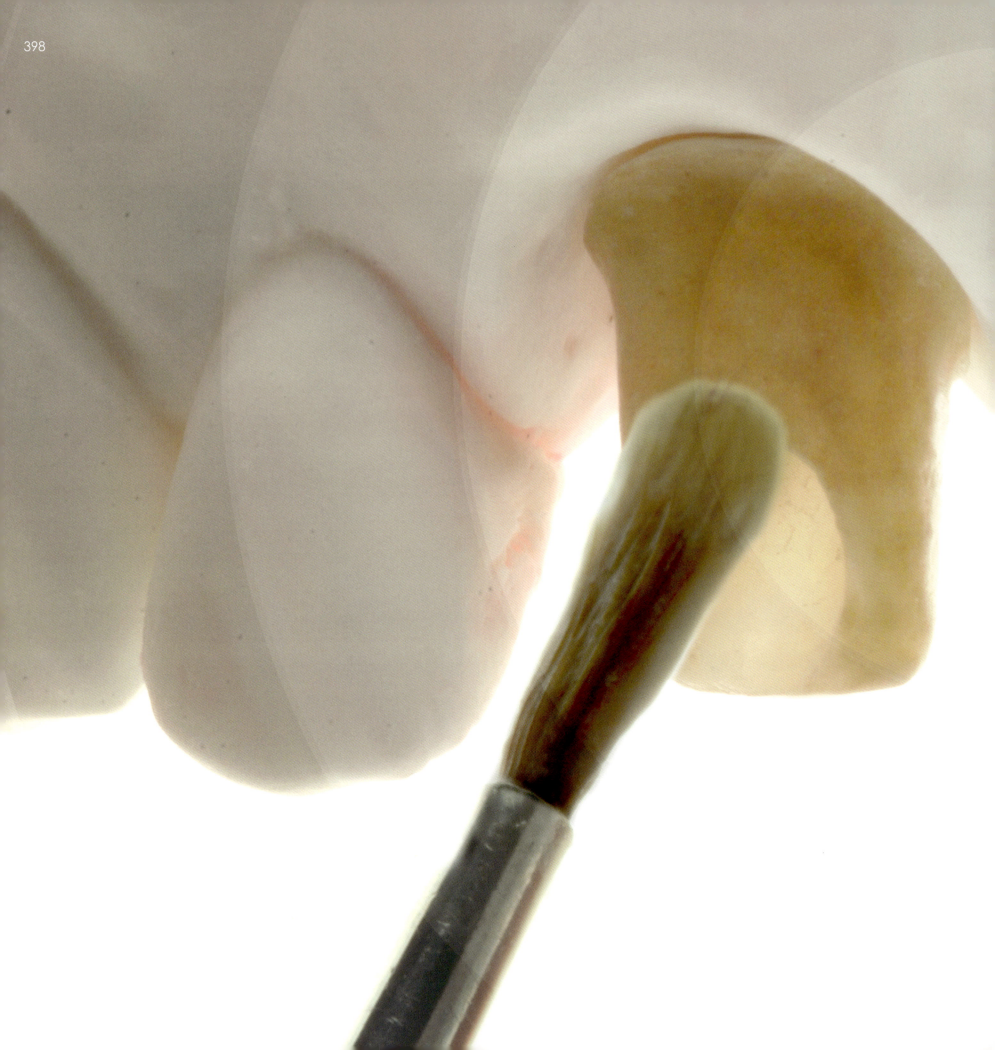

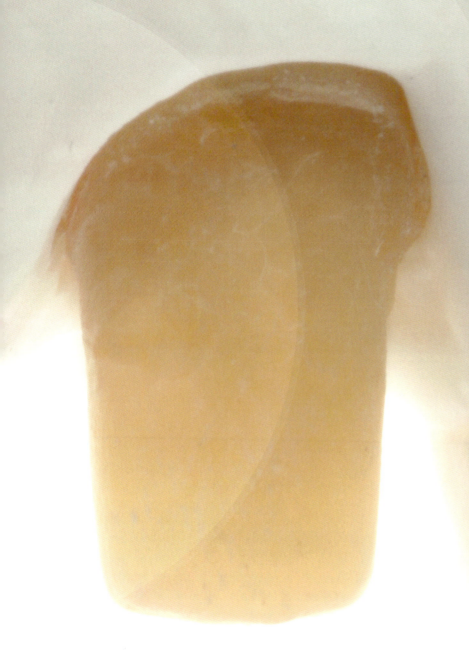

本患者の状況において 1|1 の修復の際、隣接する自然で暗い色の支台歯とインプラントアバットメント修復物の色調を一致させることが困難であることを示す。

前の症例とは異なり、着色によって意図された色調を作らずに、一度で色と蛍光性を混合したところ、患者の口腔内環境とのマッチングが得られず粗末な結果となってしまった。

天然支台歯と最終クラウン修復の調和を達成するために高度なテクニックと手法を選択し、最終インプラントアバットメントを製作したが、歯科医師と歯科技工士の間のコミュニケーションにおいて日常的にシェードと口腔内状況を歯科技工士が評価する機会を持っていない限り、画像、デジタルシェードデータおよびシェードタブなどの伝達だけでは色調の調和を得ることは難しい。

歯科医師からの追加手段にて支台歯(stump shade)の色調を歯科技工士へ伝達するための好ましい方法の１つとして、コンポジットレジンにて支台歯の色調を模したカラーダイ模型を製作する方法を紹介する。いったん両方の支台の最終印象を採得し、フロータイプのコンポジットレジンとコンポジットステイン材を天然支台歯の色調に一致するまで混合する。次いで、カスタマイズされた色調の支台模型を製作するために混合物を印象に注入し光硬化を行う。そのコンポジットレジンに石膏模型との接合のためいくつかの機械的維持を付与する。これにより作業模型上に天然支台歯の色調と一致した色調の支台歯が備えられ、また歯科技工士が下層にある歯の構造を遮蔽するために適した材料と色調を選択することを可能とする。

この状況下にて、調整されたプロビジョナルクラウンおよびアバットメントによって確立されたエマージェンスプロファイルを、カスタムインプレッションコーピングを使用して伝達した。両修復物の色調と明度をセラミックパウダーでより的確にコントロールし、またカスタム着色された最終アバットメントとコーピングの適合を得るために最終クラウンと最終アバットメントを同時に製作することを推奨する。

隣接支台歯と蛍光性を一致させることを基本として最終アバットメントを選択した。この状況下にて着色された蛍光性ジルコニアアバットメントを選択したが、隣接する天然歯の色調と一致するように歯冠部を内部ステインポーセレンにてカスタマイズした。

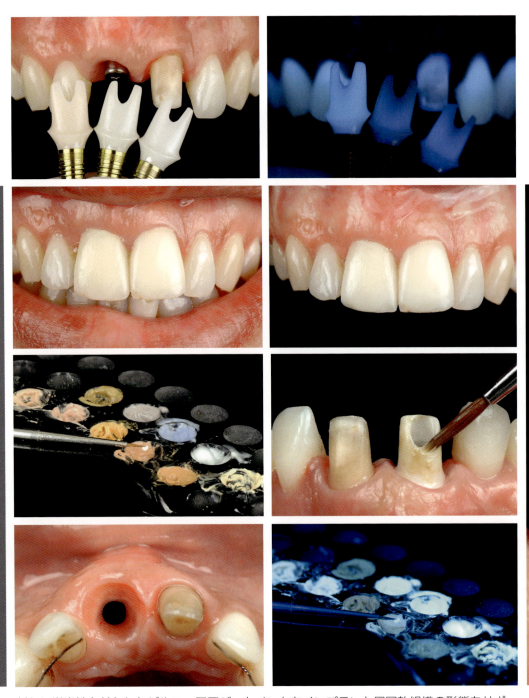

シェードの選択後、蛍光性を付与したアバットメントを選び最終アバットメントとともにプロビジョナルクラウンを装着した。天然支台歯は一般的な方法（過ホウ酸ナトリウムと過酸化水素）で内部漂白できなかったこともあり、天然支台歯の色調はインプラントアバットメントよりも有意に暗く、色調の一致に困難を強いられることとなった。
その一方、プロビジョナルクラウン - アバットメントのユニットは、インプラント周囲軟組織の形態が天然歯と一致するよう調整することに尽力した。

新たに蛍光性を付与したジルコニアアバットメントをインプラント周囲軟組織の形態をサポートするために同様の方法を用いて製作した。アバットメントは隣接する天然支台歯の色調に合わせて内部ステイン陶材（In Nova）で口腔内にて着色した。彩度が増加されたときの蛍光性／明度の変化と差異を示す。

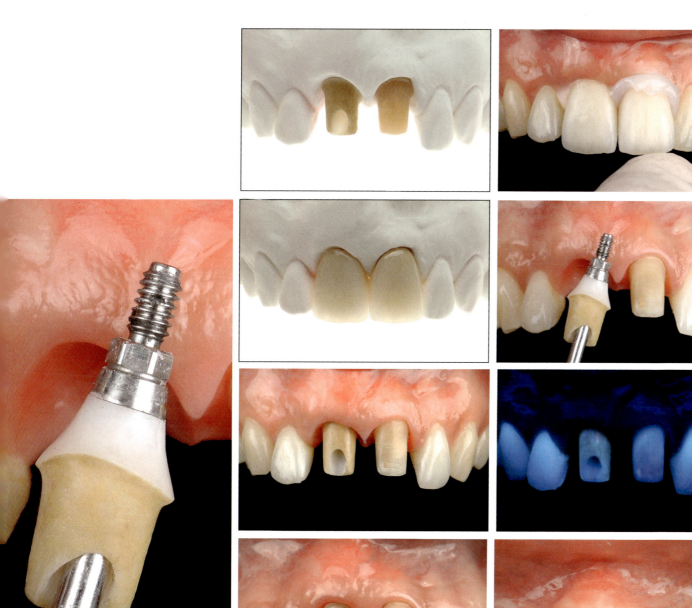
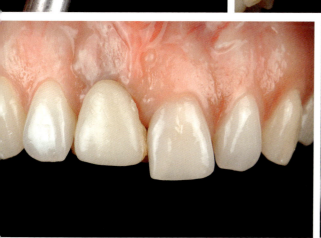
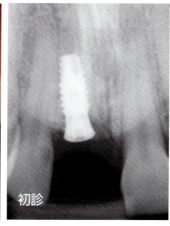
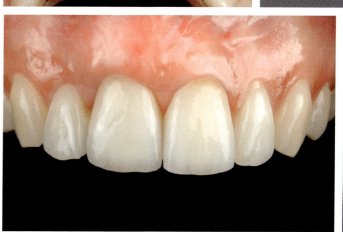
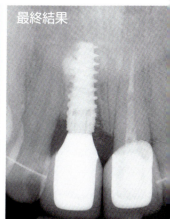

ステインはセラミックス炉内でアバットメント表層に焼付け、異なる光源（自然光および紫外線光）下にて天然支台歯と同様の光学特性と色調に調整されたカスタムアバットメントが完成した。2つのジルコニアクラウンは支台歯の暗い色調を均一に遮蔽するために0.6mmのコーピングを用いて製作した。別の口腔内写真では、外科的術式により達成された歯周組織の厚み増大、修復物によって達成された軟組織サポートと下部構造の暗い色調の遮蔽を示す。X線写真により確認された最終結果も提示する。

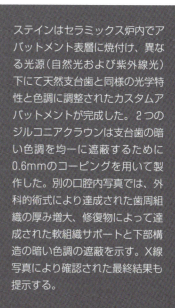

初診

最終結果

まとめとして、ジルコニアアバットメントの選択は以下の項目に依存する：

1. 三次元的インプラント位置：アバットメントスクリューアクセスホール開口部は、機械的強度を損なわないよう円周方向の厚みを0.8mm以上確保する
2. 軟組織の厚さ：最低限３mmを確保することが理想的である
3. 咬合スペース：強度と耐久性を最大限得るため十分なアバットメントの高さが必要である
4. インプラントアバットメントの色調：優先順位は蛍光性／明度に次いで透過性、色調（彩度、色相）の順となる
5. 意図する歯冠修復の色調に依存する（ジルコニア対アルミナ）

インプラントアバットメントのマージン形成は、コーピングの最適な安定性とフィット感のため一般的に全周シャンファーまたはラウンデッドショルダーとする。マージンは通常、唇側では口蓋側より深い位置に設定されるが、セメント除去時の困難を回避するために１mm以上の歯肉縁下に設定すべきではない。アバットメントによって軟組織カントゥアを取り巻く全体の約90％が支えられるが、クラウンでは10％も支持しない。これらの領域における蛍光特性の一体化は、最終的な審美的成功への鍵である。特に隣接する天然支台歯が暗い色調の場合は、内部ステインポーセレンを焼成しインプラントアバットメントの色調をカスタマイズすることができる。

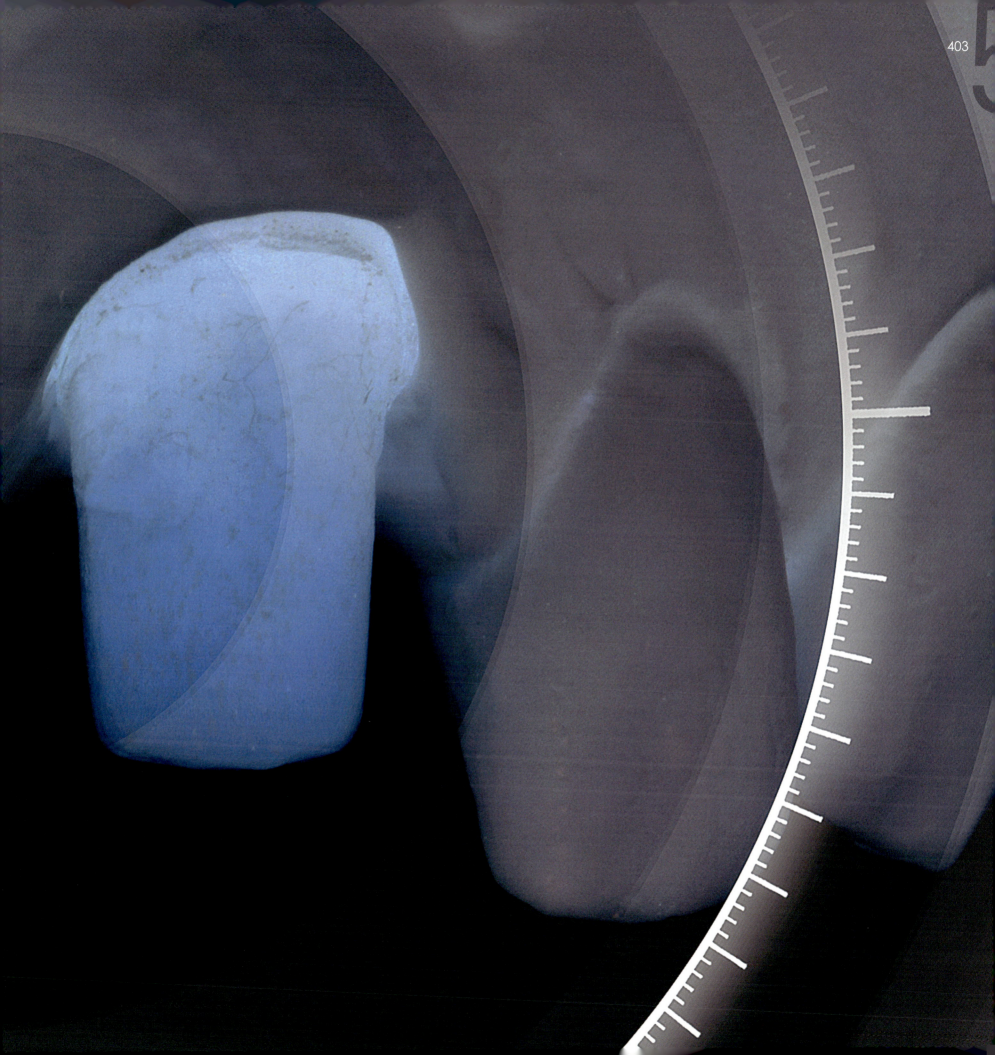

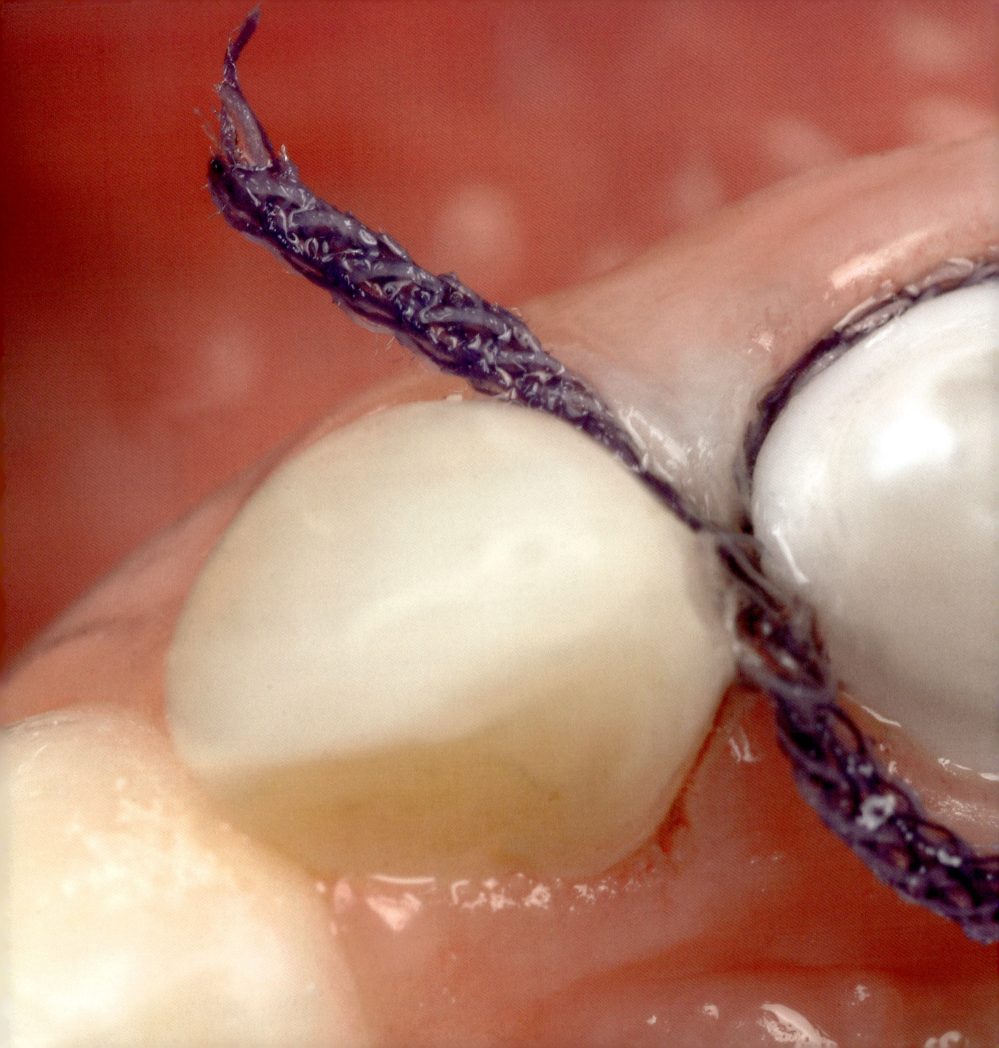

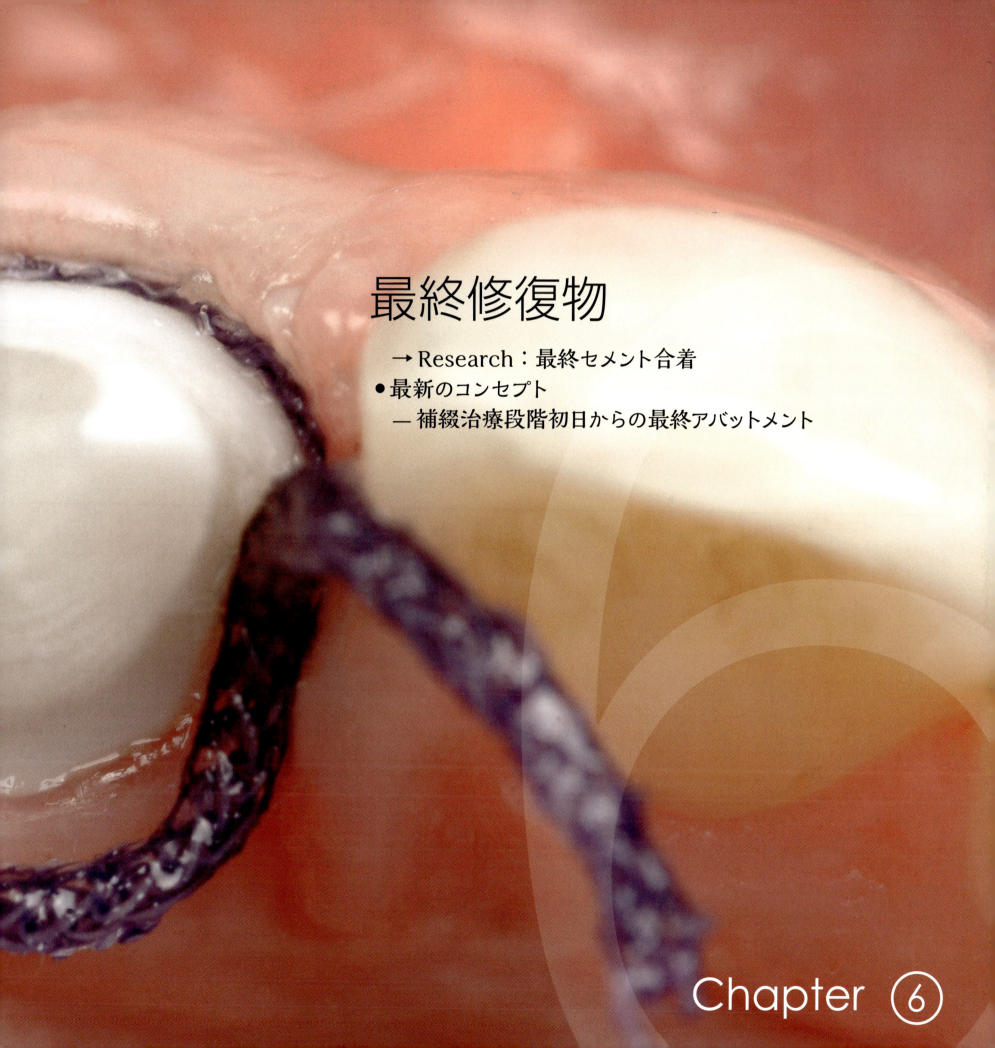

最終修復物

→ Research：最終セメント合着
- 最新のコンセプト
  ― 補綴治療段階初日からの最終アバットメント

Chapter ⑥

Research

最終セメント合着

インプラント上部構造をセメント合着する方法は、ネジにより固定する方法に比べ技術的・生体力学的利点がある[1,2]。また、本書で述べるように多くの手順を踏む必要がある。しかしながら、最終セメント合着のステップの重要性はしばしば過小評価されており、臨床データのシステマティックレビューでは、上部構造セメント合着の手順や材料を特定できない[1~4]。逆に、不注意なインプラントクラウンのセメント合着や不完全なセメント除去による有害な生物学的影響を示すエビデンスは増えてきている[3~5]。

インプラントクラウンのセメント選択に関して、科学的文献に依拠するガイドラインはほとんど存在しない[6,7]。したがって、この判断は臨床上の要因と必要性に基づいている。インターナルコネクションタイプのインプラントではまれにしか起こらないが、ネジの緩み[1~5]などの技術的問題が発生した時に取り外しが可能なように、多くの臨床医が仮着セメントを支持している[3,4]。酸化亜鉛ユージノールや非ユージノール系セメントがプロビジョナルレストレーションや最終修復物の着脱可能なセメントとして好まれている。インプラントクラウンの永久セメントとしては、リン酸亜鉛セメントがポリカルボン酸塩、グラスアイオノマーやコンポジットレジンセメントより人気があるようである[1]。

仮着セメントが使われていたとしても、セラミックス構造にダメージを与えることなくオールセラミックスの修復物を取り外すことは事実上困難であり、オールセラミックスのクラウンやアバットメントに対する「仮着セメントのコンセプト」は疑わしいものである。そのうえ、ほとんどのセラミックス材料は曲げ強さ変動範囲の下端に位置し、破壊強度、保持、マージンの閉鎖性を含めコンポジットレジンの接着セメントにより恩恵を受けている[8,9]。さまざまなインプラント用セメントの特性や影響要素に関する*in vitro*研究がある[10~14]。CAD/CAMによる

オールセラミックスのアバットメントとクラウン間で、仮着セメントはもっとも低い維持力を示し、近い値でレジンモディファイドアイオノマーが続き、レジンセメントがもっとも高い保持力を示す[13]。アバットメントの表面性状、太さ、高さ、テーパー、セメントスペースの大きさなどが直接的な影響を及ぼす[11~14]。インプラントのオールセラミックス修復に対し、リン酸亜鉛セメントよりもコンポジットレジンセメントがすぐれていることを臨床研究が証明している[3~15]。

酸化セラミックスで作られるアバットメントとクラウンの高い破壊強度は、従来のセメント合着を許容するかもしれない[7]。しかしながら、コンポジットレジンセメントの接着は最大の保持力を与え、破壊強度を増加させる。それがアルミナフレームのクラウンにおいては特に顕著である[9]。クラウンとアバットメントの接着界面は最大の接着強度を得るために十分な処理を行わなければならない。最近の文献[16]によれば、酸化アルミニウム粒子によるエアーアブレージョン（吹きつけ擦過）と特殊なモノマーを含むセラミックプライマーの塗布は、酸化アルミナと酸化ジルコニウムの接着界面に非常に効果的で簡単な方法であり[16~23]、セルフまたはデュアルキュアのコンポジットレジンセメントが推奨される[8]。

時間がかからず、繊細な手間も必要とせずに適度な接着強度が得られるため、セルフアドヒーシブレジンセメントが非常に人気を集めているようである[24]。このような処理は従来のセメントと同じように簡単であるため、多くの臨床現場で選択されている[24]。酸化アルミニウム粒子によるエアーアブレージョンは高強度酸化セラミックスの接着強さをさらに増してくれる[24]。

セメント合着の鍵は、軟組織を改善し、最終装着する前に最終アバットメント接着界面を完全に清掃し汚染除去を行い[25,26]、接着強度を増加させることである。

参考文献

1. Chaar MS, Att W, Strub JR. Prosthetic outcome of cement-retained implant-supported fixed dental restorations: A systematic review. J Oral Rehabil 2011;38:697–711.

2. Nissan J, Narobai D, Gross O, Ghelfan O, Chaushu G. Long-term outcome of cemented versus screw-retained implant-supported partial restorations. Int J Oral Maxillofac Implants 2011;26:1102–1107.

3. Wismeijer D, Brägger U, Evans C, et al. Consensus statements and recommended clinical procedures regarding restorative materials and techniques for implant dentistry. Int J Oral Maxillofac Implants 2014;29(suppl):137–140.

4. Morton D, Chen ST, Martin WC, Levine RA, Buser D. Consensus statements and recommended clinical procedures regarding optimizing esthetic outcomes in implant dentistry. Int J Oral Maxillofac Implants 2014;29(suppl):216–220.

5. Sailer I, Mühlemann S, Zwahlen M, Hämmerle CH, Schneider D. Cemented and screw-retained implant reconstructions: A systematic review of the survival and complication rates. Clin Oral Implants Res 2012;23(suppl 6):163–201.

6. Abt E, Carr AB, Worthington HV. Interventions for replacing missing teeth: Partially absent dentition. Cochrane Database Syst Rev 2012;(2):CD003814.

7. Selz CF, Strub JR, Vach K, Guess PC. Long-term performance of posterior InCeram Alumina crowns cemented with different luting agents: A prospective, randomized clinical split-mouth study over 5 years. Clin Oral Investig 2014;18:1695–1703.

8. Blatz MB, Sadan A, Kern M. Resin-ceramic bonding—A review of the literature. J Prosthet Dent 2003;89:268–274.

9. Blatz MB, Oppes S, Chiche GJ, Holst S, Sadan A. Influence of cementation technique on fracture strength and leakage of alumina all-ceramic crowns after cyclic loading. Quintessence Int 2008;39:23–32.

10. Sheets JL, Wilcox C, Wilwerding T. Cement selection for cement-retained crown technique with dental implants. J Prosthodont 2008;17:92–96.

11. Bernal G, Okamura M, Muñoz CA. The effects of abutment taper, length and cement type on resistance to dislodgement of cement-retained, implant-supported restorations. J Prosthodont 2003;12:111–115.

12. Pan YH, Ramp LC, Lin CK, Liu PR. Retention and leakage of implant-supported restorations luted with provisional cement: A pilot study. J Oral Rehabil 2007;34:206–212.

13. Carnaggio TV, Conrad R, Engelmeier RL, et al. Retention of CAD/CAM all-ceramic crowns on prefabricated implant abutments: An in vitro comparative study of luting agents and abutment surface area. J Prosthodont 2012;21:523–528.

14. Gultekin P, Gultekin BA, Aydin M, Yalcin S. Cement selection for implant-supported crowns fabricated with different luting space settings. J Prosthodont 2013;22:112–119.

15. Sorrentino R, Galasso L, Tetè S, De Simone G, Zarone F. Clinical evaluation of 209 all-ceramic single crowns cemented on natural and implant-supported abutments with different luting agents: A 6-year retrospective study. Clin Implant Dent Relat Res 2012;14:184–197.

16. Kern M. Bonding to oxide ceramics—Laboratory testing versus clinical outcome [epub ahead of print 21 July 2014]. Dent Mater doi:10.1016/j.dental.2014.06.007.

17. Blatz MB, Sadan A, Arch GH Jr, Lang BR. In vitro evaluation of long-term bonding of Procera AllCeram alumina restorations with a modified resin luting agent. J Prosthet Dent 2003;89:381–387.

18. Sadan A, Blatz MB, Soignet D. Influence of silanization on early bond strength to sandblasted densely sintered alumina. Quintessence Int 2003;34:172–176.

19. Blatz MB, Sadan A, Blatz U. The effect of silica coating on the resin bond to the intaglio surface of Procera AllCeram restorations. Quintessence Int 2003;34:542–547.

20. Blatz MB, Sadan A, Soignet D, Blatz U, Mercante D, Chiche G. Long-term resin bond to densely sintered aluminum oxide ceramic. J Esthet Restor Dent 2003;15:362–368.

21. Blatz MB, Sadan A, Martin J, Lang B. In-vitro evaluation of shear bond strengths of resin to densely-sintered high-purity zirconium-oxide ceramic after long-term storage and thermocycling. J Prosthet Dent 2004;91:365–362.

22. Blatz MB, Chiche G, Holst S, Sadan A. Influence of surface treatment and simulated aging on bond strengths of luting agents to zirconia. Quintessence Int 2007;38:745–753.

23. Koizumi H, Nakayama D, Komine F, Blatz MB, Matsumura H. Bonding of resin-based luting cements to zirconia with and without the use of ceramic priming agents. J Adhes Dent 2012;14:385–392.

24. Blatz MB, Phark JH, Ozer F, et al. In-vitro-comparative bond strength of contemporary self-adhesive resin cements to zirconium-oxide ceramic with and without air-particle abrasion. Clin Oral Investig 2010;14:187–192.

25. Rompen E, Domken O, Degidi M, Pontes AE, Piattelli A. The effect of material characteristics, of surface topography and of implant components and connections on soft tissue integration: A literature review. Clin Oral Implants Res 2006;17(suppl 2):55–67.

26. Rompen E. The impact of the type and configuration of abutments and their (repeated) removal on the attachment level and marginal bone. Eur J Oral Implantol 2012;5(suppl):S83–S90.

ビスケットベイクから最終セメント合着まで、修復物の適合と生体適合性に関する問題を避けるために注意が必要ないくつかの過程がある。クラウンをインプラントにセメント合着する際のセメント除去と装着時の状況をコントロールすることの重要性を多くの論文と教科書が強調している。このセクションでは、好ましいセメント合着の手順について説明する。

クラウンを調整し、セメント合着を行うには規定の順序で行わなければならない。

1. クラウンを適切に装着し適合させるために隣接面コンタクトを調整する。
2. 中心位と側方運動時の咬合を確認する。
3. 形（線角）、比率、周囲組織の支持具合、エマージェンスプロファイル、表面性状、色（明度、彩度、色相）を確認する。

もっとも重要なことの１つは、インプラントと隣接した天然歯またはクラウン間の隣接面コンタクトの調整である。なぜならば、インプラントは天然歯周囲の軟組織付着域で見られるような、食片圧入や歯周病に対する生物学的抵抗性といった特性を持たないからである。インプラント周囲軟組織の主要な審美的失敗の１つは隣接面コンタクトの隙間であり、これは食片圧入による隣接骨の喪失の原因となり、歯間乳頭の消失にもつながるかもしれない。１本の歯をインプラントに置換することは隣在歯の形態、位置、修復物の挿入方向、アンダーカット、隣接面コンタクトの状況を考慮しなければならず、特に隣接面の骨が何らかの影響を受けている場合には大きな課題となる。たとえば、多くの症例で隣接面コンタクトの形態修正のために隣在歯にコンポジットレジン修復をしなければならない。目的は隣接面コンタクトを復元することであり、それは点ではなく面で行わなければならない。本書にある症例のほぼ80％は、インプラントの最終修復物と隣在歯間に満足できるコンタクト域を構築し、隣接面歯間乳頭を再現するためにコンポジットレジンによる何らかの形態修正を必要とした。

コンポジットレジンによる形態修正は正確な軟組織支持を与えるために、インプラントの最終修復物をセメント合着する日に行わなければならない。挿入方向が規定されていれば、セメント合着の手順も簡単になる。形態修正を行った後、汚染除去のための規定の手順に従いアバットメントの清掃を行う。

本稿では、異なるコンセプトでアバットメントが製作された２つの症例を提示する。最初の患者は、理想的な軟組織の支持と修復物のエマージェンスプロファイルを確立するためにプロビジョナルアバットメントを製作した。２人目の患者は最終アバットメントを補綴段階の初日に装着した、より現代的なアプローチの好例である。どちらも同じセメント合着の手順に従った。唯一の違いは、より現代的なアプローチとしてアバットメント表面の余剰仮着セメントをチェックするために最終アバットメントを外す点である。アバットメント除去後、軟組織はクロルヘキシジンで清掃し、アバットメントは滅菌ガーゼと生理食塩水で異物を取り除いた。

2｜を歯根破折と限局性歯周炎のため抜歯した。３ヵ月間の治癒後、臼後結節からのCTGを行い、NobelReplace Select NP 3.5×13mmのインプラントを埋入した。再度４ヵ月の治癒を待ち、インプラント周囲軟組織の支持と反対側同名歯周囲軟組織の解剖学的形態を模倣するためにコンポジットレジンアバットメントとプロビジョナルクラウンを製作した。その後、プロビジョナルアバットメントの外形を模倣し、最終ジルコニアアバットメントを設計した。消毒のためグルタールアルデヒド（２％）をアバットメントに５分間塗布し、水ですすいで装着した。アバットメントを35Ncmのトルクで締め付け、スクリューアクセスホールはポリテトラフルオロエチレンとFermit（Ivoclar）で充填した。

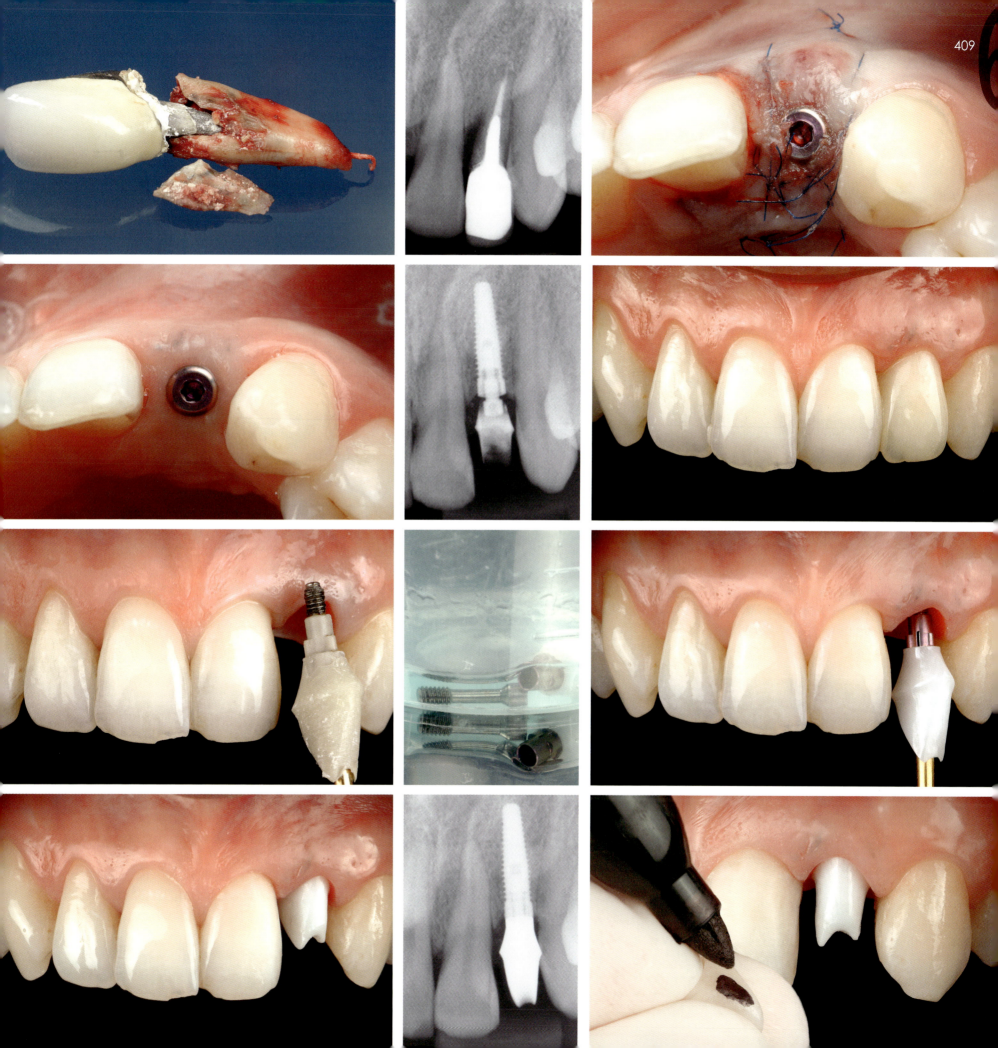

最終アルミナクラウンを試適。セメント合着する前に、近心の短い歯間乳頭（術前の骨欠損が原因）と歯肉側鼓形空隙を支持させ、クラウンとの隣接面コンタクト領域を改善するために、1の遠心にコンポジットレジンを充填した。セメント除去を簡単にするために圧排糸を設置する。2つのコードに分け、1つは唇側、1つは口蓋側に設置し180度圧排する。セメントの粘稠度も重要である。粘稠性が高いと、動水圧力が大きくなり、クラウンの形成限界線を越え、根尖方向へセメントを押し入れてしまう。したがって、低粘稠性のセメントが推奨される。

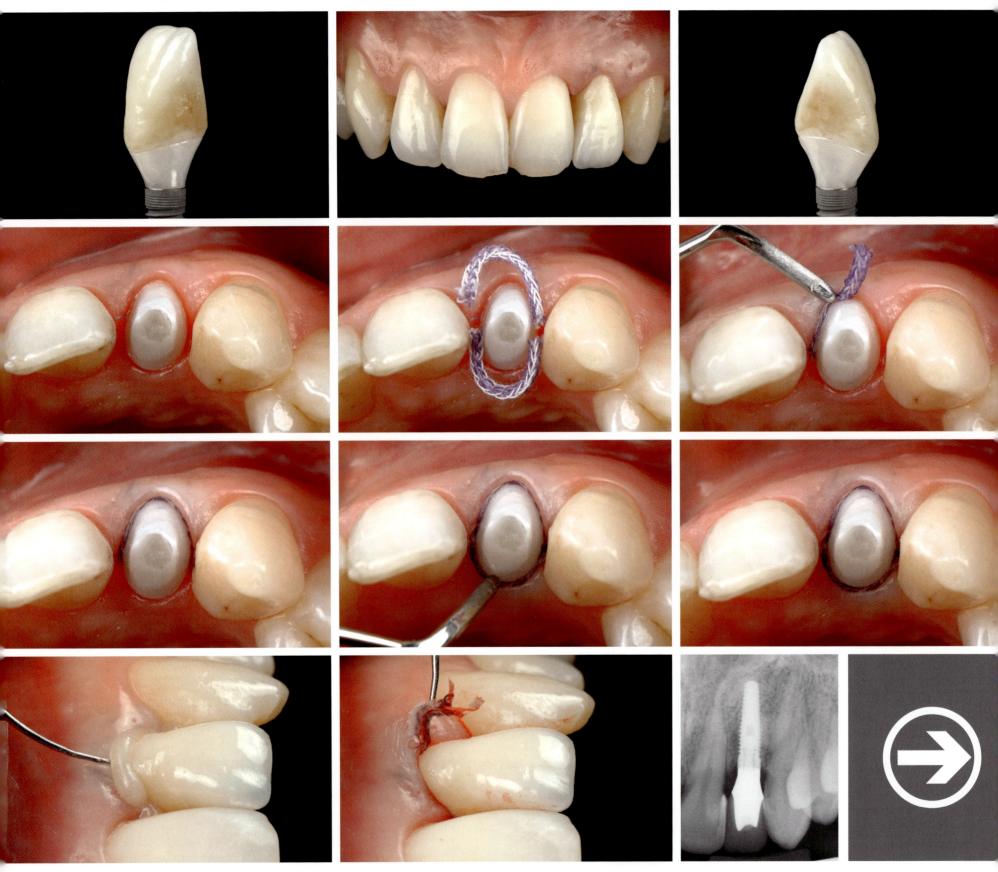

1〜5年の修復の術後経過とX線写真により、骨の再生と安定が確認できる。|1遠心のコンポジットレジン修復が、隣接面歯間乳頭の理想的な成熟と長期的な安定性を作り出している。

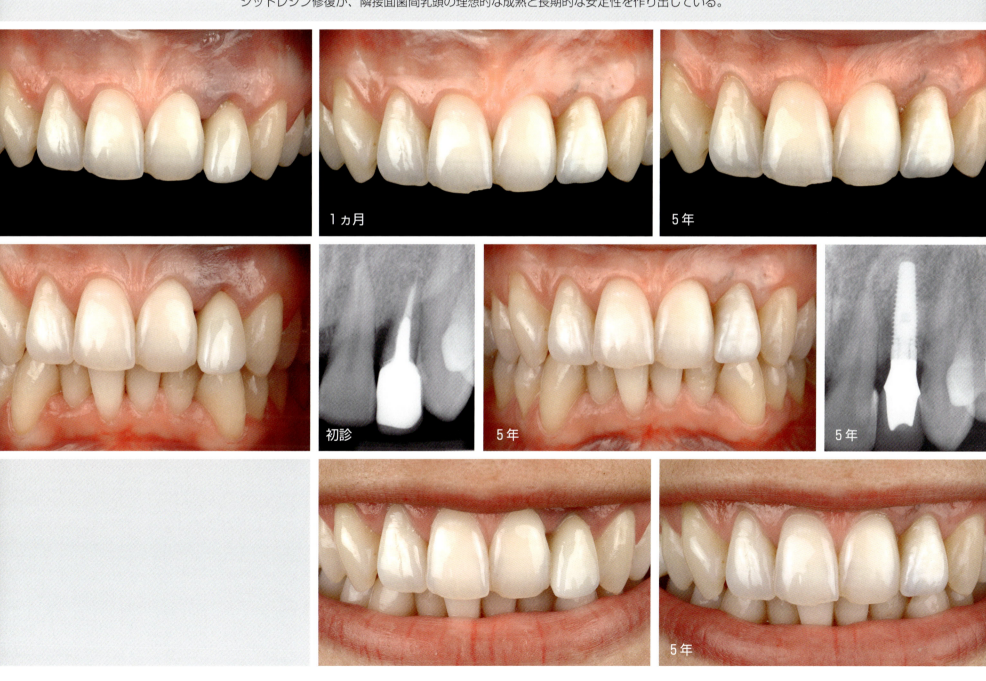

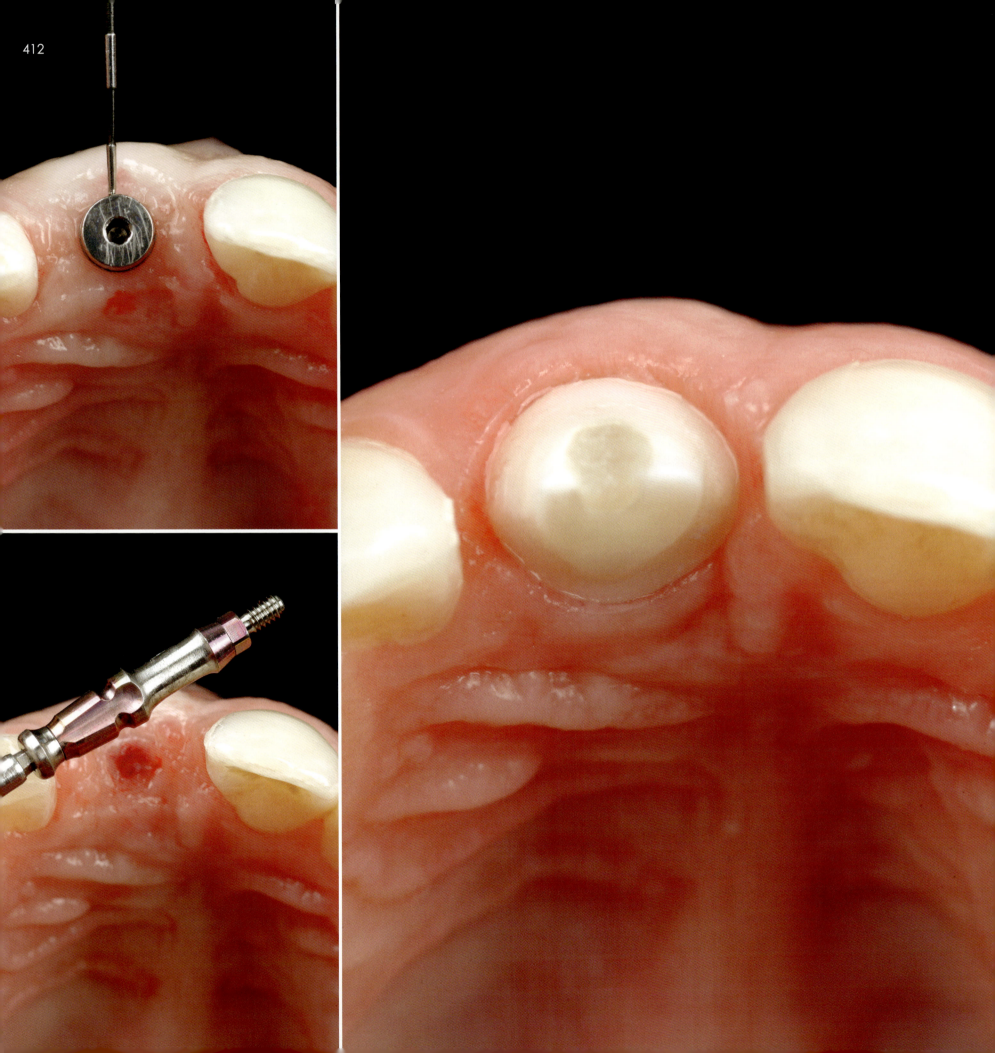

最新のコンセプト

補綴治療段階初日からの
最終アバットメント

1|は感染と骨破壊のため抜歯しなければならなかった。組織の陥没を防ぎ、歯槽頂部に厚い組織を作るため、抜歯窩を塞ぐように上皮下CTGを行った。NobelActive 3.5×13mmのインプラントを埋入し、さらに軟組織のボリュームを増やすために結節から採取して2度目のCTGを行った。スペースを与えるために細いヒーリングアバットメントをインプラントに装着し、歯冠側の位置でCTGを縫合した。4ヵ月の治癒を待ち、細いヒーリングアバットメントを除去後、アバットメントとプロビジョナルクラウンを製作するために印象採得を行った。

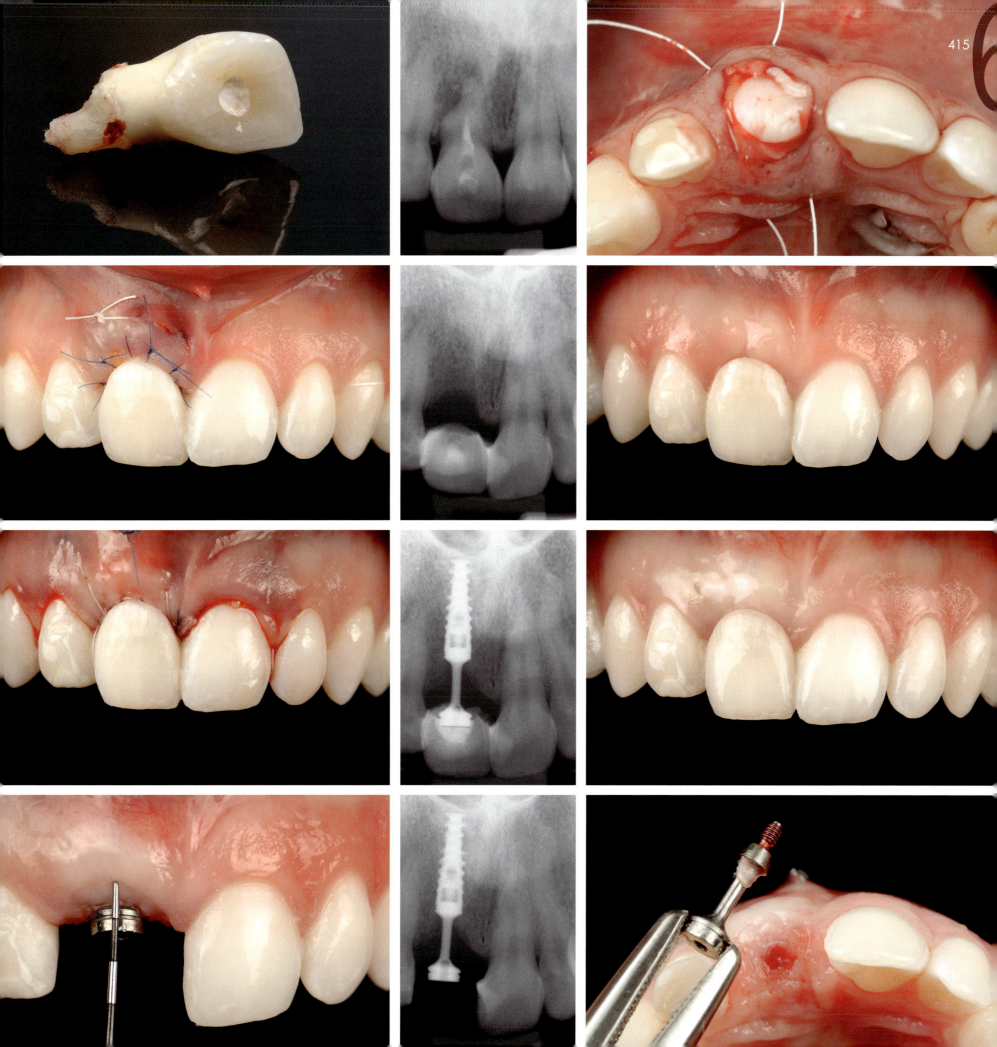

最終アバットメントを装着し口腔内でクラウンを裏装する前に、アバットメントを2％グルタル
アルデヒドで5分間消毒した。アバットメントを十分に水洗し、35Ncmでインプラントに装着
した。カスタムアバットメントとクラウンにより好ましい軟組織形態を作り、3ヵ月経過観察を
行った。最終印象を行いクラウンを製作した。最終セメント合着の前に適合と咬合を確認し、調
整した。紫外線光によりインプラント修復物と隣在歯との蛍光性の調和を示す。

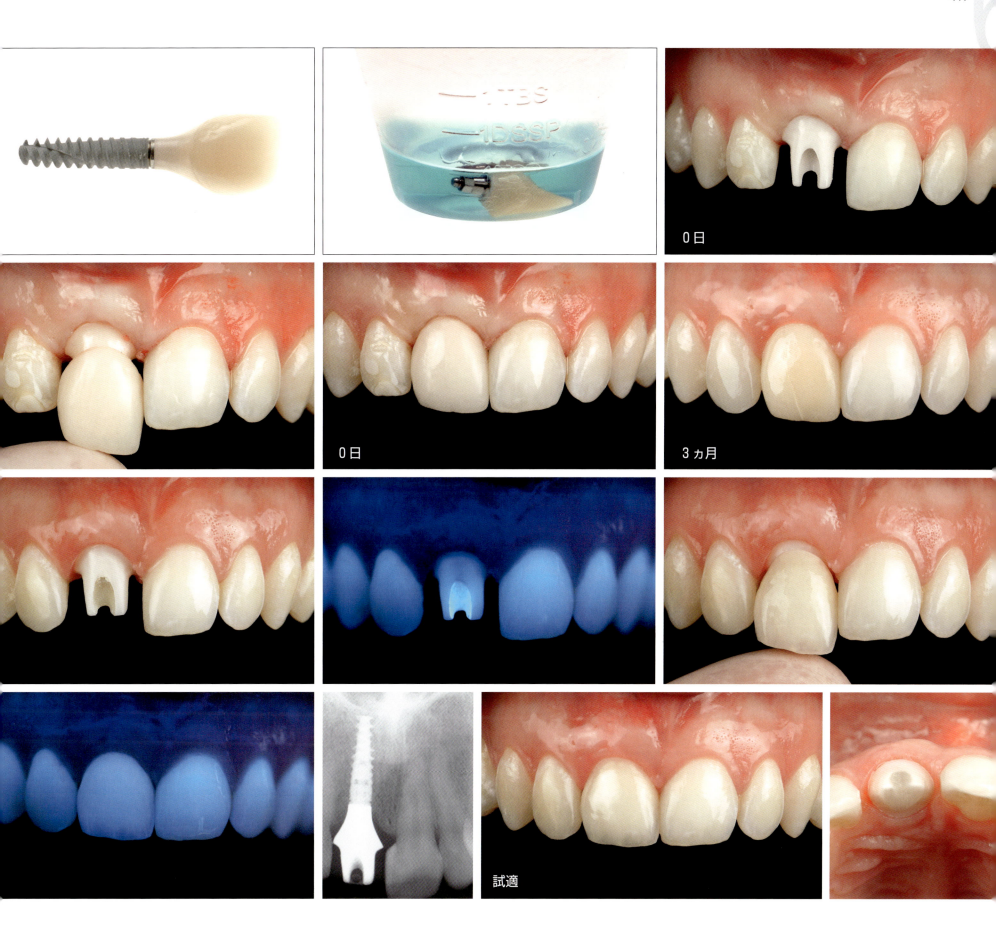

注意深く試適し調整を行った後、最終クラウンをセメント合着した。補綴構成部品の適切な接合と適合を確認でき、余剰セメントを見つけられる可能性があるため、デンタルX線写真撮影はつねに推奨される。最終アバットメントとプロビジョナルレストレーションが同時に装着されている場合は、最終修復物をセメント合着する前に、軟組織やアバットメントに残存している可能性のある余剰仮着セメントを完全に取り除かなくてはならない。必要に応じて、生理食塩水とクロルヘキシジンで組織から残存セメントを完全に取り除かなければならない。アバットメントはすべてのセメントと異物を滅菌ガーゼと生理食塩水で清掃しなければならない。除去後、1本の圧排糸はアバットメントの唇側へ、もう1本は口蓋側へ独立して設置する。コードの除去を簡単にし、唇側、口蓋側、両側のセメント除去をコントロールするために、独立した方法で隣在歯の歯肉溝まで延長する。デンタルフロスでセメント接合部をきれいにした後、デンタルX線写真を撮影した。

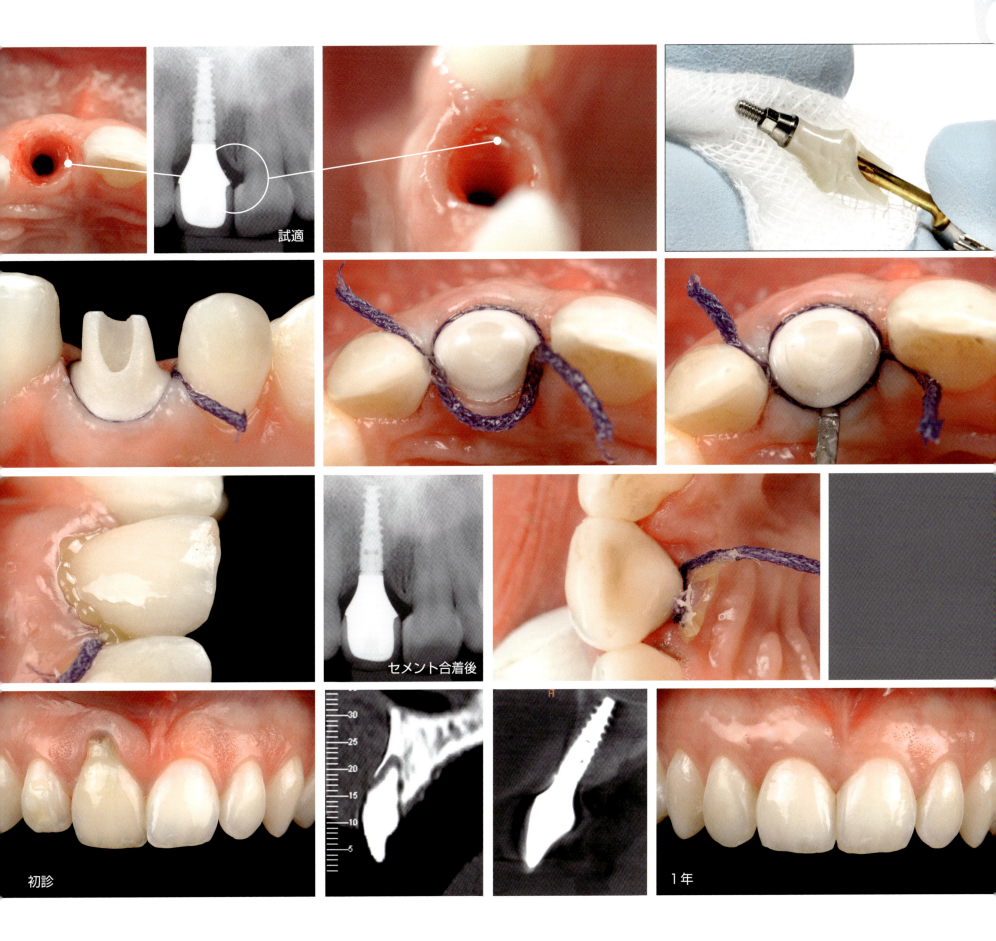

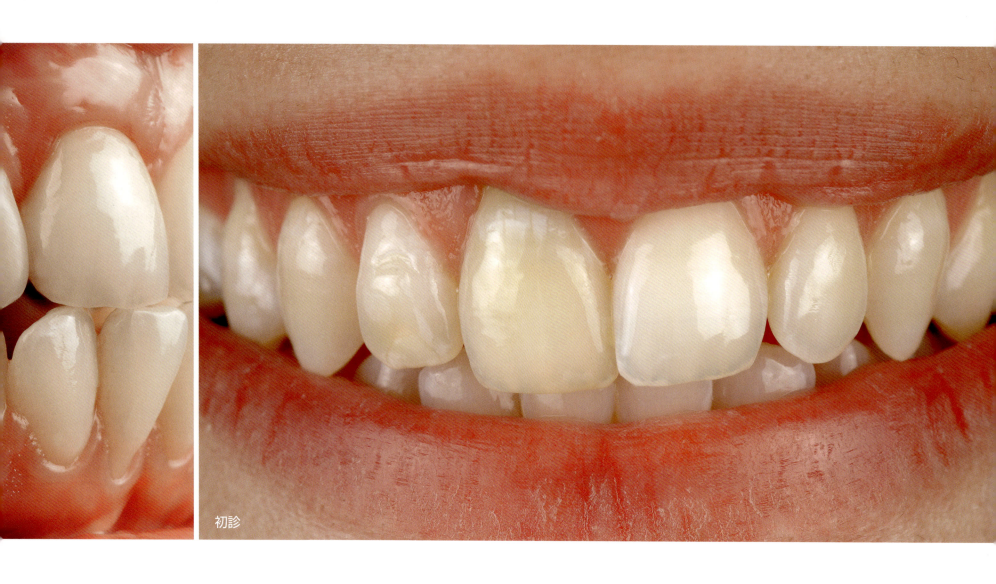

初診

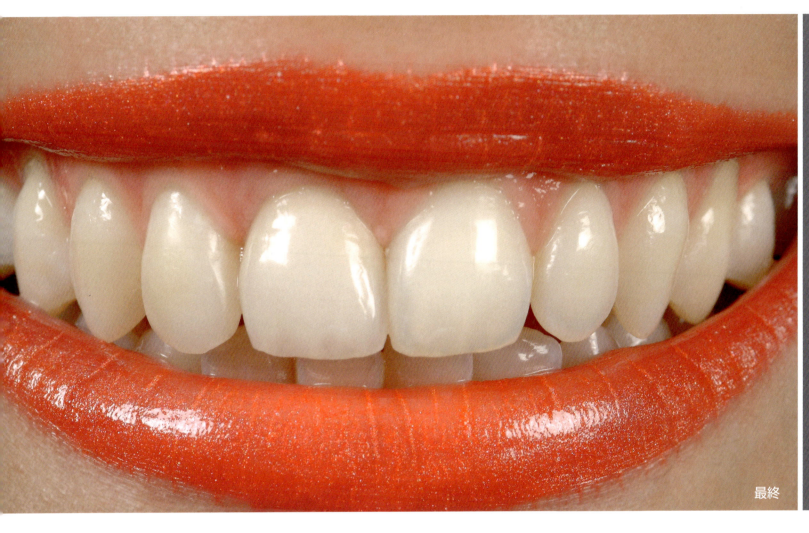

術前と術後の口腔内写真の比較。最終結果はインプラントクラウンセメント合着後1年。CTGが長期の審美的結果を確実なものにしている。

最終

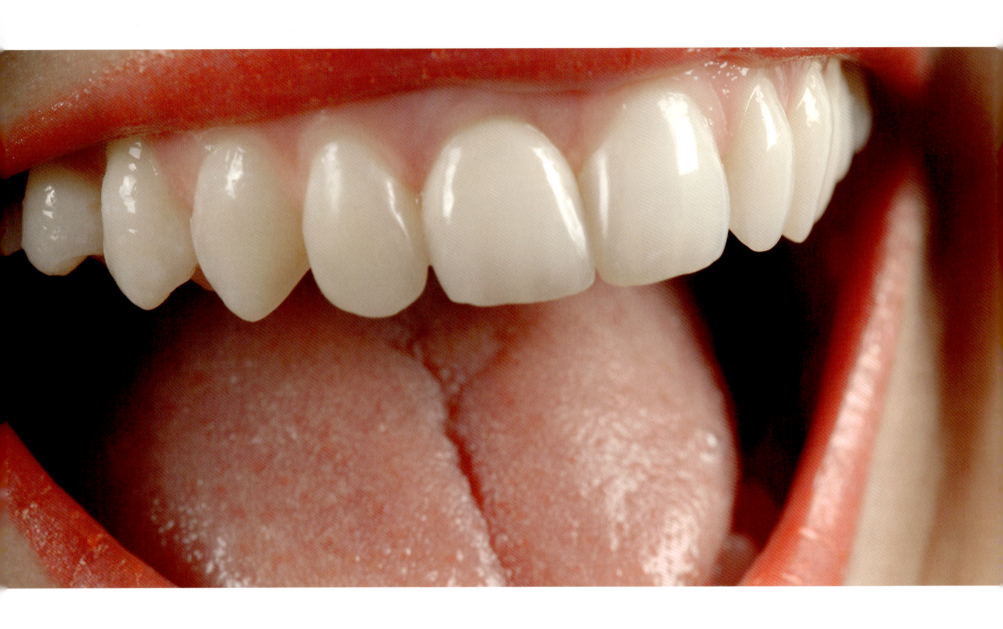

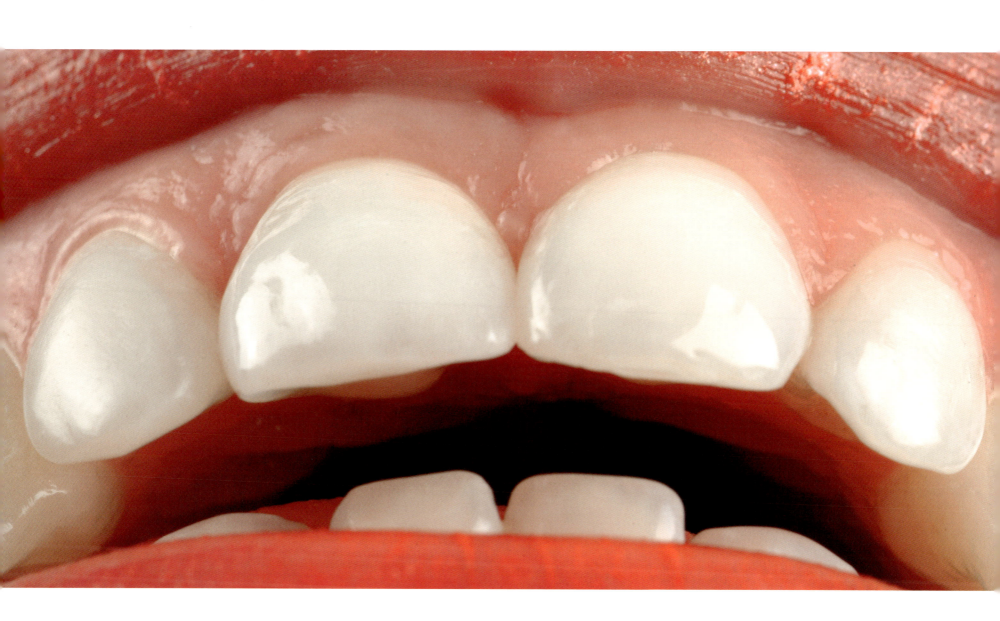

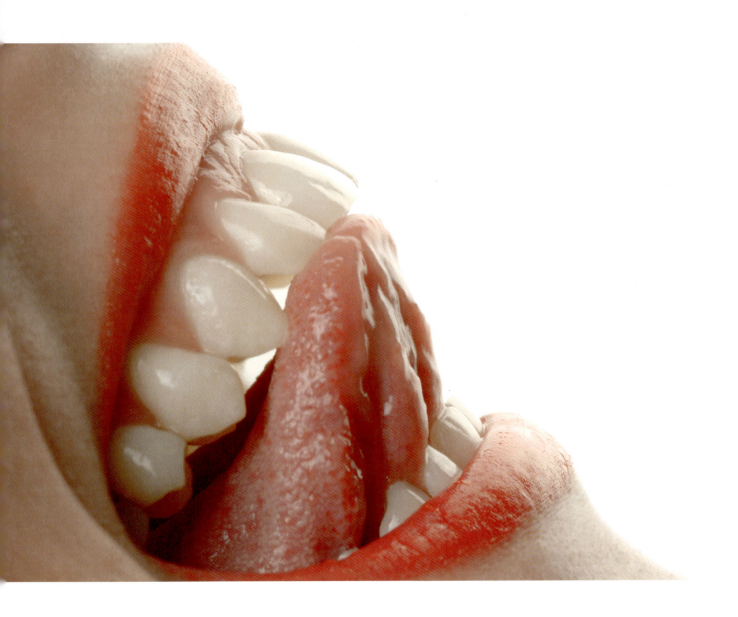

監訳者略歴

和泉雄一（いずみ ゆういち）

東京医科歯科大学大学院医歯学総合研究科歯周病学分野・教授
東京医科歯科大学歯学部卒業

山﨑長郎（やまざき まさお）

東京都開業・原宿デンタルオフィス
東京歯科大学卒業

クインテッセンス出版の書籍・雑誌は、歯学書専用
通販サイト『歯学書.COM』にてご購入いただけます。

PCからのアクセスは…
歯学書　検索

携帯電話からのアクセスは…
QRコードからモバイルサイトへ

---

evolution 前歯部インプラントの最新プロトコル
───────────────────────────────────
2015年11月10日　第1版第1刷発行

著　　者　Iñaki Gamborena／Markus B. Blatz

監 訳 者　和泉雄一／山﨑長郎
　　　　　いずみゆういち　やまざきまさお

発 行 人　佐々木　一高

発 行 所　クインテッセンス出版株式会社
　　　　　東京都文京区本郷3丁目2番6号　〒113-0033
　　　　　クイントハウスビル　電話 (03)5842-2270(代表)
　　　　　　　　　　　　　　　　　 (03)5842-2272(営業部)
　　　　　　　　　　　　　　　　　 (03)5842-2276(編集部)
　　　　　web page address　http://www.quint-j.co.jp/

印刷・製本　サン美術印刷株式会社

ⓒ2015　クインテッセンス出版株式会社　　　　禁無断転載・複写
Printed in Japan　　　　　　　　　　　　　　　落丁本・乱丁本はお取り替えします
　　　　　　　　　　　　　　　　　　　　　　　ISBN978-4-7812-0460-4　C3047

定価はケースに表示してあります